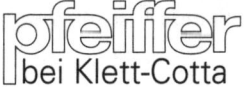

Zu diesem Buch

Die Arbeit mit Familienaufstellungen hat in den letzten Jahren in der psychotherapeutischen Fachwelt und darüber hinaus eine kontroverse Resonanz gefunden. Die Arbeitsweise zielt darauf ab, die eigene Familie im Rahmen einer Gruppe mittels Stellvertreter »aufzustellen«, um dadurch einen schnellen Zugang zur Grunddynamik eines Familiensystems zu eröffnen und Möglichkeiten für korrigierende Erfahrungen zu schaffen. Ziel ist es, über die Einsicht in die Bindungen und Prägungen der Herkunftsfamilie frei zu werden für die eigene Zukunft.

Dieses Buch bietet eine konzeptionelle Einführung in die Methode für alle, die sich informieren wollen oder bereits Erfahrungen mit Familienaufstellungen gesammelt haben. Um den Diskurs über die Methode auf eine theoretisch breitere Basis zu stellen, werden die Vorstellungen über Familie, die der Aufstellungsarbeit zugrunde liegen, mit relevanten Theorien und einschlägigen Forschungen aus Soziologie und Psychologie und aus der Familientherapie verknüpft. Es werden die Vorläufer des Verfahrens in Psychodrama und Familienskulptur dargestellt. Die Aufstellungsarbeit wird als ein aktionsorientierter Ansatz der Gruppenpsychotherapie beschrieben, der die Metaphorik des Raumes nutzt, um therapeutische Prozesse anzustoßen. Fallvignetten und eine systematische Darstellung des Vorgehens geben Einblick in die Praxis.

Dr. phil. Oliver König (Köln), geb. 1951 in Zürich, Studium der Soziologie, Psychologie und Pädagogik, Trainer für Gruppendynamik im Deutschen Arbeitskreis für Gruppenpsychotherapie und Gruppendynamik (DAGG), Supervisor (DGSv), Psychotherapeut (HPG), Privatdozent an der Universität Kassel. Mitherausgeber der Zeitschrift Gruppenpsychotherapie und Gruppendynamik, Mitglied im Editorial Board der Zeitschrift Familiendynamik. Verffentlichungen zur Arbeit mit Gruppen: Macht in Gruppen, 3. Auflage Stuttgart 2002; Gruppendynamik (Hg.), 4. Auflage München 2001; zusammen mit Klaus Antons, Andreas Amann, Gisela Clausen, Karl Schattenhofer, Gruppenprozesse verstehen, 2. Auflage Wiesbaden 2004.
Weitere Informationen unter www.oliverkoenig-homepage.de

Oliver König

Familienwelten

Theorie und Praxis
von Familienaufstellungen

Pfeiffer bei Klett-Cotta

Leben lernen 170

Pfeiffer bei Klett-Cotta
© J. G. Cotta'sche Buchhandlung Nachfolger GmbH, gegr. 1659,
Stuttgart 2004
Alle Rechte vorbehalten
Fotomechanische Wiedergabe
nur mit Genehmigung des Verlages
Printed in Germany
Umschlag: Michael Berwanger, München
Titelbild: Joan Miró, Tänzerin, 1925
© Successió Miró / VG Bild-Kunst, Bonn 2004
Satz: Filmsatz Schröter GmbH, München
Auf holz- und säurefreiem Werkdruckpapier gedruckt
und gebunden von Gutmann + Co., Talheim
ISBN 3-608-89727-5

Bibliographische Information Der Deutschen Bibliothek
Die Deutsche Bibliothek verzeichnet diese Publikation in der
Deutschen Nationalbibliographie; detaillierte bibliographische
Daten sind im Internet über http://dnb.ddb.de abrufbar.

Inhalt

Danksagung 11
Einführung 13

I. Familie: Verschiedene Sichtweisen 21

1. Fluchtpunkt und Glücksversprechung: Familie heute 21
   Eine Fallgeschichte: Vier Generationen aus Sarahs Familie 23

   1.1 Familiäre Verarbeitung von sozialem Wandel 24
   Vom Land in die Stadt – Verbürgerlichung und
   Intimisierung von Familie 24
   Vom Kaiserreich zur Republik –
   Krieg und Nachkriegszeit 27

   1.2 Die Veränderung von Geschlechterrollen
   und -beziehungen 31
   Patriarchalismus, Geschlecht und Arbeitsteilung 31
   Pluralisierung weiblicher und
   männlicher Lebensentwürfe 33
   Liebe und Sexualität 35
   Sexualität in der Paarbeziehung und die
   Familialisierung von Sexualität 37
   Veränderungen in der Machtbalance zwischen
   Mann und Frau 39

   1.3 Normative Verschreibungen und ihre Wirkungen 41
   Enttraditionalisierung und die Suche nach Orientierung 41
   Das Mit- und Gegeneinander von alten und neuen
   Vorstellungs- und Gefühlswelten 45
   Herkunft und Zukunft 46

   1.4 Instabilisierung von Beziehungen 49
   Vom Single zum Paar zur Familie – und zurück 50
   Alleinerziehende 52
   Fortsetzungs- und Patchworkfamilien 54
   Adoption und außereheliche Kinder 55
   Reproduktionstechnologie 56

2. Familie als System von Systemen ... 59
   *Interdependenz und Grenzziehung als
   Merkmale eines Systems* ... 59
   Der Systemgedanke in der Aufstellungsarbeit ... 60

   2.1 Das Paarsystem ... 61
   2.2 Das Elternsystem ... 65
   2.3 Das Kinder- oder Geschwistersystem ... 67
   2.4 Das Großelternsystem ... 70
   2.5 Das Geschwistersystem der Eltern ... 73
   2.6 Frühere und spätere Paar- und Elternsysteme der Eltern ... 75

3. Familie als dynamisches Beziehungsfeld ... 78

   3.1 Mitgliedschaft und Zugehörigkeit ... 79
   Eine Fallgeschichte: Die außereheliche Tochter ... 83
   3.2 Primäre Bindung und Liebe ... 84
   Ein Fallgeschichte: Der betrogene Vater ... 87
   3.3 Die familiäre Ordnung ... 88
   3.4 Geben und Nehmen ... 92
   Der Austausch im Verhältnis der Generationen ... 93
   Der Austausch im Verhältnis der Geschlechter ... 95
   Der Austausch innerhalb und zwischen Systemen ... 96

4. Konflikte und das Bemühen um Ausgleich ... 98
   Gerechtigkeit und Gewissen ... 100

   4.1 Bindung und Ablösung: Generationskonflikte ... 104
   Die primäre Triade ... 104
   Misslungene Triangulierung ... 105
   Bindungsmodus und Ablösekonflikte ... 107
   4.2 Eigennutz und Hingabe: Geschlechterkonflikte ... 110
   Verrechnungsnotstände ... 111
   Dialektik des Sexuellen ... 113
   4.3 Delegation und Vermächtnis: Systemkonflikte ... 115
   Die Übernahme eines nicht erfolgten Ausgleiches ... 116
   Der Rücktritt von übernommenen Schulden ... 118
   4.4 Familiäre Binnenmoral und kulturelles Umfeld:
   Umweltkonflikte ... 120
   Rigide Systemgrenzen ... 121
   Flucht und Migration ... 122

	Kriminalität und abweichendes Verhalten	124
	Durchlässige Systemgrenzen	125
	Familiäre Gewalt und sexueller Missbrauch	126
4.5	Der fremde und der eigene Tod: Existenzielle Konflikte	129

II. Theorie und Konzept der Aufstellungsarbeit 133

5. Annäherungen an ein Konzept 136

- 5.1 Gruppen- und Aktionsorientierung 136
  - Schwächen und Fallgruben 138
- 5.2 Die Externalisierung eines inneren Bildes – Jakob L. Moreno 139
- 5.3 Familienskulptur und Familienrekonstruktion – Virginia Satir 142
- 5.4 Die Weiterentwicklungen der Aufstellungsarbeit 146
- 5.5 Die Aufstellungsarbeit als Gruppenverfahren besonderer Art 149
  - Dyadischer Dialog und Komplexitätsreduktion 150
  - Individuelle und strukturelle Übertragung 151
  - Verlebendigung familiärer Strukturen und Prozesse 154

6. »Ja, ich merk schon, dass dieses Männliche so in den Raum kommt« – Rekonstruktion einer Aufstellungsarbeit 157

- 6.1 Annäherungen an ein Thema 160
- 6.2 Informationserhebung 165
- 6.3 Das erste Aufstellungsbild 169
- 6.4 Ergänzung der Aufstellung und erste Umstellung 174
- 6.5 Weitere Umstellungen 178
- 6.6 Prozessarbeit 185
- 6.7 Nachklänge 190
- 6.8 Ein halbes Jahr später 194

7. Theoretische Hintergründe 196

- 7.1 Phänomenologie 198
  - Wissenschaftsgeschichtliche Hintergründe 199
  - Die phänomenologische Haltung 202
- 7.2 Konstruktivismus 205

7.3	Der Bedeutungsraum von Metaphern	207
	Körper und Raum als innere und äußere Umwelten im Fluss der Zeit	210
7.4	Metaphern des Raums	212
	Die sieben Gebiete des Raumes	213
	Vorne und Hinten	214
	Rechts und Links	215
	Oben und Unten	216
	Mitte und Horizont	216
7.5	Der Raum als Ausdruck von Beziehungen	218
	Raumerleben in der Aufstellungsarbeit	219
	Zeiterleben in der Aufstellungsarbeit	220
7.6	Der Raum als Handlungsfeld	224
	Seinen Platz einnehmen	225
	Vergangenheit und Zukunft	226
7.7	Die doppelte Wirklichkeit von Sein und Werden in der Aufstellungsarbeit	227
	Hinaustreten aus dem externalisierten inneren Bild	228
	Wiedereintreten in ein neues Bild	229

8. Fallvignetten 231

8.1	»Dunkle Gedanken, so schwarz wie meine Bluse« – Angelika	231
	»Ein bisschen ruhen lassen können« – Annäherungen an ein Thema	232
	»Mein Vater ist mit 17 Jahren in russische Kriegsgefangenschaft gekommen«– Informationserhebung	233
	»Da liegt ein großer Teil von mir« – Aufstellung und Hinzufügung	239
	»Ich danke dir, dass du überlebt hast« – Prozessarbeit	246
	»Ich habe also eigentlich überhaupt gar keine Frauenvorbilder gehabt« – Nachklänge	250
8.2	»Das Schwere, das so nach dem Boden unten Ziehen« – Marianne	253
	»Ja, mich verwirrt das jetzt« – vor der Aufstellung	254
	»Lieber Opa, du bist mir unheimlich« – die Aufstellung	257
	»Ich könnte sie alle an die Wand klatschen« – nach der Aufstellung	260

III. Praxis der Aufstellungsarbeit 265

9. Rahmungen: Leitungsstil und Gruppenprozess 267

   9.1 Führen und Geführtwerden 268
   9.2 Wissen und Nicht-Wissen 270
   9.3 Mut und Bescheidenheit 272
   9.4 Gegenübertragung und Übertragung 273
   9.5 Gruppenprozess und Leitungsstil 276

10. Das Aufbauen einer Aufstellung 280

   10.1 Der richtige Zeitpunkt 280
   10.2 Fokussierung und Ausweitung 281
   10.3 Umgang mit Informationen und Gefühlen 283
   10.4 Auswahl der aufzustellenden Personen 284
   10.5 Auswahl der Stellvertreter und das Stellen 286
   10.6 Die Befragung der Stellvertreter 288
   10.7 Hinzufügungen und Umstellungen 290

11. Prozessarbeit in der Aufstellung 293

   11.1 Der Übergang zur Prozessarbeit und das Einnehmen des Platzes 293
   11.2 Begegnungen 294
   11.3 Arbeit mit Sätzen 295
   11.4 Arbeit mit Ritualen 299
   11.5 Umgang mit Widerstand 303
   11.6 Umgang mit Gefühlen 306
   11.7 »Mutti bitte!« – ein Beispiel 309
   11.8 Beendigung 312

12. Nach der Aufstellung 314

   12.1 Der Protagonist 314
   12.2 Die Stellvertreter und die Beobachter 315
   12.3 Wirkungen und Nachwirkungen 316

Schlussbemerkung 321

Literatur 326

Here
Here's where we live
Here is a sea
My family
We'll always be
Young as we've ever been
Death will not part us again
Nearer to heaven than
10,000 ancestors
Who dream of me

Ricky Lee Jones
Albatross 1993

And the seasons they go round and round
And the painted ponies go up and down
We're captured on the carousel of time
We can't return, we can only look
Behind from where we came
And go round and round and round
In the circle game

Joni Mitchell
The Circle Game 1966

Danksagung

Dieses Buch schaut auf eine längere Geschichte zurück als die anderthalb Jahre, die es mich gekostet hat, es zu schreiben und es ist gar nicht möglich, all denen zu danken, die mich in dieser Zeit in irgendeiner Weise gefördert und unterstützt haben.

Eingeführt in die Arbeitsweise hat mich Heinrich Breuer. Bei ihm und seiner damaligen Kollegin Marianne Hostettler habe ich 1985 im Rahmen einer Eigentherapie meine ersten Erfahrungen mit Aufstellungen gemacht. Er gab mir in den Jahren danach, bevor der ganze Boom der Aufstellungsarbeit losging, mehrmals die Gelegenheit, als Beobachter an seinen Seminaren teilzunehmen. Sein zugleich warmherziger wie konfrontativer Stil gefiel mir ebenso wie seine eklektische Art, ohne Berührungsängste alles in seine Arbeit zu integrieren, wenn es nur irgendwie hilfreich war. Er begegnete mir auch dann noch mit Freundlichkeit, als ich meinem Befremden gegenüber den Entwicklungen der Aufstellerszene deutlichen Ausdruck gab.

Ein Glücksfall war es ebenfalls, dass ich mich nach dem Besuch des großen Heidelberger Kongresses 1992 – »Vom Ende der großen Entwürfe und dem Blühen systemischer Praxis« – für eine Ausbildung dort entschied, konkret bei Arnold Retzer und Fritz Simon. Irgenwann im Verlauf dieser drei Jahre hing im Foyer des Institutsgebäudes, in dem damals auch der neu gegründete Carl Auer Verlag untergebracht war, ein Bilderrahmen mit einem schwarzen Spitzen-BH und der Unterschrift: »Zweierlei Glück« und der derzeit verkauften Auflagehöhe. Leider hat dieser Humor die Zeiten nicht überstanden, das Heidelberger Team hat sich, nicht zuletzt aufgrund des Streites um Bert Hellinger, inzwischen getrennt.

Auf der Suche nach weiterer Orientierung führte mich mein Weg 1999 als Beobachter in ein Seminar von Albrecht Mahr, der sich meiner Kritik gegenüber aufgeschlossen zeigte und mich zugleich aufforderte, meine eigene Sichtweise darzustellen. Es hat ein wenig gedauert, aber hier ist sie nun.

Stefan Potting lud mich 2001 aufgrund eines kritischen Artikels in der Familiendynamik zu einem Kreis von Aufstellern ein, die über die Arbeitsweise forschen wollten. Der Kreis fiel nach kurzer Zeit auseinander, hat mich aber mit der Bekanntschaft Bruno Hildenbrands entlohnt. Der gemeinsame Hintergrund der Soziologie bescherte uns eine Wahlverwandtschaft hinsichtlich unserer Sichtweise auf psychotherapeutisches Handeln und insbesondere die Aufstellungsarbeit. Er hat den gesamten Text gelesen, kommentiert und mir zahlreiche hilfreiche Hinweise gegeben. Zudem hat er mich in der relativ isolierten Zeit des Schreibens darin bestätigt, mit meiner Sicht auf die Aufstellungsarbeit nicht auf dem Holzweg zu sein.

Ebenfalls den gesamten Text gelesen und kommentiert hat Andreas Amann, für einzelne Anmerkungen danke ich auch Matthias Kettner.

Meine erste und sorgfältigste Leserin, ohne deren Korrekturen kein Kapitel meinen Schreibtisch verließ, ist meine Frau Tomke König. Sie ließ mir keine therapeutische Sprachfloskel und nachlässige Formulierung durchgehen. Ohne ihre emotionale, intellektuelle und kulinarische Versorgung hätte ich die Askese und Ungeselligkeit des Schreibens nicht so gut ertragen.

Als Lektorin den Schreibprozess in fruchtbarer Weise begleitet hat, nun schon zum zweiten Mal, Christine Treml.

Ein Dank gebührt Hannes Keller für die guten Arbeitsbedingungen in der gemeinsamen Praxis und die zahlreichen Klienten, die er auf meine Seminare aufmerksam gemacht hat.

Danken möchte ich auch den Männern und Frauen, die Teilnehmer meiner Seminare waren, angefangen mit einer Gruppe von Studenten, mit denen ich 1993 auf dem Dörnberg im Rahmen einer Gastprofessur in Kassel das erste Aufstellungsseminar durchführte. Mein besonderer Dank gebührt den Teilnehmern und Teilnehmerinnen der beiden Seminare, aus denen im Wesentlichen das Fallmaterial für das vorliegende Buch stammt.

Widmen möchte in das Buch dem Angedenken meiner Mutter Irmgard König (1.5.1922 – 7.9.2001)

Köln, im Juni 2004

Einführung

Bis etwa Mitte der 90er-Jahre war die Arbeit mit »Familienaufstellungen« nur einer kleinen Gruppe von »Eingeweihten« ein Begriff. Seitdem ist diese Methode in großer Geschwindigkeit weit über den engeren Kreis der psychosozialen Profession hinaus bekannt geworden. Populäre Fachzeitschriften wie Psychologie Heute haben darüber berichtet (Juni 1995), ebenso Magazine wie der Spiegel (9. 2. 2002) und Focus (13/1998), die Zeit (21. 8. 2003) und zahlreiche weitere Zeitschriften sowie Fernseh- und Rundfunksender. Die Berichterstattung war selten zustimmend, häufiger skandalisierend. Sie konzentrierte sich auf die Person Bert Hellingers, der als Erfinder der Methode und – mehr oder weniger freiwillig – als Kopf einer darum entstandenen Bewegung fungierte. Eine solche Personalisierung ist zwar typisch für die Entwicklung der psychosozialen Methoden, in diesem Ausmaß und in der Art ihrer kulturindustriellen Vermarktung ist diese Entwicklung aber doch überraschend.

Der Ablauf einer Aufstellungsarbeit ist etwa folgender: Innerhalb einer Gruppe von 10 bis 25 Personen stellt ein Gruppenmitglied mit Hilfe der anderen Anwesenden, die seine Familienmitglieder repräsentieren, sein inneres Bild von seiner Familie und sucht auch für sich einen Stellvertreter aus. Dann tritt der Protagonist zurück und kann von außen miterleben, wie unter der Anleitung des Therapeuten die Stellvertreter mit ihren Wahrnehmungen und Gefühlsreaktionen die Grunddynamik seines Familiensystems verlebendigen. In einem zweiten Schritt tritt er selbst in dieses emotionale Universum hinein, kann dort in einer Art Probehandeln seinen Platz in dieser Familie erfahren, emotionale Blockaden lösen und korrektive Erfahrungen machen, die seine Such- und Entwicklungsprozesse befördern.

Es ist wohl gerade die scheinbare Einfachheit und Schlichtheit einer solchen Arbeitsweise, die sowohl Faszination wie Abwehr auslöst. Der Evidenz des Erlebten können sich die Beteiligten nur schwer entziehen. Darin liegt die Kraft dieser Arbeitsweise und zugleich ihre Problematik, wenn sie sich zum Pathos einer eingeschworenen Gemeinde entwickelt, wie dies um Hellinger herum zu beobachten ist. Der gesamte Hintergrund, die Annahmen über Familie und über die Entstehung von psychischer »Krankheit«, die Vorstellungen über therapeutische Veränderung und die Rolle des Therapeuten, all dies bleibt verborgen. Und den Vertretern dieser Arbeitsweise ist es bislang wenig gelungen, einen rationalen Diskurs über ihre Methode zu führen. Stattdessen ist eine starke Tendenz zur Esoterik zu beobachten.

Meine Intention ist es, die Methode aus dieser esoterischen Ecke herauszuholen und auf tragfähige konzeptionelle und theoretische Füße zu stellen. Ich werde die Aufstellungsarbeit als ein spezifisches professionelles Handeln innerhalb der therapeutischen Profession beschreiben, um sie dadurch von ihrer engen Anbindung an die Person Bert Hellingers abzukoppeln. Die Beiträge Hellingers werden im Weiteren natürlich zu würdigen sein. Ich finde ohnehin, dass beide Seiten, sowohl diejenigen, die ihn skandalisieren, wie diejenigen, die ihn als ihren Guru auserwählen, gleichermaßen zu seiner Banalisierung und Trivialisierung beitragen. Seinem Beitrag zur Psychotherapie wird beides nicht gerecht. Denn einem informierten Betrachter wird schnell deutlich, dass seine Vorgehensweise und viele seiner Einsichten zu Familie und den in ihr wirkenden Kräften auf Erkenntnisse zurückgreifen, die andere vor ihm formuliert haben, auch wenn dies seinerseits nur spärlich vermerkt wird. Dies macht ihn anschlussfähig und relativiert ihn zugleich.

Für die Aufstellungsarbeit im engeren Sinne ist dies die Skulpturarbeit der amerikanischen Familientherapeutin Virginia Satir sowie das Psychodrama Jakob L. Morenos. Für das Verständnis von Familie zentral sind die kontextuelle Therapie von Ivan Boszormenyi-Nagy, der zwischen Psychoanalyse und systemischer Therapie angesiedelte dialektische Ansatz von Helm Stierlin, die Transaktionsanalyse von Eric Berne, die strukturelle Familientherapie von Salvador Minuchin, und natürlich psychoanalytische Beiträge. Für die Vorgehensweise im engeren Sinne relevant sind die Hypnotherapie in der Tradition von Milton Erickson, die systemische Therapie und die verschiedenen therapeutischen Schulen der Körperarbeit.

Eine weitere Intention dieses Buches ist, die Aufstellungsarbeit und ihre Vorstellungen über Struktur und Dynamik von Familie mit den Erkenntnissen der Sozialwissenschaften, vor allem der Ethnologie und Soziologie der Familie, in Verbindung zu bringen. Diese Anbindung an die Sozialwissenschaften bringt einen bestimmten

Sprachduktus mit sich. Die »alttestamentarische« Wucht und religiöse Metaphorik von Hellinger und die Psycho-Romantik mancher seiner Schüler ersetze ich durch die Darstellung von basalen familiären Strukturen und Prozessen.
Dies heißt allerdings keineswegs, daß ich »Psycho-Sprache« durch »Wissenschaftssprache« ersetzen will. Vielmehr taucht in der Sprachwahl das Spannungsfeld auf, das dem Verhältnis von Theorie und Praxis inhärent ist. Während eine theoretische Sprache sich von außen ihrem Gegenstand nähert und aus der Distanz zum Erkennen zu gelangen versucht, ist es Ziel der Sprache der Praxis, sein Gegenüber in einer konkreten Beziehung zu erreichen. Hier zählt nicht nur »rationale Schärfe«, sondern auch eine »emotionale Kontur« (Otto Hürter). Emotional werden wir am ehesten dann erreicht, wenn wir auch in unseren ästhetischen und »mythopoetischen« Bedürfnissen angesprochen werden. Gerade hier ist Hellinger ein Meister, so wie andere herausragende Figuren aus der Geschichte der Psychotherapie auch. Er knüpft einen Faden von der Psychotherapie zur Tradition der Geschichtenerzähler in der »Alten« Welt bzw. zu Literatur, Dichtung und einer Philosophie der Lebenskunst. Schwingt sich diese Welt des Erzählens allerdings zum Ganzen auf und lässt sie sich nicht durch die Welt rationaler Überlegung begrenzen, so gerät sie in die Gefahr, ins Reaktionäre umzuschlagen, zahlreiche Dichterfürsten in Vergangenheit und Gegenwart legen hiervon Zeugnis ab.
Mit der Wahl der Sprache ist darüber hinaus ein Vermittlungsproblem berührt, das sich sowohl in der Praxis von Familienaufstellungen selbst zeigt wie auch in ihrer konzeptionellen Beschreibung, um die es in diesem Buch geht. Die Praxis bedient sich in hohem Maße der Mittel von Imagination und Suggestion. Sie ist erlebnis- und aktionsorientiert. Das Verstehen einer familiären Dynamik ist wichtig, jedoch nicht dem Erleben und Handeln vorgeordnet. Da Familienaufstellungen auf basale Strukturen und Prozesse abzielen, erfasst eine solche Arbeitsweise die Klienten im Kern ihrer Identität. Darin besteht ihre therapeutische Wirkkraft wie auch die Gefahr, dass dabei die Autonomie der Klienten nicht gewahrt bleibt. Das gleiche Problem zeigt sich in der Vermittlung und im Erlernen der Methode. Die hierfür notwendige reflexive Distanz vom Erleben wird schwierig, weil sie in die Gefahr gerät, das Erlebte zu zerstören. Die Verweigerung dieser reflexiven Distanz

wirkt sich jedoch wie ein Denkverbot aus und führt bestenfalls in esoterische Gefilde.

Das Buch gliedert sich in drei große Teile. In einer thematischen Einführung zum Thema Familie werden für die Aufstellungsarbeit relevante empirische und theoretische Beiträge vorgestellt. Im zweiten Teil werden Theorien und Praxiskonzepte dargestellt, die im engeren Sinne der Aufstellungsarbeit als Methode zugrunde liegen. Im dritten Teil wird die konkrete Praxis der Aufstellungsarbeit als eine spezifische Methode der Gruppentherapie in ihrem Verlauf geschildert.

Ich folge dabei der Idee einer mehrfachen Beschreibung. Eine Familientheorie kann sich heute ebensowenig wie ein therapeutisches Vorgehen auf nur eine Quelle stützen. Makro-, Meso- und Mikroebene stehen gleichberechtigt nebeneinander. In meinem Fall ergibt dies ein Nebeneinander von Familiensoziologie und -ethnologie auf der Makroebene, Sozialpsychologie und Gruppendynamik, Familientherapie und Systemische Ansätze auf der Mesoebene, psychodynamischen bzw. psychoanalytischen Ansätzen auf der Mikroebene. Gerahmt wird das Ganze von bestimmten therapeutischen Haltungen und philosophischen Grundannahmen. Dieses Nebeneinander verschiedener Zugangsweisen weitet unsere Sichtweise, lässt uns allerdings mit dem Problem zurück, in der praktischen Arbeit diese Unterschiede integrieren zu müssen. Wieweit eine gegenseitige Durchdringung im vorliegenden Text gelungen ist, sollen die Leser selber beurteilen.

Am Anfang des ersten Teiles setzt Kapitel 1 einen sozialgeschichtlichen und soziologischen Rahmen zur Entwicklung der Familie seit dem Ende des 19. Jahrhunderts. Es ist dies ungefähr der Zeitraum, der von unserem genealogischen Gedächtnis erfasst wird, das nur in wenigen Fällen über die Generation unserer Großeltern hinausreicht. Idealtypisch findet in diesen drei Generationen der Wandel von einer noch vorrangig agrarisch und ländlich strukturierten Gesellschaft über die Industrialisierung zur städtischen Wissens- und Informationsgesellschaft statt. Zwei Weltkriege und zwei totalitäre Regime mit ihren Tätern und Opfern, Inflation und Besatzung und der wirtschaftliche wie kulturelle (Wieder-)Anschluss an die westliche Zivilisation müssen im deutschsprachigen Raum familiär verarbeitet werden. Das Fragwürdigwerden des patriarchalen Modells von Familie wird begleitet von einem einschneidenden Wandel der Geschlechterbeziehungen.

Nach diesem Blick auf den historischen Wandel erfolgt ein Perspektivwechsel auf basale familiäre Strukturen und Prozesse und die Frage, wie durch diese die Handlungsmöglichkeiten und -freiheiten des Einzelnen gerahmt werden. Kapitel 2 beschreibt Familie als ein System, das wiederum aus Subsystemen besteht. Das sich in diesem System von Systemen entwickelnde dynamische Beziehungsfeld wird in Kapitel 3 dargestellt. Geht man von der Existenz basaler familiärer Strukturen aus, dann stellt sich die Frage, welche Konsequenzen es für Familie und das einzelne Familienmitglied hat, wenn, durch Außeneinwirkung bedingt oder durch eigenes Handeln bewirkt, diese Strukturen »gebogen« und die in ihnen wirkenden Kräfte verletzt werden. In Kapitel 4 wird gefragt, wie Familiensysteme bzw. ihre Mitglieder mit daraus erwachsenen Konflikten umgehen.

Damit sind die theoretischen Grundlagen zur Familie gelegt, und es folgt der zweite Teil mit konzeptionellen und theoretischen Überlegungen zur Aufstellungsarbeit, der ebenfalls der Idee der mehrfachen Beschreibung folgt. In Kapitel 5 schildere ich die konzeptionellen Hintergründe der Aufstellungsarbeit in Psychodrama und Familientherapie. Darauf aufbauend beschreibe ich die Weiterentwicklungen der Aufstellungsarbeit als eine Synthese von Gegenstandstheorie und Vorgehensweise. Die Aufstellungsarbeit wird zu einem Gruppenverfahren besonderer Art, indem ihre Vorstellungen über Familie und ihre Verlebendigung im Kontext einer Gruppe eine spezifische Verbindung eingehen.

Um die Methode im Einzelnen darzustellen, bietet Kapitel 6 die detaillierte Rekonstruktion einer einzelnen Aufstellungsarbeit, anhand derer die verschiedenen Phasen und dabei auftauchende konzeptionelle Probleme und Fragen behandelt werden. Das zugrunde gelegte Transkript ist hier wie auch bei den späteren Beispielen bis auf kleine sprachliche Retuschen weitgehend original belassen. Dies gibt dem Material einen anderen dokumentarischen Charakter als in den meisten Veröffentlichungen zum Thema, in denen erstaunlicherweise nicht nur der Leiter, sondern sogar seine Teilnehmer druckreif reden.

Auf diesem Hintergrund entwickele ich in Kapitel 7 meinen eigenen theoretischen Entwurf zur Aufstellungsarbeit, angesiedelt zwischen Phänomenologie und Konstruktivismus, den ich in Anlehnung an Pierre Bourdieu als »genetischen Strukturalismus« bezeichnen möchte. Im Zentrum der therapeutischen Fragestellung steht als Basis des theoretischen Entwurfes das Spannungsfeld zwischen basaler Weltorientierung und überindividuellen Strukturen und Prozessen einerseits und den individuellen Stellungnahmen dazu andererseits. In der Aufstellungsarbeit spiegelt sich dieses Spannungsfeld im sinnlich-körperlichen Raumerleben. Die Metaphern des Raumes und die Handlungsaufforderungen, die er enthält, ermöglichen den Stellvertretern in einer Familienaufstellung, die dargestellte Familie hinreichend gut zu verlebendigen, um damit therapeutisch arbeiten zu können.

Die körperliche Basis dieses Raum-Zeit-Erlebens wird vor allem anhand der Phänomenologie von Alfred Schütz beschrieben. Auf der Grundlage von Überlegungen Kurt Lewins und Jean Paul Sartres wird dies zu einem Konzept erweitert, das den Raum sowohl in seiner Faktizität wie auch als Zukunftsentwurf begreift. Ein Kapitel mit zwei kürzeren Fallvignetten, die weitere Möglichkeiten und Variationen der Arbeit aufzeigen, schließt diesen Teil II ab.

Im dritten Teil des Buches widme ich mich dem handwerklichen Teil der praktischen Arbeit, vor allem der Rolle und den Aufgaben des Leiters. In Kapitel 9 diskutiere ich die Besonderheiten der therapeutischen Haltung und die Spannungsfelder, innerhalb derer sie sich bewegt. Hier sind auch die Gruppeneffekte und Leiterstile zu bedenken, die den Familienaufstellungen berechtigte Kritik eingebracht haben.

Es folgt in Kapitel 10 eine systematische Schilderung der Aufstellungsarbeit in ihrem Verlauf, so wie sie in Kapitel 6 dokumentiert ist. Während der erste Teil der Aufstellungsarbeit dem Protagonisten eine Außenansicht seines Familiensystems und den in ihm wirkenden Kräften ermöglicht, führt die Prozessarbeit stärker in die Welt der Gefühle hinein und auf die Ebene des Handelns.

Einzelne Schritte und Möglichkeiten dieser Vorgehensweise werden in Kapitel 11 beschrieben. Hier ist dem Leiter in Kooperation mit dem Protagonisten ein weiter Raum für Kreativität und spontane Erfindungen gegeben, in die jeweils unterschiedliche methodische Präferenzen und Kompetenzen des Leiters einfließen können. Ich lege den Schwerpunkt auf die suggestiven und lösungsorientierten Strategien aus systemischer Therapie und Hypnotherapie.

Um den Bogen zu schließen und die Aufstellungsarbeit in den Kontext einer gruppenpsychotherapeutischen Vorgehensweise einzubetten, wird auch das Danach in den Blick genommen. Ohnehin ist es zu kurz gedacht anzunehmen, dass die wichtigsten persönlichen Erfahrungen und Veränderungen immer in der Aufstellung geschehen bzw. in der eigenen Aufstellung. Die Gruppe reichert sich im Verlauf der Arbeit mit den verschiedenen Familienbildern an und reproduziert damit im Kleinen nochmals den strukturellen Raum von Familie. In diesem Sinne kann der Einzelne in einer Gruppe und diese Gruppe als Ganze tatsächlich mit etwas »Transzendentem« in Verbindung treten, eben den Tiefenstrukturen unseres Daseins, über die man zwar mit etwas intellektueller Anstrengung reden kann, die uns aber nur in seltenen und besonderen Momenten im Erleben zugänglich sind.

I. Familie: Verschiedene Sichtweisen

1. Fluchtpunkt und Glücksversprechung: Familie heute

Familie, das sind erst einmal wir, Vater-Mutter-Kind, ganz basal und höchst individuell. Familie, das ist aber auch sogleich Institution, ebenfalls ganz basal und in hohem Maße überindividuell. Als Institution ist Familie Schnittstelle zwischen biologischer und sozialer Reproduktion, zwischen Natur und Kultur, Person und Gesellschaft, Ort der »soziokulturellen Geburt des Menschen«, wie dies René König formuliert hat. Damit reicht Familie weit über den Einzelnen hinaus und verbindet uns mit einem größeren Zusammenhang. Familie ist der Ort, an dem die Grundlage für das Zusammenleben der Generationen und der Geschlechter gelegt wird. In eine Familie hineingeboren zu werden, bestimmt unsere ethnische, kulturelle, sprachliche und soziale Zugehörigkeit. Über Familie reproduzieren sich soziale Ungleichheit und Benachteiligung. Vieles ist schon entschieden, bevor wir überhaupt wissen, welche Entscheidungen im weiteren Leben auf uns zukommen.
Als persönliche Erfahrung ist Familie gefüllt mit Emotionen und Erinnerungen, den Bildern von uns als Kind und von den Eltern, als sie jung waren, den Großeltern und den Jugendfreunden, der Wohnung oder dem Haus, in dem wir aufwuchsen. Familie verbindet uns mit Geschichten und Geschichte, im Kleinen wie im Großen. Familie ist der ganz konkrete Ort, in den wir hineingeboren werden und von dem aus wir uns die Welt aneignen. Unser Blick auf Beziehungen und unsere emotionale Welt, unsere Wahrnehmungen und Erklärungen, unsere Wünsche und Werte nehmen hier ihren Anfang. So weit wir uns auch auf unserem weiteren Lebensweg von diesem Ausgangspunkt wegbewegen werden, so bleibt er doch als Bezugspunkt erhalten.
Diese doppelte Aufladung von Familie macht es schwierig, mit klarem Blick darauf zu schauen. Im Reden und Nachdenken darüber sind wir mit unserer ureigensten emotionalen Welt verbunden und gerade dadurch in Gefahr, unverstanden in politische und ideologische Debatten hineingezogen zu werden. Familie, das ist immer

auch Rhetorik, die sich des Gegenstandes bemächtigt und uns Selbstverständlichkeiten präsentiert, hinter denen sich kulturelle Voreingenommenheiten oder politische Interessen verbergen (Lüscher u. a. 1989).

Je mehr zudem über Familie geredet wird, umso mehr ist anzunehmen, dass sie für die, die über sie reden, zum Problem geworden ist. Für den modernen Diskurs über Familie seit Anfang des letzten Jahrhunderts ist dies allenthalben der Fall, denn er ist vor allem ein Reden über die Krise der Familie und ihre Überwindung. Für diese Krise spricht vieles: Steigende Scheidungszahlen und die Zunahme von Alleinerziehenden, sinkende Kinderzahlen und die Zunahme von Alleinlebenden. Familie wird zum Armutsrisiko in ökonomisch unsicheren Zeiten. Arbeitswelt und Familienwelt geraten zunehmend in Widerspruch, die individuellen Ansprüche von Männern und Frauen auf berufliche *und* private Selbstverwirklichung einerseits und die Ansprüche von Familie und Kindern andererseits treten auseinander, und diese Kluft muss in der Familie ausgehandelt und bewältigt werden, womit die Beteiligten immer häufiger überfordert sind.

So erscheint es wie eine Paradoxie oder fast wie ein Wunder, dass der Wunsch nach Familie ungebrochen ist, sogar eher noch zugenommen zu haben scheint. Familie wird zwar als Ort der Krise wahrgenommen – steht aber auch für deren Überwindung und Lösung. Aus diesem Gegensatz speist sich die ambivalente Spannung, die mit Familie einhergeht. Denn je höher die Erwartungen an Familie, je mehr von ihr verlangt wird, unter unübersichtlicher werdenden Bedingungen ein persönliches Fundament zu bieten, »Hafen in einer herzlosen Welt« (Christopher Lasch 1977) zu sein, vielleicht auch alte familiäre Wunden zu lindern und zu heilen, umso eher gerät sie in Gefahr, diesen Erwartungen nicht gerecht zu werden, zu enttäuschen – und die nächste Krise auszulösen. Verändert man den Blickpunkt und betrachtet die Leistungen, die Familie und Familien in den letzten 100 Jahren zur Verarbeitung eines krisenhaften gesellschaftlichen Wandels beigetragen haben und weiter beitragen, dann bietet sich wieder eine andere Bilanz an.

Einige der historischen und sozialstrukturellen Rahmenbedingungen, innerhalb derer Familien und ihre einzelnen Mitglieder ihren Aufgaben und den an sie herangetragenen Erwartungen gerecht zu werden versuchen, will ich in den folgenden Abschnitten verdeutlichen. Sie sollen uns den Hintergrund vergegenwärtigen, vor dem sich die Fragen und Problemlagen der Gegenwart entfalten, und uns einen ersten Eindruck geben von basalen Familienstrukturen und der Vielfältigkeit ihrer Erscheinungsformen.

Eine Fallgeschichte: Vier Generationen aus Sarahs Familie[1]

Sarah, zum Zeitpunkt der Aufstellung 39 Jahre alt, lebt mit ihrem zwei Jahre älteren Mann und ihrer sechsjährigen Tochter zusammen in einer größeren norddeutschen Stadt. Das Paar ist seit 12 Jahren zusammen, die Tochter wurde also im sechsten Jahr der Beziehung geboren, drei Jahre nach der Geburt haben die Eltern geheiratet. Die Tochter trägt den Nachnamen der Mutter und hat dies vor kurzem nochmals selber festgelegt, so erzählt die Mutter. Die Frage, welchen Namen eine etwaige Familie annehmen solle, ist für Sarah von Anfang an ein Problem. Ohnehin war es nicht ihr Ziel, eine »Kleinfamilie« zu gründen, so erzählt sie. Schon der Begriff signalisiert ihr Enge und Rückzug. Zur Zeit steht für das Paar die Frage im Raum, ob sie ein zweites Kind wollen.
Sarah ließ sich zur Erzieherin ausbilden, studierte dann Sozialpädagogik und ist inzwischen Lehrerin in einer Schule für Erzieherinnen. Daneben arbeitet sie freiberuflich als Dozentin in der Erwachsenenbildung. Ihr Mann ist Lehrer.
Ihre Eltern lebten ursprünglich in der DDR und flohen vor dem Mauerbau in den Westen. Ihre zwei älteren Geschwister, ein Bruder und eine Schwester, wurden in der DDR geboren, danach hatte die Mutter zwei Fehlgeburten. Sarah kam dann mit einigem Abstand zu ihrer älteren Schwester in der Bundesrepublik zur Welt. Ihr Vater arbeitete sowohl in der DDR wie auch später in der BRD als Angestellter in der Verwaltung, die Mutter war anfangs als Sekretärin tätig, nach der Geburt des zweiten Kindes und der Umsiedelung in den Westen blieb sie zu Hause. Als Sarahs Vater unerwartet mit Ende 40 an einem Herzfehler starb, nahm die Mutter wieder eine Arbeit auf. Erst als die Kinder aus dem Haus waren, ging die Mutter wieder eine Beziehung zu einem Mann ein, heiratete aber nicht nochmals.
Sarahs Vater ist der mittlere von drei Geschwistern, die Familie lebte in einer ostdeutschen Kleinstadt, seine Mutter starb, als er etwa 13 Jahre alt ist. Sarahs Mutter ist die jüngste von fünf Geschwistern und auf einem Bauernhof in Schlesien aufgewachsen, der schon seit mehreren Generationen in der Familie bewirtschaftet wurde. Der Vater der Mutter kam kurz vor Kriegsende bei einem Arbeitsunfall ums Leben, er wurde von einem Pferd erschlagen. Mit dem Vorrücken der russischen Truppen floh die Familie bei Kriegsende, blieb aber im Gebiet der späteren DDR. Die Mutter

---

[1] Alle Fallbeispiele sind anonymisiert, teilweise sind auch Orte und Berufe sinnadäquat verändert, sodass die geschilderten Personen nicht wiederzuerkennen sind.

der Mutter, also Sarahs Großmutter, folgte dann später ihrer jüngsten Tochter in den Westen und lebte bis zu ihrem Tod mit im Haus, sodass Sarah noch eine lebendige Erinnerung an sie hat.
So wie schon Sarah früh ihren Vater verlor, haben also auch ihr Vater und ihre Mutter ihrerseits beide früh und unter dramatischen Bedingungen den jeweils gegengeschlechtlichen Elternteil verloren. Sarah hat daher die Großeltern nur zum Teil gekannt, doch beide Familien gelten ihr als bodenständig. Sie selber hat es eher schwer, sich irgendwo zu Hause zu fühlen. Ihrem älteren Bruder Karl fällt es leichter als ihr, sich in der Tradition der Familie zu verankern. Er setzt mit der Namensgebung seines ältesten Sohnes eine väterliche Tradition fort, nach der der Erstgeborene immer den Namen des Vaters trägt, so wie auch er schon. Mit dieser Fortsetzung der männlichen Tradition kann er sich mit dem früh verstorbenen Vater in Verbindung setzen. Sarah steht diese Möglichkeit nicht in gleicher Weise zur Verfügung, um den schmerzhaften Verlust des Vaters zu verarbeiten. Vielmehr fließen bei ihr in der Beziehung zur Mutter beide Elternbeziehungen zusammen. Bis heute ist diese Beziehung zur Mutter von Auseinandersetzungen geprägt.
Der frühe Tod ihres Vaters und der Unfalltod des Großvaters mütterlicherseits lassen bei ihr zudem das Gefühl aufkommen, dass die Männer in der Familie früh sterben. Diese Angst setzt sich bei ihr nun auch im Hinblick auf ihren Mann fort, der gesundheitlich nicht sehr stabil ist, und beeinflusst auf diesem Weg auch die Entscheidung für ein zweites Kind, aus der Angst heraus, die Last für die Familie allein tragen zu müssen, so wie schon ihre Mutter und ihre Großmutter vor ihr.

1.1 Familiäre Verarbeitung von sozialem Wandel

Vom Land in die Stadt – Verbürgerlichung und Intimisierung von Familie
In jeder individuellen Lebensgeschichte ist immer auch die kollektive Geschichte einer ganzen Gesellschaft aufgehoben, so auch in dieser. In drei Generationen findet in dieser Familie ein Wandel statt von einer bäuerlich und ländlich dominierten Lebensform zum Leben in der Stadt (vgl. hierzu und zum Folgenden Beuys 1980, Conze 1976, Mitterauer & Sieder 1977, Rosenbaum 1982, Sieder 1987, Weber-Kellermann 1974). Die Generation der Großeltern, geboren im ausgehenden 19. Jahrhundert, wächst in einer Welt auf, in der bis zum Anfang des 20. Jahrhunderts 80 % der Bevölkerung im ländlichen Bereich wohnen und arbeiten. Der Lebensradius ist eher begrenzt auf das Dorf und die Kleinstadt, die große Stadt ist weit weg, das nächste Ausland zumeist schon terra

inkognita. Viele verlassen das ganze Leben lang nicht den Ort ihrer Geburt. Höchstens in bildungsbürgerlichen Kreisen gehört eine Reise ins nahe Ausland zum Erziehungskanon dazu. Doch auch hier folgt dem zumeist ein eher ortsgebundenes Leben. Das Leben in solchen Bezügen ist geprägt von Kontinuität und Enge; Veränderungen geschehen nur langsam und werden als von außen kommend wahrgenommen. Das Leben ist auf einen kleinen Kreis beschränkt, auf Familie und Sippe, im Hause wohnende Verwandte, z. B. unverheiratete Onkeln und Tanten, dazu kommt auf dem Bauernhof eventuell noch das Gesinde, dann der Pfarrer und der Lehrer, Händler und Handwerker, Dorf und Nachbardorf. Das Jahr ist gegliedert über Arbeit und Feste, das Leben strukturiert sich über die existenziellen Ereignisse von Geburt und Taufe, Heirat und Hausbau, Krankheit und Tod.

Die Phase der Kindheit (Aries 1975) ist zeitlich noch eng begrenzt, ebenso wie die Schulbildung kurz bleibt, vor allem für Mädchen. Die Kinder bekommen, was sie zum Großwerden brauchen, jedoch häufig auch nicht mehr. Für viele beginnt spätestens ab 14 Jahren das Arbeitsleben, zuerst vielleicht auf dem elterlichen Hof, später in Lohn und Brot auf einem fremden Hof oder in einem Handwerksbetrieb, vielleicht auch in der nahe gelegenen Stadt. Die Wahl eines Ehepartners bleibt zumeist auf die eigenen Kreise eingegrenzt und ist in bäuerlichen Kreisen zudem stark von ökonomischen Erwägungen mitbestimmt, was sich auch in einer hohen Zahl von Ledigen niederschlägt. Da ein Alleinleben weitgehend undenkbar ist, werden sie Teil der Familie eines älteren oder jüngeren verheirateten Geschwisters und müssen sich dafür diesen Geschwistern unterordnen. Die Liebesheirat ist höchstens in bürgerlich-städtischen Kreisen verbreitet, aber auch dort eingegrenzt von Konvention und Standesbewusstsein.

Im Bürgerlichen wie im Ländlichen dominiert die patriarchale Vorstellung von der Vorherrschaft des Mannes, allerdings mit einem gewichtigen Unterschied. Auf dem Bauernhof ist die Welt von Mann und Frau zwar klar getrennt, die Bereiche der Frau, z. B. Stall und Garten, Küche und Haus, sind für das wirtschaftliche Überleben aber wichtig, entsprechend hoch ist auch das Ansehen der Bäuerin. So tritt der Bauer zwar nach außen als Herr des Hauses auf, nach innen ist er aber auf die Wirtschaftskunst seiner Frau angewiesen. Fällt einer von beiden aus, z. B. durch Krankheit oder frühen Tod, so bedeutet dies aufgrund der engen Verflechtung von familiären und wirtschaftlichen Funktionen eine doppelte familiäre Katastrophe, die nur durch eine baldige zweite Heirat zu mildern ist, vor allem wenn noch kleinere Kinder zu versorgen sind. Im bürgerlichen Modell entleert sich hingegen allmählich die Rolle der Frau, sie ist zunehmend auf ihre Rolle als Hausfrau festgelegt, diese verliert nun ihre wirtschaftliche Bedeutung und damit auch ihre Wertigkeit. In ihrer Rolle als Hausfrau wendet sie ihre Aufmerksamkeit nun verstärkt den Kindern und dem emotionalen Leben der Familie zu. Die allmähliche Durchsetzung dieses bürgerlichen Liebes- und Ehemodells auch für andere Schichten führt in den kommenden Jahrzehnten zu einer Intimisierung von Ehe und Familie, gekoppelt mit einer starken emotionalen Aufladung der in ihr situierten Beziehungen. Die Veränderung wirtschaftlicher Rahmenbedingungen und die jeweilige Koppelung bzw. Entkoppelung von wirtschaftlichen und familiären Funktionen hat also Wirkungen bis in den innersten Kosmos von Familie hinein. Wesentlich ist dabei, dass der Prozess der Verhäuslichung und Intimisierung von Familie, der Bedeutungswandel in der Rolle der Frau sowie die Emotionalisierung der Eltern-Kind Beziehung, vor allem in Gestalt der Mutterliebe (Badinter 1982), Hand in Hand gehen.

Die Vorstellung, dass eine Ehe auf Liebe gründet, ja die Liebe geradezu Voraussetzung von Ehe und Familie sei, entsteht dabei nach verbreiteter Auffassung erst im Laufe des 18. Jahrhunderts (Burkhard 1997, Luhmann 1982, Schenk 1987). Natürlich gibt es zu allen Zeiten eine Vorstellung von Liebe, diese wird jedoch nicht mit Ehe und Familie in Zusammenhang gebracht, oder wenn, dann eher als Gefährdung derselben durch allzu große emotionale Aufwallungen oder durch Versuchungen der Liebe außerhalb der Ehe. Die Liebessemantik der Romantik lebt geradezu davon, dass die Liebe ein Sehnen bleibt und ihre Erfüllung der Anfang vom Ende ist (Dux 1994, Gay 1997). Im 19. Jahrhundert entsteht als ein eigenes literarisches Genre der Liebesroman, der entweder mit der Erfüllung der Liebe oder ihrer Kehrseite, dem dramatischen Scheitern und der Trennung, endet. Der Alltag der Liebe bleibt ausgespart, stellt er doch einen Widerspruch in sich dar, denn die Liebe lebt vom Besonderen. Diese romantische Liebessemantik bleibt bis ins 20. Jahrhundert hinein allerdings für die meisten Bevölkerungsschichten ein Ideal und hat mit der Lebensrealität nur wenig zu tun. Für die bäuerliche Gesellschaft war Liebe höchstens ein Ehegrund neben anderen, zu eng waren die ökonomischen mit familiären Funktionen verwoben, als dass man eine Eheschließung allein einem so unsteten Gefühl wie der Liebe überlassen hätte. Auch in der bürgerlichen Vorstellung wurde ihre Unberechenbarkeit durchaus gespürt und im Konzept der »vernünftigen« Liebe gebändigt. Der Glaube an die »leidenschaftliche« Liebe als Basis einer dauerhaften Beziehung und an die »Liebesheirat« ist ein durch und durch modernes Phänomen.

Vom Kaiserreich zur Republik – Krieg und Nachkriegszeit
Ein ähnlich radikaler Wechsel wie in den Intimbeziehungen vollzieht sich auch auf der Ebene der politischen Systeme. Die Generation der Großeltern erlebt noch das Kaiserreich und den Ersten Weltkrieg mit all seinen Verlusten und Zerstörungen. Die Figur des Kaisers ist symbolisch stark mit Familienbildern aufgeladen, als »guter Vater« sorgt er sich um seine Untertanen. Der verlorene Krieg, Revolution und Abdankung des Kaisers markieren daher nicht nur das Ende eines politischen Modells, sondern auch den Anfang vom Ende des patriarchalen Familienmodells.
Die Zwischenkriegszeit der Weimarer Republik wird nur ein turbulentes Intermezzo bleiben, es bahnen sich wesentliche Entwicklungen an. Die explosionsartige Entwicklung der großen Städte, beispielhaft steht dafür Berlin, bietet auf einmal zunehmend Raum für Lebensstile, die bislang undenkbar gewesen waren, z. B. den der alleinstehenden berufstätigen jungen Frau. Durch die Zerstörungen des Krieges verstärkt setzt sich gleichzeitig das Modell der Kleinfamilie und damit das bürgerliche Ehe- und Familienideal zunehmend auch in Arbeiterkreisen durch. Mit der Zäsur des Ersten Weltkrieges kommt es auch in Arbeiterhaushalten, in denen bislang schon allein aus ökonomischer Not familienfremde Personen mitlebten, zu einem allmählichen Schrumpfen des Haushaltes auf die Personen der Kernfamilie. Das alte bäuerliche Modell des »ganzen Hauses« wird nun vollends abgelöst durch das Modell »Familie«.
Der Nationalsozialismus bot eine eigentümliche Mischung aus Familialismus und Anti-Familialismus. »Vieles deutet darauf hin, daß es den Nationalsozialisten gelang, jene Spannung zwischen den

Generationen für sich zu nützen, die sich etwa seit dem Ersten Weltkrieg und dann in den krisenhaften zwanziger und frühen dreißiger Jahren durch den Gegensatz von autoritären Familienstrukturen und gleichzeitigem Prestigeverlust der Familienväter (durch die Niederlage im Ersten Weltkrieg, ihre wirtschaftliche Depotenzierung durch Arbeitslosigkeit) verschärft hatte« (Sieder 1987, 229). So gibt es ein Nebeneinander von gegensätzlichen Strömungen, einerseits eine autoritäre Stärkung der väterlichen Rolle, andererseits ihre zunehmende Herauslösung aus der Familie und eine Ausrichtung auf Partei und Staat; einerseits eine Überhöhung der Rolle der Mutter, andererseits eine zunehmende Integration der Frauen in den Arbeitsprozess. Der Nationalsozialismus ist also modern und anti-modern zugleich.

Ein vergleichbarer Gegensatz gilt auch für die Jugend. Schon mit der Jugendbewegung der Weimarer Republik verstärkt sich eine Entwicklung, in der sich »Jugend« als eigenständiger Lebensabschnitt zwischen Kindheit und Erwachsenenalter schiebt. Im Nationalsozialismus wird dies zum Teil aktiv zur Entfremdung der Jugendlichen von ihren Familien genutzt, um sie verstärkt direkt der Partei und dem Führer unterzuordnen. Erweitert man den Blick über diese Besonderheit des Nationalsozialismus hinaus, dann wird deutlich, dass sich diese Entwicklung auch nach dem Krieg weiter fortsetzt im Nebeneinander einer entstehenden eigenständigen Jugendkultur bei gleichzeitiger verlängerter ökonomischer und emotionaler Abhängigkeit vom Elternhaus.

Die katastrophalen Auswirkungen des Zweiten Weltkrieges auf Familie in Deutschland und alle anderen kriegführenden Länder treten bei einer generationsübergreifenden psychotherapeutischen Sicht- und Arbeitsweise schnell zu Tage. Während die Auswirkungen des Ersten Weltkrieges im kollektiven Gedächtnis sowie im individuellen Familiengedächtnis zumeist versunken sind, ist für all die Generationen der Nachkriegszeit, deren Eltern den Krieg erlebt haben, dieser über die Traumatisierungen der Eltern und deren Eltern in der Familie präsent und emotional unterirdisch wirksam. Dies wird in der Geschichte von Sarah deutlich und spielt auch eine zentrale Rolle in einer späteren Falldarstellung (Kap. 8.1).

Nur wenige Familien haben den Krieg überlebt, ohne ein oder mehrere – zumeist männliche – Familienmitglieder verloren zu haben. Hinzu treten die Fragen von Täter- und Mittäterschaft, das

Auseinanderreißen von Familien als Folge von Flucht und Vertreibung, später nochmals durch die deutsche Teilung. Die Männer und Väter kommen krank und psychisch zerstört aus Krieg und Gefangenschaft zurück mit der Konsequenz, dass die Familien der Nachkriegszeit deutlich mutterzentriert sind. Die emotionale Welt ist in vielen Familien von der Anstrengung geprägt, die Schwierigkeiten dieser Zeit zu meistern. »Von Liebe sprach damals keiner« (Meyer & Schulze 1985), so ein Buchtitel zum Familienalltag in der Nachkriegszeit. Sprachlosigkeit zwischen den Eheleuten und gegenüber den Kindern, stille Trauer und verdrängte Schuld, die Schwierigkeiten vieler Männer, ihre Kriegserlebnisse zu verarbeiten und sich wieder in ein ziviles Leben einzufinden, die Schwierigkeiten der Frauen, ihre in den vergangenen Jahren erworbene Eigenständigkeit wieder den Männern unterzuordnen, all dies prägt das familiäre Klima.

Es kommt zu einer Destabilisierung vieler Ehen und Familien, was die Scheidungszahlen in der unmittelbaren Nachkriegszeit deutlich ansteigen lässt. Vor allem Kriegstrauungen werden häufig gelöst. In dieser Zeit neu geschlossene Ehen wiederum sind oft von der Dynamik geprägt, dass der erste Mann oder die »erste Liebe« im Krieg gefallen ist oder dass unter dem Eindruck der zurückliegenden Katastrophe in und mit der Familie nach einem Ort gesucht wurde, um die geschlagenen Wunden zu heilen. All diese Prozesse verstärken die Mutterzentrierung der Nachkriegsfamilie noch weiter, was seinen Ausdruck vor allem in einem schwierigen Verhältnis der Söhne zu ihren Vätern findet. Der Psychoanalytiker Alexander Mitscherlich redet 1955 vom »unsichtbaren Vater«, einige Jahre später von der »vaterlosen Gesellschaft« (1963).

Diese Destabilisierung der Nachkriegszeit treibt jedoch schon nach einigen Jahren ihr Gegenbild aus sich heraus. Ab Mitte der 50er- bis etwa Mitte der 60er-Jahre setzt sich sowohl faktisch wie normativ gesehen die Lebensform der Kleinfamilie in einem Ausmaß durch, wie dies weder vorher jemals der Fall war, noch in späteren Jahren jemals wieder sein wird. »Von den zwischen 1930 und 1945 Geborenen heiraten an die 90%, fast ebenso viele bekamen Kinder. Das durchschnittliche Heiratsalter sank ebenso wie das mittlere Alter der Eltern bei der Geburt des ersten Kindes. Vielfach bildete die Schwangerschaft den Anlass zur Heirat; die Zahl der unehelich geborenen Kinder nahm ab. Noch nie hat in Europa ein so großer Teil der Bevölkerung geheiratet und Kinder in die Welt gesetzt« (Sieder 1987, 256).

Es sind nicht zuletzt diese Kinder, die heute in den Familienaufstellungen die Welt der Eltern mit ihrer eigenen zu versöhnen versuchen. Mit dem Familienbild der 50-er und 60er-Jahre und der durch die Mutter repräsentierten Rolle der Frau in der Familie tun sich wiederum vor allem viele Töchter schwer; sie suchen nach einem Weg, ihren Lebensentwurf mit dem Bild und der ganz realen Person der Mutter zu versöhnen. In den drei Generationen von Sarahs Familie zeigt sich dabei eine idealtypische Veränderung: die Großmutter ist Bäuerin, die Mutter Hausfrau, die vor allem aufgrund des frühzeitigen Verlustes ihres Mannes, d. h. mehr oder weniger gezwungen, wieder arbeiten geht, die Tochter ist voll berufstätig und definiert sich zumindest gleich stark über den Beruf wie über die Familie.

Ab Mitte der 60er-Jahre dreht sich die Entwicklung wieder um, Heiratshäufigkeit und Geburtenzahlen sinken, Scheidungen nehmen zu. Die durchschnittliche Kinderzahl pro erwachsener Frau, die um 1900 noch etwa 4 Kinder betrug, Ende der 30er-Jahre schon einmal auf 1,5 zurückgegangen war, um dann in der Nachkriegszeit nochmals auf das Doppelte anzusteigen, sank in der BRD ebenso wie in der DDR um 50 % wieder auf ca. 1,4 – eine Entwicklung, die in allen mittel- und westeuropäischen Ländern bis heute ungebrochen anhält. Hinter diesen Zahlen verbergen sich bedeutsame Entwicklungen, von denen ich im nächsten Abschnitt vor allem das veränderte Verhältnis von Familie und Beruf und die damit zusammenhängenden Veränderungen in den Geschlechterrollen thematisieren will. Dieser Wandel steht wiederum im Kontext eines kulturellen Umbruchs, der in den 60er-Jahren des 20. Jahrhunderts seinen Ausgang nimmt und in den kommenden Jahrzehnten zu einer Pluralisierung und Individualisierung von Lebensstilen führt, verbunden mit einem deutlichen Wertewandel. Dem werde ich mich im übernächsten Abschnitt zuwenden.

1.2 Die Veränderung von Geschlechterrollen und -beziehungen

Patriarchalismus, Geschlecht und Arbeitsteilung
Die in diesem Zeitraum stattfindenden Veränderungen der Geschlechterrollen sind zugleich Ursache und Folge des skizzierten gesellschaftlichen Wandels. Die Welt des 19. Jahrhunderts ist bis zum Ende des Ersten Weltkrieges von einem ungebrochenen Patriarchalismus geprägt, allerdings mit bedeutsamen Unterschieden zwischen ländlich-bäuerlicher und städtisch-bürgerlicher Welt, zwischen Arbeitermilieu und Kleinbürgertum. Die faktische wie idealtypische Rollenteilung ist zwar in allen diesen Welten vergleichbar, dem Mann der Beruf und das öffentliche Leben, der Frau das Haus und die Familie. Es gibt jedoch große Unterschiede darin, wie viel jeweils Mann und Frau zum ökonomischen Erhalt der Familie beitragen und wie der Beitrag der Frau in der Relation zum Mann bewertet wird. Wie schon angesprochen, behält in der bäuerlichen Welt in dieser Aufteilung der Anteil der Frau seine Bedeutung, in der bürgerlichen Welt setzt sich zunehmend das Bild der Hausfrau und Mutter durch, mit seiner Kombination von Abwertung und Überhöhung, und endet in der Erfindung von »Geschlechtscharakteren« (Hausen 1976, Honegger 1991), die Mann und Frau jeweils verschiedenen Welten zuordnen und dies aus ihrer jeweiligen »Natur« heraus begründen.
Das Arbeitermilieu trägt noch lange Zeit Spuren der bäuerlichen Welt, aus der es sich im Wesentlichen entwickelt hat. In vielen Regionen gibt es zudem mancherlei Überlappungen, z. B. zwischen Bauernhof und Kleingartenwirtschaft, zwischen Heimarbeit und Industrieproduktion, zwischen selbstständiger und abhängiger Arbeit. Mit dem zunehmenden Verlust ihrer ökonomischen Rolle verlieren die Frauen jedoch auch hier ihre ehemals gewichtige Bedeutung, das Familienleben ist immer stärker von Verhältnissen der Über- und Unterordnung zwischen Mann und Frau bzw. Erwachsenen und Kindern geprägt.
Die Erwartungen vor allem der Frauen an die Ehe sind eher gering, auch die Männer geben sich ehe-skeptisch. Zwar gibt es im Arbeitermilieu viele berufstätige Frauen, diese sind jedoch in der Mehrzahl ledig. Von verheirateten Frauen mit Kindern wird erwartet, zu

Hause zu bleiben, selbst wenn die ökonomische Situation der Familie dies kaum erlaubt. Mit der Übernahme eines bürgerlichen Ideals von Ehe und Familie auch in der Arbeiterschaft verstärkt sich dies noch weiter. Der autoritäre und anti-modernistische Sekundär-Patriarchalismus in der Arbeiterschaft und in Teilen des Kleinbürgertums erwächst gerade aus dem Gegensatz von traditionellem Männerbild und der schwindenden Möglichkeit, diesem z. B. in Gestalt des Familienernährers gerecht zu werden.

Die bürgerliche Frauenbewegung des 19. und frühen 20. Jahrhunderts bleibt noch weitgehend einem traditionellen Frauenbild und Familialismus verhaftet (Gerhard 1990) und fordert innerhalb dieser Rollenteilung Gleichbewertung und Gleichberechtigung. Radikaler und grundsätzlicher herausgefordert werden die traditionellen Geschlechterrollen das erste Mal in den 20-er und 30er-Jahren vor allem in einem städtischen bohemehaften Milieu, das sich antibürgerlich und antifamilialistisch gibt, eine Entwicklung, die durch Nationalsozialismus und Nachkriegszeit unterbrochen wird, sich dann ab den späten 60er-Jahren weiter fortsetzt bis heute. Schaut man von heute auf diese Entwicklung zurück, so zeigt sich hinter all den in diesen Jahrzehnten mehr oder weniger ideologisch aufgerüsteten Diskursen und Debatten als wesentlicher Hintergrund die fortschreitende Integration der Frauen in den Arbeitsmarkt und eine damit verbundene radikale Veränderung in den Bildern der Geschlechter – mit ebenso radikalen Auswirkungen auf Familie.

Die Geschlechterrollen werden ihrer Natürlichkeit beraubt, und vor allem das Bild der Frau wird aus seinen normativen Verankerungen gelöst. »Die Frau ist kein Individuum wie die anderen«, so mit leicht ironischem Unterton der französische Soziologe Jean-Claude Kaufmann. »Ihr historischer Ausgangspunkt ist eine Rolle (die Hingabe), die aus ihr die treibende Kraft der Familie und der privaten Ordnung machte« (Kaufmann 2002, 218). Mit ihrer Entscheidung zum Wagnis der Autonomie in einem Beruf, der nicht aus der Not, sondern aus der eigenen Entscheidung geboren ist, stellen die Frauen daher eine »Grundstruktur der Gesellschaft (die Familie, die auf der Rolle der hingebungsvollen Frau beruht) in Frage« (ebd. 16). Die »halbierte Moderne« (Ulrich Beck), die den Individualismus mit all seinen Selbstverwirklichungsansprüchen und -werten lange Zeit für den Mann reservierte, wird nun vollständig und erfasst auch die Frauen. Die strukturelle Rücksichtslosigkeit (F. X. Kaufmann 1995) einer durchgesetzten Arbeitsgesellschaft gegenüber Familie wird dadurch weiter verschärft, und die Rechnung geht nicht mehr auf, dieses Problem als Zuständigkeit »berufstätiger Mütter« abzuhandeln. Eine entsprechende Veränderung im Selbstverständnis von Männern im Hinblick auf ihre Balance zwischen Arbeit und Familie folgt nun mit einiger Verzögerung nach und ist inzwischen längst nicht mehr nur als Reaktion auf die Veränderungen bei den Frauen zu begreifen.

Pluralisierung weiblicher und männlicher Lebensentwürfe
Die Konsequenzen hiervon für Familie sind vielfältig. Generell lässt sich eine zunehmende Aufteilung in ein eher hedonistisches und familienfremdes, auf Beruf und Karriere ausgerichtetes Milieu sowie ein familienorientiertes Milieu feststellen. Hinter beidem verbirgt sich eine Vielzahl von unterschiedlichen Lebensformen, und gerade diese Pluralität im Hinblick sowohl auf Geschlechterrollen wie auch auf Familie ist ein Charakteristikum der Moderne. Es gibt in der Gegenwart kein eindeutiges Bild mehr, dem Mann oder Frau einfach folgt, sondern es gibt unterschiedliche Optionen. Es existiert aber wohl weiterhin ein verinnerlichtes Bild, das sich aus der Herkunftsfamilie und damit gleichzeitig aus einer Zeit speist, die diese Pluralität noch nicht in diesem Maße kannte. Da unser Bild aus der Herkunftsfamilie ohnehin dazu neigt, absolut in dem Sinne zu wirken, dass es uns emotional auch dann in Gänze erfasst, wenn wir es in seiner Besonderheit erkennen können, ergibt sich daraus eine doppelte Spannung zur Situation heute.
Deutlich wird dies, wenn man sich vergegenwärtigt, dass sich diese Spannung durchaus unterschiedlich für Männer und Frauen gestaltet. Es sind nämlich eher die Frauen, die eine größere Diskrepanz zu verarbeiten haben. Zwar gibt es für beide Geschlechter in der Moderne eine Vielzahl von möglichen Lebensentwürfen. Für Männlichkeitsentwürfe existierte diese Pluralität auch in der Vergangenheit schon, auch wenn das eine oder andere dazugekommen sein mag. Die Männer können diese Vielfalt und ihre Wahl daher auch dann besser mit der Vergangenheit versöhnen, wenn sie vom Bild des Vaters abweichen, einfach weil für diese neuen Bilder überhaupt männliche Vorbilder existieren. Die Männer zahlen dafür einen anderen Preis, der mit der männlichen Rolle des Vaters ver-

bunden ist. Der individualistische, auf (berufliche) Selbstverwirklichung ausgerichtete Männlichkeitsentwurf ist potenziell familienflüchtig. Dies verstärkt sich sogar eher noch, wenn die Männer diesem Entwurf gar nicht gerecht zu werden vermögen, wie das für die Generationen von Krieg und Nachkriegszeit der Fall ist. Das Verhältnis vieler heutiger Männer zu ihren Vätern ist daher eher von Trauer über ihre tatsächliche, über den Beruf bedingte, oder ihre emotionale Abwesenheit geprägt und von Enttäuschung über ein fehlendes Vorbild, häufig in Kombination mit einer engen Bindung an die Mutter. Schaut dann diese Mutter, gespeist von einem Gefühl der Unterordnung unter die individualistischen Lebensziele des Vaters oder sein Scheitern, im Zorn auf ihren Mann, bezahlen die Söhne ihre Identifikation mit der Mutter mit ihrer Verachtung des Vaters und in der Folge davon mit einer erschwerten Suche nach einer lebbaren Männlichkeit.

Für die Frauen ist die Grundkonstellation eine andere. Das Besondere der Entwicklung der letzten Jahrzehnte liegt eben darin, dass sich die Frauen diese Pluralität der Lebensentwürfe als Möglichkeit überhaupt erst erobert haben. Es gilt daher für sie nicht nur, die Diskrepanz zum Lebensentwurf der Mutter zu verarbeiten, sondern auch mit der Schwierigkeit umzugehen, eventuell gar keine kulturellen Vorbilder zur Verfügung zu haben oder diese erst aus vergessenen und verdrängten weiblichen Traditionen hervorholen zu müssen. Obwohl Frauenbewegung und Frauenforschung hier einiges bewirkt haben, bleibt eine größere Diskrepanz zu überwinden als bei den Männern, vor allem gegenüber der Mutter und den Traditionen, für die sie steht. Die Beziehung zum Vater ist demgegenüber leichter, da er für die Tochter die Eigenständigkeit repräsentiert, die sie selber erreichen will, manchmal bezahlt durch den Preis der Idealisierung bei gleichzeitiger Abwertung der Mutter. Vor allem die Auseinandersetzung mit dem familienorientierten Teil der Frauenrolle und den ganzen Traditionen, die damit zusammenhängen, sowie in der Folge davon mit den eigenen Wünschen nach Familie und Kindern, wird dadurch erschwert oder unmöglich gemacht. Die Beziehung der Tochter zum Vater wird wiederum erschwert, wenn dieser ungebrochen und bis hin zur Gewaltanwendung einen autoritären Patriarchalismus gegenüber Frau und Kindern zu leben versucht, zumeist gespeist daraus und verstärkt dadurch, dass er dem Männlichkeitsentwurf dieses Patriarchaismus gar nicht gerecht zu werden vermag. Der Vater ist dann von der Tochter und auch von den anderen Mitgliedern der Familie nicht nur als Gewalttäter gefürchtet, sondern obendrein als Versager verachtet.

Liebe und Sexualität
Der angesprochene Wandel findet auf einer Vielzahl von Ebenen statt, nicht nur in der Balance von Familie und Beruf, sondern auch in den Vorstellungen von Liebe und Sexualität. Die Generation unserer Großeltern bzw. der vor oder um 1900 Geborenen ist noch eingebettet in einen festen Kanon von kulturellen Vorstellungen über Beziehungen, auch wenn sich die ersten Auflösungserscheinungen schon zeigen, gespiegelt in der Romanwelt des späten 19. und frühen 20. Jahrhunderts, bei Fontanes Effi Briest oder Flauberts Madame Bovary. Es sind dies alles Geschichten des Scheiterns von Frauen aus dem Bürgertum, die aus ihrem vorgegebenen Lebensweg auszubrechen versuchen (Wellershoff 2001). Die Generation unserer Eltern ist bei den Älteren noch von den Katastrophen des Krieges und den Bedingungen des Wiederaufbaus geprägt, bei den Jüngeren schon von den Auswirkungen des kulturellen Umbruchs der 60er-Jahre. Sie haben den Wandel von einer Moral der Pflicht zu einer Moral der Selbstverwirklichung persönlich miterlebt, und sei es nur in der Auseinandersetzung mit ihren Kindern. Diese wiederum, die Generation der heute 40- bis 50-Jährigen, sieht sich ihrerseits mit neuen Wertvorstellungen konfrontiert, die von unten nachrücken und das Alte als überholt erscheinen lassen.
Das romantische Liebesideal kommt in gewisser Weise erst mit diesem Wertewandel zu seinem Ziel, setzt es doch eine weitgehende Subjektwerdung und Individualisierung von Mann *und* Frau voraus. Mit der durchgesetzten Freiheit der Wahl, und dies für beide Geschlechter, ist diese Bedingung gegeben. Auch ist das Ideal im Zuge seiner Durchsetzung vom geistigen Konstrukt zur gelebten Körperlichkeit geworden, erst die dauerhafte sexuelle Erfüllung verspricht seine Einlösung. Dadurch zeigt sich auch in voller Deutlichkeit der Antagonismus von Liebe und Familie und in der Durchsetzung des Liebesideals der Gegensatz zwischen Paarbeziehung und Elternbeziehung. Denn wenn das Ideal nicht einlösbar ist, dann führt diese Freiheit entweder zu einer dauerhaften Destabilisierung des Paares und setzt sich eventuell auf Kosten der Fa-

milie bzw. der Elternbeziehung durch. Oder sie wird in der Familie aufgegeben mit der Konsequenz, dass die Elternbeziehung die Paarbeziehung dominiert oder gar zum Verschwinden bringt mit der gleichfalls destabilisierenden Konsequenz einer emotionalen und sexuellen Neutralisierung der Beziehung.
Die Auswirkungen dieses gewandelten Umgangs mit Sexualität auf private und intime Beziehungen ist unübersehbar (Schmidt 1988, 1993, 1996). Innerhalb des Lebensalters von nur einer Generation ist eine eher sexualfeindliche Atmosphäre der Durchdringung der ganzen Gesellschaft mit sexualisierten Inhalten gewichen. Die überspannten Ideale der »sexuellen Revolution« sind zwar vor allem als Parodie durchgesetzt in einer sexualisierten Warenwelt und sollten nicht mit tatsächlichen Veränderungen auf der Ebene des Verhaltens gleichgesetzt werden. Doch die moralische, rechtliche und alltagsweltliche Freisetzung und Liberalisierung des Umgangs mit Sexualität ist aus unserem Leben nicht mehr wegzudenken. Die neu entwickelte Körperkultur macht heute einen Teil unserer Lebensqualität aus (König 1990).
Diese Rückkehr des Körpers und die Freisetzung der Sexualität geschehen jedoch unter den Bedingungen einer durchgesetzten Konsumgesellschaft, deren Mechanismen, aus den Zwängen von Tradition und Konvention entlassen, direkter auf die Individuen und ihren Umgang mit Körperlichkeit und Sexualität zugreifen. Sexualität wird öffentlich verhandelt und damit dem sozialen Vergleich ausgesetzt. Sie verliert mit ihrer Heimlichkeit auch ihre Exklusivität, sie wird selbstverständlicher, aber auch banaler. Zwar hat es immer schon Schönheitsnormen und Attraktivitätsstandards gegeben, doch die Formen der Verbreitung dieser Ideale haben sich verändert. Heute sind wir den Suggestionen der Massenmedien ausgesetzt, dass wir jederzeit neu wählen können, und sehen uns gleichzeitig einer Fülle von Bildern und Vorbildern gegenüber, denen wir nur ungenügend gerecht zu werden vermögen.
Im Verhältnis der Geschlechter haben diese Veränderungen eine doppelte Auswirkung. Zuallererst lässt sich eine Angleichung der Verhaltensweisen feststellen, mit dem Ende der (männlichen) Doppelmoral steht das, was vorher nur den Männern zugestanden wurde, nun auch den Frauen offen. Die Entwicklung und Durchsetzung von empfängnisverhütenden Mitteln führen zur Entkoppelung von Sexualität und Fortpflanzung, und dies hat vor allem

den Frauen den Freiraum eröffnet, eine Sexualität zu leben, die nicht von der Angst vor Schwangerschaft dominiert wird. Das Bild von der schamhaften und passiven Frau zeigt sich als patriarchales Vorurteil und Herrschaftsmittel. Die Verhaltensweisen von Männern und Frauen gleichen sich an, manches deutet sogar darauf hin, dass sich die Verhältnisse umgedreht haben und junge Frauen im Hinblick auf den Umgang mit Sexualität gleichaltrigen Männern heute eher voraus sind. Gleichzeitig geht mit der Sexualisierung des Frauenkörpers eine Verdinglichung einher, die weibliche Aneignung der eigenen Sexualität, ihre Subjektwerdung, ist also verbunden mit ihrer Enteignung als sexuelles Objekt. Sind Britney Spears oder Kylie Minogue ihre eigenen Erfindungen oder die ihres männlichen Managements?
Die Sexualität des Mannes wiederum sieht sich freigesetzt aus dem engen und empfindungsarmen Korsett einer puritanischen Arbeitsmoral und Körperverleugnung. Das Ende der selbstverständlichen Anforderung, in der Sexualität der aktivere zu sein, ist Machtverlust und Freiheitsgewinn in einem. Allerdings sehen sie sich nun mit Anforderungen der Frauen konfrontiert, denen sie sich nicht gewachsen fühlen, während sie in einer sexualisierten Bilder- und Warenwelt leben, die ihnen die Pflicht zur Dauererregung auferlegt.

Sexualität in der Paarbeziehung und die Familialisierung von Sexualität

In Paarbeziehungen führen diese Veränderungen dazu, dass eine gelebte und befriedigende Sexualität zumeist von beiden Partnern als selbstverständliche Erwartung an die Beziehung herangetragen wird. Als Forderung findet sich dies schon bei den Sexualreformern der Weimarer Republik, die alltagsweltliche Einlösung sieht sich nun jedoch unter den Bedingungen einer freigesetzten Sexualität neuen Schwierigkeiten ausgesetzt. So führt diese Freisetzung eben auch zu einer Entkoppelung von Liebe und Sexualität sowie von Ehe und Sexualität. Zwar betonen gerade Jugendliche die Bedeutung von Liebe und Treue in der Partnerschaft, doch die Liebe folgt dann den sexuellen Bedürfnissen, man verliebt sich eben öfter. Zumindest braucht es nicht mehr die Ehe, um Sexualität zu leben, bis ins mittlere Lebensalter hinein noch nicht einmal die Paarbeziehung. Ihre Exklusivität ist damit dauerhaft in Frage gestellt und bedroht.

Die Bedeutungszunahme von Sexualität macht sie innerhalb der Paarbeziehung immer stärker zu einer der Hauptbühnen, auf der sich die Beziehungsdynamik entfaltet (Welter-Enderlin 1995). Verstärkt sind für beide Seiten des Paares Fragen des Selbstwertes und der Bestätigung damit verbunden. War es wohl immer schon schwierig, in der Alltäglichkeit einer langen Beziehung sexuelle Spannung aufrechtzuerhalten, so wird dies heute nicht mehr einfach so hingenommen. Auch kann Sexualität und ihr Entzug zu einer Waffe werden, die den jeweils anderen zum Bittsteller macht und demütigt. In beiden Fällen verspricht die neue Beziehung oder das heimliche Verhältnis ein Entkommen sowohl aus dem Gefängnis der sexuellen Langeweile wie aus dem Kerker der sexuellen Abhängigkeit oder Hörigkeit.

Die Veränderungen in der sexuellen Geschlechterdynamik bleiben nicht ohne Auswirkungen auf die Dynamik zwischen den Generationen. Ist die Generation der Eltern von einem restriktiven Umgang mit Sexualität geprägt, dann überwiegen im Verhältnis zu den Kindern das Schweigen und die Scham, manchmal auf Seiten der nächsten Generation verbunden mit Zorn über das Gefühl, sich an den mitgegebenen Hemmungen im Umgang mit Körperlichkeit und Sexualität abarbeiten zu müssen. Oder die Eltern haben die Liberalisierung noch am eigenen Leibe selber vollzogen und damit den Wandel eingeleitet, den die Kinder dann wiederum als selbstverständliche Gegebenheit annehmen. Das eine unterstützt eine rigide Trennung zwischen den Generationen, das andere eine partielle Durchlässigkeit, beides hat seine problematischen Seiten. So kann Sexualität entweder völlig tabuisiert werden und die Kinder sind in der Suche nach einer geschlechtlichen und sexuellen Identität allein gelassen, oder die Generationenbeziehungen sind in eine sexuell aufgeladene Atmosphäre eingebettet. Sexuelle Übergriffe, Gewalt und Inzest verknüpfen sich jedoch tendenziell eher mit einer rigiden Sexualmoral (Rutschky 1999) und haben mit der Liberalisierung keineswegs zugenommen, wie es im rechten, linken und feministischen Skandalisierungsdiskurs gerne behauptet wird. Aber die Aufmerksamkeit für die dunkle Seite von Familienbeziehungen ist gestiegen (Honig 1992).

Die Familialisierung von Sexualität und Körperlichkeit hat auch diesseits dieser Grenzverletzungen vielfältige Auswirkungen. So steht z. B. die Sexualität Jugendlichen und Heranwachsenden nicht mehr in dem Maße als Medium der Abgrenzung und Ablösung gegenüber den Eltern zur Verfügung, wie dies in der Vergangenheit der Fall war. Die Auswirkungen dieses Wandels zeigen sich in scheinbar trivialen Nebensächlichkeiten. In vielen jungen Familien ist es heute durchaus nicht ungewöhnlich, dass die Kinder regelmäßig im Bett der Eltern übernachten. Noch vor wenigen Jahrzehnten wäre dies als ungewöhnlich und grenzüberschreitend wahrgenommen worden, war dabei gleichzeitig Ausdruck der körperlichen Distanziertheit zwischen Eltern und Kindern. Heute bedeutet dies einen entspannten Umgang mit körperlicher Nähe, ist aber zugleich Hinweis auf die Durchlässigkeit des Paarsystems gegenüber den Kindern. Sowohl Konsequenz wie Ursache hierfür ist die erlahmende Sexualität des Paares mit der Folge, dass ein Teil des Paares, zumeist der Mann, dauerhaft aus dem Ehebett auszieht und seinen Platz den Kindern überlässt.

Veränderungen in der Machtbalance zwischen Mann und Frau
Zum Abschluss dieser Überlegungen möchte ich die beschriebenen Veränderungen, vor allem die Balance von Familie und Beruf, im Hinblick auf ihre Auswirkungen auf die Machtbalance zwischen den Geschlechtern betrachten. Die patriarchale Familie des 19. Jahrhunderts ist zwar eindeutig um die Vorherrschaft des Mannes herum organisiert, die tatsächlichen Familienformen zeigen aber trotz der sekundären Position der Frau eine große Bandbreite an Machtbalancen zwischen Mann und Frau. Auch wenn das Leben in weiten Bereichen, z. B. von Politik und Wirtschaft, noch stark männlich geprägt ist, ist die Entwicklung bis heute generell von einer Angleichung der Machtpotenziale geprägt. Dies steht vor allem in Zusammenhang mit der zunehmenden ökonomischen Unabhängigkeit der Frauen von der klassischen »Versorgerehe« aufgrund eigener Berufstätigkeit. Schon die klassische patriarchale bürgerliche Familie des 19. Jahrhunderts zeigt hinter dieser Vorderbühne jedoch ein anderes Bild. Gerade durch die zunehmende emotionale Aufladung der Familienbeziehungen und die Delegation dieser Emotionsarbeit an die Frau entsteht ein innerfamiliäres Matriarchat, das sich vor allem in den Beziehungen zu den Kindern realisiert. Solange die Töchter das Vorbild der Mutter übernehmen konnten, war dies vor allem ein Problem der Söhne, deren Ablösung von der Welt der Mutter aufgrund der Abwesenheit der Väter

an die Institutionen Schule, Militär und Ausbildung delegiert wurde, den klassischen männlichen Initiationsinstanzen.

Die Veränderungen im Bild von der alleinigen familiären Rolle der Frau haben nun eine doppelte Wirkung. Zwar ziehen die Frauen verstärkt in die Berufswelt ein, die Familienarbeit verbleibt aber weiterhin dominant bei ihnen, allerdings mit dem Unterschied, dass diese Arbeitsteilung nicht mehr als gottgegeben angesehen wird, sondern entweder als Doppelbelastung erlebt oder als Verzicht, z. B. auf Beruf und Karriere, empfunden wird. Da auch bei den Frauen selber alte und neue Bilder gleichermaßen wirksam sind, wird der Beruf von vielen jedoch mit Schuldgefühlen gegenüber den Kindern erkauft, der Verzicht wiederum als Machtzuwachs in den Beziehungen zu den Kindern kompensiert. In beiden Fällen richten sich die emotionalen Prozesse in der Familie weiterhin stärker auf die Mutter, sie ist dann in den Augen der Kinder entweder zu karg oder überversorgend. Dieser derzeit stattfindende Übergang von dem alten zu einem neuen Frauenbild schlägt sich vor allem in einem schwierigen Verhältnis der Töchter zu ihren Müttern nieder.

Den meisten Männern und Vätern wird dieser Konflikt erspart. Bei ihnen findet nur sehr viel langsamer eine Veränderung im Rollenverständnis statt, am ehesten noch in Aktivitäten mit den Kindern, deren emotionaler Gewinn unmittelbar zugänglich ist, im Gegensatz zu den Mühen der alltäglichen Haushaltsarbeit und Kinderversorgung. Diese klassischen weiblichen Versorgungstätigkeiten bleiben statusarm und werden daher zunehmend außerfamiliär organisiert, d. h. an Dienstleister delegiert (Hochschild 2003). Bei der immer größer werdenden Zahl von Paaren, wo beide berufstätig sind, nimmt dies zwar den Konkurrenzstress aus dem ehelichen System heraus, entleert aber gleichzeitig das Familienleben (J. C. Kaufmann 1999).

Nicht alles kann auf diese Art und Weise delegiert werden. So wird es mit der Auflösung von festen Rollenbildern im Paarsystem generell schwieriger, die Vorteile der Arbeitsteilung zu nutzen. Ebenso schwierig wird es, Entscheidungen zu treffen. Was vorher durch Tradition, Recht oder Konvention festgelegt war, z. B. im Fall von Sarah die Namensgebung der Kinder, muss nun ausgehandelt werden. Zugleich gibt es für diese Aushandlungsprozesse im Paar keine eindeutige Führungsrolle mehr, vielmehr bei beiden Partnern eine ambivalente Mischung aus dem Wunsch, zu bestimmen, und dem Wunsch, versorgt und geführt zu werden. Und unter dieser Ambivalenz verbergen sich zumeist noch die alten Bilder von den Eltern und ihrer Machtverteilung bzw. das, was man von ihnen nicht bekommen zu haben glaubt. Zugleich beeinflussen uns neue Bilder, denen wir uns selber verschrieben haben oder die unsere Mitwelt an uns heranträgt.

1.3 Normative Verschreibungen und ihre Wirkungen

Enttraditionalisierung und die Suche nach Orientierung
Die Ungleichzeitigkeiten, die sich in Zeiten eines gesteigerten sozialen Wandels einstellen, werden in der Soziologie schon seit den 20er-Jahren des letzten Jahrhunderts diskutiert. Es überwiegt dabei anfangs die Vorstellung, dass die Entwicklung der materiellen Kultur, vor allem Wirtschaft und Technik, der Entwicklung der nichtmateriellen Kultur vorauseilt, diese also mit stetigen Anpassungsschwierigkeiten zu tun hat. Zu dieser nichtmateriellen Kultur zählen z. B. explizite Normen; handlungsleitende und dabei mehr oder weniger rational zugängliche Vorstellungen und Weltbilder in Alltag, Wissenschaft und Religion, Mythen und Ideologien z. B. über das »Wesen« von Mann und Frau, von Ehe und Familie usw. Dies führt dazu, so die Annahme, dass die Betroffenen mit den Vorstellungen von gestern die Probleme von heute und morgen zu lösen versuchen. Als Folge davon zahlen sie einen hohen persönlichen Preis dafür, der gesellschaftlichen Wandlungsdynamik und den Aufgaben, die für den Einzelnen daraus entstehen, nicht gewachsen zu sein.
Am Anfang des 21. Jahrhunderts ist dieses Verhältnis diffuser und komplexer geworden. Einerseits trifft obige Vorstellung weiter zu. Wir leben in dem Gefühl, dass uns die Dynamik der wirtschaftlichen Entwicklung vor sich her treibt, was zur Zeit unter dem Etikett der »Globalisierung« abgehandelt wird. Die Veränderungen im Verhältnis von Familie und Beruf gehören zum guten Teil hierzu. Andererseits wird zunehmend deutlich, wie sehr die materielle Kultur, z. B. ökonomische Entwicklungen, von Glaubenssystemen und Ideologien beeinflusst und gesteuert werden, die der Logik dieser Entwicklung durchaus entgegenstehen. Die Rückkehr des

Fundamentalismus östlicher wie westlicher Prägung ist deutlicher Ausdruck dieser Macht von Glaubenssystemen.
Zum Zweiten ist die Einheitlichkeit der verschiedenen nichtmateriellen kulturellen Felder, z. B. von Ehe und Familie, selber in Frage gestellt. So hat der Prozess der Enttraditionalisierung dazu geführt, dass so gut wie alle Inhalte dieser nichtmateriellen Kultur ihrer »Natürlichkeit« entkleidet wurden und als soziale »Erfindungen« und »Konstrukte« angesehen werden. Die Vorstellung von einer geteilten gesellschaftlichen »Mitte« oder »Normalität« wird brüchig. Dies reduziert keineswegs die Wichtigkeit solcher kultureller Phänomene und Institutionen wie Ehe und Familie, im Gegenteil erfahren sie dadurch eine Steigerung, da sie uns nun als gestalterische Aufgaben entgegentreten. Das existenzialistische Verdikt Sartres, wir seien zur Freiheit verurteilt, wird unter den Bedingungen der Moderne Wirklichkeit. Dies betrifft inzwischen sogar unsere biologische Natur, die den Eingriffen von Gentechnologie und Reproduktionsmedizin ausgesetzt ist. D. h., die technologische Entwicklung eröffnet die Möglichkeit der kulturellen Gestaltung unseres körperlich-biologischen Fundamentes, und umgekehrt zwingt sie uns dazu, wenn wir nicht durch die Eigendynamik der Technik und die Vormacht eines ökonomischen Kalküls überrollt werden wollen. Zugleich ist diese Allmachtsvorstellung der biologischen und kulturellen, d. h. der technischen wie der diskursiv konstruktivistischen, Selbsterschaffung des Menschen als die zentrale Ideologie der Moderne anzusehen, die natürlich – auch das gehört dazu – vielfältige fundamentalistische Gegenbilder und Ordnungsvorstellungen aus sich hervortreibt.
Die gegenseitige Durchdringung von materieller und nichtmaterieller Kultur sowie deren Ausdifferenzierung schlägt durchaus handfest auf den individuellen Lebensvollzug durch, vor allem indem es sich dort in konkreten Beziehungen realisiert. Es ist daher nicht nur schwierig, sich in dieser Vielfalt von Werten und Ideen, in unserem Fall über das »Wesen« der Geschlechter, über Paarbeziehungen und über Familie, zu orientieren. Sondern in unserem individuellen Erleben stehen hinter diesen Ideen Beziehungen und Erfahrungen mit bestimmten Personen, die diese Vorstellungswelten repräsentieren. So sind wir z. B. nicht nur mit der Gleichzeitigkeit des Wunsches nach Familie und beruflicher Erfüllung, nach Bindung und nach Individualität, nach Dauerhaftigkeit und nach Ver-

änderung konfrontiert, sondern auch mit der ganzen Widersprüchlichkeit eines Gefühlslebens, das als eine Art kollektives Gedächtnis sowohl die Lebens- und Wertewelt unserer Eltern und Großeltern enthält als auch – durch die Möglichkeiten, Versprechungen und Einflüsterungen der Moderne – hungrig nach anderen, neuen, eigenen Erfahrungen macht. An dem Problem, in dieser Spannung von individuellen Wünschen und Zielen sowie von familiären Loyalitäten, Bindungen und Aufträgen den richtigen Ausgleich zu finden, reiben sich unsere Lebenswege, manche zerbrechen daran. Schwierig wird diese Situation vor allem deshalb, weil mit der Enttraditionalisierung von Beziehungen und dem damit verbundenen Wertewandel sowie der Ausdifferenzierung von Werten keineswegs die Stimmen abnehmen, die uns sagen wollen, wie wir zu leben haben. Im Gegenteil nehmen sie zu und produzieren ein schwer verständliches Gewirr von Stimmlagen. Der basso continuo dabei sind die Stimmen der Eltern, sei es im direkten oder nur im metaphorischen Sinne. Wir hören sie unabhängig davon, ob wir dies wollen oder nicht, da sie als verinnerlichte Bilder ein Teil von uns sind. Insofern kann es eine Weile dauern, bis sie uns als solche überhaupt bewusst werden, auch wenn sie dadurch nicht weniger wirksam sind, im Gegenteil. Über diese Stimmen der Eltern hören wir auch die Stimmen unserer Großeltern, oder zumindest ihren Nachklang, und sind dadurch eingebunden in die Kontinuität der Generationenfolge.

Dazu tritt eine Vielzahl von anderen Stimmen und Stimmlagen, vor allem von Liebes- und Ehepartnern, von Freunden und Arbeitsbeziehungen mit ihren jeweiligen Einbindungen und Prägungen. In jeder Paarbeziehung stellt sich die Aufgabe, die Traditionen und Prägungen zweier familiärer Kreise miteinander zu verbinden. Hier mag schon genügend Uneinheitlichkeit enthalten sein. Sie wächst weiter, je mehr wir in unseren nahen Beziehungen den engen Kreis unseres angestammten Milieus oder gar unseres kulturellen Hintergrundes verlassen. Zugleich sind diese kulturellen Wurzeln selber in Bewegung und bieten immer weniger eine verlässliche Orientierung. Nirgends wird das so gut sichtbar wie im angesprochenen Wandel der Geschlechterrollen, und es ist vor allem die Paarbeziehung, in der unsere Identität als Frau oder Mann in seiner Tiefendimension aktiviert wird.

Doch wie kommen wir in Kontakt zu dieser Tiefendimension, ohne dabei gleich wieder neuen Ideologien aufzusitzen? Denn die Vielfalt der Stimme aus dem Nahbereich schwillt erst dadurch zu einem dirigentenlosen Chaos an, dass in diesem Orchester der Moderne jetzt nicht nur die früheren Besetzungen von Pfarrer und Lehrer und anderen klassischen gesellschaftlichen Autoritätsträgern aus Religion, Wissenschaft und Bildung mitspielen, sondern es ertönt hier die ganze Vielfalt von alten und neuen Lebensideologien und Vorbildern, wie sie uns aus den Medien entgegentreten, vom Papst bis zur neuesten Boy oder Girl Group. Die Sicherheiten der Tradition, Einengung und Orientierung zugleich, stehen uns nicht mehr ungebrochen zur Verfügung. An ihre Stelle treten neuere Deutungsangebote, nicht zuletzt aus Psychologie und Psychotherapie, deren Lebensdauer allerdings begrenzt ist. Es liegt in ihrer Eigenlogik, sich in der Konkurrenz gegen andere Deutungsangebote durchsetzen zu müssen, und sie greifen dabei auf genau die Mechanismen des Marktes mit seinen vielfältigen Versprechungen zurück, gegen die sie sich vermeintlich wenden (König 2000b). In dieser Situation kann es nun nicht darum gehen, für neue Eindeutigkeiten zu plädieren, die sich ohnehin selber aufheben würden. Denn es ist eben das Charakteristikum unserer Zeit, dass wir mit dieser Vielfalt konfrontiert sind, die uns nicht nur als Zumutung, sondern auch als zu entdeckende Möglichkeit entgegentritt. Diese Konfrontation fängt schon im Kindergartenalter an und weitet sich im weiteren Lebensverlauf aus, wird spätestens in der Jugendzeit zu einem Sozialisationsfaktor eigener Art. Sie eröffnet uns die Möglichkeit, aus dem beschützenden, aber eben immer auch einengenden, Kosmos der Herkunftsfamilie herauszutreten und uns auf die Suche zu machen nach einer eigenen Identität und einem eigenen Weg. Wir bauen dabei auf dem auf, was wir aus unserer Herkunft mitnehmen. Wenn wir aber darin verharren, werden wir unfähig, uns dem Neuen zuwenden zu können, denn die Wege und Lösungen, die die Eltern gewählt haben, sind an ihre Lebenssituationen gebunden, und sie können uns nur bedingt leiten unter den spezifischen Bedingungen, die heute unser Handeln zugleich herausfordern wie begrenzen.

Das Mit- und Gegeneinander von alten und neuen Vorstellungs- und Gefühlswelten
Es stellt sich daher nicht als eine Lösung dar, auf vermeintlich ursprüngliche Gefühle zurückzugehen in der Vorstellung, sie würden uns den »richtigen« Weg weisen. Dies war lange Zeit in der Psychotherapie eine verbreitete Vorstellung und ist es zum Teil heute noch. Denn das beschriebene Mit- und Gegeneinander von verschiedenen Vorstellungswelten und Ideologien ist zugleich verankert in unseren Gefühlswelten und wirkt in diese hinein. Sie haben daher keine unabhängige Existenz, sondern sind in ihrem grundlegend ambivalenten Charakter ein vielfältiges Spiegelbild unserer Vorstellungswelten. Es ergibt sich dabei allerdings nur selten eine einfache Entsprechung zwischen unseren Vorstellungswelten und unseren Gefühlswelten, wie dies am ehesten noch in einer traditionell ausgerichteten Gesellschaft der Fall gewesen sein mag, zum Teil sicherlich auch noch bei der Generation unserer Großeltern. Das Verhältnis ist heute vielfältiger.
So prägt jeden von uns so etwas wie eine emotionale Grundstimmung, die aus den Erfahrungen der frühen Kindheit und dem Erleben in der Herkunftsfamilie erwächst. Im weiteren Lebensverlauf wird sie sozialisatorisch überformt, manchmal dadurch verändert, manchmal nur in tiefere Schichten der Persönlichkeit verlagert. Vor allem im Prozess der verschiedenen Ablösungsphasen von der Herkunftsfamilie treten andere Vorstellungen hinzu mit neuen Gefühlen und mit mehr oder weniger selbst gewählten Verschreibungen, wie ich glaube, mich fühlen zu sollen. Diese Gefühlsregeln haben handfesten Einfluss auf unser Handeln, selbst wenn sie in dem Sinne oberflächlich bleiben, dass ihnen im Hintergrund ganz andere Gefühlslagen entgegenstehen, die aus unserer Herkunftsfamilie stammen. Der Wunsch, nicht so zu werden, es nicht so zu machen oder nicht das gleiche Schicksal zu erleben wie der Vater oder die Mutter, kann ein ebenso mächtiges Motiv sein wie das mehr oder weniger bewusstseinsfähige Gefühl, in ihrem Auftrag zu stehen und entsprechend handeln zu müssen.
In der Geschichte von Sarah zeigt sich dies in einem Nebeneinander des Wunsches nach einer gesicherten beruflichen Existenz und dem Wunsch nach einem zweiten Kind. Dies ist begleitet auf der einen Seite von der Vorstellung, dass die Kinder ihren Namen tragen sollen, auf der anderen Seite von der Angst, sie könnte wie ihre

Mutter ihren Mann früh verlieren. Ihr Wunsch nach beruflicher Eigenständigkeit bekommt dadurch eine tiefere Bedeutung, gerät aber gleichzeitig in Konflikt mit ihrem Wunsch nach Familie. Es vermischen sich also Gefühlslagen aus der Herkunftsfamilie mit neuen Vorstellungen über die Berufstätigkeit der Frau und die Machtbalance in der Ehe, in diesem Falle anhand der Symbolik des Familiennamens der Kinder. Erst alles zusammen, alte Gefühle und neue Vorstellungen, neue Gefühle und alte Vorstellungen, ergeben das ganze Bild.

Was immer sonst noch in einem Lebensweg an Faktoren eine Rolle spielen mag, so gehe ich davon aus, dass die Diskrepanzen, die in diesem Geflecht entstehen, eine grundlegende Rolle dabei spielen, ob und wie wir dazu in der Lage sind, eine hinreichend stabile Identität zu entwickeln. Ein Scheitern an dieser Aufgabe wird daher an allen Formen von psychischen und psychosozialen Problemlagen beteiligt sein. Psychotherapeutische Arbeit ist insofern immer Versöhnungs- und Vermittlungsarbeit: mit der eigenen Herkunft, vor allem den Eltern und den Vorstellungen und Gefühlen, die über diese Herkunft zu uns kommen; aber auch zwischen alten und neuen Vorstellungen, zwischen alten und neuen Gefühlen, zwischen Vorstellungen und Gefühlen, all dies in den Grenzen unserer Handlungsmöglichkeiten und der zur Verfügung stehenden Ressourcen. Eine völlige Aufhebung jeglicher Diskrepanzen zwischen diesen verschiedenen Instanzen kann daher gar nicht das Ziel sein, und dies nicht nur, weil es suggerieren würde, man könnte unter den Bedingungen der Moderne eine romantische Idylle herbeizaubern; sondern in der Arbeit an und in diesen Diskrepanzen liegt eine wesentliche Antriebskraft für unser Leben, sie macht uns lebendig und wach, und wenn der Blick in die Vergangenheit geöffnet bleibt, erwächst daraus die Energie für die Gestaltung der Zukunft.

Herkunft und Zukunft
Nun nehmen diese Diskrepanzen im Lebenslauf unterschiedliche Formen an und wirken auch jeweils unterschiedlich. Zumal in früher Kindheit ist es entscheidend, inwieweit die Eltern in der Beziehung zum Kind in der Lage sind, einen Kontext herzustellen, der eindeutig ist und nicht mit eigenen unverarbeiteten Diskrepanzen und daraus entstehenden Doppelbotschaften aufgeladen wird. Die

Bindungsforschung verdeutlicht dies ebenso wie die berühmt gewordene Double-Bind-Theorie zur Entstehung von Schizophrenie (Bateson 1981). Je mehr sich dann die Kinder aus dem engen Kreis der Familie herausbewegen, ist es ein wesentlicher Teil ihrer Entwicklung, sich gerade mit Diskrepanzen auseinander zu setzen, um einen eigenen Standort zu entwickeln. Die Untersuchungen zur moralischen Entwicklung geben vielfältige Beispiele hierfür (Oerter & Montada). In dieser Phase ergibt sich eine erste Relativierung der Welt der Eltern, die auch in den folgenden Ablösephasen eine Rolle spielen wird, mal mehr und mal weniger emotional aufgeladen. Ein Ausbleiben dieser Ablösung erschwert den Übergang in einen eigenen Lebensentwurf. Noch mehr gilt dies für ein Verharren im Zorn. Der trotzige Affekt, nicht so sein oder so werden zu wollen wie die Eltern, führt zu einem erbitterten Festhalten an einem Lebensplan selbst dann noch, wenn dessen Scheitern unübersehbar wird. Der Trotz erlaubt es weder, das zu nehmen, was von den Eltern kommt, noch kann ein eigener und unabhängiger Weg beschritten werden, zu sehr gibt die negative Abgrenzung die Richtung vor.

Die Variationen zwischen diesen Eckpunkten sind vielfältig. Ein zorniger Aufbruch kann in Anpassung und Resignation enden. Wer kennt nicht den aufrührerischen Star aus Schulzeiten, der sich zwanzig Jahre später in seiner kleinen Welt eingerichtet hat, oder die unscheinbare Freundin aus Schulzeiten, die einen ganz eigenen beruflichen und privaten Weg eingeschlagen hat. Als Antrieb solcher Lebenswege wirkt eine Dynamik, in der einmal die alten und einmal die neuen Gefühle und Vorstellungen in den Vordergrund drängen, während im Hintergrund das jeweils andere wirksam bleibt. In unterschiedlichen Lebensphasen, die je nach biographischer Verlaufsform sehr differieren, drängen dann die zugrunde liegenden Diskrepanzen wieder stärker nach einem Ausgleich.

Es ist dies verstärkt dann der Fall, wenn eine biographische Entscheidung ansteht, z. B. im Beruf, noch mehr in einer Paarbeziehung oder bei einer eigenen Familiengründung. Solche Lebensentscheidungen folgen selten einem bewussten und rationalen Kalkül. Zumeist erkennen wir sie erst im Rückblick als solche. Häufig, vor allem wenn sie früh im Leben geschehen, stehen sie noch ganz unter dem Bann dieser unverstandenen Dynamik. Sie folgen dann entweder unbewusst den Vorgaben der Herkunftsfamilie oder im

Gegenteil den eigenen verschriebenen Vorstellungen und glauben alles Vergangene ignorieren zu können. Dann drängt zu einem späteren Zeitpunkt der Hintergrund nochmals mit Kraft nach vorne und stellt die alten Entscheidungen in Frage. Manche lassen sich dann revidieren, andere nicht. Vor allem die Entscheidung für Kinder schafft eine Realität, die unumkehrbar ist, so wie wir uns nicht für oder gegen unsere Eltern entscheiden können. Wohl aber ist es uns möglich, rückblickend diese Entscheidungen in ihrer Dynamik zu verstehen, uns ihren Konsequenzen zu stellen und mit ihnen zu versöhnen oder Aufgeschobenes anzugehen.

Das Charakteristikum unserer Lebensbedingungen gegenüber den Generationen vor uns ist, dass diese Diskrepanzen und damit sowohl die Notwendigkeiten wie auch die Möglichkeiten ihrer Verarbeitung zugenommen haben. Anders als frühere Generationen haben wir mehr Freiheiten in unseren biographischen Entscheidungen mit der Konsequenz, dass sich Lebenswege zunehmend ausdifferenzieren und immer weniger und seltener einem vorgegebenen Muster folgen. Stattdessen können sich Prozesse der Berufsfindung über Jahrzehnte hinziehen, begleitet von mehrfachem Berufswechsel. Je länger die Bildungswege werden, umso länger werden Entscheidungen im Hinblick auf Paarbeziehung und Familie hinausgeschoben, und die erste intensive Liebes- und Paarbeziehung mündet nicht mehr automatisch in einer Ehe oder Familie. Die Zeiträume in Beziehungen für bestimmte Entscheidungen können sich über viele Jahre erstrecken, manche Entscheidungen werden lange in der Ambivalenz gelassen. So bekommt in unserem Fallbeispiel Sarah ihr erstes Kind erst im 6. Jahr ihrer Beziehung, und es dauert weitere 5–6 Jahre, sie ist jetzt fast 40 Jahre alt, bevor sie an ein zweites Kind denkt. Neben der Angst vor dem Schicksal der Mutter und der Sorge um den Beruf steht dahinter auch nochmals die Entscheidung für die Beziehung, die bei einem zweiten Kind als sehr viel endgültiger wahrgenommen wird als beim ersten Kind.

Die Zunahme von biographischen Optionen, die aus dem festen Gerüst traditioneller Lebenswege entlassen sind, führt daher dazu, dass sich in dieser Offenheit unbewusste familiäre Prozesse eher stärker entfalten als früher. Die Beziehungen im Paar und in der Familie generell werden dadurch labiler und wechselhafter. D. h., wir zahlen für diese neuen Freiheiten auch einen Preis, und dies umso mehr, je weiter sich die Diskrepanzen öffnen, die zwischen alten und neuen Gefühlen und Vorstellungen liegen. Die Pluralisierung von familiären Beziehungen ist zwar ein empirisches Faktum. Sie wird aber keineswegs begleitet von einer entsprechenden Pluralisierung von normativen Vorstellungen und Modellen. In diesen lebt das alte Bild von Familie weiter und damit auch die Welt unserer Eltern und Großeltern. Mögen wir auch in unseren Wünschen Utopisten sein, in unserem Herzen sind wir Konservative.

1.4 Instabilisierung von Beziehungen

Schaut man sich im Einzelnen an, was im Lebensvollzug für uns die Erweiterung von biographischen Optionen und die Pluralisierung von familiären Beziehungen bedeutet, so sind wir gleichermaßen Akteure in dieser Entwicklung, wie wir sie auch erleiden. Individuelle Entscheidungsprozesse sind eingebettet in die Entfaltung einer weitgehend unbewussten Dynamik, die aus der Herkunftsfamilie gespeist wird, und sind gerahmt von Bedingungen, die wir gar nicht oder nur teilweise beeinflussen können. Dem stehen unser Anspruch und die Forderung gegenüber, die das Leben in dieser Zeit an uns heranträgt, nämlich Gestalter unserer Selbst zu sein und unser Schicksal in die Hand zu nehmen. Darin unterscheiden wir uns von den Generationen vor uns, die noch mehr eingebunden waren in die Selbstverständlichkeiten eines stärker vorbestimmten Lebensvollzuges.

Die Pluralisierung und Erweiterung von biographischen Optionen ist also auch als Krisenerscheinung der modernen Familie anzusehen. Zwar gab es zu allen Zeiten eine größere Vielfalt an familiären Beziehungen, als es die geltenden normativen Modelle behaupteten. Aber auch wenn wir die heutige Entwicklung durch eine historische Betrachtung zu relativieren versuchen, ihre grundlegende Tendenz bleibt: weniger Ehen und mehr Alleinlebende, weniger Kinder und mehr Trennungen und Scheidungen, mehr Alleinerziehende und die Entstehung komplexer Patchworkfamilien. Die demographischen und sozialstaatlichen Auswirkungen dieser Entwicklung bergen großen Sprengstoff. Ich werde mich im Folgenden auf die Erörterung einiger familiendynamischer Aspekte begrenzen.

Vom Single zum Paar zur Familie – und zurück
Immer mehr Männer und Frauen leben über immer längere Zeiten hinweg ohne Partner (Meyer & Schulze 1989). Dies ist nicht so sehr das Ergebnis eigener Wahl, sondern Nachklang von früheren gescheiterten Beziehungen, Bedingung und Preis für berufliche Karrieren, die Folge ihrer Ambivalenzen gegenüber dauerhafter Bindung oder von allem ein bisschen. Den Wunsch nach Beziehung und Familie bringt das Leben als Single allerdings zumeist nur oberflächlich zum Verschwinden. Dahinter wirken die alten Vorstellungen und Wünsche weiter. Irgendwann im biographischen Verlauf drängen sie dann wieder nach vorne und fordern eine Stellungnahme ein. Bei Frauen ist dies zumeist deutlicher konturiert aufgrund der biologischen Grenze der Möglichkeit, Kinder zu bekommen, während die Männer die Beantwortung dieser Frage länger in der Ambivalenz lassen können. Inwieweit die Reproduktionstechnologie dies verändern wird oder vorrangig diese Ambivalenzen jetzt auch bei den Frauen verlängert, das wird die Zukunft zeigen.
Auf jeden Fall steigt die Zahl der Frauen, die keine Kinder bekommen, seit den 60er-Jahren kontinuierlich an und umfasst heute mehr als ein Drittel eines Jahrganges. Verstärkt vertreten sind hier die gut ausgebildeten Frauen, von denen viele ihre Kinderlosigkeit erst nur als Aufschub begreifen, als Ausdruck einer verzögerten Familiengründung, mit der Gefahr allerdings, dass es dann auf einmal nicht mehr so einfach geht. So steigt die Zahl von Paaren, die sich ihren Kinderwunsch nur noch mit medizinischer Hilfe erfüllen können, mit all den Entscheidungsprozessen, die dies mit sich bringt, wie weit sie die Technologie der Reproduktionsmedizin in den intimen Bereich ihrer Sexualität vordringen lassen wollen. Späte Vater- und Mutterschaft kann dabei durchaus von Vorteil für die familiären Beziehungen sein, wenn beide Seiten ein größeres Wissen über ihre Beziehungsmuster mitbringen. Ein aufgeschobener Kinderwunsch oder einer, der nur mit großen Anstrengungen realisiert werden kann, birgt aber die Gefahr, dass er die Beziehung mit diesem Kind mit mehr Emotionen auffüllt, als diesem gut tut. Auch in der wachsenden Zahl von Familien mit nur einem Kind ist strukturell die Möglichkeit angelegt, dass die Beziehung zu diesem Kind mit den Erwartungen und Wünschen der Eltern überlastet wird (Huinink 1989).

Ebenfalls in diesem Zusammenhang zu sehen ist die Zunahme von Trennungen und Scheidungen, die trotz ihrer scheinbaren Normalisierung von den allermeisten Betroffenen als dramatische und traumatische Ereignisse erlebt werden, die den gesamten weiteren Lebensweg prägen. Dies ist umso mehr der Fall, wenn es Kinder aus diesen Beziehungen gibt und je jünger diese sind. Es ist eine nur schwer zu bewältigende Aufgabe für ein Paar, in den Auseinandersetzungen um die Trennung ihren Aufgaben als Eltern weiter gerecht zu werden und nicht die Kinder zu Waffen im Kampf gegen den Partner zu machen. Allzu häufig realisiert sich hierbei eine Dynamik, in der die vormalige Zuständigkeit der Frau für die Familienbeziehungen, ob selbst gewollt oder vom Mann delegiert, nun zu einer Vormacht wird, die den Mann aus dem Familienkreis herausdrängt. Auf Seiten der Männer ist dies zum Teil erlitten und zum Teil durch ihre Familienflüchtigkeit befördert, in beiden Fällen mit der Konsequenz, dass die Beziehungen zu ihren Kindern ganz abbrechen können.

In der Trennungsdynamik aktivieren sich auch nochmals die Beziehungen zur Herkunftsfamilie, die in vielen Fällen den eigentlichen Hintergrund dafür abgeben. Der Fall ist dies z. B. dann, wenn einer der Partner oder beide in der Paarbeziehung unbewusst ihre Elternbeziehung nochmals reinszenieren, damit den anderen als eigene Person übersehen, indem sie ihn mit alten Bildern zudecken und ihm Wünsche entgegentragen, denen er nicht gerecht werden kann, weil sie gar nicht ihm gelten. Die Krise bricht auch dann aus, wenn einer von beiden diese Reinszenierung verlassen will und damit einseitig das Bindungsmuster des Paares in Frage stellt und aufkündigt (Willi 1975, 1978, 1985).

Die zunehmende Labilisierung von Paarbeziehungen wird begleitet von einer steigenden Kinderorientierung der modernen Familie. Je mehr die Gemeinsamkeiten des Paares den Individualitäten von Mann und Frau weichen, umso wichtiger wird die Rolle der Kinder. Sie bleiben als gemeinsames Drittes übrig. Angelegt ist darin die Tendenz, die Elternbeziehung der Paarbeziehung unterzuordnen, was wiederum die Labilisierung des Paares verstärkt. Zwar sind Kinder nach wie vor ein wesentlicher Faktor, der eine Trennung verhindert oder zumindest hinauszögert. Zugleich steigen gerade die Zahlen von Trennungen in Beziehungen und Ehen mit kleinen Kindern. D. h., es sinken die normativen Verpflichtungen, die bislang mit der Existenz von Kindern verbunden waren und in der Vergangenheit manche schwierige Ehe zusammengehalten haben, zumindest bis zu dem Zeitpunkt, an dem die Kinder anfingen, eigene Wege zu gehen.

Alleinerziehende
Am deutlichsten zeigen sich die familiären Krisenerscheinungen an der zunehmenden Zahl der Alleinerziehenden, von denen nach wie vor die große Mehrheit (ca. 90%) Mütter sind. Der Hintergrund dieser Entwicklung ist für das Verständnis der Situation von Familie von großer Bedeutung, greift er doch einerseits bis in die Definition hinein, was denn Familie überhaupt sei, treibt andererseits einen bestimmten Aspekt der traditionellen Familie, ihre Mutterzentriertheit, auf die Spitze. Daher lohnt sich ein genauerer Blick hierauf.

Eine erste Gruppe unter den Alleinerziehenden sind diejenigen, die nach einer Trennung mit einem oder mehreren eigenen Kindern leben. Verbleibt der Lebensmittelpunkt der Kinder bei einem der beiden, zumeist der Mutter, wie dies zumal bei jüngeren Kindern geschieht, führt dies häufig zu einer Entfremdung vom anderen Elternteil, zumeist dem Vater. Die Bedingungen der beruflichen und häuslichen Arbeitsteilung und der emotionalen Rollenverteilung des Paares verstärken diese Entwicklung noch weiter. Wird der Zorn über den Partner dann an die Kinder weitergegeben, steigen deren Loyalitätsprobleme noch mehr, als dies bei Trennungen ohnehin der Fall ist. Für die Kinder wirkt sich diese Trennung bis in ihre eigenen späteren Beziehungen aus (Heekerens 1987). Der Preis ist auch für das Elternpaar hoch, bedeutet für die Mutter Überlastung, für den Vater den emotionalen Ausschluss. Zu all den emotionalen, organisatorischen und ökonomischen Problemen, die bewältigt werden müssen, tritt noch zusätzlich für beide Seiten die Kränkung, ihrem Bild von und Wunsch nach Familie nicht gerecht geworden zu sein. Sie sind jetzt Familie – und auch wieder nicht.

Noch weiter zugespitzt ist diese Dynamik, wenn das Paar gar nicht zusammenlebt und einer von beiden oder beide dies auch nach der Geburt des Kindes nicht anstreben, was zumeist bedeutet, dass sie sich überhaupt nicht als Paar verstehen. Hier ist von Anfang an gar keine Familie angestrebt in dem Sinne, dass ein Paar mit seinen gemeinsamen Kindern lebt. In früheren Generationen fanden sich in dieser Gruppe Frauen, deren Schwangerschaft ungewollt war, und Männer, die sich ihrer Verantwortung als Väter entzogen. Damals wie heute war das für die betroffenen Frauen ein hohes Armutsrisiko, in früheren Zeiten begleitet von moralischer Verurteilung und sozialem Ausschluss häufig auch aus ihrer eigenen Herkunftsfamilie. Die Kinder wurden als »Bastarde« bezeichnet und trugen ihr Leben lang am Unglück dieses Anfangs.

Heute wird von manchen der betroffenen Frauen diese Art der Mutterschaft aktiv gesucht oder unbewusst herbeigeführt. Sie sind entweder nicht bereit, ihren Kinderwunsch zu opfern, auch wenn sie keine feste Bindung zu einem Mann suchen, oder sie geraten mit zunehmendem Alter derart unter Druck, dass sie ihre Beziehungsambivalenzen mit einer »ungewollten« Schwangerschaft umgehen. In beiden Fällen, einmal mehr aktiv, einmal mehr passiv, wird der Vater von vornherein nicht nur faktisch, sondern zumeist auch ideologisch ausgeschlossen in dem Sinne, dass seine Anwesenheit für unnötig erklärt und seine Bedeutung für das gezeugte Kind negiert wird.

Dies könnte man nun als ein Randphänomen ansehen, würde es sich nicht zugleich auf die Definition von Familie überhaupt auswirken. Denn faktisch-empirisch gibt es solche und andere Familienkonstellationen, die von der »Normalfamilie« abweichen, immer häufiger. Auch sind sie nicht mehr oder nicht mehr in dem Maße wie früher moralisch verurteilt oder rechtlich und sozial benachteiligt. Vor allem die Gruppen unter den Betroffenen, die gar nicht dem Normalbild von Familie entsprechen wollen, darunter manche Alleinerziehende oder homosexuelle Paare mit Kinderwunsch, möchten nun ebenso wenig nur als eine Abweichung von diesem Normalbild angesehen werden, als »unvollständige Familie«, sondern eher als »Ein-Eltern-Familie« (Napp-Peters 1985) oder gar als »Ein-Elter-Familie«. Mit all diesen Begriffen hat die Familienforschung der letzten Jahre versucht, dieser Entwicklung Rechnung zu tragen, ohne dabei in der Begrifflichkeit die latente Abwertung zu transportieren, die noch vor nicht allzu langer Zeit mit diesen Familienkonstellationen verknüpft war. Von manchen Familienforschern wird dann konsequenterweise die Geschlechterdifferenz in Form des Paares nicht mehr als konstitutiv angesehen für die Definition von Familie, sondern nur die Differenz der Generationen. Definitorisch kann dies natürlich auch ein Vater mit seinen Kindern sein, empirisch gesehen ist dies aber in der Mehrheit der Fälle die Mutter mit einem oder mehreren Kindern. War der Vater zudem nicht mit der Mutter verheiratet, so hat er rechtlich nur dann Anspruch auf einen Teil des Sorgerechts, wenn die Mutter dem zustimmt, so eine Entscheidung des Bundesverfassungsgerichts im Jahre 2003. Die Position des Vaters, die historisch gesehen erst sozial definiert werden musste, um ihm einen Platz im Familienzusammenhang zu sichern, während der Mutter dieser Platz durch ihre Rolle als Gebärende natürlich zugesprochen wird, bleibt daher weiterhin unterbestimmt. Allmählich nehmen jedoch auch die Forschungen zu, die die Bedeutung des Vaters für die Entwicklung von Kindern untersuchen. Die Väter wiederum nehmen ihre Rolle zunehmend aktiver wahr und bestehen auch im Konfliktfall darauf. Es bleibt jedoch eine starke Tendenz bestehen, dass durch die Pluralisierung familiärer Lebensformen die Mutterzentriertheit, die schon das traditionelle Modell der bürgerlichen Familie prägt, in der Moderne noch weiter verstärkt wird.

Fortsetzungs- und Patchworkfamilien
Eine weitere Konsequenz von Trennungen und Scheidungen sowie von Familienkonstellationen, in denen von Anfang an nur eine Person verlässlich anwesend ist, ist die Entstehung von komplexen Fortsetzungs- oder Patchworkfamilien (Bernstein 1990, Furstenberg 1993, Giesecke 1987, Ley & Barer 1992). Die einfachste Form davon sind Stieffamilien, wenn also zumindest von einem Teil des ehemaligen Paares eine neue Partnerschaft eingegangen wird. Es kommt zu einer Trennung von biologischer und sozialer Vater- bzw. Mutterschaft, bei Partnerwechsel gegebenenfalls auch mehrfach in Folge. Dies erfordert von allen Beteiligten, altem und neuem Paar sowie den betroffenen Kindern eine diffizilere Tarierung ihrer Beziehungen. Auch wenn die alte Paarbeziehung beendet ist, stehen doch die Kinder für diese alte Beziehung und halten darüber den ehemaligen Partner präsent. Fühlen sie sich als Delegierte des ausgeschlossenen Dritten, so werden es neue Partner schwer haben, in der Konstellation einen Platz zu finden. Diese wiederum müssen im Hinblick auf die Kinder ihren nachgeordneten Rang akzeptieren lernen, ohne zu versuchen, ihre Beziehung zum Partner in einen Gegensatz zu den Kindern aus der alten Verbindung zu bringen. Familiendynamisch einfacher ist es daher,

wenn beide Partner Kinder aus einer alten Beziehung mitbringen, weil dann alte und neue Verpflichtungen für beide ausgeglichener sind. Eine weitere Stufe der Komplexität wird erreicht, wenn es in der neuen Beziehung gleichfalls wieder Kinder gibt, sodass gegebenenfalls Kinder aus drei verschiedenen Beziehungen in der Familie zusammenleben, frühere Kinder der Frau, des Mannes sowie die gemeinsamen Kinder. Ein eigenes Kind stärkt zwar die neue Verbindung gegenüber den beiden alten Konstellationen, macht es aber für das Paar zu einer anspruchsvollen Aufgabe, allen Kindern eine angemessene Vorstellung von ihrem Platz und gleichzeitig ein sicheres Gefühl von Zugehörigkeit zu vermitteln. Bei den Kindern wiederum wird die geschwisterliche Eifersuchtsdynamik komplizierter, und es wird ihnen eine größere Orientierungsleistung in ihrem Familiensystem abverlangt. Wie dies generell für komplexe Familienformen gilt, können solche Konstellationen für alle Beteiligten aufgrund ihrer Vielseitigkeit bereichernd sein, sie bergen aber auch die Gefahr, für einzelne Familienmitglieder, besonders für eines der Kinder, schwierige und (selbst)destruktive Prozesse in Gang zu setzen.

Adoption und außereheliche Kinder
Weitere komplexe Konstellationen stellen Familien mit Adoptiv- oder Pflegekindern dar, manchmal mit und manchmal ohne eigene Kinder des Paares (Hoffmann-Riem 1989), d.h. also bei einer kompletten Entkoppelung von biologischer und sozialer Elternschaft. Gerade im Hinblick auf Adoptivkinder hat in den letzten Jahrzehnten ein radikales Umdenken eingesetzt. Nachdem lange Zeit vom Gesetzgeber und den beteiligten sozialstaatlichen Instanzen nach einer Adoption die Kontaktmöglichkeit des Kindes zu seinen leiblichen Eltern unmöglich gemacht wurde, geht man heute davon aus, dass diese Möglichkeit dem Kind offen gehalten werden muss. Dies wird das Verhältnis zu den Adoptiveltern zwar kurzfristig belasten, langfristig aber stabilisieren. Entsprechend verändert sich auch bei den adoptierenden Paaren die Einstellung. Früher war es häufig der Fall, dass diese sich ihren Adoptivkindern gegenüber als leibliche Eltern ausgaben, eventuell auch um sich nicht dem eigenen unverarbeiteten Konflikt bezüglich ihrer Kinderlosigkeit stellen zu müssen. Für die Kinder birgt dies die Gefahr, mit

zunehmendem Alter in Gefühle von Fremdheit, Ortlosigkeit und mangelnder Zugehörigkeit einzutauchen, deren Ursache sie nicht verstehen.
Eine ähnliche Dynamik entsteht auch bei außerehelichen Kindern, denen ihre Herkunft verschwiegen wird, wenn also in einer Ehe einer der Partner ein Kind mit jemand anderem zeugt und dies vor dem Partner und den ehelichen Kindern geheim hält. Dies gestaltet sich naturgemäß anders für den Mann als für die Frau. Das außereheliche Kind des Mannes wird, wenn es geheim gehalten wird, mit seiner Mutter oder deren Familie aufwachsen und ist dort einer vergleichbaren Dynamik ausgesetzt wie ein Adoptivkind, weil ihm zumindest ein Teil seiner Herkunft verschwiegen wird. Gibt es dennoch Kontakt zum Vater, so nur zum Preis eines Doppellebens auf seiner Seite, solange er seine Vaterschaft nicht öffentlich macht. Dies kann wiederum bei einem seiner anderen Kinder dazu führen, dass es stellvertretend für das ausgeschlossene Halbgeschwister dessen Gefühle übernimmt, sich ausgeschlossen fühlt oder sich selber ausschließt. Wächst ein uneheliches Kind der Mutter mit ihr und ihrem Mann auf und wird als dessen Kind aufgezogen, so kann dies gleichfalls dazu führen, dass sein Gefühl der Zugehörigkeit zu dieser Familie brüchig bleibt.

Reproduktionstechnologie
Den bislang letzten Schritt in der Pluralisierung von Familienformen stellen die neuen Reproduktionstechnologien dar, und zwar die Formen, bei denen neben dem Paar dritte oder vierte Personen an der biologischen Elternschaft beteiligt sind. Dies betrifft alle Formen der einfachen oder doppelten heterologen Insemination, d. h. die Zeugungsprozesse, bei denen eine Schwangerschaft durch eine Samen- oder eine Eispende oder sogar beides zustande kommt. Mit einigen Überlegungen zu möglichen familiendynamischen Auswirkungen möchte ich daher diesen Abschnitt abschließen (Gross & Honer 1990).
Bei einer einfachen heterologen Insemination gibt es, ähnlich wie bei einem Kind aus einer früheren Ehe, eine dritte Elternperson. Wie schon bei der Adoption muss hierbei die Frage beantwortet werden, ob Spender und Spenderin anonym bleiben sollen, womit neben rechtlichen Fragen eine Reihe von möglichen Folgen sowohl für das Paar und das Kind, eventuell auch für die Spender verbun-

den ist. Noch mehr gilt dies, wenn zwei fremde Personen an der Insemination beteiligt sind, mit dem Unterschied allerdings, dass dies im Paar wiederum einen Ausgleich herstellt. In diesem Fall ist die potenzielle Kränkung, die eine solche Insemination für das Paar bedeutet, auf beide Partner verteilt, während es im anderen Fall ein Ungleichgewicht gibt. Ebenfalls ähnlich wie bei der Adoption stellt sich für das Paar die Frage, wie sie dem Kind gegenüber mit dieser Information umgehen wollen. Da Schwangerschaft und Geburt eine sehr viel engere Verbindung an das Kind entstehen lassen, wird die Bedeutung dieser Information unklarer, bezieht sie sich doch »nur« noch auf die genetische Vater- oder Mutterschaft und eben nicht mehr auf das Austragen des Kindes, das in unserem Erleben von Elternschaft den eigentlichen Mittelpunkt bildet, während genetische Faktoren abstrakt bleiben. Die technisch noch weitergehende Ausdifferenzierung der verschiedenen Formen von Elternschaft durch eine Leihmutter, die das Kind austrägt, ist in der Bundesrepublik rechtlich ausgeschlossen.

Selbst wenn man in der damit verbundenen Debatte um den jeweiligen Einfluss von Anlage und Umwelt einen vermittelnden Standpunkt einnimmt, so ist die kulturell geprägte Vorstellung von der Wichtigkeit unserer Abstammung als so mächtig anzunehmen, dass sie nicht unterlaufen werden kann, ohne dass vor allem das betroffene Kind einen Preis dafür zahlt. Schon allein das Aussehen ist ein nicht zu unterschätzender Faktor, von anderen Dispositionen ganz abgesehen. Hinzu treten die Augen der weiteren Familie, von Großeltern und Geschwistern sowie der gesamten relevanten näheren Umwelt. Das Gefühl von Zugehörigkeit als ein konstitutives Element von Familie wird prekär und verletzlich, indem es verstärkt der unbewussten familiären Dynamik überantwortet wird. In dieser Konstellation ist die Möglichkeit angelegt, dass sich bei auftauchenden Schwierigkeiten in der Paar- oder der Eltern-Kind-Beziehung eine oder beide Seiten des Paares von dem Kind innerlich oder äußerlich distanzieren, um die eigene Verantwortung für die Entwicklung des Kindes durch den Gedanken abzuwälzen, dass dies auf seine fremden genetischen Eigenschaften zurückzuführen sei. Viel hängt auch davon ab, wie die Eltern mit der Information umgehen – spätestens dann, wenn das Kind anfängt, Fragen zu stellen. Hierfür spielt für das Paar eine wesentliche Rolle, aus welcher Lebenssituation und Herkunftsdynamik heraus es zu dem technischen Eingriff gekommen ist und ob sie bereit sind, sich damit auseinander zu setzen. Anzunehmen ist, dass die relevanten Faktoren auf Seiten des Paares, ihre Herkunftsdynamik und ihre Scham- und Versagensgefühle ebenso wie die Augen der Umwelt mit den finanziellen Interessen und der Unwissenheit des medizinischen Systems gegenüber psychosozialen Faktoren eine ungute Verbindung eingehen werden. Weit darüber hinausgehend ist allerdings die Frage, was eine solche Entwicklung, auch wenn sie nur einen kleinen Ausschnitt der familiären Wirklichkeiten bestimmen wird, für das allgemeine gesellschaftliche Verständnis von Familie und ihre Strukturen bedeuten wird.

2. Familie als System von Systemen

In die bisherige Darstellung sind immer wieder Annahmen über grundlegende Struktureigenschaften von Familie und die dynamischen Prozesse eingeflossen, die sich innerhalb dieser Strukturen entfalten. Die Aufgabe der folgenden drei Kapitel wird es sein, diese Annahmen zu explizieren und zu begründen. Ich werde mich dabei auf Ideen aus Soziologie und Ethnologie sowie aus der Familientherapie und der Aufstellungsarbeit beziehen (zu einigen theoretischen Hintergründen vgl. König 1997). In ihnen werden jeweils unter einer spezifischen Perspektive bestimmte Aspekte von Familie in den Vordergrund gerückt, die dann in einem nächsten Kapitel nochmals von einer anderen Warte aus beschaut werden. Sie sind letztendlich also als Zusammenhang zu betrachten.

Interdependenz und Grenzziehung als Merkmale eines Systems
In einem ersten Schritt soll Familie als soziales System betrachtet werden, genauer gesagt als ein System von (Sub-)systemen. Als ein System lässt sich ein Sozialgebilde bezeichnen, »deren soziale Einheiten zueinander in interdependenten Beziehungen stehen, welche sich nach außen gegenüber ihrer Umwelt abgrenzen lassen. Die Merkmale von Interdependenz und Grenzziehung sind im Falle der Familie konstitutiv« (Neidhardt 1975 b, 164, vgl. auch ders. 1975 a, 1976).
Mit Interdependenz ist die wechselseitige Abhängigkeit der Systemmitglieder in ihrem Denken, Fühlen und Handeln gemeint. D. h. dann auch, dass Veränderungen bei einem Mitglied des Systems Veränderungen bei einem oder allen anderen Mitgliedern auslösen werden. Es stehen also nicht individuelles Verhalten oder »Charaktereigenschaften« einzelner Systemmitglieder im Mittelpunkt der Aufmerksamkeit, sondern Wechselwirkungen zwischen den Mitgliedern. Die Beziehungen zwischen den Systemmitgliedern sind dabei *in ihrem Charakter diffus*, d. h., anders als Rollenbeziehungen, die sich auf ein spezifisches Verhaltensspektrum beziehen, schließen sie keinen Bereich explizit aus. Tun sie dies doch, so müsste dies begründet werden. In einer beruflich-kollegialen Beziehung kann man z. B. über seine Eheprobleme reden, es ist dies aber nicht gefordert. In der Ehebeziehung hingegen würde es

erklärungsbedürftig sein, wenn einer von beiden sich weigert, über seine beruflichen Beziehungen zu reden.

Das zweite genannte Systemmerkmal, die Abgrenzung von der Umwelt, enthält die definitorische Aufgabe zu bestimmen, wer zum System dazugehört und wer nicht. Diese Abgrenzungsfrage, in der Systemtheorie der Familie anfänglich als unproblematisch angesehen, wird heute schwierig, wie die Beispiele aus dem letzten Kapitel verdeutlicht haben.

Diese Sichtweise schließt an das strukturale Verständnis von Familie an (Allert 1998, Hildenbrand 2002). Danach ist Familie von einem doppelten Gegensatz geprägt, von der Geschlechter- und der Generationsdifferenz. Idealtypisch lässt sich dies in einer Vierermatrix darstellen (Parsons 1955).

		Geschlecht	
		Männlich	Weiblich
	Eltern	Vater	Mutter
Generation			
	Kinder	Sohn	Tochter

Der Systemgedanke in der Aufstellungsarbeit
Der Systemgedanke in der Aufstellungsarbeit geht davon aus, dass die Mitgliedschaft in einem System nicht gleichbedeutend ist mit den in einem Haushalt zusammenlebenden Personen. Zum Familiensystem gehören auch abwesende Personen, wie z. B. ein nicht mit der Familie zusammenlebender Vater. Von Bedeutung für das Verständnis der familiären Dynamik sind auch schon verstorbene Personen zumindest aus der zurückliegenden Generation, aber auch darüber hinaus. Sie wirken über die Lebenden im System weiter. Daraus ergibt sich zwingend ein Mehrgenerationenansatz, der zurückblickend mindestens die Generation der eigenen Großeltern und Eltern umfasst, nach vorne hin die Generation der Kinder, ein Zusammenhang über vier Generationen also.

Das Systemverständnis der Aufstellungsarbeit geht noch einen Schritt darüber hinaus, weil sie auch Personen umfasst, die im geläufigen Verständnis als familienfremd gelten. Gemeint sind damit Personen, die in Vergangenheit oder Gegenwart in irgendeiner Weise am Zustandekommen des Systems beteiligt waren oder sind, indem sie, wie z. B. ein früherer wichtiger Partner eines Elternteils, Platz gemacht haben, damit das jetzige System überhaupt entstehen konnte, oder die in anderer Weise zur Entstehung oder Erhalt des Systems beigetragen haben.

Für unsere generellen Überlegungen sind also folgende Subsysteme von Bedeutung: das Paarsystem, das zwar noch nicht Familie ist, aber Voraussetzung dafür, dass eine solche entstehen kann – insofern hat es Vorrang; das Elternsystem, das entsteht, wenn ein Kind zur Welt kommt; das damit ebenfalls entstehende Kinder- bzw. Geschwistersystem; alle drei Subsysteme konstituieren die Kernfamilie, die wiederum Vorrang vor allen weiteren Systemebenen hat. Zu diesen werden gezählt: das Elternsystem der Eltern, die Großeltern also sowie das Geschwistersystem der Eltern, die frühere Kernfamilie also; darüber hinaus frühere Partner der Eltern und deren eventuelle gemeinsame Kinder. Ob weitere Systemebenen oder -positionen berücksichtigt werden müssen, ist jeweils im Einzelfall aus der spezifischen Familiengeschichte heraus zu bestimmen. Meine Aufmerksamkeit gilt in diesem Kapitel den Merkmalen und Funktionsweisen der einzelnen Subsysteme, der Abgrenzung von den anderen Subsystemen und den Wechselwirkungen zwischen ihnen.

2.1 Das Paarsystem

Am Anfang jedes Familiensystems steht ein Paarsystem, jedoch nicht jedes Paarsystem ist auf Familie hin ausgelegt. So reden wir von einem Paarsystem, auch wenn keine Kinder geplant sind oder, wie bei einem homosexuellen Paar, keine aus dieser Verbindung entstehen können. Und wir reden von einem Paarsystem auch dann, wenn sich die jeweiligen Systemmitglieder gar nicht als Paar verstehen, wie dies z. B. bei einer »zufälligen« oder »ungewollten« Schwangerschaft der Fall sein kann. D. h., Paarsystem und gelebtes Paar sind nicht immer und nicht notwendigerweise deckungsgleich, und dies manchmal von Anfang an und nicht erst bei einer Trennung des Paars.

Das Paarsystem ist seiner Struktur nach ein *exklusives System mit geschlossenen Grenzen*. Wenn eine Außenbeziehung auf Dauer gestellt wird und wenn sie einen vergleichbaren Intimitätsgrad wie die Paarbeziehung aufweist, dann ist das System in seinem Bestand bedroht. *Die Nichtaustauschbarkeit der Personen, die erotische Solidarität* (Hildenbrand 2002) *und die Unendlichkeitsfiktion* (Huinink 1995, 106 ff.) *sind für das Paar konstitutiv*. Wann diese Bedingungen bedroht sind, ist jedoch Gegenstand individueller Interpretation und kultureller Normen. Trotz der sexuellen Liberalisierung der letzten Jahrzehnte spielt dabei die Aufnahme einer sexuellen Beziehung nach wie vor die entscheidende Rolle.

Von einem Paar zu reden impliziert, dass zwei Personen mit einer eigenständigen Vorstellung von sich als einer abgegrenzten Person mit eigener Identität, mit ihrem jeweiligen Hintergrund in ihren Herkunftsfamilien und ihrem biographischen Gewordensein sich als Teil eines neuen Ganzen sehen lernen, eben eines Paares. Das Paarsystem entsteht also als ein Drittes aus der Verbindung von einem Ich mit einem anderen Ich in einem Wir. Da dieses Wir diese beiden Individualitäten nicht auflöst, sondern diese konstitutiv bleiben für die Möglichkeit, ein Wir zu werden, bleibt dem Paar die Aufgabe der *Wir-Ich-Balance* (Elias 1987) erhalten, solange es existiert. Eine einseitige Auflösung in eine Richtung hin bedeutet in der Regel das Ende des Paarsystems.

Diese Ausrichtung des Paarsystems auf ein Drittes hin wirkt nun insofern auf das Paar zurück, als dass Familie zumindest als Möglichkeit bei jeder Paarbildung angelegt ist. Seinen deutlichsten Ausdruck findet diese *Ausrichtung auf ein Drittes in einem Kind*, das damit zu einem vom Paar unabhängigen Ausdruck des Wir wird und dies bleibt, auch wenn es dieses Paarsystem nicht mehr gibt. Und umgekehrt ist in der Fantasie des Paares das Kind schon lange vor seiner Geburt präsent (Buchholz 1995). Bleibt das Kind als alleiniger Ausdruck des Wir übrig, dann löst sich das Paarsystem im Elternsystem auf und verschwindet. Es können jedoch im Paarsystem auch andere Inhalte als ein gemeinsames Kind entstehen, die diesem Wir Ausdruck verleihen.

Das Paarsystem ist *das einzige Subsystem in der Familie, das prinzipiell auflösbar bleibt*, und zwar auch dann, wenn Kinder aus dieser Beziehung hervorgegangen sind und damit zugleich ein Elternsystem und ein Geschwistersystem entstanden sind. Paarsystem und Elternsystem stehen dadurch in einem strukturellen Spannungsverhältnis. Eine naturale Grundlage findet dies darin, dass Mann und Frau in einer Paarbeziehung nicht als miteinander verwandt gelten, sondern durch eine Entscheidung zueinander kommen. Hingegen sind die gegenseitigen Beziehungen zu ihren jeweiligen Eltern ebenso wie zu ihren möglichen Kindern und zwischen diesen verwandtschaftlich, d. h., sie sind nicht durch eine Entscheidung zustande gekommen, sondern durch das jeweilige *Hineingeborenwerden in den verwandtschaftlichen Abstammungszusammenhang eines Familiensystems.*

Ein Paarsystem existiert unabhängig davon, welche institutionalisierte Form es annimmt. In unserer Kultur ist dies die Ehe als die Form, in der Staat und Kirche in bestimmten abgegrenzten Bereichen eine Antwort darauf geben, wie Rechte und Pflichten organisiert sind. Die Institution Ehe greift damit in die Definition des Wir ein. Die Entwicklung des staatlichen Eheverständnisses, selber eine Erfindung der Neuzeit (Burkart 1997), ist in den letzten Jahrzehnten allerdings von einer zunehmenden Liberalisierung, d. h. einem Rückzug von einer Beurteilung der eigentlichen Ehebeziehung und einer Beschränkung auf einige Rahmenbedingungen, gekennzeichnet. Geblieben sind die Regelung ökonomischer Fragen und bei einer Familiengründung die Zuständigkeit für die Kinder, alles Fragen, die vor allem bei der Auflösung der Ehe durch Trennung und Scheidung wichtig werden.

Diese rechtliche Liberalisierung der Ehe ist Ausdruck der Veränderungen im Verständnis der Geschlechterbeziehungen, die zwar über Familie hinausgehen, zugleich aber eine ihrer konstitutiven Bedingungen tangieren. Das Paarsystem ist ein zentraler Ort, an und in dem wir uns in der Auseinandersetzung mit einem konkreten Gegenüber als Mann oder Frau erfahren. Der oder die andere geben mir eine Antwort darauf, wer ich bin, und wirken dadurch in dieses Ich hinein. In einem Paarsystem wird jeder mit der Zeit zum guten Teil zu dem, was der andere in ihm sieht. So führen uns die aus unserer Vergangenheit mitgebrachten Bilder über Mann und Frau, in denen die Bilder über Vater und Mutter weiterwirken, in eine Paarbeziehung hinein. In dieser Beziehung rücken dann einige Seiten in den Vordergrund, andere werden nicht gelebt, bleiben aber im Hintergrund bestehen, wieder andere verschwinden ganz.

Wie in jedem Mehrpersonensystem stellt sich auch im Paarsystem die Frage nach *Arbeitsteilung und Führung*, die sich hier mit Vorstellungen über Geschlechterbeziehungen verknüpft. Mit Führung ist in diesem Kontext erst einmal nicht ein hierarchisches Verhältnis gemeint, sondern die Frage, wer in welchen Lebensbereichen vorangeht und wer folgt. Führung ist dabei zwar faktisch immer in Machtverhältnisse eingebettet, doch nicht notwendigerweise deckungsgleich mit diesen. Das Besondere an der heutigen Situation ist es gerade, dass mit dem Zurücktreten des patriarchalen Verständnisses von Ehe und Familie die Beantwortung von beiden Fragen zunehmend dem Paarsystem übergeben wird. Die Arbeitsteilung muss organisiert werden im Hinblick auf das Verhältnis von Beruf und Privatem, nach einer Familiengründung dann verstärkt auch innerfamiliär. Im traditionellen Familienverständnis wurde die Führung demjenigen zugesprochen, der für die Außenvertretung und die ökonomische Versorgung der Familie im Beruf zuständig war. Dies war lange Zeit der Mann, während sich die Frau vorrangig um die innerfamiliären Belange kümmern sollte. Für die gegenwärtige Familie gilt weder die Selbstverständlichkeit einer solchen Arbeitsteilung noch der damit ehemals verbundene Führungsanspruch.

Vielen Paarbeziehungen ist nach wie vor eine Ungleichheit unterlegt, die von allen Beteiligten gemeinsam hergestellt wird. So ist in den meisten Beziehungen der Mann ein wenig älter und größer als die Frau, mit einem etwas höheren Bildungsstand (Bertram 1991). Frauen heiraten also eher nach »oben«, Männer eher nach »unten«. Unter anderem hat dies zur Konsequenz, dass es für Frauen schwieriger wird, einen Partner zu finden, je höher ihr Bildungsstand ist. Dreht sich das Verhältnis um, kann dies auf beiden Seiten für Unzufriedenheit sorgen. Die neue und ungewohnte Balance des Paares gerät zunehmend in Spannung mit einem von beiden verinnerlichten Bild über das Geschlechterverhältnis, das ihnen zugleich durch die Erwartungen ihrer Umwelt, von Eltern und Schwiegereltern, von Freunden und Kollegen fortwährend entgegengetragen wird.

2.2 Das Elternsystem

Die Geburt eines Kindes bedeutet zugleich die »Geburt« der Eltern (Schülein 1990). Elternsystem und Kinder- bzw. Geschwistersystem entstehen gemeinsam, sodass sich mit der Geburt eines Kindes eine enorme Komplexitätssteigerung vollzieht, sowohl auf der Systemebene wie auf der Beziehungsebene. Aus einem Paarsystem werden drei Subsysteme, die zusammen das Familiensystem bilden. Berücksichtigt man noch die Perspektivität einer Beziehung (Elias 1970, 107), so hat man es schon bei der Paarbeziehung mit zwei Beziehungen zu tun, vom Mann zur Frau und von der Frau zum Mann. Aus diesen zwei gegenseitigen Beziehungen werden daher im Dreieck Vater-Mutter-Kind nicht nur drei, sondern sechs Zweierbeziehungen, die jeweils unter den Augen eines Dritten stattfinden. Es entsteht die ödipale Triade mit ihrer spezifischen Dynamik von Exklusivität und Ausschluss (vgl. Kapitel 4.1).

Das Elternsystem besteht aus den gegenseitigen Beziehungen von Mutter und Kind bzw. Vater und Kind. Aufgehoben sind hier alle elterlichen Funktionen, das Versorgen und Behüten, das Hineinführen in Umwelt und Mitwelt, das Aufmuntern und Ermöglichen, das Trösten und Fordern, das Setzen von Grenzen sowie die ganz alltäglichen und praktischen Haushaltstätigkeiten wie Kochen und Waschen, Putzen und Räumen. Für ein Paar bedeutet es eine enorme Herausforderung, all die Veränderungen und neuen Aufgaben, die mit der Geburt eines Kindes verbunden sind, zu verarbeiten. Vor allem in den ersten Monaten wird das Paarsystem, aufgrund der Arbeitsbelastung und der Beanspruchung vor allem der Mutter durch die primäre Versorgung des Kindes, hinter den Anforderungen des Elternsystems zurücktreten müssen. Auch bei einer weitgehenden Arbeitsteilung im Haushalt entsteht, aufbauend auf der Erfahrung von Schwangerschaft und Geburt und dann durch das Stillen, eine größere körperliche Nähe der Mutter zum Kind. Aus dieser kann in Wechselwirkung mit anderen Faktoren eine größer werdende *Disbalance in der Elternbeziehung* entstehen mit dem Vater als jeweils ausgeschlossenem Dritten. In dieser Mischung von naturaler Basis und sozialer Überformung ist die Grundlage angelegt für die verbreitete Mutterzentriertheit der Familie.

Hier stellt sich der Frau die Aufgabe, die Bedürfnisse des Kindes

anzunehmen, ohne den Mann mehr aus dieser Beziehung herauszudrängen, als es aufgrund der beschriebenen Situation ohnehin der Fall ist. Als Reaktion auf einen solchen Ausschluss kann es wiederum in dieser Phase passieren, dass der Mann sich einer Außenbeziehung zuwendet. Ihm stellt sich jetzt die Aufgabe, die anfängliche Ungleichheit in der Beziehung zum Kind zu ertragen, ohne sich den emotionalen Anforderungen von Mutter und Kind zu entziehen. Er kann gerade aufgrund seiner anfänglichen Randposition der Mutter in dieser Zeit dabei helfen, sich nicht von der Beziehung zum Kind vereinnahmen zu lassen. Dies ist vor allem dann hilfreich, wenn die Mutter aufgrund von früheren fehlgeschlagenen Schwangerschaften oder nach Komplikationen bei der Geburt zu einer überversorgenden und anklammernden Haltung gegenüber dem Kind neigt. Diese Dynamik greift auch dann, wenn es in der Herkunftsfamilie der Eltern, vor allem der Mutter, früh verstorbene Geschwister oder Elternteile gegeben hat.
Paarsystem und Elternsystem sind von Anfang an in Konkurrenz zueinander. Am Anfang ist diese Konkurrenz am größten und nimmt dann mit der Zeit wieder ab. Manchmal bleibt die anfängliche Kluft aber bestehen und vergrößert sich weiter. Deutlichen Ausdruck findet dies in der Sexualität des Paares, denn Mann und Frau erfahren sich gegenseitig nicht mehr nur in ihrer erotischen Ausstrahlung, die einer gewissen Aggressivität und Leidenschaft bedarf, um lebendig zu bleiben, sondern auch in ihrer Mütterlichkeit und Väterlichkeit, die vor allem die weichen und fürsorglichen Seiten anklingen lassen. Eine der häufigsten Paarprobleme ist die sexuelle Langeweile (Welter-Enderlin 1995), die einen oder beide aus der Beziehung hinaustreibt oder eine Dynamik entstehen lässt, in der einer der Fordernde und der andere der Verweigernde ist. Wird die Paarbeziehung in dieser Art entleert, so kann ein Kind in die frei gewordene Position rücken oder wird dort hineingezogen. Im Unterschied zum Paarsystem und zum Geschwistersystem *ist das Elternsystem nicht exklusiv, sondern durchlässig.* Solange es als solches besteht, können auch andere Personen diese Funktionen übernehmen, ohne dass das System bedroht wäre, vielmehr wird es gerade dadurch gestützt. Dies können andere Familienmitglieder sein, z. B. die Großeltern, oder familienfremde Personen wie Kindermädchen, Tagesmütter oder Erzieher und Erzieherinnen in Kindergärten oder anderen Einrichtungen. Dies heißt nicht, dass es

keinen Unterschied macht, ob und wie andere elterliche Funktionen übernehmen. Es spielt vielmehr eine wesentliche Rolle, wie und unter welchen beruflichen Bedingungen die Eltern im Paarsystem das Verhältnis von Familie und Beruf balancieren und ob die Kinder den Preis zahlen müssen, den die Eltern nicht bereit oder nicht in der Lage sind zu übernehmen (Hochschild 2002). Werden zunehmend nicht nur die praktischen Haushaltstätigkeiten, sondern auch die emotionalen Anteile der elterlichen Funktion von familienfremden Personen übernommen, so ist das Familiensystem selber irgendwann völlig entleert.

Auch die Einbindung der Großeltern in das Elternsystem, neben bezahlten Dienstleistungen die wohl häufigste Form der Hilfe für ein junges Paar, ist nicht immer unproblematisch. Einerseits stärkt dies die Verbindung zwischen Großeltern und Enkeln, andererseits werden die Kinder eventuell in ungelöste Konflikte zwischen Großeltern und Eltern hineingezogen. Beim Hineinwachsen in die Elternfunktion werden beide Seiten des Paares nochmals konfrontiert mit den ungelösten Konflikten aus der Herkunftsfamilie und den Diskrepanzen von neuen normativen Verschreibungen und alten Wünschen und Ängsten. In manchen Familiensystemen entsteht eine Dynamik, in der ein Kind als Ablösepreis an die Großeltern geht, damit die Eltern sich von ihren eigenen Eltern lösen können.

2.3 Das Kinder- oder Geschwistersystem

Im Unterschied zum Elternsystem und ähnlich wie das Paarsystem *ist das Geschwistersystem gegenüber dem Paarsystem wiederum exklusiv*. Als System entsteht es mit der Geburt des ersten Kindes. Seine anfängliche geringe Komplexität macht jedoch einen Sprung mit dem zweiten Kind, weil nun auch eine interne Systemdifferenzierung einsetzt. Diese steigt dann nochmals mit jedem weiteren Kind, das in der Geschwisterfolge dazukommt.

Das Geschwistersystem ist intern durch zwei Struktureigenschaften geprägt, die bei der Geburt verliehen werden, durch Geschlecht und Geburtenfolge. Allein aus diesen beiden Struktureigenschaften entsteht eine Fülle von möglichen Positionen und Konstellationen (Toman 1987). In vielen Kulturen hervorgehoben ist die Position des oder der *Erstgeborenen*, weil mit ihm oder ihr sowohl Eltern- wie Geschwistersystem und damit auch das eigentliche Familiensystem beginnt. Sie ist daher Auszeichnung und Bürde zugleich. Die Erstgeborenen sind es, an denen das Paar den Übergang zur Elternschaft erlebt. Sie haben daher ihre verstärkte Aufmerksamkeit, im Guten wie im Schlechten. Bleiben sie Einzelkinder, so kommen ihnen die ungeteilten Erwartungen und Wünsche der Eltern, eventuell auch der Großeltern, zu. Ihre Situation ist daher zwischen Verwöhnung und Überforderung angesiedelt. Abgeschwächt bleibt ein Teil davon auch dann noch, wenn weitere Geschwister nachfolgen, verbindet sich dabei mit der möglichen Kränkung, nicht mehr der Einzige zu sein. Bleibt ein Einzelkind allein, so wird es, angestoßen durch die Begegnung mit anderen Kindern und deren Familien, in der Fantasie das Geschwistersystem vervollständigen und sich mit zunehmendem Alter entsprechende Beziehungen im Umfeld seiner Peers suchen.

Die *Zweiten* kommen hinzu. Es ist schon jemand vor ihnen da gewesen, der sich auf sie freut, der vorangeht, der auf sie achtet oder der sie eifersüchtig beäugt. Die Zweiten haben es leichter, weil der Übergang zur Familie schon erfolgt ist. Die Beziehung der Eltern zu ihnen ist entlasteter, zumal die alltäglichen Aufgaben der Versorgung mit größerer Sicherheit angegangen werden können. Aufgewogen wird diese Entlastung allerdings durch die einsetzende Eigendynamik des Geschwistersystems. Auch im weiteren Größerwerden stehen die Zweiten in dem Spannungsfeld zwischen dem Gefühl, im Schatten des Ersten zu bleiben, und der Leichtigkeit, mit der sie den Raum einnehmen, den die Ersten sich haben erobern müssen. Familien mit ein oder zwei Kindern sind heute die häufigste Konstellation, größere Familien eher die Ausnahme.

Dem *Dritten* kommt die Position zu, die vormals der Zweite innehatte. Mit ihm gibt es jetzt nicht nur einen Jüngeren und einen Älteren, sondern auch einen Mittleren. Die Zahl der möglichen Zweierbeziehungen steigt von zwei auf sechs mit der charakteristischen Dynamik, dass eine Zweierbeziehung den Dritten jeweils ausschließt, häufiger entweder den Ersten oder den Dritten, seltener den Mittleren. Eine Rolle spielen hierfür der Altersabstand in der Geschwisterfolge und auch das Geschlecht.

Mit jedem weiteren Geschwister steigt die Komplexität der möglichen Beziehungen. Durch Geschlecht und Altersabstand beeinflusst, ergibt sich eine Vielfalt von Konstellationen mit ihrer jeweiligen Dynamik von Ein- und Ausschluss, Subgruppenbildung, Koalitionen, Konkurrenzen und Gegnerschaften. Angetrieben wird dies durch die Beziehungen zu den Eltern, deren Aufmerksamkeit sich die Kinder in größeren Familien zunehmend mit ihren Geschwistern teilen müssen.

Einerseits hat sich in dem Maße, wie Familiensysteme von ökonomischen Aufgaben freigesetzt worden sind, zunehmend die Norm durchgesetzt, dass die Eltern jedes ihrer Kinder gleich lieben sollen (de Singly 1993). Eine Ungleichbehandlung, wie dies in früheren Zeit in bäuerlichen Familien gegenüber dem zukünftigen Erben im Unterschied zu den weiteren Geschwistern der Fall war, gibt es in heutigen Familien in dieser Form nicht mehr. Andererseits bildet diese Norm nur unvollständig die Wirklichkeit der meisten Familien ab. Während sich bei einem Kind die Eltern die Beziehung zu diesem Kind mehr oder weniger gleichberechtigt teilen müssen, so entsteht bei der verbreiteten Form von Familien mit zwei Kindern eine familiäre Konstellation, in der sich jeweils ein Kind stärker einem Elternteil zuwendet.

Manche einer solchen verstärkten Anbindung eines Kindes beschränkt sich auf eine bestimmte Altersphase, andere wiederum verfestigen sich. Viel hängt hierbei vom jeweiligen Geschlecht der Kinder bzw. seiner Verteilung ab, ob es nur Mädchen, nur Jungen oder beides gibt. Diese Verteilung wirkt insgesamt auf die Geschlechterbalance innerhalb der Familie und damit auch auf das Paarsystem zurück. Für die Kinder spielt die Frage, wann sie sich welchem Elternteil zuwenden, eine besondere Rolle bei der Herausbildung einer geschlechtlichen Identität. Für beide Geschlechter ist es hierfür ein wichtiger Schritt, *sich mit dem jeweiligen eigenen Geschlecht zu identifizieren*, für die Tochter mit der Mutter, für den Sohn mit dem Vater. Die Augen der Mutter auf dem Sohn und die Augen des Vaters auf der Tochter sind zwar wichtig für die Kinder, um sich als begehrtes und begehrendes Subjekt zu erfahren. Doch ohne den »ödipalen Verzicht« auf den jeweils andersgeschlechtlichen Elternteil wird der Weg zu einer eigenständigen Liebes- und Beziehungsfähigkeit erschwert. Eine typische Konstellation in vielen Familien richtet sich jedoch im Gegenbild ein. Der Junge wird und bleibt Mutters Sohn, das Mädchen wird und bleibt Vaters Tochter.

Diese Dynamik wird von Seiten der Eltern genährt, wenn sie ein Kind in dieser Form an ihre Seite lassen oder nehmen. Paarsystem und Geschwistersystem werden dann gegenseitig durchlässig bis hin zu dem Punkt, an dem ein Kind Partnerersatz wird.

2.4 Das Großelternsystem

In einer Mehrgenerationenperspektive tritt die Generation der Großeltern hinzu. Durch sie wird zweierlei deutlich: Zum einen sind die Eltern von Kindern selber wieder Kinder von Eltern. Die Platzierung in der Abfolge der Generationen ist einem Wandel unterworfen, der wie ein Fluss nur in eine Richtung fließt und dessen Strömung wir uns nur anpassen, jedoch nicht widersetzen können. Wir verändern nur im Laufe der Zeit unsere Position. Zum anderen kommen in einer Paarbeziehung nicht nur zwei Individuen zueinander, *sondern zwei Familien* mit ihren eigenen Geschichten und Traditionen, Werten und Erwartungen.

Wie es generell für den hier vertretenen Systemgedanken und die darin stattfindenden Beziehungen gilt, sind die Großeltern von Bedeutung unabhängig davon, ob jemand von ihnen mit im Haushalt der Kernfamilie lebt oder nur in der näheren oder weiteren Umgebung, oder ob sie schon verstorben sind. Dennoch macht es Sinn hier zu unterscheiden: einerseits ob und wie die Großeltern als reale Personen in die Kernfamilie hineinwirken, andererseits ob und wie sie darüber hinaus auch nach ihrem Tod auf der familiendynamischen Ebene bedeutsam sind, sogar mehr als zu ihren Lebzeiten.

Auf der Realebene, das zeigen alle Untersuchungen über Familiennetzwerke (Bien 1994), gibt es eine Vielzahl von Beziehungen von Eltern mit Kindern mit ihren jeweiligen Großeltern, bei gleichzeitiger Entlastung von Funktionen, die in früheren Zeiten das Verhältnis erschwert haben. Zwischen Eltern und Großeltern wird ein Teil der ökonomischen Konflikte durch Sozialversicherungssysteme, Kranken- und Pflegeversicherung verringert, wobei allerdings damit zu rechnen ist, dass sich dies in Zukunft wieder verändern wird. Zumal bei der Frage von Hilfe und Pflege für die Eltern wirken moralische Verpflichtungen ohnehin auch dann, wenn andere Möglichkeiten gegeben sind.

Aufgrund der in den letzten hundert Jahren stark gestiegenen Lebenserwartung ist die Möglichkeit einer Drei- oder gar Viergenerationenfamilie gegenüber früher deutlich gestiegen und damit auch die Chance von Kindern, die jeweiligen Großeltern kennen zu lernen. Mehr noch als die Eltern verbinden die Großeltern mit der Gesamtheit des Familiensystems, mit der Sippe im weitesten Sinne. Sie sind Ausdruck davon, dass sich Familie unendlich in die Vergangenheit erstreckt, auch wenn wir dies in unserem Erleben nicht erfassen können. Sie repräsentieren ganz konkret die Vergangenheit, mit der sich die Kinder dadurch erfahrungsnah auseinander setzen können. Ganz nebenbei gelingt ihnen damit ein wichtiger Perspektivenwechsel dadurch, dass sie rückblickend ihre Eltern gegenüber deren Eltern in der Rolle als Kinder erfahren. Sie setzen sich darüber hinaus auch mit einer Zeit in Verbindung, in der es ihre Eltern noch gar nicht gab, so wie ihre Eltern schon lange da waren, bevor sie als Kinder in die Welt kamen. Die ursprüngliche kindliche Absolutheit im Verhältnis zu den Eltern und die damit verbundenen Ansprüche werden relativiert, indem sie in den Kontext der Generationenfolge gestellt werden.

Anders als in der unmittelbaren Generationenfolge der emotional aufgeladenen Eltern-Kind-Beziehung ist das Verhältnis entlasteter, wenn eine Generation übersprungen ist so wie bei Großeltern und Enkeln. Dies gilt für beide Seiten. Die Großeltern können mit ihren Enkeln noch mal etwas leben, was ihnen mit den eigenen Kindern nicht gelungen ist. Die Kinder wiederum können, gerade auch wenn die Beziehungen zu den Eltern schwierig sind, mit den Großeltern eine eigenständige Beziehungserfahrung machen, die trotz der Distanz des größeren Altersabstandes als emotional ausgeglichener erfahren wird. Der Weg zu den Eltern führt daher manchmal über die Großeltern.

Allerdings sind auch neue Konfliktpotenziale zwischen Eltern und Großeltern entstanden. Die Generationen der Nachkriegszeit, die jetzt Großeltern werden oder geworden sind, werden zu Geldgebern der jungen Familien ihrer Kinder, und zwar lange bevor es um das eigentliche Erbe geht. Für das Paarsystem ist es zwar entlastend, wenn Großeltern finanzielle Hilfe geben oder bei der Versorgung der Kinder helfen und damit die Konflikte verringern helfen, die im Paar zwischen beruflichen und familiären Verpflichtungen ausgehandelt werden müssen. Doch zusammen mit anderen Faktoren, z. B. der verlängerten Ausbildungszeit bei gleichzeitig steigenden Unsicherheiten auf dem Arbeitsmarkt, tragen diese äußeren Faktoren mit dazu bei, dass sich eine enge Bindung an die Eltern auch weit über die eigene Familiengründung hinaus erhält. Bleiben die Systemgrenzen zwischen Eltern- und Großelternsystem durchlässig, so wird dies die Dynamik des Paarsystems beeinflussen, besonders wenn sich hinter den Hilfen und Transaktionen der Großeltern alte Ansprüche und Erwartungen verbergen und sich für einen oder beide im Paar ungelöste Konflikte aus der Herkunftsfamilie entfalten.

Die Beziehung zu den Großeltern ist zudem immer eine doppelte, zu ihren Großeltern und zu seinen Großeltern. So ist jede Seite in einer Paarbeziehung gleichzeitig *den Ansprüchen zweier Herkunftsfamilien und denen der Gegenwartsfamilie* ausgesetzt, des Partners und der Kinder, und muss in diesem Strukturkonflikt für sich eine Lösung finden. Dies kann in sich schon schwierig genug sein, radikalisiert sich aber nochmals, wenn die offenen oder verdeckten Ansprüche der beiden Herkunftsfamilien im Gegensatz zueinander stehen und zu eventuell faktischen Abhängigkeiten noch Loyalitätskonflikte hinzutreten. Zu diesen direkten Einflüssen der Großeltern und mit ihnen der Herkunftsfamilien als Ganzes kommen die indirekten Einflüsse, die aus schwierigen Lebensereignissen in der Generation der Großeltern entstehen, manchmal auch darüber hinaus, und die über Delegation an einen Nachgeborenen oder in einer nachfolgenden Generation durch Übernahme und Identifikation wirksam werden.

Das Konfliktpotenzial ist geringer, wenn die beiden Herkunftsfamilien sich in ihren Werthaltungen und Weltbildern ähneln, aus gleichen oder verwandten sozialen Schichten und Milieus stammen. Soziale Homogenität ist nach wie vor charakteristisch für die meisten Paarbeziehungen, mit abnehmender Tendenz allerdings (Beck-Gernsheim 2001). Immer mehr Paare kommen zusammen, deren Herkunftsfamilien im Hinblick auf Milieu, Kultur, Religion und Sprache sehr unterschiedlich sind, was den Ausgleich im Paar schwieriger werden lässt. Wirksam sind hier auch die Vorstellungen in der Herkunftsfamilie über die Rollen von Mann und Frau. So ist es zumeist akzeptierter, wenn eine Frau nach »oben« als wenn sie nach »unten« heiratet. Dies gilt mit umgekehrten Vorzeichen auch für den Mann. Beides ist empirisch gesehen auch häufi-

ger der Fall. Weicht die Partnerwahl von diesem kulturellen Muster ab und wird dies in einer oder beider der Herkunftsfamilien nicht akzeptiert, so bleibt entweder die Beziehung zu den Großeltern distanziert oder bricht gar ganz ab, oder der Vorbehalt schleicht sich ein in die Beziehung zum jeweiligen Partner.
Im Verhältnis des Paares zu ihren jeweiligen Herkunftssystemen liegt auch ein wesentlicher Teil der Geschichte des Paares verborgen bis hin zu seinem Anfang. Dies ist z. B. gegeben, wenn die Motive bei der Partnerwahl stark von der Übertragungsdynamik gegenüber den Eltern geprägt waren, der Partner also nach dem Vorbild von Vater oder Mutter gewählt wurde, oder im Gegenteil als sein Kontrast. Letzteres wird dazu führen, dass diese Wahl von den Eltern so lange nicht akzeptiert wird, wie sie nur als gegen sie gerichtet empfunden wird. In beiden Fällen jedoch gefährdet eine Auflösung dieser Übertragung das Fundament der Paarbeziehung.
Bei Trennungen und Scheidungen wird die Rolle der Großeltern nochmals wichtiger und bringt dann für denjenigen im Paar, der auf ihre Hilfe angewiesen ist, eine Fülle von ambivalenten Gefühlen mit sich. Aufgrund des Verbleibs der Kinder gilt dies häufiger für die Frau, die nun wieder verstärkt auf die eigenen Eltern zurückgreift, ohne dass sie sich durch das Gegengewicht einer Partnerschaft abgrenzen kann (Lüscher & Pajung-Bilger 1998).

2.5 Das Geschwistersystem der Eltern

Die Beziehungen zu den Geschwistern sind diejenigen in einem Familiensystem, die uns im Leben am längsten erhalten bleiben. Eine Abweichung davon durch den frühen Tod eines Geschwisters wird daher als besonders einschneidend erfahren, durchbricht dies doch die natürliche Generationenfolge. Dies gilt natürlich auch für die Eltern und ihre Geschwister. In ihren Beziehungen bleibt die Dynamik ihrer Kernfamilie weiter lebendig auch über den Tod der Großeltern hinaus, im Guten wie im Schlechten. Sind die Eltern mit ihren Eltern ausgesöhnt, so wird sich dies auch auf das Verhältnis zu den Geschwistern auswirken. Ist dies nicht der Fall, so erfassen die alten Konflikte auch die Geschwister und brechen dann nochmals in ganzer Kraft nach dem Tod der Eltern aus, z. B.

wenn Erbschaftsangelegenheiten geregelt werden müssen. Das Geschwistersystem der Eltern kann danach endgültig zerfallen.
Für die Kinder der neuen Generation ist dieses Geschwistersystem, ihre Onkel und Tanten also, wichtig dadurch, dass mit ihnen die Familiensysteme der Eltern lebendig erhalten werden, und zwar aus einer anderen Generationssicht als die der Großeltern. Durch Onkel und Tanten wird deutlich, welche unterschiedlichen Lebenswege sich unter vergleichbaren Ausgangsbedingungen aus der Familie der Eltern heraus entwickelt haben. In diesem Sinne wachsen sie für ihre Neffen und Nichten in die Rolle von Vorbildfiguren hinein, auch wieder im Guten wie im Schlechten. Sie stehen dafür, wie es einem in dieser Familie *auch* gehen konnte. Davon zeugen die vielen existierenden Metaphern: der gute Onkel, der Onkel in Amerika, der missratene Onkel als schwarzes Schaf, der Onkel als Enfant terrible oder als Exot. Ähnliche Bilder gelten auch für die Tante, mit dem Unterschied allerdings, dass die Frage, ob sie eigene Kinder hat oder nicht, bei ihr als wesentlicher aufgefasst wird als bei einem Onkel. Sie steht dann sowohl für das Bild der »alten Jungfer«, für die Frau, die »sitzen geblieben« ist, oder auch für das Bild der Frau, die sich vom traditionellen Frauenbild gelöst hat und eigene Wege gegangen ist. All diese Bilder führen als erste Möglichkeiten im familiären Horizont über den engeren Familienrahmen hinaus und bieten sich Kindern für vielfältige Identifizierungen an. Dies ist durchaus unabhängig davon, ob die Personen real im Familienzusammenhang präsent sind oder nur über die Erzählungen der Eltern und anderer Familienangehöriger lebendig werden, eventuell sogar umso mehr, je weiter weg sie als reale Personen sind.
In anderer Weise bedeutsam kann diese familiendynamische Wirkung werden, wenn ein Geschwister der Eltern früh gestorben ist oder in anderer Weise ein schweres Schicksal gehabt hat. Über die Gefühlsreaktion der Eltern findet dies seinen Weg zu den Kindern, indem es entweder die emotionale Atmosphäre in der Familie insgesamt prägt oder auch zu einer direkten Identifikation eines Kindes führt.
Weiter darüber hinaus reichen diese und andere Wirkungen allerdings selten, am ehesten noch zu den Kindern aus diesen Verbindungen, zu Vettern und Kusinen also, schon weniger zu den Ehepartnern von Onkel und Tante, für die unser Verwandtschafts-

vokabular schon keine präzise Bezeichnung mehr hat, müssten sie doch eigentlich Schwiegeronkel und Schwiegertante heißen.
Beachtenswert ist noch ein anderer Faktor, der auch schon im Elternsystem eine Rolle spielt. Onkel und Tante stehen erst einmal für die Generation der Eltern. Wenn nun die Geburtenfolge in dieser Generation weit auseinander gezogen ist und dies vielleicht auch in der nächsten Generation wieder so ist, dann verwischen sich die Generationsgrenzen, heben sich manchmal sogar auf. Ein Onkel oder eine Tante sind dann gleich alt oder gar jünger als eine Nichte oder ein Neffe. In der Generation der Eltern ist dies auch bei Fortsetzungs- oder Patchworkfamilien der Fall, und zwar dann, wenn aus einer zweiten Beziehung oder Ehe Kinder hervorgehen, und die Kinder aus der ersten Beziehung schon selber Kinder haben.

2.6 Frühere und spätere Paar- und Elternsysteme der Eltern

Immer häufiger werden Familienformen, in denen verschiedene Systeme über einzelne ihrer Mitglieder miteinander vernetzt sind, es also eine frühere oder spätere Frau des Vaters mit eigenen Kindern aus dieser Beziehung gibt oder einen früheren oder späteren Mann der Mutter mit auch wieder eigenen Kindern aus dieser Beziehung, das Ganze eventuell sogar mehrfach. Alle Positionen, die in solchen Konstellationen hinzutreten, sind bedeutsam, so die hier vertretene Sicht: die Kinder aus diesen anderen Verbindungen als Halbgeschwister; frühere Partner der Eltern, die Platz gemacht haben als Voraussetzung dafür, dass aus einer späteren Beziehung Kinder hervorgehen konnten; spätere Beziehungen der Eltern, weil sie für das Zerwürfnis zwischen den Eltern stehen und damit für die Dynamik, die zur Auflösung des alten Familiensystems geführt hat.
In solchen erweiterten Systemen stehen die Erfordernisse *in* den jeweiligen neuen Familiensystemen mit denen *zwischen* ihnen in Verbindung und müssen in einen Ausgleich gebracht werden. Während bei einer Trennung das Paarsystem aufgelöst wird, so bleibt das alte Elternsystem erhalten und wirkt mit seinen Ansprüchen in das neue Paarsystem und das eventuell neu entstehende Elternsystem hinein. In den neuen Systemen entsteht eine neue

familiäre Position, die des Stiefvaters und der Stiefmutter, und damit eine geteilte Elternschaft. Die Schwierigkeit dieser neuen Position wird deutlich durch die kulturellen Bilder aus Vergangenheit und Gegenwart, mit denen sie verknüpft sind, die böse Stiefmutter des Märchens oder der gewalttätige Stiefvater. Aus der Trennungsdynamik heraus verständlich ist die Schwierigkeit von Kindern, den neuen Partner von Vater und Mutter als soziales Elternteil zu akzeptieren, ohne dabei in *Loyalitätskonflikte zum jeweils anderen Elternteil* zu kommen. Dies ist umso mehr der Fall, wenn ein neuer Haushalt gegründet und damit sowohl die neue Paarbeziehung wie die Stiefelternbeziehung auf Dauer gestellt wird und eine andere Präsenz entwickelt. Für den jeweils anderen Elternteil erschwert die Entstehung dieses neuen Systems den Zugang zu seinen oder ihren Kindern, zumal wenn Stiefvater oder -mutter sich in Konkurrenz zu ihnen setzen im Versuch, von ihren Stiefkindern als neue Partner des Elternteils und als Stiefelternteil akzeptiert zu werden. Verstärkt wird dies, wenn das frühere Paar seinen Konflikt, der zur Auflösung ihrer Verbindung geführt hat, gegenüber den Kindern fortführt und der jeweils andere Elternteil schlecht gemacht wird. Wie in den meisten angesprochenen Systemdynamiken spielen hier auch Fragen von Schuld und Schulden eine Rolle, die uns im 4. Kapitel beschäftigen werden.

Eine vergleichbare Dynamik wirkt zwischen den beiden früheren Partnern. Auch macht es einen Unterschied, ob nur einer von beiden oder beide in einer neuen Beziehung leben und eventuell weitere Kinder in diesen Beziehungen haben. Bei den Kindern eines solchen früheren Paares kann das Gefühl entstehen, nur einer der Eltern habe bei der Trennung gezahlt, der andere jedoch nicht. Geht nicht nur ein Elternteil, sondern gehen beide eine neue Beziehung ein, so wird dies beiden Eltern wie auch ihren Kindern das Gefühl vermitteln, keiner von beiden habe einen größeren Preis gezahlt durch den Verzicht auf eine neue Beziehung.

Frühere Partner der Eltern spielen durchaus auch eine Rolle, wenn aus dieser Beziehung keine Kinder hervorgegangen sind. Dies ist z. B. der Fall, wenn sie in tragischer Weise ums Leben gekommen sind und als unverarbeitete »große Liebe« in die neue Beziehung hineinwirken. Eine solche Dynamik findet sich bei mancher Nachkriegsehe, zumeist wenn eine erste Liebe oder ein erster Mann der Mutter im Krieg geblieben ist. Sie entsteht auch, wenn die Trennung unter schwierigen Umständen geschehen ist, ein anderer einen hohen Preis für die Trennung bezahlt hat oder ein Elternteil aus dieser Trennung mit einer starken Kränkung oder Gefühlen der Zurückweisung hervorgegangen ist und diese in die neue Verbindung mit hineingenommen hat, als unverarbeitete Trennungstrauer, als Resignation, als Kompromiss, als Gefühl, nun sei es auch egal, mit wem man zusammen sei. Die alte Beziehung bleibt dann weiter lebendig und schiebt sich zwischen das Paar. Der neue Partner wird nie ganz angenommen. Manchmal mehr unbewusst, durch die Trauer von Vater und Mutter und die nie ganz aufgehobene Distanz zum anderen, manchmal auch ganz direkt werden die Kinder in diese alte Beziehung hineingezogen, z. B. wenn Vater oder Mutter ihnen davon erzählen oder ihnen alte Fotos zeigen. Aus dieser Dynamik heraus kann es geschehen, dass sich Kinder mit einem solchen früheren Partner der Eltern identifizieren, sich mit dem fremden Schicksal in Verbindung setzen und sich in seiner oder ihrer Schuld fühlen.

3. Familie als dynamisches Beziehungsfeld

Im letzten Kapitel stand das Familiensystem mit seinen verschiedenen Subsystemen und die in ihnen plazierten Beziehungen mit ihren Interdependenzen im Mittelpunkt. Hierbei flossen mehr oder weniger explizit formuliert Annahmen über die dynamischen Prozesse ein, die in und zwischen diesen Subsystemen wirksam sind. Auf diese Dynamik werde ich nun den Fokus verlagern. System- und Beziehungsdynamik stehen dabei in einem Verhältnis der gegenseitigen Hervorbringung, insofern sind die beiden Kapitel eng miteinander verknüpft. Ein System realisiert sich erst durch die dynamischen Beziehungen, die in ihm wirken und das System als solches erst hervorbringen und damit zugleich den Rahmen schaffen, der die Entfaltung dieser Dynamik ermöglicht.
Darin aufgehoben ist eine Sichtweise, nach der die Mitglieder eines Systems einerseits der Dynamik dieses Systems unterworfen sind, sie diese andererseits durch ihr Handeln immer wieder neu hervorbringen. *Sie tun dies allerdings nicht unter selbst gewählten Bedingungen und in freier Wahl, sondern aus der Notwendigkeit heraus, für bestimmte Aufgaben im System eine Lösung oder Antwort zu finden.* Vergleichbar wie ich dies anderenorts für den Kontext Gruppe formuliert habe (König 2002, 92 ff.), stellt das System Familie seinen Mitgliedern bestimmte *»notwendige Aufgaben«*. Wie wiederum die Mitglieder mit diesen »notwendigen Aufgaben« umgehen, kann sich stark unterscheiden. So haben sich die Vorstellungen über Zugehörigkeit und Liebe (Badinter 1982) sowie über familiäre Ordnung und Reziprozitätsnormen (Lüscher & Schultheis 1993) historisch deutlich geändert. Es gibt hierzu sowohl in verschiedenen Kulturen wie auch innerhalb einer Kultur verschiedene Antworten. Und letztendlich findet jedes Familiensystem eine je spezifische Antwort. Zusammengehalten werden diese aber durch die »notwendigen Aufgaben«, auf die sie sich beziehen.
Die Mitglieder eines Familiensystems sind sich dieser System- und Beziehungsdynamik zumindest teilweise bewusst, weil sie eingebunden und formuliert sind in kulturellen Normensystemen über Elternschaft, über die Rolle von Mann und Frau oder über den Ausgleich von Geben und Nehmen. Eher selten jedoch geht diese Bewusstheit über einzelne Akte hinaus und erfasst das zugrunde

liegende System als Ganzes. Vielmehr ist das »Wissen« um diese Dynamik abgesunken in tiefere Schichten der Persönlichkeit, und gerade hieraus entwickelt sich die Selbstverständlichkeit ihres Wirkens. Ihre Bedeutung wird zumeist erst sichtbar, wenn diese Selbstverständlichkeit des Vollzugs gestört wird und die Abweichung den Sinn für die Systemgrenzen und die in ihnen geltenden Normen weckt. So funktioniert ein Familiensystem zwar dann am besten, wenn es einer reflexiven Aneignung seiner eigenen Dynamik nicht bedarf. Dies ist eher als Anzeichen einer Krise anzusehen. Doch umgekehrt ist die Krise Ausdruck, Begleiterscheinung oder auch Voraussetzung dafür, dass ein Familiensystem auf Veränderungen in der Umwelt oder auf die Veränderungen im familiären Lebenszyklus reagieren kann.

3.1 Mitgliedschaft und Zugehörigkeit

Während Mitgliedschaft die Voraussetzung darstellt, über die sich ein System konstituiert, entsteht Zugehörigkeit erst als eine emotional fundierte Reaktion der Systemmitglieder auf eine Mitgliedschaft (Antons u. a. 2001). In meinen Überlegungen zum System Familie habe ich verdeutlicht, dass die Mitgliedschaft in einer Familie für ihre einzelnen Mitglieder unterschiedlich entsteht. Während ein Paar idealtypisch in einer freien Entscheidung zusammenkommt, so wird ein Kind in einen familiären Zusammenhang hineingeboren oder gesetzt, *völlig unabhängig von seinem Willen oder seinem Zutun*. Durch die Geburt eines Kindes endet zwar nicht die Freiheit des Paares, auch wieder auseinander gehen zu können, wohl aber die Freiheit, ihren Status als Eltern wieder abgeben zu können. Durch das Kind erwerben sie die Mitgliedschaft in einem familiären System, die unabhängig davon weiterwirkt, ob sie real in diesem System anwesend bleiben oder nicht.

Diese erste Mitgliedschaft ist, so die hier vertretene Annahme, jenseits der Frage, ob ein familiäres System real als eine Familie in einem gemeinsamen Haushalt zusammenlebt, als Wissen um unsere Abstammung zentral für unsere Möglichkeit, *eine Vorstellung von uns als Person* im Sinne einer ausreichend kohärenten Identität zu entwickeln. Wir brauchen dies, damit das Gefühl unserer Unverwechselbarkeit entstehen kann. Es setzt sich dabei nicht ein biologischer Mechanismus durch, sondern, so erstaunlich es auch ist, wir können uns der kulturell geprägten Vorstellung von der Wichtigkeit unserer biologischen Abstammung von Vater und Mutter nicht ohne Preis entziehen.

Damit aus der Mitgliedschaft auch ein Gefühl von Zugehörigkeit entstehen kann, müssen die Beziehungen im Familiensystem ein ausreichendes Ausmaß an Dauer und Zuverlässigkeit erfüllen und einmalig sein in dem Sinne, dass die beteiligten Personen nicht austauschbar sind. Im Kontext einer Kernfamilie, in dem die leiblichen Eltern mit ihren Kindern leben, ist die Mitgliedschaft als notwendige (aber durchaus nicht hinreichende) Bedingung, aus der sich ein solches Gefühl von Zugehörigkeit entwickeln kann, selbstverständlich gegeben. Schwieriger wird diese Aufgabe bei allen komplexen Familienformen mit geteilter Elternschaft (Kapitel 1.4), wenn also biologische und soziale Elternschaft auseinander fallen, und vor allem dann, wenn ein Teil des Herkunftssystems auch aus dem Bewusstseinskontext hinausgedrängt wird. Es geht also nicht darum, ein »Normalsystem« der Kernfamilie zu unterscheiden von Patchworkfamilien, Ein-Eltern-Familien oder Familien mit einem Adoptivkind. Entscheidend ist vielmehr, *wie* in einer Familie mit dem Wissen um Herkunft und Abstammung umgegangen wird und wer wem gegenüber glaubt, ein bestimmtes Wissen verheimlichen zu können oder zu müssen. Der Versuch, einen Teil dieses Wissens für unwichtig zu erklären, bleibt noch in seiner Abgrenzung bezogen auf die kulturellen Kräfte, gegen die er sich wendet. Unklarheiten über die Mitgliedschaft stellen die wohl mächtigste Form eines Familiengeheimnisses dar.

Für das einzelne Familienmitglied zentral ist hierbei *das Wissen um Vater und Mutter*, das in der Regel als »natürliches« Wissen gegeben ist. Wichtig wird es vor allem dann, wenn ein Kind nur mit einem Elternteil oder keinem von beiden aufwächst. Das Vorenthalten dieses Wissens stellt einen fundamentalen Vertrauensbruch dar, der nur schwer wieder zu kitten ist, die Forschungen zu Adoptivkindern verdeutlichen dies (Hoffman-Riem 1989).

Ebenso wichtig ist das Wissen um (Halb-)Geschwister oder andere verwandte Personen im Familiensystem. So verändert das Wissen um ein verheimlichtes Halbgeschwister nicht nur das Gefühl für den eigenen Platz in der Geschwisterfolge, es tritt mit dem ausgeschlossenen früheren Partner von Vater oder Mutter ein weiteres

Subsystem auf die familiäre Bühne und verändert das ganze Bild. *D. h., das Wissen um Mitgliedschaft bekommt seine Bedeutung nicht nur vom Einzelnen her, sondern auch vom Familiensystem als Ganzem.* In der Interdependenz aller Mitglieder eines Familiensystems reagiert der Einzelne nicht nur auf die Bedingungen seiner eigenen Abstammung, sondern auch auf die aller anderen relevanten Familienmitglieder. Um z. B. ein Halbgeschwister aus einer früheren oder außerehelichen Beziehung eines Elternteils geheim zu halten, bedarf es in einem Familiensystem einer besonderen Anstrengung, die auf jeden Lebensvollzug Einfluss nimmt, sich als stille Vorsicht des Geheimnishalters, als Distanz und Rückzug und in vielen kleinen Ausweichmanövern in alle Beziehungen hineinschleicht.

Wie solche Familiengeheimnisse gerade auch bei denen wirksam werden, die von ihnen ausgeschlossen sind, ist eine der spannendsten Fragen der Familiendynamik. Ein stilles Zerwürfnis der Eltern, das Verschweigen einer Lebensphase oder eines Lebensbereichs, die Andeutungen von Verwandten, all dies nährt das Unbewusste einer Familie und führt dazu, dass irgendjemand, zumeist eines der Kinder, sich an dieses Unbewusste besonders anschließt und daraus Ideen hervorwachsen, die sich auf das ganze Selbstgefühl auswirken oder auch zu Handlungen führen, die allein aus sich heraus unverständlich bleiben würden.

Es ist eine der ersten großen kognitiven wie emotionalen Leistungen eines Kindes, in seinem Familiensystem eine zusammenhängende Vorstellung über seine Mitgliedschaft und die aller anderen zu entwickeln, und damit auch ein Wissen darum, was diese Mitgliedschaftspositionen jeweils für die Beziehungen zwischen den Personen bedeuten. Dies kommt in einem Alter von 6–7 Jahren zu einem vorläufigen Abschluss, in einer Phase, in der das kindliche Gerechtigkeitsempfinden einen zumeist noch etwas starren und rigiden Ausdruck findet. Da in den meisten Fällen die Familiengeheimnisse mit wichtigen Lebensereignissen bei Vater und Mutter in Zusammenhang stehen, prädestiniert all dies ein Kind dazu, in einer Mischung aus Gerechtigkeitsstreben, Liebe zu den Eltern und kindlichen Größen- und Erlösungsfantasien sich einer Aufgabe zu verschreiben, die als Skript- und Rollenübernahme, als unbewusste Identifikation mit einem Ausgeschlossenen das ganze weitere Leben beeinflussen kann.

Verweigerte Mitgliedschaft in einem Familiensystem verbindet sich auch mit verleugneten Themen. Umgekehrt kann eine Mitgliedschaft getilgt werden, um ein damit verbundenes Thema zu verdecken. Der Betroffene wird dann nicht nur faktisch ausgeschlossen, sondern auch im Familiengedächtnis zum Verschwinden gebracht. Dies kann der Fall sein bei »schwarzen Schafen«, wenn jemand in besonderer Weise gegen gesellschaftliche oder familiäre Konventionen verstoßen hat durch eine ungewöhnliche Lebensführung oder eine abweichende sexuelle Orientierung. Nochmals anders ist die Dynamik, wenn jemand ausgeschlossen wird, weil er einem Familienmitglied oder der Familie als Ganzer einen Schaden zugefügt hat, durch den leichtsinnigen Verlust von Vermögen oder durch einen Unfall mit schweren Folgen für ein anderes Familienmitglied. Familiär bedeutsam ist auch, wenn andere Menschen außerhalb der Familie getroffen wurden. Ein schweres Verbrechen wie ein Mord bedroht die Mitgliedschaft in einem System als Ganzem, weil dann eventuell nicht nur der Täter ausgeschlossen wird, sondern dieser Ausschluss für alle anderen bedeuten würde, einen Teil ihrer Abstammung zu tilgen.

Kollektiv bedeutsam ist dies in der deutschen Geschichte in der familiären Verarbeitung des Nationalsozialismus und zeigt sich in der Schwierigkeit von Töchtern und Söhnen, deren Väter oder Mütter an Kriegsverbrechen beteiligt waren. Wenn sie nicht den Preis der Verleugnung zahlen wollen, so stehen sie vor der schwierigen Aufgabe, sich trotz des Geschehenen in deren Abstammung zu sehen und den Eltern damit ihren Platz zu geben. Erst dann finden sie Frieden mit ihrer Mitgliedschaft in dieser Familie und entwickeln ein Gefühl von Zugehörigkeit. Die destruktive Dynamik, die sich daraus ergeben kann, wenn dies nicht gelingt, haben manche Mitglieder der RAF vorgeführt, wenn sie sich in einem gegen die Welt der Eltern gewandten moralischen Rigorismus zu Taten ermächtigt fühlten, die denen ihrer Eltern nicht nachstanden (Vesper 2003). Der Umgang mit familiärer Mitgliedschaft stellt also eine mächtige und in den Tiefenschichten von Kultur und Person verankerte Dynamik dar, die eng mit Fragen von Schuld und Schulden verbunden sein kann.

Eine Fallgeschichte: Die außereheliche Tochter

Mara, eine Frau Anfang 50, wiederholt während des gesamten Seminars immer wieder, sie wisse eigentlich gar nicht, warum sie hier sei. Dann kam am letzten Tag folgende Information zu Tage. Sie und ihr Mann hätten zu Anfang ihrer Ehe eine offene Beziehung geführt, was in den 70er Jahren in ihren Kreisen keine Ausnahme gewesen sei. Beide, mehr jedoch sie, seien immer wieder Außenbeziehungen eingegangen. Von ihren drei Kindern war dabei die jüngere Tochter außerehelich gezeugt worden in der Beziehung mit einem Spanier, mit dem der Kontakt bald schon abbrach, als dieser nach Spanien zurückging. Sie hatte auch sich selbst gegenüber lange Zeit diese Tatsache im Unklaren gelassen. Beim Aufwachsen des Mädchens wurde es aufgrund ihres Äußeren aber immer unübersehbarer, und auch die Tochter entwickelte schon bald Phantasien über ihr so anderes Aussehen. Als es der Tochter jetzt mit Anfang 20 zunehmend schlechter ging, fing die Mutter an, sich Sorgen zu machen. Über den Verbleib des anderen Mannes hatte sie zu diesem Zeitpunkt keinerlei Informationen mehr.
Nach dem Seminar kam sie mit ihrem Mann zusammen nochmals zu einer Beratung, nachdem sie sich entschieden hatte, zumindest ihrem Mann gegenüber ihr Geheimnis zu lüften. Die Beziehung zu ihrem Mann wurde durch diese Mitteilung kurzfristig heftig erschüttert, hielt aber stand. Er hatte vor allem Angst, die Beziehung zu dieser Tochter zu verlieren, und war daher anfangs dagegen, das Geheimnis zu enthüllen. In der Beratung einigten sie sich darauf, die Tochter zu informieren, dafür jedoch einen guten Zeitpunkt abzuwarten. Vorher wollte die Mutter versuchen, den Vater ausfindig zu machen, damit die Tochter nicht nur die Information bekommen würde, sondern auch die Möglichkeit, ihren Vater kennen zu lernen.
Etwa ein Jahr später kam sie nochmals allein zu einer Beratung. Sie hatte der Tochter inzwischen ihre Herkunft enthüllt, was diese anfangs erleichtert hatte, erklärte es ihr doch so manches über ihre bislang unverstandenen Gefühle. Nach einigen Monaten jedoch war sie zunehmend wütender auf die Mutter geworden und machte sie für viele ihrer Schwierigkeiten aus der Vergangenheit und in der Gegenwart verantwortlich. In der Beratung wurde deutlich, dass sie zwar die Tochter eingeweiht hatte, aber immer noch nicht bereit war, die volle Verantwortung für ihr damaliges Handeln zu übernehmen. Stattdessen versuchte sie, die Bedeutung dieses Geheimnisses herunterzuspielen und bei der Tochter um Verständnis für ihr damaliges Handeln zu werben, was die Tochter nur noch wütender machte. Anzunehmen ist, dass Ruhe erst dann eintreten würde, wenn sie ohne Wenn und Aber zu ihrem damaligen Handeln stehen könnte, ohne von der Tochter zu fordern, ihr zu vergeben, und damit ihr Handeln wieder zu relativieren.

In einem anderen Fall wurde eine fremde Vaterschaft von der Mutter in dem Augenblick enthüllt, als die Tochter kurz davor war, mit ihrem leiblichen Vater, der als guter Freund der Familie bei ihnen ein und aus ging, ein Verhältnis anzufangen. Hier konnte die Mutter also gerade noch einen drohenden Inzest abwenden.

3.2 Primäre Bindung und Liebe

Eng verkoppelt mit Mitgliedschaft und Zugehörigkeit sind die Kräfte von primärer Bindung und Liebe. Sie stellen eine innere Entsprechung dar, erwachsen einerseits aus dem Wissen um unsere Mitgliedschaft und sind andererseits die treibenden Kräfte, die diese verlebendigen. Der Begriff der »Liebe« ist dabei spezifisch konnotiert. Er schließt an unser Alltagsverständnis an, weicht jedoch an wichtigen Punkten davon ab, insofern diese Liebe einen ungewöhnlichen Ausdruck finden kann.

Die Wichtigkeit der primären Bindung für unsere Personwerdung ist vielfach belegt und hat in den letzten Jahren in der Psychotherapie durch die Ergebnisse der Säuglings- und Bindungsforschung erneute Aufmerksamkeit gefunden (Dornes 1993, 1997, 2000). Sie geht auf die von dem britischen Psychoanalytiker John Bowlby (1975, 1976, 1983) konzipierte Bindungstheorie zurück. Inzwischen sind diese dyadischen Modelle durch eine systemische Sichtweise erweitert worden, die nicht nur die Mutter-Kind-Beziehung erfasst, sondern die familiäre Triade von Vater, Mutter und Kind (Fivaz-Depeursinge & Corboz-Warnery 2001). Die Vorstellungen der Aufstellungsarbeit schließen hier an und setzen sie in spezifischer Weise therapeutisch um.

Wesentlich ist für diese Sichtweise, dass primäre Bindung nicht »natürlich« gegeben ist, sondern in der Interaktion und Erfahrung des Kleinkindes mit seinen relevanten Bezugspersonen entsteht. D. h., ob und wie ein Kind, das in ein Familiensystem hineingeboren oder -gesetzt wird, ein sicheres Bindungsverhalten und ein darauf aufbauendes Bindungssystem entwickelt, erwächst aus der konkreten Situation der Familie und den darin stattfindenden Erfahrungen mit den wichtigen primären Beziehungspersonen und deren Möglichkeit, ihrerseits eine stabile Bindung aufzubauen und zu halten. *Der Umgang mit Bindung kann daher als ein Charakteristikum eines Familiensystems angesehen werden*, das über die Bindungsstile der Eltern weitergegeben wird und damit *generationsübergreifend* ist (Schmidt & Strauß 1996, 143).

Bindung meint hier die Möglichkeit des kleinen Kindes, in der minutiösen Abstimmung mit den primären Beziehungspersonen über das Suchen und Bewahren von Nähe ein Gefühl für eine »sichere Basis« zu erlangen, von der aus die weitere Welt erkundet werden kann. Ist eine solche Basis nicht gegeben oder wird sie entzogen, so reagiert das Kind mit Angst, Ärger und Protest. Führt dies nicht zu einer Reaktivierung der Bindung, so geht dies über in Verzweiflung und Traurigkeit, endet in emotionalem Rückzug und einer depressiven Bannung der Lebenskräfte, ausgelöst durch diese »unterbrochene Hinbewegung« (Hellinger). Die frühen Erfahrungen mit Bindung vor allem in der Säuglings- und Kleinkindzeit und den Rahmungen der »Familienallianz« (Fivaz-Depeursinge & Corboz-Warnery) bilden als »Arbeitsmodell« (Bowlby), als Selbstkonzept oder Skript die Basis für den späteren Beziehungsmodus im Erwachsenenalter. Sie zeichnen sich durch ein spezifisches Interaktionsverhalten wie durch ein dazugehöriges emotionales Reaktionsmuster aus, das vor allem in belastenden Situationen wieder aktiviert wird, z. B. bei Trennung und Verlust wichtiger Personen, und das interaktiv wiederhergestellt wird im jeweils neuen Beziehungssystem.

In der weiteren Ausdifferenzierung des Konzeptes wurden verschiedene Bindungsstile formuliert, wie sie sich aus der jeweiligen Interaktionsdynamik der frühen Beziehungsdyade ergeben, und diese wurden empirisch vielfach bestätigt. Sicher gebundene Personen zeichnen sich durch ein geringes Maß an Angst vor dem Verlassenwerden aus und können Nähe gut zulassen.

Ängstlich Vermeidende zeigen demgegenüber ein hohes Maß an Angst und lassen wenig Nähe zu. Ängstlich-ambivalente Personen zeigen sowohl ein hohes Maß an Angst als auch eine starke Suche nach Nähe (vgl. Schmidt & Strauß 1996, 145). Zwischen früher Erfahrung und Aneignung eines Bindungsstils besteht zwar keine einfache kausale und damit zwingende Verknüpfung mit dem späteren Beziehungsverhalten des Erwachsenen – zu viele Variablen schieben sich im weiteren Lebensvollzug verändernd und korrigierend dazwischen –, es zeigt sich aber eine deutliche Tendenz.

Im Erwachsenenalter entsteht aus der sicheren Bindung eine autonome Position mit einer Erinnerung an die eigene Kindheit, die sowohl die guten wie die schlechten Seiten sehen und mit entsprechenden Emotionen verbinden kann und auch in ihrem eigenen Bindungsverhalten sicher ist. Aus der ängstlich-vermeidenden Position, die aus der Erfahrung von fehlender elterlicher Nähe und Unterstützung erwächst, entsteht im Erwachsenenalter ein distanzierter und beziehungsablehnender Stil mit nur geringer konkreter

Erinnerung an die eigene Kindheit bei gleichzeitiger Tendenz zur Idealisierung der Eltern. Ein ängstlich-ambivalenter Bindungsstil, dessen Grundlage in der Interaktion mit einer überversorgenden und ängstlichen Beziehungsperson gelegt wird, zeigt sich im Erwachsenenalter in einer Überbewertung von Beziehung und einem anklammernden Stil. Ein weiterer Bindungsstil wird als desorientiert und desorganisiert bezeichnet und steht in Verbindung mit unverarbeiteten Ereignissen in der Generation der Eltern, dem frühen Tod einer eigenen Bindungsperson oder auch anderen unverarbeiteten traumatischen Erfahrungen.

Inzwischen gibt es einige Forschungen über die Zusammenhänge dieser Bindungsstile mit verschiedenen Krankheitsbildern in Psychotherapie und Psychosomatik (zusammenfassend Strauß & Schmidt 1996), die mit den Annahmen der Aufstellungsarbeit weitgehend übereinstimmen. Die Erfahrungen mit Bindung in der Herkunftsfamilie erwachsen aus *konkreten* Interaktionen, sind *mit schwierigen Ereignissen in Gegenwart und Vergangenheit der Familie* verbunden und führen zu einer kindlichen Reaktionsbildung, die sich im weiteren Verlauf zu einem festen Verhaltens- und Gefühlsmuster verhärten kann. In der Aufstellungsarbeit geht es darum, diese Reaktionsbildung wieder mit der ursprünglichen Situation in Verbindung zu setzen und die passive Trauer- und Rückzugsreaktion des Kindes durch die Wiederaufnahme der unterbrochenen Hinbewegung in die aktive Aneignung eines Erwachsenen zu verwandeln und sie in der therapeutischen Arbeit an ihr Ziel zu bringen. Sie tut dies nicht nur im Gespräch, sondern vor allem in der symbolischen Aktion und in der emotionalen Katharsis.

Grundlage dafür ist die Annahme, die sich sowohl bei Bowlby wie in der historischen Anthropologie findet, dass aus der »Verletzlichkeit und Angewiesenheit des Menschen« beim Kind ein Bedürfnis nach Nähe zu seinen Bezugspersonen entsteht, »dass sie mit ihm auch ihn meinen, dass sie ihn in dem Sinne ›erkennen‹, als sie ihn kennen und anerkennen« (Claessens 1980, 77 ff.). Dieses Bedürfnis erfahren wir als Liebe, als den Wunsch zu lieben und geliebt zu werden. Die Liebe zwischen Eltern und Kindern ist in diesem Verständnis eine Kraft, der sie nicht ausweichen können. Kinder lieben ihre Eltern ganz egal, was diese getan haben, und sie folgen diesem Wunsch auch dann noch, wenn sie sich auf der Oberfläche von ihnen abgewandt haben. Es ist gerade die Unwiderruflichkeit dieser Bindung, aus der sich ihre fördernde wie auch ihre destruktive Wirkung ergeben kann. Diese Liebe und der Wunsch nach ihr steht für das Verhältnis zur Welt und zum Leben selbst.

Folgt man dieser Annahme, so kann jedes Handeln in einer Familie als Ausdruck einer sichtbaren oder verborgenen Liebe aufgefasst werden. Auch das Gegenteil, der Hass, erfährt seine Energie letztendlich aus dieser Liebe oder ihrer Enttäuschung, ihrer Zurückweisung oder Verletzung. Viele eigentümliche und schwer zu verstehende Handlungen in Familien bekommen auf diesem Hintergrund ihre Sinnhaftigkeit, wenn man sie als Versuch versteht, auch in der Abwendung von wichtigen Personen, an erster Stelle von Vater und Mutter, ihren Erfordernissen gerecht zu werden, durch Krankheit und Leiden, durch berufliches und privates Scheitern, in vielen Formen der Selbstbestrafung und des Selbstboykotts.

Eine Fallgeschichte: Der betrogene Vater

Marlene, eine Frau Anfang 30, kommt im Rahmen ihrer systemischen Ausbildung in eines meiner frei ausgeschriebenen Seminare. Sie ist die jüngere von zwei Schwestern, ihre Eltern haben sich zwei Jahre nach ihrer Geburt getrennt. Sie ist voller Groll auf den Vater, von dem die Mutter erzählt, er habe damals die Familie verlassen, und vor allem wütend darüber, dass er sich später nicht mehr um sie gekümmert habe. Beide Eltern heiraten erneut, die Mutter schon sehr bald einen Freund des Vaters, mit dem sie zwei Jahre später eine dritte Tochter bekommt. Mit diesem Stiefvater wächst Marlene auf. Später trennt sich die Mutter auch von diesem Mann, geht dann nochmals eine weitere Beziehung mit einem Mann ein, mit dem sie ein Pflegekind aufzieht. Aus der Verbindung des Vaters entstammt eine acht Jahre jüngere Halbschwester, zu der Marlene keinen Kontakt hat. Auch der Kontakt zum Vater bleibt sporadisch. Während ihres Studiums verklagte sie ihn auf Zahlung von Geld.
In der Aufstellung ist ihre Stellvertreterin deutlich zum Vater hingezogen. Als ich sie in die Aufstellung hineinnehme, ist sie auch sehr bewegt und zum Vater hingezogen. Sie ist erstaunt darüber, fängt jedoch schon während des Seminars an, sich wieder von diesem Gefühl zurückzuziehen. Mir gegenüber zeigt sie die gleichen ambivalenten Gefühle wie gegenüber dem Vater, zwischen einem erotisch gefärbten Hingezogensein und derber Kritik an mir und meiner Arbeitsweise. In den folgenden Jahren ruft sie mich hin und wieder an, um bei beruflichen Fragen Hilfe zu erbitten.
Zweieinhalb Jahre später bittet sie mich nochmals um einen Beratungstermin. Ihr Stiefvater hat ihr bei einem Treffen folgende Geschichte über die damaligen Ereignisse erzählt: Seine Beziehung zu ihrer Mutter reicht zurück bis vor Marlenes Geburt, er war ein enger Freund von Marlenes

Vater. Dieser arbeitete damals für ihn in seinem Geschäft. Während der Arbeitszeit des Vaters traf er sich häufig mit Marlenes Mutter und begann ein Verhältnis mit ihr. Marlene war dann zwar ein Wunschkind, die Mutter war sich aber anfangs nicht sicher, wer der Vater war. Als die Nebenbeziehung der Mutter zum Freund des Vaters herauskommt, trennen sich die Eltern, und die Mutter geht eine Beziehung zu Marlenes späterem Stiefvater ein. Der Vater habe sich dann vor allem deshalb von ihr zurückgezogen, weil er sie nicht habe in den Zwist bringen wollen zwischen sich und der Mutter mit dem Stiefvater.

Nach dieser neuen Information hatte sie wieder Kontakt zum Vater aufgenommen, um sich mit ihm zu treffen. Sie hatte ein schlechtes Gewissen ihm gegenüber. Ich schlug ihr vor, sie solle ihm sagen: »Es tut mir Leid, ich habe es nicht gewusst, wie es damals gewesen ist.« Es sei wahrscheinlich besser, ihn nicht zu sehr zu bedrängen, da die Vergangenheit schmerzhafte Gefühle für ihn berge. So könne sie ruhig einfach über Alltagsdinge mit ihm weiterreden und damit beiden Zeit lassen, diese Bewegung sich entfalten zu lassen. Seitdem habe ich nichts mehr von ihr gehört.

3.3 Die familiäre Ordnung

Aus der gemeinsamen Mitgliedschaft ergibt sich eine grundsätzliche Ebenbürtigkeit aller im Hinblick auf dieses System, denn die Annahmen über Mitgliedschaft und Zugehörigkeit, über Bindung und Liebe in Familiensystemen erfassen alle Mitglieder dieses Systems gleichermaßen. Allerdings tun sie dies in einer jeweils spezifischen Art und Weise, je nach der Position in diesem System. Das Geflecht dieser unterschiedlichen Positionen lässt sich als familiäre Ordnung beschreiben, die zwar eine historisch gewachsene ist, jedoch über die Jahrhunderte in die Tiefenschichten von Person und Gesellschaft abgesunken ist. Sie findet ihren Ausdruck in den Bezeichnungen für die einzelnen Positionen der familiären Verwandtschaftsbeziehungen. Vater und Mutter, Tochter und Sohn, Großmutter und Großvater, Schwiegereltern, Schwager und Schwägerin usw. bezeichnen relationale Positionen, d. h., sie verweisen immer zugleich auf eine andere Position. Ohne Eltern keine Kinder, ohne Kinder keine Eltern. Mit diesen Begriffen und den von ihnen bezeichneten Positionen sind Vorstellungen verbunden über den besonderen Charakter der Beziehungen zwischen diesen Positionen, über bestimmte Formen der Gegenseitigkeit (Reziprozität), die zusammengenommen die »elementaren Strukturen der Verwandtschaft« (Lévi-Strauss 1993) ausmachen.

Innerhalb dieser Ebenbürtigkeit im System entstehen aus den zentralen Strukturmerkmalen von Familie – Generation und Geschlecht – spezifische Unterschiede, aus denen heraus den einzelnen Positionen und Beziehungen kulturell definierte Handlungsräume erwachsen. Während die Geschlechterdifferenz Voraussetzung der Zeugung ist, zeichnet sich die Generationendifferenz durch die zeitliche Abfolge aus. Dieser Fluss der Zeit ist nicht zu hintergehen und lässt aus der Differenzierung nach Generationen einen »diachronen«, aus der Differenzierung nach Geschlecht einen »synchronen« Schnitt entstehen. Während also das Verhältnis der Generationen durch das Apriori der Zeit vergleichsweise fest gerahmt ist, bleibt das prinzipiell gleichrangige Verhältnis der Geschlechter schwerer zu bestimmen. So ist das Verhältnis zwischen den Geschlechtern mit den jeweiligen Positionen von Mann und Frau, die uns (in der Regel) ein Leben lang erhalten bleiben, von seiner Struktur her symmetrisch. Das Verhältnis zwischen den Generationen hingegen ist asymmetrisch und bleibt dies durch alle Veränderungen hindurch. Denn wir verändern zwar unsere Position in diesem Verhältnis, sobald wir selber Eltern werden. Potenziell durchlaufen wir im Lebensverlauf alle Positionen vom Kind zum Elternteil zum Großelternteil, manchmal darüber hinaus. Doch wir bleiben dabei weiter Kinder unserer Eltern.

In der Soziologie wird vom *Kaskadenmodell der Generationen* gesprochen, und auch Bert Hellinger bedient sich der Metapher des Flusses, die darin anklingt. »Der Fluß des Gebens und Nehmens von oben nach unten und der Fluß der Zeit von früher nach später kann weder aufgehalten noch rückgängig gemacht, noch in seiner Richtung verändert, noch von unten nach oben oder von später nach früher zurückgelenkt werden. Daher stehen die Kinder immer unter den Eltern, und daher kommt der Spätere immer nach dem Früheren. Das Geben und Nehmen fließt wie die Zeit immer weiter, aber niemals zurück« (Hellinger in Weber 1993, 50).

Eltern sind in diesem Verständnis ihren Kindern vorgeordnet, und dies unabhängig von der spezifischen kulturellen Form, in der die elterliche Autorität wahrgenommen wird. Und so wie es eine vom Fluss der Zeit vorgegebene Rangfolge zwischen den Generationen gibt, so gibt es eine innerhalb der Geschwisterreihe. Damit sind die beiden grundlegenden familialen Ordnungsprinzipien benannt, nach denen in der Aufstellungsarbeit vorgegangen wird.

Ergänzt werden diese Vorstellungen von vorgeordneten und nachgeordneten Positionen durch die von Nähe und Distanz zwischen gleichrangigen Positionen, zwischen Mann und Frau im Paarsystem sowie auch zwischen dem System bzw. den Mitgliedern der Kernfamilie und der weiteren Verwandtschaft und zwischen verschiedenen Systemen. Diese Vorstellungen einer familiären Ordnung wiederholen damit aus einer anderen Perspektive das, was ich schon bei den Gedanken zu Familie als System formuliert habe, hier nochmals von den jeweiligen Positionen aus gedacht.
Unmittelbar auf der Hand liegt, dass die Symmetrie im Geschlechterverhältnis historisch und kulturell nur selten und auch nur in Ansätzen realisiert war und ist. Sie kann sich auch ganz unterschiedlich mit Vorstellungen über Ähnlichkeit oder Unterschiedlichkeit der Geschlechter füllen. Die Annahme einer grundsätzlichen Asymmetrie mit einem »natürlichen« Vorrecht des Mannes, fester Bestandteil des patriarchalen Verständnisses, kann auf jeden Fall ihren ideologischen Charakter heute nicht mehr abstreifen.
Geht man von einer Gleichrangigkeit der Geschlechter aus, so wird die Bestimmung einer Geschlechterordnung in einem Familiensystem diffizil, da sie sich nicht strukturell, sondern nur funktional begründen lässt. D. h., sie richtet sich nicht danach, wer jemand *ist*, sondern was jemand *tut*, wie dieses Tun *bewertet* wird und welche Ordnung sich daraus ergibt. Bert Hellinger (Weber 1993, 51) und mit ihm die meisten Aufsteller sind im Hinblick auf diese Fragestellung Strukturfunktionalisten ganz im Sinne des amerikanischen Soziologen Talcott Parsons (Parsons & Bales 1955). Aus der spezifischen Arbeitsteilung zwischen Familie und Beruf ergibt sich demnach die Führungsrolle für denjenigen, der für die (ökonomische) Versorgung und die Sicherheit der Familie zuständig ist. In der traditionellen Form der Familie war und ist dies der Mann. Daneben gab es allerdings immer und gibt es vor allem heute eine Fülle von anderen Formen, in denen die Arbeitsteilung und damit auch die Frage der Führung im Paar zwischen Mann und Frau anders ausgehandelt werden.
Diese Notwendigkeit des Aushandelns hat in gegenwärtigen Familienkonstellationen deutlich zugenommen. Allerdings geschieht dies nicht unter selbst gewählten Bedingungen. Es wirken hier neben dem gesellschaftlichen Rahmen der ganze Kosmos von Bildern über Mann und Frau, Weiblichkeit und Männlichkeit, Väterlich-

keit und Mütterlichkeit, die uns keineswegs äußerlich sind, sondern die wir als Bilder von uns selbst verinnerlicht haben. In diesen Bildern aufbewahrt sind Vater und Mutter, ihre Beziehungen zueinander und unsere Beziehungen zu ihnen. All dies muss, nicht nur für sich selbst, sondern auch im Paar, d. h. im Gegenüber mit einem anderen Kosmos von Bildern und Einflüssen, in Ausgleich gebracht werden (vgl. Kapitel 1.3). Welche Lösung dafür *wie* in einem Familiensystem gefunden wird, tritt dabei zurück hinter der Notwendigkeit, *dass eine Lösung gefunden werden muss, Aufgaben und Führung zu verteilen*. Für die Kohäsion und damit die Dauerhaftigkeit eines Familiensystems und die Zufriedenheit seiner Mitglieder ist dies entscheidend (Lüscher & Pajung-Bilger 1998). Wichtig ist dies nicht nur für die Bewältigung der alltäglichen familiären Aufgaben. So konnte ich einmal in einem Waschsalon beobachten, welchen Zeitaufwand es für ein Paar brauchte, eine Waschmaschine einzuräumen, weil keiner von beiden die Führung übernehmen wollte. Am Ende bleiben die Beteiligten unbefriedigt zurück, weil nicht nur die Pragmatik der Arbeitsteilung missachtet wird, sondern auch die tiefer liegenden Wünsche nach Führen und Geführt-Werden, nach Sorgen und Versorgt-Werden unbeantwortet bleiben.

Wichtig wird dies in den Beziehungen von Eltern und Kindern, weil das Fehlen von Führung zwischen den Eltern entweder ein Fehlen von Führung gegenüber den Kindern mit sich bringt oder ein Rivalisieren der Eltern um die Führung der Kinder auslöst. Kinder brauchen aber eine solche Führung und wollen sie auch. Was sie nicht brauchen und wollen, ist ein Streit der Eltern, der aus der Hinwendung zum einen Elternteil Distanz zum anderen Elternteil entstehen lässt. Dies kann sein, indem sie sich innerlich mit dem verbünden, den sie als schwächer empfinden, oder indem sie anfangen, sich für den Schwachen zu schämen und ihn in der Folge davon verachten, um der Scham zu entkommen. Es ist dies das Scharnier, über das sich Geschlechterdynamik und Generationsdynamik wechselseitig beeinflussen. Denn Kinder sind sensible Empfänger dafür, ob die Eltern sich als Mann und Frau gegenseitig achten. Und so wie in einer Paarbeziehung beide Seiten als Mann und Frau geprägt sind von den Erfahrungen mit ihren Eltern, so geben sie ihren Kindern *in ihrer Beziehung zueinander* diese Erfahrung weiter und prägen damit das neu entstehende Bild.

3.4 Geben und Nehmen

In den Überlegungen zur familiären Ordnung aufgehoben sind Vorstellungen über den Charakter von Geben und Nehmen innerhalb dieser Ordnung. Insofern eine bestimmte Position innerhalb der familiären Ordnung auch eine bestimmte Logik der Beziehung zu einer oder mehreren anderen Positionen impliziert, kann man sagen, dass sich die Ordnung und die in ihr stattfindenden Beziehungen gegenseitig hervorbringen. Die Aufstellungsarbeit greift hierbei auf eine Theorietradition zurück, in der die verschiedenen Formen des sozialen Handelns als *Austausch von Geben und Nehmen* beschrieben werden, der jeglichem sozialem Zusammenhang zugrunde liegt und diesen als solchen erst hervorbringt (Hondrich 2001, zu den Hintergründen Gouldner 1984, König 1997, Stegbauer 2002). In die (Familien-)Therapie eingebracht wurde diese Sichtweise etwa zeitgleich und in gegenseitiger Beeinflussung durch Ivan Boszormenyi-Nagy (1981) und Helm Stierlin (1976, 1978, 1980) und im Anschluss daran aufgegriffen und in spezifischer Weise weiterentwickelt durch Bert Hellinger (Weber 1993).

Die *basale Logik des Tausches* ist einfach: Der eine gibt, der andere nimmt. Würde er die Gabe zurückweisen, so wäre dies zugleich eine Zurückweisung der gebenden Person. Die Beziehung wäre zu Ende, bevor sie noch angefangen hätte. Es kann auch sein, dass der Empfänger die Gabe nicht annimmt, weil er sich zu einer Gegengabe nicht in der Lage sieht und befürchtet, in eine dauerhafte Abhängigkeit zu kommen. Denn mit dem Nehmen entsteht die Verpflichtung, selber wieder zu geben, um die Schulden und das damit entstandene Ungleichgewicht auszugleichen. Geschieht dies, so ist in einer Kreisbewegung der Vorgang abgeschlossen. Von der ersten Stunde unseres Lebens an sind wir darauf angewiesen, in dieser Form bestimmte Leistungen zu bekommen und Gegenleistungen dafür zu erbringen.

Daraus allein würde aber noch kein regelmäßiger Austausch entstehen, sondern nur einzelne Aktionen. Um den Tausch auf Dauer zu stellen, bedarf es zusätzlicher Bedingungen. Solche sind gegeben, wenn der Austausch eingebettet ist in einen sozialen Zusammenhang, in dem sich eine wechselseitige Abhängigkeit und ein Geflecht von Erwartungen und Normen entwickeln. Die erste Gabe wird noch in voller Freiheit gegeben, diese Freiheit kommt den nächsten Gaben nicht mehr zu (Simmel 1995). Erst jetzt können wir von Gegenseitigkeit bzw. Reziprozität reden. Der Austausch ist Teil eines Systems von Beziehungen geworden, die durch ihn ihren Ausdruck finden. Gesellschaft als Ganzes lässt sich als ein solches System von Systemen sehen, in denen Austausch stattfindet. Familie ist ein solches System, in dem das Geben und Nehmen eingebettet ist in die familiäre Ordnung und diese prägt, und zugleich der Ort, an dem wir in die grundlegenden Formen des Austausches eingeführt werden.

In der Familie gibt jeder jedem, und dies wiederholt und über einen langen Zeitraum. Der direkte Tausch – der eine gibt, der andere nimmt – ist dabei nur eine Form. Charakteristisch für Familie ist der *generalisierte Tausch*, der idealtypisch in zwei Formen stattfindet. Person A gibt an B, diese gibt aber nicht an A zurück, sondern an C, und erst C gibt dann an A usw. So entsteht ein Kreislauf von Geben und Nehmen, der eine ganze Gruppe aneinander bindet, und zugleich ein Mechanismus, durch welche die Gruppe die Individuen nach ihrem Bild formt. Die zweite Form ist der verzögerte Austausch. Was B heute von A bekommt, kann B Jahre später an C weitergeben.

Der Austausch im Verhältnis der Generationen
Im Generationenverhältnis ist aufgrund seiner Asymmetrie kein direkter, sondern nur ein *generalisierter und verzögerter Austausch möglich*. Das Motto für den Austausch zwischen den Generationen lautet daher: Was der Vater oder die Mutter für uns getan hat, können wir dem eigenen Sohn oder der eigenen Tochter tun. Das Geben und Nehmen fließt hier eben wie der Fluss der Zeit nur in eine Richtung. D.h. nicht, dass es zwischen Eltern und Kindern keinen gegenseitigen Austausch gibt, im Gegenteil. Es fließen konstant Gaben der unterschiedlichsten Art hin und her. Auch verändert sich die Richtung im Geben und Nehmen im Verlaufe des Lebens, anfangs geben vor allem die Eltern den Kindern, später geben die Kinder ihren alten Eltern etwas zurück. Dies bleibt eingebettet in die familiäre Ordnung und geprägt durch die Kräfte von primärer Bindung und Liebe im Fluss der Zeit. Die Kinder können den Eltern nicht das Gleiche zurückgeben, was sie bekommen haben. In den Worten von Bert Hellinger: »Die Eltern geben den Kindern, wenn sie ihnen das Leben geben, nicht etwas, was ihnen gehört. Sie

geben, was sie selber sind, und dem können sie weder etwas hinzufügen, noch etwas davon weglassen oder für sich zurückbehalten. Sie geben sich mit dem Leben den Kindern so, wie sie sind, ohne Zusatz und ohne Abstrich. Dementsprechend können die Kinder die Eltern nur nehmen, wie sie sind, wenn sie das Leben von den Eltern bekommen, und sie können dem weder etwas hinzufügen noch etwas weglassen oder etwas davon zurückweisen.« (Hellinger in Weber 1993, 49)

Würden die Kinder versuchen, das, was sie von den Eltern bekommen haben, in vollem Ausmaß zurückzugeben, dann wäre ihnen die Möglichkeit verbaut, gehen zu können, denn diese Gabe des Lebens kann nicht aufgewogen werden. Die grundlegende Dynamik zwischen den Generationen ist daher: *zu nehmen, für die Gaben zu danken, zu gehen, wenn es an der Zeit ist, und das Bekommene woanders weiterzugeben.* Da es sich bei der Gabe der Eltern um etwas Ganzes handelt, was nicht geteilt werden kann, so das schöne Bild von Hellinger, so geht es nicht um das Nehmen von einzelnen Gaben, sondern um das Nehmen der Eltern selbst. Das Auswählen unter den Gaben, das Bewerten und Zurückweisen bedeutet eine Zurückweisung der Person. Der Austausch bleibt unabgeschlossen, wirkt als offene Rechnung weiter und erschwert die Loslösung. Die Dynamik der familiären Austauschbeziehungen zwischen den Generationen mit der Gleichzeitigkeit von Bindung und Verpflichtung einerseits, der Notwendigkeit der Loslösung ohne Möglichkeit einer gleichwertigen Gegengabe andererseits bleibt in ambivalenten Gefühlen gebunden.

Die Lösung hierfür erfordert eine besondere Bewegung. Während in anderen Beziehungen das Nehmen durch die Verpflichtung zur Gegengabe bindet, lockert es für die Kinder die Beziehung zu den Eltern und macht sie frei zu gehen. In dieser Dynamik liegt auch die Bedeutung des Wissens um die biologischen Eltern begründet gerade dann, wenn Kinder *nicht* mit ihnen aufwachsen. Bleibt diesem Teil des Nehmens der Zugang zum Geber verwehrt, kann es nur schwer verwirklicht werden. Dann fällt auch das Nehmen von den sozialen Eltern schwerer, weil unklar bleibt, was wohin gehört und was wem gebührt. Beides erschwert die Loslösung.

Der Austausch im Verhältnis der Geschlechter
Dem Ungleichgewicht der Generationenbeziehung steht die prinzipielle Gleichwertigkeit der Geschlechterbeziehung im Paar gegenüber. Das Geben und Nehmen funktioniert hier am besten, je mehr »Kredit« und Vertrauensvorschuss die beiden Partner sich gegenseitig geben. Der eine gibt im Vertrauen darauf, dass er etwas zurückbekommt, sei es direkt oder indirekt, nach längerer Zeit oder von einem Dritten. Offen ist hierbei auch, ob Gleiches gegen Gleiches oder Gleiches gegen Verschiedenes getauscht wird. Jedes Paar und jede Familie entwickelt eine Art Verrechnungssystem, nach dem der Fluss von Geben und Nehmen bewertet wird. In dieses System fließt Materielles ein, wie Besitz und Geld, Berufs- und Hausarbeit, Zeit für Kinderbetreuung und Beziehungspflege sowie Immaterielles wie Liebe und Geborgenheit, Status und Anerkennung, Sexualität. Für einen Außenstehenden ist es oft schwierig, diese Vielfalt von subjektiven Bewertungen und Aufrechnungen nachzuvollziehen. Dann erscheint von außen gesehen etwas als ungleich, was in der Beziehung im Ausgleich erlebt wird.
Im Paar ergibt sich daraus eine Reziprozität der Positionen. Der eine gibt etwas, der andere gibt etwas anderes zurück. Auf diese Weise entsteht eine Arbeitsteilung, die bis ins Gefühlsleben hineinreicht. Im traditionellen Modell war diese in den klassischen Rollen aufgehoben, nach denen der Mann mehr für den instrumentellen Anteil im Beruf, die Frau mehr für den emotionalen Anteil in der Familie zuständig ist, wodurch den Frauen ein größerer Anteil am Austausch mit den Kindern zukam. Eine solche Aufteilung ist heute für viele Familien nicht mehr lebbar, zu sehr verändert sind die Wünsche und Ansprüche von Frauen und Männern. Die Aushandlungs- und Verrechnungsprozesse im Paar werden dadurch komplexer, weil sie sich nicht mehr an ein selbstverständlich anerkanntes Ensemble von Normen und Erwartungen anlehnen können. Dennoch bleiben viele Reste der alten Arbeitsteilung im Hintergrund bestehen mit ihren typischen Fallen: das, was gegeben wird, ist für den jeweils anderen in der falschen Währung; die Frauen geben zu viel und es bleibt zu wenig Raum für eine angemessene Gegengabe; die Männer geben zu wenig oder nicht das, was gewünscht wird.
Das Aushandeln von Geben und Nehmen wird schwieriger, je größer die Differenzen sind, die das Paar dabei zu überwinden hat.

Diese erwachsen aus den unterschiedlichen Milieus und Wertewelten der beiden Herkunftsfamilien oder auch aus einem großen Alters- oder Bildungsabstand, der nicht durch etwas anderes ausgeglichen werden kann. Gerade bei starken Differenzen dreht sich jedoch der Ausgleich im Laufe der Zeit um, im guten oder im schlechten. Dies ist bei einem großen Altersabstand der Fall. Wo früher der Jüngere vom Älteren abhängig war, ist später der Ältere vom Jüngeren abhängig.
Andere Beziehungs-Ungleichgewichte, die auch im weiteren Verlauf nur schwer ausgeglichen werden können, entstehen durch die Verpflichtung einer Seite gegenüber einem anderen und früheren Familiensystem oder wenn einer von beiden durch eine schwere Krankheit und Behinderung eingeschränkt ist. Dann besteht die Gefahr, dass der eine mehr gibt, als der andere je zurückgeben kann, dieser dadurch dauerhaft in dessen Schuld bleibt. Ungleichheit kann auch dadurch hergestellt werden, dass der eine immer gibt, dem anderen aber keine Chance lässt, etwas zurückzugeben.
Wesentlich für das Verhältnis von Geben und Nehmen ist, dass es im Guten wie im Schlechten funktioniert. Gibt einer mehr zurück, als er bekommen hat, dann steigt die Chance, dass die Beziehung weitergeht, weil der andere in der Verpflichtung ist zurückzugeben. Gibt einer gleich viel oder weniger zurück, als er bekommen hat, dann ist der Gabe Genüge getan, und gleichzeitig steigt die Chance, dass die Beziehung beendet wird. Daraus ergibt sich die einfache Regel, im Guten ein wenig mehr zurückzugeben, als man bekommen hat, im Schlechten etwas weniger. Beispiele für den negativen Ausgleich gibt es viele, wo der eine dem anderen etwas heimzahlt, von der stillen Verweigerung bis zur familiären Blutrache. Die verschiedenen Formen des negativen wie positiven Ausgleichs werden uns im vierten Kapitel beschäftigen. In ihnen wird die Logik des familiären Austausch nochmals besonders deutlich.

Der Austausch innerhalb und zwischen Systemen
Vorher gilt es jedoch, nochmals zwei Annahmen zu verdeutlichen, die helfen, den notwendig *konflikthaften Charakter der Kräfte innerhalb eines Systems und im Austausch mit anderen Systemen* zu verstehen. Die erste Annahme geht davon aus, dass frühere und ältere Ansprüche innerhalb eines Systems auch zuerst beglichen werden müssen, bevor spätere Ansprüche zu ihrem Recht kommen

können. Ist also in einem System aus einem früheren Austausch eine offene Rechnung zurückgeblieben, so wird diese im System weiter mitgeschleppt und erschwert oder verhindert die nächsten Entwicklungsschritte. Können oder wollen die Beteiligten der ursprünglichen Transaktion diese offene Rechnung nicht (mehr) begleichen, dann kann im System eine Dynamik entstehen, die einen Nachgeborenen in diese Rechnung eintreten lässt, um die Stagnation aufzulösen. Aus einer früheren Verletzung der Systemkräfte entstehen also vielfältige Versuche des positiven wie negativen Ausgleichs. Beispiele dazu zeigt das nächste Kapitel auf.

Dieser *Vorrang des Früheren* bleibt auch bestehen, wenn ein Familiensystem aufgelöst wird, sei es durch Tod eines der Partner oder durch Trennung (Hellinger in Weber, 1993, 141 ff.). Geht einer der Partner dann eine weitere Beziehung ein, so gründet er nach diesem Verständnis kein neues System, sondern erweitert das bestehende. Die Kinder aus der ersten Beziehung haben dann gegenüber dem neuen Partner Vorrang, denn obwohl sie zu einer nachfolgenden Generation gehören, haben sie ältere Ansprüche, weil sie zuerst da waren. Hieraus erwachsen vielfältige Rivalitäten von Stiefeltern und Stiefkindern.

Die zweite Annahme besagt, dass *zwischen Systemen ein umgekehrter Vorrang* besteht. Die neu gegründete Gegenwartsfamilie hat Vorrang vor den Herkunftssystemen des Paares und befördert die Lösung, indem sie die Möglichkeit des generalisierten Tausches durch die Weitergabe des Bekommenen an eine nächste Generation eröffnet. Wäre dies nicht der Fall, dann würde sich der Vorrang des Früheren innerhalb des Systems auf alle Zeiten durchsetzen, und der nachfolgenden Generation bliebe die Zukunft verschlossen. Genau darin liegt die schwierige Dynamik von familiären Ablöseprozessen, denn die Kinder müssen den beschriebenen Vorrang des Früheren verletzen, um ihren eigenen Weg gehen zu können. Sie tun dies innerhalb der Unbestimmtheit des generalisierten Tausches über die Generationen hinweg. Denn ob und wie sich etwas einlöst, kann nur die Zukunft zeigen, die offen bleibt, wie immer wir auch handeln. Da wir dies nicht wissen können, müssen wir vertrauen. Kinder können jedoch die Ansprüche des Früheren als so übermächtig erleben, dass sie an diese gefühlsmäßig gebunden bleiben und sich hin und her gerissen fühlen zwischen den alten Ansprüchen und der Suche nach einer eigenen Zukunft.

4. Konflikte und das Bemühen um Ausgleich

»Die Mutter des Opfers schildert vor Gericht Ehetragödie – Die Frau, die ihren Ehemann erstochen hat, ist von ihrer Schwiegermutter als Hauptverantwortliche für die Ehetragödie bezeichnet worden.
Die 66-jährige Kinderärztin ringt um Worte, als sie im Zeugenstand Platz nimmt und der Frau ins Gesicht sehen muss, die im August vergangenen Jahres in betrunkenem Zustand ihren Ehemann erstochen hat. ›Ich kann immer noch nicht begreifen, dass mein Sohn auf so grausame Weise sein Leben verlor‹, schluchzt die sichtlich aufgewühlte Mutter und schildert im Gerichtssaal die Ehetragödie des Sohnes aus ihrer Sicht. ›Es war ein ständiges Wechselbad der Gefühle. Liebe, Hass, Versöhnung, Trennung. Die Ehe war eine einzige Katastrophe.‹ Das Verhalten der Angeklagten löst bei ihr immer noch fassungsloses Unverständnis aus: ›Bis heute kein einziges Wort. Noch nicht mal zur Beerdigung ein letzter Gruß.‹
Schuld an dem Alkohol- und Drogenkonsum ihres Sohnes sei eindeutig ihre Schwiegertochter gewesen, beteuert die Mutter, obwohl sie zugeben muss, dass ihr offensichtlich musisch hoch begabter Sohn mit Worten durchaus verletzend sein konnte: ›Er war ihr körperlich unterlegen, aber verbal unschlagbar. Er konnte jeden mit seinen Argumenten überzeugen.‹
Von der Staatsanwältin muss sich die Zeugin nicht nur einmal eines Besseren belehren lassen: ›Ihr Sohn hatte bereits mehrere erfolglose Entgiftungen hinter sich, da kannte er die Angeklagte noch gar nicht.‹ Doch die Mutter bleibt dabei: Ihr Sohn habe kein Alkoholproblem gehabt: ›Wenn er zu uns kam, war er immer nüchtern.‹ Auch dass das Opfer von Heroin abhängig war, will die Ärztin nicht bemerkt haben. Obwohl der 34-Jährige, der trotz einer weit überdurchschnittlichen Intelligenz (IQ 134) erfolglos sein ungeliebtes Jurastudium vor sich her schob, seine Familie regelmäßig aufsuchte: Schließlich kümmerte sich die Mutter um seine Wäsche, putzte die Wohnung und versorgte ihn Woche um Woche mit Lebensmitteln und Bargeld. Auf die kritische Frage der Anklägerin, ob ein derartiges Abhängigkeitsverhältnis zum Elternhaus nicht ›ungewöhnlich‹ sei, blieb die Zeugin die Antwort schuldig« (Kölner Stadtanzeiger 17. 1. 2003, 14).

In dieser kurzen Zeitungsmeldung aus dem Lokalteil einer Tageszeitung entfaltet sich anhand einiger weniger Informationen eine Familientragödie vor unseren Augen. In ihrer zugespitzten Dynamik verdichten sich die zentralen Konfliktlinien, die in Struktur und Beziehungsdynamik eines familiären Systems als Möglichkeiten angelegt sind und sich unter bestimmten Bedingungen in dieser Form entladen können. Erster Schauplatz ist die Dynamik des Paares, die von einer misslungenen familiären Ablösung des Mannes von seiner Mutter angetrieben wird. Von einem Vater ist nur implizit die Rede. Welche Faktoren die Frau in diese Beziehung hineingeführt und dort bis zu dieser drastischen Tat gehalten haben, bleibt im Dunklen. Sichtbar werden ihr Kampf mit der Mutter ihres Mannes, aber vor allem mit ihrem Mann selber, und in einer Umkehr der üblichen Geschlechterstereotypen stehen sich in diesem »Wechselbad der Gefühle« die Macht der Worte auf Seiten des Mannes und die Macht der Gewalt auf Seiten der Frau gegenüber. Geschlechter- und Generationenkonflikt sind eng miteinander verknüpft. Welche systemischen Konfliktlagen in den beiden beteiligten Familien des Mannes und der Frau wirksam sind, ist uns nicht bekannt. Doch die Tat mit ihrer Überschreitung einer unserer stärksten kulturellen Normen, dem Tötungsverbot, wird die Systemdynamik beider Familien in der Zukunft mit einem existenziellen Konflikt aufladen. Der gleichzeitig ausgelöste Konflikt der Familie mit ihrer Umwelt wiederum wird zu einem gerichtlichen Urteil führen, in dem zwar die Tatschuld der Frau festgehalten wird, die Bemessung des Urteils aber von Annahmen über die Mitschuld der anderen Beteiligten beeinflusst sein wird.

Im folgenden Kapitel will ich alle in dieser Fallskizze beteiligten fünf Hauptlinien familiärer Konflikte und einige Überlegungen zum möglichen Ausgleich darstellen. Ich greife dabei die Idee von der doppelten Strukturiertheit von Familie in der Differenz von Generation und Geschlecht auf. So wird in der ödipalen Triade von Eltern und Kindern bzw. in jedem neuen Generationszusammenhang immer wieder das Drama von Bindung und Ablösung inszeniert. Im Kontakt zum anderen Geschlecht tritt uns die Aufgabe entgegen, Gleichheit in der Verschiedenheit zu gestalten, als Erfahrung von Fremdheit in der Vertrautheit der Begegnung. Dies ist eingebunden in eine generationsübergreifende Systemdynamik, die der unmittelbaren Erfahrung entzogen ist. Aus der familiären Dynamik entstehen wiederum Konflikte mit der Umwelt, wenn sich die familiäre Binnenmoral eines ihrer Mitglieder oder der Familie als Ganzer zu stark vom gesellschaftlichen und kulturellen Umfeld abkoppelt. All dies ist gerahmt von den existenziellen Bedingungen von Leben und Sterben, Geburt und Tod und den damit verbundenen inneren Konflikten.

Das hier vertretene Modell geht davon aus, dass innere wie äußere Konflikte zum familiären und individuellen Entwicklungsprozess notwendigerweise dazugehören. Familiäre Tragödien wie die oben geschilderte ergeben sich erst, wenn bestimmte Entwicklungsschritte nicht gemacht und die damit verbundenen Konflikte nicht bewältigt werden können, sondern stattdessen destruktiv agiert werden. Das Verständnis dieser Konflikte eröffnet sich über die Dynamik familiärer Austauschprozesse und ihrem Gelingen oder Misslingen. Die Logik dieser Austauschprozesse ist bestimmt von den Regeln der Reziprozität und (verborgener) Solidarität innerhalb einer Gruppe von Personen, die dadurch in einem Verhältnis gegenseitiger Verpflichtung gebunden sind.

Gerechtigkeit und Gewissen
In seiner Bedeutung für familiendynamische Prozesse wurde dies zuerst von Ivan Boszormenyi-Nagy und Helm Stierlin ausformuliert. »Vermächtnis und Verdienst« (Stierlin 1980, 220 ff.) werden in Familien in einer »Schuld- und Verdienstbuchführung« (Boszormenyi-Nagy & Spark 1981, 77 ff.) aufbewahrt, aus der ein unsichtbares »Gewebe der Loyalität« (ebd. 66) entsteht, das die Familienmitglieder gegenseitig bindet, im Guten wie im Schlechten. Gerechtigkeit und Loyalität, so die Annahme von Stierlin und Boszormenyi-Nagy, sind der normative Kern der familiären Reziprozität. Bert Hellinger hat diese Gedanken aufgegriffen, ergänzt und verdichtet und zugänglicher formuliert, als dies in den eher sperrigen Schriften von Boszormenyi-Nagy der Fall ist.
Gerechtigkeit wird hierbei nicht als moralische Kategorie verstanden, sondern als Produkt eines Austauschprozesses, der durch die familiäre Dynamik in Gang gebracht und gehalten wird. So formuliert Stierlin seine auf Hegel zurückgreifenden Vorstellungen von Beziehungen als dialektisches Konzept von aufeinander angewiesenen Gegensätzen (Stierlin 1976, 38 ff.). Beziehungen sind eingebunden zwischen Augenblick und Dauer, Verschiedenheit und Gleichheit, Befriedigung und Versagung, Stimulierung und Stabilisierung, Nähe und Distanz. In dieser Bewegung entwickelt die Familie als soziales System eine Vorstellung von Gerechtigkeit im Sinne einer positiven wie negativen Gegenseitigkeit, der sich keiner der beteiligten Personen entziehen kann. Dabei geraten die Interessen des Individuums und die der Familie bzw. die Interessen verschiedener Familiensysteme notwendigerweise in Widerspruch zueinander. Bindung und Lösung, Loyalität und Individuation sind im individuellen wie familiären Entwicklungsprozess gegenläufige Kräfte,

die ein Familiensystem sich über die Zeit aus sich selbst heraus ständig erneuern lassen. Familie entsteht aus Familie. Und in einer generationsübergreifenden Sicht kann diese neue Familie den Ansprüchen der alten Familie nicht in vollem Umfang Genüge tun, sonst ist der Weg nach vorne versperrt.
Auch wenn also die Systemkräfte in einem übergreifenden Sinne auf Ausgleich hin wirken, so ist ein solcher Ausgleich nur als fiktiver Moment zu denken, als ein kurzes Anhalten in der Zeit, aus dem sich sofort neue Austauschprozesse ergeben, die die Beziehungen in Gang halten und neue Ungleichgewichte entstehen lassen. Konflikte sind daher als ein notwendiger Bestandteil dieser Dynamik zu sehen. In ihnen verdichten sich die treibenden und bewahrenden Kräfte der Entwicklung, die sowohl produktiv wie destruktiv sein können, häufig aber beides zugleich. Die Familienbuchführung verzeichnet in einen Art »Kontostand« alle Bewegungen als Schulden oder Verdienst und wirkt durch ein »primitives Familien-Über-Ich« (Boszormenyi-Nagy, 23) auf alle Familienmitglieder zurück. Gerechtigkeit fungiert darin als ein »Gleichgewichtssinn« (Hellinger in Weber 1993, 36 ff.), umfasst alle Abweichungen von der Gegenseitigkeitsnorm und manifestiert sich in erfüllter oder nichterfüllter, positiver oder negativer Loyalität, die wir als Gefühle von »Schuld« oder »Unschuld« erfahren.
Die Verrechnungsgrundlagen dieser »Buchführung« werden in jedem System etwas anders aussehen. Aus ihnen entsteht eine Binnenmoral im Sinne eines Gewissens, das die Mitglieder untereinander und an das System als Ganzes bindet und ihnen als ein Orientierungsmittel in Beziehungen dient. Dieses Gewissen bleibt immer relativ und partiell, d. h. auf die Gruppe oder auf das Familiensystem bezogen, in dem es entstanden ist. In den psychologischen Modellen zur moralischen Entwicklung in der Tradition von Piaget und Kohlberg entspricht dies dem »konventionellen Niveau« (Montada 1987, 753), das auf die »Erhaltung wichtiger Sozialbeziehungen« ausgerichtet ist, eben den Mitgliedern der eigenen Familie. Erst auf dem »postkonventionellen Niveau« weitet sich dies aus auf ein allgemeines System von Prinzipien und Normen, die unabhängig von Einzelnen und ihren relevanten Bezugsgruppen gültig sind, in letzter idealtypischer Form auf ein System allgemeingültiger ethischer Prinzipien.
Hellinger nimmt den Standpunkt ein, dass dies im Rahmen von

Familienbeziehungen eine Illusion sei und darüber hinaus gerade umgekehrt die größten Verbrechen aus einem allgemeinen System von Prinzipien und Normen begangen werden, wofür die Geschichte des 20. und wohl auch die des beginnenden 21. Jahrhunderts viele Beispiele liefert. In seiner Vorstellung setzen sich die archaischen Kräfte von Familie und im weiteren Sinne von (ethnischer) Gruppe gegen allgemein gültige Prinzipien durch und vereinnahmen diese für ihre partiellen Zwecke. Würde er dies nicht wiederum als allgemeines Prinzip verkünden und damit der Überprüfung entziehen, dann wäre dies durchaus anschlussfähig an die Diskussion, wie heute eine Ethik aussehen könnte, die von einem »Ende der Eindeutigkeit« (Bauman 1992) ausgeht und daher diskursiv hergestellt werden muss.

Jedes Gewissen bleibt also relativ, gebunden in einzelnen Beziehungen und an die relevante Gruppe, deren Zugehörigkeit wir uns erhalten wollen. Doch schon in der Familie sind wir dabei in der Loyalität zu verschiedenen Personen und Gruppen gebunden, an erster Stelle an Vater und Mutter und darüber hinaus an ihre jeweiligen Herkunftsfamilien. Ein Gleichgewicht in der einen Beziehung kann ein Ungleichgewicht in einer anderen Beziehung bedeuten. Der Verdienst in der einen Beziehung wird zur »Schuld« in einer anderen. D.h., ein dynamisches Gleichgewicht wirkt nicht nur in einer Beziehung, sondern ebenso *zwischen* verschiedenen Beziehungen und *zwischen* den Systemen, in denen diese Beziehungen wiederum eingebettet sind. »Wir müssen deshalb immer wieder neu entscheiden, was wir aus einer früheren Ordnung und Beziehung in eine spätere übernehmen und was wir vielleicht lassen müssen« (Hellinger in Weber 1993, 48). »Schuld« und »Unschuld« sind so verstanden dialektisch aufeinander angewiesen und bringen sich gegenseitig hervor. Der Versuch, unschuldig zu bleiben, ist von vornherein zum Scheitern verurteilt. Was bleibt, so Hellinger, ist der »Umsatz«. »Der kleine Umsatz bringt nur kleinen Gewinn. Je größer der Umsatz, desto tiefer das Glück.« Die Erfahrung von Unschuld entfaltet sich ebenso wie ein Gefühl des Glücks immer nur in dem vorübergehenden Augenblick, »wenn der Austausch bei großem Umsatz ausgeglichen ist« (ebd., 19).

Mit jedem Schritt, den wir aus dem Verband der Herkunftsfamilie hinaustreten, werden wir zudem konfrontiert mit anderen Verrechnungssystemen. Die Lösung aus diesen ersten Bindungen an die Eltern führt zu neuen ausgeglicheneren und partnerschaftlichen Bindungen, in denen neue Verrechnungssysteme entstehen, sofern wir die alten hinter uns lassen können, ohne sie zu negieren. Diese »bezogene Individuation« (Stierlin) öffnet den Horizont über die Familie hinaus, auf Gesellschaft und Kultur, auf die Möglichkeit, Fremdes als Fremdes zu erfahren, letztendlich auf den idealtypischen Horizont einer relativistischen Moral des Ganzen. Das hier vertretende Modell ist also nicht nur auf Konflikt, sondern zugleich auf Ausgleich und Versöhnung hin ausgelegt, Versöhnung mit den Konflikten der Vergangenheit, um frei zu werden für die Konflikte der Zukunft und dazwischen, im kurzen Glück des Augenblicks, im Hier und Jetzt der lebendigen Erfahrung aufzugehen.

Wie dies für solche Modelle generell gilt, sollte es nicht mit der familiären »Wirklichkeit« gleichgestellt werden. Theoretische Modelle sind im Sinne Batesons als Landkarten zu benutzen und sind nicht die Landschaft selber. Gerade Sichtweisen, die wie die vorgestellte bestimmte Ordnungsvorstellungen enthalten, tendieren in ihrer praktischen Anwendung dazu, sich normativ gegen den Gegenstand zu wenden, über den sie etwas aussagen wollen. Sie verwandeln sich von einem Versuch der Beschreibung familiärer Dynamik in eine Bewertung dieser Dynamik als »gut« oder »schlecht«, »gesund« oder »krank«, »verrückt« oder »normal«, »unschuldig« oder »schuldig«. Diese Problematik ist der Psychotherapie inhärent, und zwar methodenübergreifend und für alle Beteiligte gleichermaßen, Klienten wie Therapeuten.

Ihren Niederschlag findet dies in ausgefeilten Systemen ärztlicher und psychologischer Diagnostik, die eine psychotherapeutische Methode geradezu gezwungen ist zu entwickeln, um sich als legitim zu behaupten. Der Blick auf die Geschichte der Psychotherapie (Ash & Genter 1985) zeigt, wie sich in solchen diagnostischen Modellen zeitspezifische normative Vorstellungen und diagnostische Moden widerspiegeln.

Da zudem psychotherapeutisches Vokabular und Denken tief in unsere Alltagskonzepte eingedrungen sind, werden sie zu einem Teil der Probleme, für die Psychotherapie Lösungen bereitstellen will. Die diagnostischen Moden von gestern treten einem morgen in den Selbstbeschreibungen der Klienten entgegen. Diesen Zusammenhang gilt es zu berücksichtigen. Therapeutische Ansätze, die ihre soziale und kulturelle Funktion mitdenken, gehen daher mit diagnostischem Vokabular vorsichtig um aus dem Wissen heraus, dass dieses ein Teil des Problems ist, insofern es als (Selbst-) Etikettierung auf den Betroffenen zurückwirkt.

4.1 Bindung und Ablösung: Generationskonflikte

Die primäre Triade
Den Kern eines Familiensystems bildet die *Triade von Vater, Mutter und Kind*. Schon vor der Geburt des Kindes beginnt diese Triade in den Phantasien und Wünschen der Eltern ihre Wirkung zu entfalten. Das Kind steht für die Einheit in der Zweiheit. Es kann lang ersehnt oder befürchtet, gemeinsam geplant oder »zufällig« gezeugt sein. Immer bedeutet es für die Eltern eine Umwälzung, deren Konsequenzen sie erst allmählich realisieren. Im Kind realisiert sich eine Vielzahl von Lebenswünschen und -ängsten, das Kind steht für die Kontinuität des Lebens ebenso wie für die Unausweichlichkeit des Todes, der mit der Geburt einer nächsten Generation konkreter wird. Im familiären Rollen- und Beziehungszusammenhang rücken alle beteiligten Systemmitglieder auf der Zeitachse eine Position weiter, Kinder werden zu Eltern, Eltern zu Großeltern, Geschwister zu Onkel und Tanten usw.
Mit der fundamentalen Konstellation der Triade haben sich alle (familien)therapeutischen Theoretiker und Praktiker beschäftigt (Fivaz-Depeurisnge & Corboz-Warnery 2001), sie ist nicht hintergehbar und wirkt unabhängig von der realen Anwesenheit von Vater und Mutter, so die hier eingenommene Position (Buchholz 1995). Das neue Leben wird nicht nur biologisch, sondern zugleich familiär und kulturell geboren. In der Triade mit ihren basalen Beziehungsstrukturen und -qualitäten von primärer Bindung und Liebe entfaltet sich ein erster Zugang zur Welt, der zwar nicht alles ist und bleibt, aber in allen weiteren Entwicklungen und Ereignissen aufgehoben wird, und dies durchaus im doppelten Sinne einer Dialektik von Ursprung und Verwandlung.
Die zentrale Leistung, die das Kind im Kontakt zu Mutter und Vater erbringt, ist die Erfahrung, dass zwei sich ausschließende dyadische Beziehungen miteinander vereinbar sind. In diesem Gegensatz ist die Grundlage des Sozialen aufgehoben. Das Kind erlebt sich selbst im Kontakt zu anderen, kann im gleichen Moment

ganz in der Erfahrung sein *und* diese Erfahrung als solche wahrnehmen. Es erfährt sich im Kontakt zum einen Elternteil unter den Augen des anderen Elternteils, d. h., es erlebt sowohl die Exklusivität der jeweiligen Zweierbeziehung wie auch ihre Relativität gegenüber einer weiteren möglichen Zweierbeziehung. Es entwickelt dadurch die Möglichkeit der Perspektivübernahme, noch lange bevor diese zu einem kognitiven Konzept wird (George Herbert Mead 1968).

Eine Konsequenz dieser Perspektivenübernahme ist eine sich in der weiteren Entwicklung »natürlich« ergebende Tendenz des Kindes, sich in die Position von Vater und Mutter hineinzuphantasieren, d. h. in seiner Phantasie Vater und Mutter zu sein. Michael Buchholz (1995, 190 ff.) hat daraus das Konzept der rotierenden Triade entwickelt. Ab etwa dem Alter von drei Jahren erprobt das Kind »die Besetzung aller drei Positionen, es gewinnt drei Perspektiven, aus allen drei Perspektiven kann es identifikatorisch beobachten, in allen drei Positionen kann es erleben – und das heißt auch: phantasieren« (ebd. 215). Aus diesem Erleben und den damit verbundenen Phantasien entsteht die ödipale Dynamik von Identifikation mit und Abgrenzung von den Elternfiguren, von ihrer Vereinnahmung und ihrem Ausschluss.

Misslungene Triangulierung
Diese Dynamik wird keineswegs allein vom Kind angetrieben, denn auch die Eltern bewegen sich zwischen den verschiedenen Positionen. Dies kann im Spiel sein, indem sie die Wunschhandlungen des Kindes dulden und die darin aufgehobene Kreativität fördern und dabei zugleich zur Realitätsüberprüfung auffordern. Dieses Spiel kann sie ihrerseits gefangen nehmen, wenn ihnen selber diese Realitätsüberprüfung nicht gelingt und sie stattdessen von eigenen alten kindlichen Wünschen und Ängsten getrieben werden. In der Beziehung zum Kind werden dann nochmals die Beziehungen zu den eigenen Eltern und die eigenen ungelösten Konflikte angestoßen. Es kommt zu einer Verwischung der Systemgrenzen. Das Kind kann in Partnerrolle oder Elternrolle (Parentifizierung) hineingehen oder hineingenommen werden. Manchmal repräsentiert es auch ein Geschwister der Eltern. Möglich ist dies nur, wenn das Paar oder einer von beiden ein solches Eindringen des Kindes und dessen Rollenübernahme erlaubt oder aktiv

betreibt. Umgekehrt verschärft sich eine solche potenzielle Dynamik des Elternpaares, wenn sich ein Kind dafür anbietet, in die Paarbeziehung oder ein solches Rollenangebot einzutreten. In der äußersten Konsequenz führt dies zum real vollzogenen Inzest.
Erst jetzt entfaltet die Dynamik des ausgeschlossenen Dritten ihre potenzielle Destruktivität, und zwar für alle Beteiligten, am meisten aber für das Kind, das sich am wenigsten wehren kann. Für das Kind bedeutet es zwar eine Auszeichnung, an die Seite eines Elternteils gerückt zu sein. Dies ist selbst dann noch der Fall, wenn es in diese Beziehung hineingezwungen wird. Bezahlt wird dies aber mit dem Ausschluss des anderen Elternteils. Kindlicher Größenwahn und Neid einerseits, kindliches Gerechtigkeitsstreben und der Wunsch, beide Eltern gleichermaßen zu lieben, bringen es in ein unauflösbares Dilemma zwischen Wunscherfüllung und Gewissensbindung. Das Kind wird »unschuldig schuldig« (Breuer 1993). In unterschiedlichem Ausmaß wird dieser Grundkonflikt in jeder familiären Konstellation durchgespielt und mehr oder weniger gut bewältigt. »Ödipale Schuld« kann dabei von allen angesammelt werden, Kindern wie Eltern.
Das kindliche Dilemma, das sich in der Lebenshaltung des späteren Erwachsenen fortsetzt, besteht nun darin, dass die Ablösung nicht gelingt, solange das Kind bei den Eltern die »Schulden« einklagt, die diese aus seiner Sicht zu zahlen haben, und sich damit auch in der Gegenwart weiter von einer Wunscherfüllung abhängig macht, die schon in der Vergangenheit nicht aufgegangen ist. Zugleich werden dann die eigenen »Schulden« und das, was die Eltern gegeben haben, nicht gesehen. Oder das Kind glaubt umgekehrt, diese »Schulden« gegenüber den Eltern in vollem Umfang begleichen zu müssen. Die Einsicht, dass weder das eine noch das andere möglich ist – die Zurückweisung der notwendigen Schuld(en) in der Beziehung zu den Eltern wie der Versuch ihrer vollen Begleichung –, ist langfristig nur über den Verzicht auf den Vorwurf zu erreichen.
Idealtypisch gesehen kann ein Kind dabei zwei Wege wählen: Es geht in die Passivität der depressiven Position und lässt sich – metaphorisch gesprochen – vom Schuldenberg erdrücken. Ein solches übermäßig gebundenes Kind verlässt innerlich und manchmal auch äußerlich sein ganzes Leben lang nicht wirklich das elterliche Haus. Dann geht es in der therapeutischen Arbeit darum, die ursprüngliche Forderung wieder lebendig werden zu lassen, um

die darin liegende Lebensenergie zu erwecken und in sich aufzunehmen. Erst jetzt kann aktiv genommen werden, um dann gehen zu können. Oder das Kind geht in aktive Ablehnung von allem, was von einem oder von beiden Elternteilen kommt, und reagiert auf den Schuldenberg mit Wut und Trotz. Dann geht es darum, die zu früh gekappte Bindung nochmals lebendig werden zu lassen, hinter der Wut den Wunsch zu entdecken und zugleich zu akzeptieren, dass dieser nicht mehr realisiert werden kann und dies auch nicht nötig ist, um die dahinter liegende Bindung anzuerkennen.

Bindungsmodus und Ablösekonflikte
In der Familientherapie hat die Autorengruppe um Helm Stierlin (1985) im Zusammenhang mit Ablösekonflikten von Jugendlichen von den zentrifugalen und zentripedalen Kräften in einer Familie gesprochen, die sich in den Interaktionsmodi von Bindung und Ausstoßung realisieren. »Wenn der Bindungsmodus vorherrscht, bleibt das Kind länger und stärker im Familienghetto gefangen, seine Trennung von den Eltern verzögert sich. Dominiert dagegen der Ausstoßungsmodus, so wird die Trennung von den Eltern beschleunigt; die Folge ist die frühreife Autonomie« (1985, 27). Die beiden Interaktionsmodi bleiben dialektisch aufeinander bezogen. Ein gebundenes Kind (oder ein gebundener Erwachsener) sucht die Autonomie, kann diese aber nicht aus eigener Kraft herbeiführen, ein ausgestoßenes Kind sucht die Bindung, scheitert aber an den die Ausstoßung bedingenden Strukturen. Die familientherapeutische Aufgabe liegt darin, den jeweils nicht repräsentierten Modus ins Spiel zu bringen, also eine zu enge Bindung zu lockern oder der Bindungslosigkeit entgegenzuarbeiten.
Als dritter Modus wird die Delegation von elterlichen Aufträgen an ein Kind eingeführt, in der gleichermaßen zentripedale und zentrifugale Kräfte zur Geltung kommen. Solche elterliche Aufträge wirken durchaus auch im Guten. Sie binden uns ein in die Wertewelt des familiären Systems und entwickeln darüber eine sinnstiftende Wirkung. In diesem Verständnis werden sie zu einem Teil der familiären Traditionsbildung. Stierlin führt dreierlei Weisen auf, in denen ein solcher Delegationsprozess »entgleisen« kann. So können sie in Bezug auf die vorhandenen Ressourcen und Fähigkeiten oder den altersspezifischen Bedürfnissen und Möglichkeiten eine Überforderung darstellen. Die Kinder kommen in die Rolle,

unerfüllte Wünsche der Eltern erfüllen zu müssen, durch besondere Leistungen auf Gebieten, die ihnen gar nicht liegen. Sie müssen der Star werden, der die Mutter oder der Vater gerne gewesen wäre. Es können auch Auftragskonflikte und doppelte Botschaften vorliegen, die das Kind gleichzeitig in zwei verschiedene Richtungen zerren, z. B. einerseits den sozialen Aufstieg zu schaffen, den schon die Eltern sich erwünscht aber nicht geschafft haben, andererseits aber der Herkunft der Eltern treu und verbunden zu bleiben. Und drittens können durch die Erfüllung eines elterlichen Auftrages Loyalitätskonflikte gegenüber dem anderen Elternteil entstehen, was aufgrund der damit verbundenen Ausschlussdynamik zu Schuldgefühlen führen kann.

Eine wesentliche Rolle spielt es, ob eine solche Delegation im Modus der Bindung oder im Modus der Ausstoßung geschieht. Ausgestoßene Delegierte erfahren eine frühe elterliche Distanzierung. Ihr Wunsch nach elterlicher Anerkennung bleibt unerfüllt und sucht sich Ersatzobjekte oder -aufgaben, über die sie diese Lücke füllen können. Gebundene Delegierte bleiben »im Spannungsfeld und Gesichtskreis der Familie gefangen« (Stierlin 1985, 31). Ihre Aufgabe ist es, einen verborgenen Konflikt der Eltern durch ihre Anwesenheit regulieren zu helfen. Im Kontext der Familientherapie wird ein solcher Delegierter zumeist als Symptomträger präsentiert, oder er stellt sich selber als »ausgebeuteter Delegierter« dar. Einerseits entlastet er die Familie dadurch, er ist das »Problem« und nicht sie. Andererseits erwächst ihm aus der Opferrolle eine enorme Macht, da seine Symptome ein »lebendiger Beweis für das Versagen und die Schlechtigkeit seiner Eltern« (ebd.) sind. Sein Elend ist zugleich seine Rache an den Eltern im Sinne eines negativen Ausgleichs.

Diese Sichtweise hat Konsequenzen für das therapeutische Vorgehen. Stierlin weist darauf hin, dass es dem Therapeuten in erster Linie um das Verständnis der Eltern gehen sollte aufgrund der Annahme, »dass alle Eltern im Grund gute, liebende Eltern sein möchten« (1985, 32). Dies wiederum ist nur schwer mit einem elterlichen Handeln in Einklang zu bringen, das von übermäßiger Bindung und frühzeitiger Ausstoßung über alle Formen körperlicher und seelischer Vernachlässigung bis hin zu Gewalt und Missbrauch reichen kann. Verständlich wird eine derart destruktive Dynamik erst in einem generationsübergreifenden Zusammen-

hang, wenn also die Eltern ihrerseits wieder als Kinder von Eltern verstanden werden. Erst wenn die »Täter« auch als »Opfer« gesehen werden, eröffnet sich die Möglichkeit, die Wiederholungsdynamik in der Kette von »Tätern« und »Opfern« zu unterbrechen.
Es verändert den Blick auf die familiäre Dynamik von ödipaler Triade und schwierigen oder stecken gebliebenen Ablösungsprozessen, wenn man, was immer auch in einer Familie geschehen sein mag, von der Annahme einer grundsätzlichen Liebe von Eltern zu ihren Kindern und Kindern zu ihren Eltern ausgeht, auch wenn diese Annahme manchmal nur mit Mühe aufrechterhalten werden kann. Es ist gerade die enttäuschte Liebe, aus der Hass erwächst. Da die Kräfte der Loyalität auch dann noch weiterwirken, wird für die Ablehnung der Eltern ein hoher Preis gezahlt. Sie verwandelt sich zum Hass auf das Leben selber. Um die Eltern zu bestrafen, ist kein Opfer groß genug. In der Form dieses Opfers, sei es ein Symptom oder eine Krankheit, ein Verzicht oder ein schwieriger Auftrag, setzt sich dann über die unsichtbare und verleugnete Bindung und Liebe etwas aus der Generation der Eltern oder eines Elternteils durch, das als Symbol der Verbindung verstanden werden kann. Der Sohn, der dem Vater gegenüber voller Zorn ist, entwickelt ähnliche Probleme oder Symptome wie dieser, entsprechend auch die Tochter gegenüber der Mutter.
Die Erscheinungsweisen dieser Ablösekonflikte und ihre jeweilige Geschichte sind vielfältig, nicht aber ihre dynamischen Grundlagen, die Zurückweisung eines oder beider Elternteile. Leichter ist der Lösungsweg, wenn die Ablehnung eines Elternteils, die zumeist mit einer übermäßigen Bindung an den anderen Elternteil verknüpft ist, durch Zuwendung zum ausgeschlossenen Elternteil zurückgenommen wird. Schwieriger wird es, wenn die Ablehnung beide Elternteile betrifft und gravierende Ereignisse in der Familiengeschichte eine traumatisierende Eigendynamik entfaltet haben. Hier geht die Lösung zumeist nur über die Berücksichtigung des generationsübergreifenden Zusammenhangs, weil der dynamische Hintergrund nicht in der Beziehung von Eltern und Kindern aufgeht, sondern eine systemübergreifende Dynamik ihre Wirkung entfaltet. Diese ist dann nicht in der Beziehung zwischen Eltern und Kindern zu lösen, weil sie hier gar nicht ihren Anfang hat, sondern diese Beziehung nur ein Durchgangsstadium für eine Dynamik darstellt, die aus anderen Quellen gespeist wird.

4.2 Eigennutz und Hingabe: Geschlechterkonflikte

Nicht oder nicht ausreichend vollzogene Ablöseprozesse gegenüber der Herkunftsfamilie spielen im Hintergrund bei vielen Konfliktlagen zwischen Mann und Frau in der Paarbeziehung eine Rolle. Insofern ragt die Generationsdynamik in die Geschlechterdynamik hinein, wie dies auch umgekehrt der Fall ist. Zugleich lassen sich Geschlechterkonflikte nicht in Familiendynamik auflösen, zu viele Ebenen spielen hierbei mit hinein: Geschlechterideologien, Herrschaftsverhältnisse, berufliche Bedingungen, Selbstverwirklichungswünsche, die unterschiedlichen Möglichkeiten ihrer Realisierbarkeit usw. Hierzu ist schon einiges gesagt worden. Ich will mich im Folgenden damit beschäftigen, wie im Paar aus unterschiedlichen Verrechnungsgrundlagen Konflikte entstehen, welche Austauschprozesse hierbei eine Rolle spielen und welche Bedingungen zu ihrem Gelingen beitragen.

In der Paarbeziehung muss ein zweifacher Ausgleich bewältigt werden. Zum einen geht es darum, die Ansprüche beider beteiligten Personen in einen Ausgleich zu bringen. Zum anderen müssen sie dafür einen Weg finden, zwischen den beiden Modi der Verrechnung hin und her zu wechseln, einerseits dem individuellen Kosten-Nutzen-Denken, das auf den unmittelbaren Ausgleich achtet, andererseits der Hingabe und dem Vertrauen darauf, dass sich in der Zukunft ein Ausgleich herstellen wird. Dieser kann auf einer ganz anderen Ebene oder auch in einer anderen Beziehung stattfinden als die, in der ursprünglich das Gefälle entstanden ist, und dennoch dort für einen Ausgleich sorgen. Wie kann also im Paar *ohne Berechnung berechnet* werden?

Im Unterschied zu den Generationsbeziehungen ist die Paarbeziehung von ihrer Struktur und damit von ihrer Möglichkeit her symmetrisch. Der Austausch im Paar funktioniert als ein Ausgleich von Geben und Nehmen zwischen Gleichen. Der eine gibt, im Vertrauen darauf, dass der andere später zurückgibt, der andere nimmt, im Vertrauen darauf, dass er später etwas zurückgeben kann und der andere dies auch annehmen wird. Schulden, die in diesem Prozess entstehen, sind gerecht in dem Sinne, dass beide Partner ein Gefühl dafür entwickeln, was einem selber und dem anderen zusteht. Schwierig wird es, wenn andere Austauschprozesse hier hineinragen, also der Partner Wünsche erfüllen soll, die aus der Beziehung zu den eigenen Eltern stammen. Jörg Willi (1975) hat mit seinem Kollusionskonzept die vielfältigen Fallen und Problemlagen beschrieben, die dadurch entstehen. Mit der Geburt eines Kindes komplizieren sich die gegenseitigen Verrechnungen im Paar, die neue Triade bringt die ungelöste Dynamik der alten Triaden ins Schwingen und eine bisher funktionierende Verrechnung aus dem Gleichgewicht.

Verrechnungsnotstände
Zu dieser inneren Dynamik tritt die äußere Dynamik der zu bewältigenden Familienarbeit und ihre Abgleichung mit den jeweiligen Vorstellungen und Verpflichtungen im Beruf, dies alles vor dem Hintergrund unserer Wünsche und Träume. Nur noch in wenigen Fällen trägt hier als Basis der Verrechnung das traditionelle Arrangement, der Frau die Familie, dem Mann der Beruf, und eine damit einhergehende Trennung von ökonomischen und familiären Austauschprozessen, von denen die einen auf individuelle Gewinnmaximierung ausgelegt sind, die anderen auf die Erfüllung von familiären Verpflichtungen. Verstärkt müssen jetzt im Paar selber beide Modi in den Ausgleich gebracht werden. Konflikthaft wird dies erst, wenn Kinder versorgt werden müssen und hierfür nicht eine traditionelle Arbeitsteilung gewählt wird, sondern sich beide Seiten zuständig fühlen. Sind zudem beide Seiten des Paares durch ihr berufliches Handeln in ökonomische Prozesse eingebunden, so wirken diese nun verstärkt in das Paar und die Familie zurück und prägen den familiären Alltag. Es steigt die Notwendigkeit, die familiären Prozesse nach der Logik der Arbeitswelt zu organisieren, und damit dies gelingt, ist das Paar gezwungen, seine Austauschdynamik zu rationalisieren. Was bislang durch traditionelle Rollen, implizite Abmachungen oder eine eingespielte Praxis bewältigt werden konnte, muss nun in die Verhandlung gebracht werden. Einerseits ist dadurch gewährleistet, dass die jeweiligen Verrechnungsgrundlagen angemessen berücksichtigt werden und es nicht zu dauerhaften Schulden kommt, die sich so anhäufen, dass sie irgendwann überhaupt nicht mehr zurückgezahlt werden können. Andererseits entsteht die Gefahr, dass die Beziehungen im Paar zunehmend einer individuellen Kosten-Nutzen-Berechnung unterworfen werden. Die Wir-Ich-Balance wird dann einseitig auf-

gelöst, wodurch die Besonderheit der Paarbeziehung gegenüber anderen Beziehungsformen zu verschwinden droht. Das Vertrauen darauf, dass jeder in seinem Handeln die Interessen des anderen berücksichtigt, wird ersetzt durch eine individuelle Aufrechnung. Zum Vorschein kommt dies erst im Konfliktfall. Das Vertrauen in die Reziprozität schlägt dann urplötzlich und für beide überraschend um in die Präsentation langer Rechnungen, die bis an den Anfang einer Beziehung zurückreichen. Das Vertrauen in einen Ausgleich ist zerstört, und im Rückblick wird eine Beziehung, die auf Gegenseitigkeit aufzubauen schien, verwandelt in eine misslungene Kosten-Nutzen-Rechnung. Manchmal spart der eine jahrelang mit seinem Leiden an, bis er so viele Schulden des anderen angesammelt hat, dass er ihm nun die Schmerzen der Trennung ohne Schuldgefühl zumuten kann. Eine plötzliche Trennung, die dem Zurückgelassenen ebenso wie vielen Außenstehenden unverständlich bleibt, erscheint dadurch in einem anderen Licht.

Es kann auch sein, dass der eine immer gibt, der andere immer nimmt, ohne dass von ihm ein Ausgleich gefordert oder ein solcher ermöglicht wird. Der eine lebt nach dem Prinzip des Eigennutzes, der andere nach dem Prinzip der Hingabe. Irgendwann lässt dies die Schulden einseitig so anwachsen, dass sie nicht mehr zurückgezahlt werden können. Die Gleichwertigkeit in der Beziehung ist dauerhaft gestört. Erschien bislang der, der immer genommen hat, als der Mächtigere in der Beziehung, so schlägt dies nun um. Selbst wenn er weiter nimmt, so wird er doch gleichzeitig vom anderen durch seine Schuldgefühle in Schach gehalten. Die Durchsetzungkraft des Eigennutzes und die Ohnmacht der Hingabe drehen sich um. Einziger Ausweg für den »Schuldner« ist es, die Beziehung aufzukündigen. Der Verlassene bleibt fassungslos zurück, glaubt er doch – zu Recht – immer alles für den anderen getan zu haben, aber gerade das wurde auf die Dauer zum Problem.

Aus einem brüchigen traditionellen Arrangement entlassen in die Welt einer neuen Optionsvielfalt, müssen also nun die Vielfalt und Gleichzeitigkeit der Wünsche im Paar selber in den Ausgleich gebracht werden, was die Bedeutung und Bindungskraft von familiären Verrechnungsprozessen sowohl steigert wie anfälliger macht für Konflikte. Damit diese Aufgabe bewältigt werden kann, müssen beide Seiten im Paar in gleicher Weise auf ihren egoistischen Gewinn schauen *und* verzichten, und dieser Verzicht realisiert sich in unserem Erleben *in der Beziehung zum Partner*. Auch wenn die Beziehung daher nicht seine tiefere Ursache ist, so bietet sie sich für eine Schuldzuschreibung an. Anstatt den Verzicht als zu bewältigende Entwicklungsaufgabe zu begreifen, als Einsicht in die eigenen Grenzen, wird er dem anderen zur Last gelegt, was zumindest die Illusion weiter aufrechterhalten hilft, wenn der andere nicht wäre, dann gingen die Wünsche doch noch in Erfüllung.

Dialektik des Sexuellen
Die Paarbeziehung hebt sich von allen anderen engen Beziehungen ab durch ihre Körperbezogenheit, die nicht in Sexualität aufgeht, aber doch hier eine besondere Dichte bekommt. Sie findet statt in der Intimität eines »Leben im Nahraum des anderen« (Dux 1994). In der sexuellen Begegnung wird die Wir-Ich-Balance in einer ganz und gar körperlichen Weise erlebbar. Wir sind wir selber und doch ganz dem anderen zugewandt. Verschmelzungswünsche und -ängste kommen selten so in Reinform zur Geltung wie im sexuellen Geschehen, im »Eindringen« des einen und im »Aufnehmen« des anderen. Diese regressive Wucht des Sexuellen lässt sich allerdings nicht auf Dauer stellen. Und so schrecken wir in dem Maße davor zurück, wie wir es suchen. Sexualität und Spiritualität stoßen hier zusammen, so wie sich auch Liebeslyrik und religiöse Mystik in ihren Metaphern begegnen. Der »kleine Tod« des Liebesaktes erinnert an den großen Tod, die Ekstase und die Selbstauflösung ist Vorgriff auf das Ganze. Nicht zufällig wählen daher die religiösen Mystiker, die die Ekstase zum Lebensstil zu erheben versuchen, den Weg der sexuellen Askese und des Verzichts.
Obgleich Sexualität heute aus der Intimität des Verborgenen herausgewachsen und den Mechanismen der Vergesellschaftung ausgesetzt ist (König 1990), liegt doch in dieser Wucht der Sexualität etwas zutiefst Asoziales aufgehoben. Sie ragt aus der Geregeltheit des Alltags heraus, so wie dieser auch die Entfaltung unserer Sexualität einschränkt.
Gibt man sich im Augenblick des Vollzugs dem Sexuellen völlig hin, dann zählt nichts mehr außer dem Vollzug selber. Existenzielle Verbindung und Einsamkeit fallen für einen Moment zusammen. Es ist eine der größten Herausforderungen in einer Paarbeziehung, dies im Angesicht des anderen zuzulassen und zu ertragen. Unser Alltag ist nicht auf eine solche Erfahrung ausgelegt – wir würden

darin verbrennen –, sondern auf die Stabilität der Wiederholung und des Berechenbaren. Und so tauchen wir in unserem sexuellen Leben und Erleben nur hin und wieder in diesen Randbereich der Erfahrung ein. Je mehr sich zudem unser Alltag mit Verpflichtungen und Verantwortlichkeiten füllt, umso schwerer fällt es uns, diese hinter uns zu lassen, um uns ganz der sexuellen Erfahrung hinzugeben. In ihrer ekstatischen Potenzialität bleibt sie uns aber weiterhin präsent und bewusst.

Öffnen wir uns den Möglichkeiten des Sexuellen, so steigert dies die Paarbeziehung und macht sie zugleich verletzungsanfällig. Denn in kaum einem anderen Bereich kommt die diffizile Dynamik von Geben und Nehmen so sehr zum Ausdruck wie hier. Im Geben gibt man nicht irgendetwas, sondern sich selber in seiner ganzen Körperlichkeit, so wie man nicht irgendetwas nimmt, sondern den anderen und auch entsprechend sich selbst zurückgibt. Dafür bedarf es der Gleichzeitigkeit von Geben und Nehmen. Beide Seiten sind hierfür auf den anderen angewiesen und gerade dadurch verletzbar und kränkbar. Zieht sich einer dauerhaft zurück, dann entsteht ein Ungleichgewicht, das der andere nur ausgleichen kann, indem er sich ebenfalls von der Beziehung abwendet. Das Zurückweisen und Vorenthalten bringt ihn sonst dauerhaft in die Position des Fordernden, sein Begehren wird zum Mittel der Machtausübung des anderen.

Im gleichen Maße, wie Sexualität daher in die Paarbeziehung hineinführt, so kann sie auch wieder hinausführen, Erfüllung und Verzicht liegen dicht beieinander. Ist es schon schwierig genug, sich unter den Augen des anderen und auf Dauer auf den Höhenschwindel der sexuellen Erfahrung einzulassen, so verwandelt sich die Ekstase des Anfangs zumeist in eine etwas gemäßigtere Form oder es wird die neue Ekstase gesucht – mit einer Außenbeziehung oder einem neuen Partner. Die Dynamik der sexuellen Eifersucht lebt zum guten Teil davon, dass sich der andere etwas gönnt, von dem man ausgeschlossen ist, und dies im doppelten Sinne: ausgeschlossen aus der anderen Beziehung und von der Wiederbelebung des Ekstatischen und der verantwortungsfreien Hingabe im Augenblick. Im Seitensprung liegt eine doppelte Möglichkeit verborgen, die Trennung ebenso wie die Wiedereroberung, sowohl des realen Partners wie auch der nicht (mehr) gelebten Möglichkeiten. Die Besonderheit des Sexuellen liegt nun darin, dass aus diesem asozialen Vollzug der Lust das Soziale selbst geboren wird, das neue Leben in Gestalt des Kindes, Familie eben. So liegt Sexualität der Entstehung von Familie zugrunde und wird zugleich durch Familie bedroht, denn mit der Geburt des Kindes wird die Asozialität des Sexuellen den Regeln der familiären Ordnung unterworfen, konkret des Inzesttabus. Hinter der realen Belastung, die mit der Geburt von Kindern und ihrer Versorgung für das Paar entstehen und ihre gemeinsame Zeit mit einem Schlag auf ein Minimum reduzieren, treten nun die Eltern zusammen mit dem Kind in die ödipale Triade ein. Die Beziehung zum Kind transformiert die Sexualität des Paares, die ab jetzt im doppelten Bezug gelebt wird, Entgrenzung und Abgrenzung müssen in zwei grundlegend verschiedenen Beziehungen neu ausgeglichen werden. In und an der Bewältigung dieses Ausgleiches liegt in vielen Beziehungen der Anfang ihres Scheiterns verborgen.

Die Beziehung zum Kind birgt, anfangs zumeist eher für die Mutter, bald aber auch für den Vater, eine ähnliche Entgrenzungserfahrung wie das sexuelle Erleben in der Beziehung, allerdings ohne die existenzielle Gefährlichkeit, die aus der Ebenbürtigkeit der Paarbeziehung erwächst. Die Liebe zum Kind erscheint sicherer und in der Folge davon auch tiefer als die zum Partner, der Beginn eines langsamen Rückzugs. Verstärkt wird dies, wenn im Gefühl einer solchen sicheren Liebe alte Wünsche den eigenen Eltern gegenüber nochmals befriedigt werden sollen.

Gefördert wird dies auch von der Umwelt, von Eltern und Schwiegereltern, von Freunden mit oder ohne Kindern, von Ärzten und Ratgebern, wenn sie das Königreich des Kindes ausrufen. Das ohnehin durch die Geburt und die Versorgung des kleinen Kindes, eventuell auch den Forderungen eines älteren Kindes, schon genug gestresste Paar sieht sich zusätzlich den normativen Verschreibungen ausgesetzt, die dem Kind die erste Stelle einräumen. So setzt sich die Kinderzentriertheit der heutigen Familie auf Kosten der Paarbeziehung durch.

4.3 Delegation und Vermächtnis: Systemkonflikte

Man würde einen zu engen Begriff von familiären Austauschprozessen und damit verbundenen Konflikten entwickeln, wenn man sich auf die Generationskonflikte zwischen Eltern und Kindern und die Geschlechterkonflikte im Paar beschränken würde. Ein mehrgenerationaler Ansatz geht davon aus, dass ein umfassendes Verständnis von Familie nur möglich ist, wenn man zumindest die Großelterngeneration einbezieht. Auch dies ist jedoch eine willkürliche Begrenzung im Sinne einer Interpunktion in der Familiengeschichte. Sie entspricht zwar unserem genealogischen Gedächtnis, das selten weiter zurückgreift. Und die Möglichkeit zu vergessen ist eine unserer wichtigsten Ressourcen zur Lösung von Problemen. Doch unterschätzt sie Macht und Reichweite, die von familiären Ereignissen und Problemlagen ausgehen, weit über die unmittelbar beteiligten Personen hinaus.

Ein solcher Übergang von einer interpersonellen Sichtweise zu einer systemischen Sichtweise mit entsprechend unterschiedlichen Konflikten ist nicht trennscharf, sondern als fließend zu verstehen. Es werden Personen in einen Konflikt hineingezogen, die mit dessen Ausgangslage nichts zu tun haben. Häufig kennen sie die am ursprünglichen Konflikt beteiligten Personen gar nicht direkt, manchmal wissen sie sogar nicht einmal etwas von deren Existenz. Und dennoch treten sie in eine fremde Dynamik ein, die Einfluss auf ihr Leben nimmt.

Transporteure dieser Dynamik sind Personen aus dem unmittelbaren Nahbereich, insofern überlappen sich interpersonelle und systemische Konfliktlagen. Eine solche Weitergabe kann aktiv geschehen, die Logik der Blutrache, die als Vendetta in den Ländern Süd- und Südosteuropas auch heute noch wirksam ist, folgt diesem Muster. Ursprung und Ausgangslage des Konfliktes sind nach einiger Zeit gar nicht mehr rekonstruierbar, weil sich die Automatik des negativen Ausgleichs von Zug und Gegenzug verselbstständigt hat. Eine Tat folgt der anderen, der negative Ausgleich geht weiter »bis ins vierte Glied«, wie es in der archaischen Metapher der Bibel heißt.

Die Übernahme eines nicht erfolgten Ausgleiches
Häufiger ist eine passive Weitergabe ohne ein zielgerichtetes und bewusstes Handeln, die auf eine aktive Übernahme trifft, zumeist eines Kindes, das sich zu dieser Übernahme durch die Kräfte der familiären Bindung und Loyalität veranlasst sieht. Die grundlegende systemische Dynamik ist die, dass ein nicht erfolgter Aus-

gleich an einer Stelle des Familiensystems an einer anderen Stelle versucht wird. Der ursprünglich misslungene oder unausgeglichene Austausch kann dabei völlig in den Hintergrund rücken und in Vergessenheit geraten. Gerade dies verstärkt die Automatik der Übernahme und führt zu einem familiären »Wiederholungszwang« (Freud). Dieser schlägt sich dann in bestimmten Familientraditionen nieder, sodass sich in jeder neuen Generation jemand veranlasst sieht, einen bestimmten Verzicht auf sich zu nehmen. Woraus dieser besteht, speist sich nicht notwendigerweise aus dem ursprünglichen Geschehen, sondern bestimmt sich wiederum aus der je eigenen familiären Wertewelt.

So ist es in manchen Familien über mehrere Generationen Tradition, dass eines der Kinder einen Beruf wählt, der eine eigene Paarbeziehung oder Familiengründung ausschließt, z. B. indem er Priester wird. In armen Familien war und ist dies eine Möglichkeit, den jüngeren Kindern eine Ausbildung und hinreichende Versorgung zu ermöglichen. In reichen Familien kann dies auch ein Transporteur von Status und Macht sein. Der mit diesem Schritt verbundene Verzicht kann auch den Charakter von Strafe oder Selbstbestrafung annehmen. Um die »Ehre« der Familie wiederherzustellen, wird jemand zu diesem Schritt gezwungen oder verurteilt sich selber dazu, was ein Gefühl der Ungerechtigkeit im Familiensystem entstehen lässt, das von Generation zu Generation weitergereicht wird.

In einem anderen Fall werden bestimmte Symptome weitergereicht, es kommt zu einer auffälligen Häufung von psychodynamischen oder psychiatrischen Diagnosen, die nicht hinreichend aus der engeren Familiendynamik erklärt werden können. Dann erkrankt z. B. in jeder neuen Generation jemand an einer Depression. Wie bei allen familiären Konstellationen liegt in dieser Dynamik nichts Zwingendes. Die Forschungen zur Resilienz zeigen, dass zwei Personen, die unter den gleichen Bedingungen aufwachsen, sehr verschieden darauf reagieren, ohne dass man genau wüsste warum. Es ist also überzogen, hier einem »Schicksalsglauben« zu folgen. Dennoch sollte man auch nicht der rationalistischen Illusion aufsitzen, dass solche scheinbar unerklärlichen Zusammenhänge nicht möglich sind, nur weil wir sie nicht in einem Ursache-Wirkungs-Zusammenhang zu denken vermögen.

Weniger unheimlich und unverständlich wird diese Dynamik,

wenn man sich eine für viele Menschen wirksame Dynamik vor Augen hält. Fragt man jemanden, welches Alter er zu erreichen glaubt, so entspricht die Antwort in den meisten Fällen dem Alter der Eltern oder ist zumindest darauf bezogen oder davon abgeleitet. Wenn man einmal die biologischen Zusammenhänge von Konstitution und Vererbung abzieht, dann zeigt sich hier ein irrationales magisches Denken, das seine Basis in kindlichem Größenwahn und Erlösungsglauben findet und ins Erwachsenenalter hinein weiterwirkt. Es kommt erst zur Ruhe, wenn jemand das Lebensalter seiner Eltern überschritten hat.

Die aktive und passive Übernahme eines nicht erfolgten Ausgleichs im Sinne von übernommenen Schulden speist sich genau aus dieser kindlichen Magie, die das betroffene Kind glauben macht, es könne durch sein Handeln einen solchen Ausgleich bewirken. Triebkraft hierfür ist zum einen die Bindung des Kindes an eine nahe Person, am ehesten an die Eltern, und sein Glaube, dass es dieser Bindung nur gerecht wird, wenn es bestimmte Aufgaben übernimmt. Zum anderen wird eine solche Übernahme aktiv gefördert und gefordert, wenn ein Kind für einen Elternteil eine Person aus seiner eigenen Lebensgeschichte repräsentiert, z. B. einen früheren Partner oder ein verstorbenes Geschwister. Das Kind wird der Suggestion ausgesetzt, es sei genau wie jene andere Person aus der Vergangenheit, es werden ihm entsprechende Eigenschaften zugeschrieben und Gefühle entgegengebracht. Die alte Beziehung breitet sich allmählich in der neuen Beziehung aus und nimmt diese in Besitz.

Der Rücktritt von übernommenen Schulden
Dass die Logik der übernommenen Schulden diesem magischen Denken folgt, heißt keineswegs, dass Hintergrund und Auslöser einer solche Übernahme ebenfalls magisch sind in dem Sinne, dass sie reine Fantasiegebilde seien. Vielmehr erfordert die Auflösung einer solchen Übernahme zweierlei. Um von der Übernahme zurücktreten zu können, bedarf es einer Einsicht in die Wirksamkeit der zugrunde liegenden Prozesse und ein Zurücktreten vom kindlichen Erlösungsglauben. Es kann darüber hinaus auch darum gehen, eine alte Schuld anzuerkennen und nach Möglichkeiten des Ausgleichs zu suchen, nur eben andere als die bisher versuchten. Ziel ist ein positiver Ausgleich, der nicht altes Leid durch neues

Leid zu lindern versucht. Da es in der Natur dieser Dynamik liegt, dass dies gegenüber den ursprünglichen Personen nicht mehr möglich ist, braucht es für diesen Ausgleich einen anderen Adressaten. Welcher von den beiden Wegen wie gegangen wird, ist Thema der therapeutischen Arbeit und nicht Gegenstand einer normativen Setzung.
Hintergrund einer solchen übernommenen Schuld sind vor allem zwei Situationen, für die ein unterschiedliches Vorgehen nahe liegt: Jemand ist in der Vergangenheit aus dem familiären Zusammenhang ausgeschlossen worden, oder bestimmte Ereignisse aus der familiären Geschichte sind mit schuld in dem Sinne verbunden, dass dadurch ein anderer innerhalb oder außerhalb der Familie geschädigt wurde.
Der Ausschluss einer Person kann nicht im Nachhinein rückgängig gemacht werden, dies wäre eine Illusion. Doch kann der Tradierung dieser Dynamik durch eine symbolische Reintegration und Anerkennung der betroffenen Person ein Ende gesetzt werden. Um dies zu unterstützen, hilft ein Ausgleich gegenüber einer Person, die von dem Ausschluss indirekt betroffen war. Dies ist der Fall, wenn einer der Eltern oder auch der Großeltern einen früheren Ehe- oder Lebenspartner verlassen hat und der Schaden und das Leid dieser Trennung ganz auf dessen Seite verblieben sind. Ein nachgekommenes Kind aus einer neuen Beziehung hat dann von diesem Ausschluss insofern profitiert, als es seine Existenz dieser Trennung verdankt. Daraus speist sich die Dynamik der Übernahme. Um von dieser übernommenen Schuld besser zurücktreten zu können, ist es für den Erwachsenen später hilfreich und angemessen, ein eventuelles Kind aus dieser früheren Beziehung, das indirekt aus dieser Trennung Schaden erlitten hat, in irgendeiner Weise besonders zu bedenken, z. B. bei der Aufteilung des elterlichen Erbes.
Davon zu unterscheiden ist eine Dynamik, wenn jemand ein Verbrechen begangen hat mit schwerwiegenden Folgen für das Opfer, wie eine Vergewaltigung, ein Totschlag oder ein Mord. Seine Familie kommt in einen schwierigen Konflikt zwischen der Loyalität zu diesem Mitglied und der Anerkennung der Normen, die sein Verhalten verurteilen und mit Strafe belegen. Wird dieser Konflikt einseitig aufgelöst, entsteht mit großer Wahrscheinlich eine Dynamik von Schuld und Übernahme. Dies ist der Fall, wenn die Loyalität

aufgekündigt und der Täter aus dem Familienzusammenhang und in der Folge davon meist auch aus dem Familiengedächtnis ausgeschlossen wird. Der Ausschluss ist zugleich der Versuch, die eigenen Schuldgefühle im Hinblick auf die Tat zu bannen ebenso wie das Gefühl, indirekt beteiligt gewesen zu sein. Oder die Familie stellt sich ganz auf die Seite des Täters, leugnet die Tat oder den Schaden, konstruiert entlastende Motive oder greift das Opfer an, und macht sich dadurch in der Konsequenz die Tat zueigen. Indem die Dissonanz zur verletzten gesellschaftlichen Norm überspielt wird, gerät die ganze Familie in einen kriminellen Sog.

4.4 Familiäre Binnenmoral und kulturelles Umfeld: Umweltkonflikte

Nicht nur innerfamiliär stehen die verschiedenen Subsysteme in einem komplexen Wechselverhältnis zueinander, sondern dies gilt auch für Familiensysteme und ihre Umwelten. So ist Familie zum einen die Instanz der primären Sozialisation für die Kinder und stellt ihnen damit die Sichtweisen und Kompetenzen zur Verfügung, mit denen sie ihrer Umwelt begegnen, sich diese aneignen und bewältigen. Zum anderen stellt die Umwelt die Rahmenbedingungen her, unter denen Familien diese Leistung erbringen können oder eben auch nicht bzw. nur unvollkommen. Insofern steht Familie und Umwelt in einem gegenseitigen Austauschverhältnis. Familien legen zugleich eine hohe Eigenwilligkeit und Veränderungsresistenz gegenüber ihrer Umwelt zu Tage, die Beeinflussungsversuche von Familientherapie, Familien- und Jugendfürsorge, Familien- und Sozialpolitik geben reichlich Zeugnis davon. Es lässt sich daher von einer partiellen Durchlässigkeit der Systemgrenzen zwischen Familie und Umwelt reden. Wie sich diese Durchlässigkeit gestaltet, ist im Einzelnen zu untersuchen.

Der Versuch, allgemeine Bedingungen einer gelingenden Grenzziehung zu beschreiben, bleibt notwendigerweise vage und abstrakt. Es bedarf beider Seiten: genügend Abgrenzung, um den Mitgliedern ein Gefühl der Sicherheit und Geborgenheit sowie Räume für Intimität und emotionalen Austausch zu geben, sodass eine persönliche Fundierung der erwachsenen Familienmitglieder in gegenseitiger Zuneigung ebenso möglich ist wie das Behüten, Ver-

sorgen und Erziehen von Kindern; aber auch genügend Durchlässigkeit, um die Familie versorgen zu können, um Arbeit, Konsum und Erziehung zu organisieren, um die Selbstverwirklichung in und Begegnung mit der umgebenden Kultur zu ermöglichen oder die Kinder in diese Kultur hineinzuführen. Zudem verändern sich im familiären Lebenslauf die Prioritäten, die engere Grenzziehung einer Familie mit kleinen Kindern weicht mit der Zeit der eher durchlässigen Grenzziehung, wenn die Kinder älter werden oder aus dem Haus gehen (Hildenbrand 1983, bes. 83 ff.).
Idealtypisch lassen sich zwei Varianten denken, aus denen sich Schwierigkeiten ergeben: Eine Familie baut rigide Grenzen gegenüber der Umwelt auf, oder sie minimiert ihre Grenzen. Beide Möglichkeiten sind nur bis zu einem bestimmten Grad denkbar. Eines gewissen Austausches bedarf es immer, um die familiäre Reproduktion zu ermöglichen. Und ein Minimum an Grenze braucht ein Familiensystem, um überhaupt als ein solches verstanden zu werden. Dennoch macht die Ausformung der Grenzziehung in die eine oder andere Richtung einen Unterschied. Es können ihr allerdings sehr unterschiedliche familiäre Bedingungen zugrunde liegen mit jeweils unterschiedlichen Wirkungen. So entspricht eine enge Grenzziehung dem, was René König die überorganisierte Familie genannt hat, bei einer stark durchlässigen Grenze entsteht der Typus der desorganisierten Familie (R. König 1976, 130 ff.). Erst aus all diesen Faktoren zusammen, aus der jeweiligen Verflechtung der Psychodynamik der Familienmitglieder und des Familiensystems als Ganzem sowie aus der spezifischen Soziodynamik des jeweiligen Austausches mit der Umwelt, ergibt sich die Vielfalt der Problemlagen.

Rigide Systemgrenzen
Eine typische Form rigider Grenzziehung entsteht, wenn alle familiären Prozesse und Vorgänge gegen die Umwelt abgeschottet werden. Hauptanliegen und Verpflichtung aller Familienmitglieder ist es, nach außen ein einheitliches und harmonisches Bild der Familie zu vermitteln. Um dies zu gewährleisten, sind weder Konflikte in der Familie erlaubt, noch dürfen sie nach außen durchdringen. Dies kann sowohl mit einer übertriebenen (väterlichen) Autorität einhergehen wie mit (mütterlicher) Überfürsorglichkeit, in beiden Fällen mit der Konsequenz eines äußerlich angepassten Verhaltens

aller Familienmitglieder. Diese »Fassadenfamilie« ist in der familientherapeutischen Literatur vielfach beschrieben worden. Ihre Mitglieder neigen zu selbstschädigendem Verhalten und psychosomatischer Symptombildung, und die Ablöseprozesse der Kinder sind erheblich erschwert. Die Dynamik von Magersucht und Buliemie ist hier einzuordnen. Hinter der Fassade entwickelt sich in einzelnen Fällen eine hohe innerfamiliäre Abweichung bis hin zum Inzest.

Eine Abschottung gegenüber der Umwelt ergibt sich allerdings auch, wenn es in der Vergangenheit der Familie Ereignisse gegeben hat, die einen festen Zusammenschluss erzwungen haben. Dies ist der Fall bei traumatischen Vorfällen wie plötzlichen Todesfällen. Die Familie zieht sich in einer Zeit der Belastung auf sich selbst zurück, um ihre Ressourcen zur Bewältigung der Krise zu sammeln. Zum Problem wird dies erst dann, wenn dieser Rückzug auf Dauer gestellt wird. Eine solche Dynamik, das zeigen viele der inzwischen vorliegenden Untersuchungen (Danieli 1998), entwickelt sich stark traumatisierten Familien, die unter dem Holocaust gelitten haben. Die (Eltern-)Generation, die diesem Trauma ausgesetzt war, bindet mit ihrem Schmerz die Kinder in dem Gefühl, diese Wunden ihrer Eltern pflegen zu müssen.

Die Umwelt wird (unbewusst) als Repräsentant der Tat und der Täter gesehen, was den Austausch mit ihr und in der Konsequenz dann auch den Ablöseprozess der nachfolgenden Generation erschwert.

Eng damit verbunden ist die Dynamik von Familiengeheimnissen. Gegenstand solcher Geheimnisse sind nicht nur Ereignisse, die innerfamiliär oder von der Umwelt als abweichend verstanden und definiert werden, sondern es werden dadurch auch bestimmte als wichtig, einschneidend oder traumatisch eingeschätzte und erlebte Ereignisse aus der familiären Kommunikation ausgeschlossen. In der Verarbeitung der nationalsozialistischen Vergangenheit ähneln sich darin die Familien der Opfer und die der Täter. Die familiäre Einkapselung dient dazu, die Schmerzen über das Erlittene und die Schuldgefühle über das Geschehen zu regulieren und abzuwehren.

Flucht und Migration
Eine Verstärkung der Systemgrenzen kann ebenfalls erfolgen als Reaktion auf eine plötzlich veränderte Umwelt. Dies ist der Fall

bei Flucht und Vertreibung und weniger dramatisch, aber genauso tief greifend, bei Migrationsfamilien (Bourdieu 1997, Treibel 1999). Eine Familie wird dann aus ihrem bisherigen kulturellen Umfeld, mit dem sie sich im Einklang wusste, in einen anderen Kontext versetzt, den sie nicht kennt und der mit den innerfamiliären Werten und Normen massiv in Konflikt kommen kann. Solche Familien müssen im Zeitraum von noch nicht einmal einer Generation einen sozialen Wandel verarbeiten, der sich sonst über mindestens drei bis vier Generationen hinzieht. In Deutschland ist dies in starkem Maße der Fall bei türkischen Migrantenfamilien und führt zu schweren und konsequenzreichen Kollisionen zwischen Umwelt und Familie.

Vor allem die Kinder aus solchen Familien, die Migranten der zweiten und dritten Generation, geraten in einen schwierigen Loyalitätskonflikt. Während die Eltern ihr Leben lang von der Rückkehr ins Heimatland träumen, die aber gar nicht mehr realisierbar ist, zu sehr sind die Brücken auch für sie abgebrochen oder zu wenig haben sich die wirtschaftlichen Hoffnungen erfüllt, so stehen die Kinder zwischen den Kulturen, sind weder in der einen noch in der anderen Kultur wirklich verankert. Ein Aufwachsen und Leben in zwei verschiedenen Kulturen birgt zwar ebenso wie eine binationale Herkunft ein großes Potenzial. Das Lernen von zwei Sprachen und kulturellen Standpunkten öffnet schon in früher Jugend den Blick über die relative Begrenztheit hinaus, die letztendlich jeder Kultur eigen ist. Doch auch unter guten Bedingungen stellt sich im Lebenslauf das Phänomen einer »biographischen Rückwende« (Beck-Gernsheim 2001, 4) ein, die bei binationalen Paaren, wie auch bei kulturell gut integrierten Personen erhebliche Dissonanzen auslösen kann. Eine solche Integrationsleistung durch eine aktive Aneignung der fremden Kultur erfordert, dass dafür auch die kulturellen Ressourcen in Familie und Umwelt bereitstehen bzw. -gestellt werden. Dies ist aber bei Migrationsfamilien aus nichtwestlichen Ländern, vor allem aus der Türkei, vielfach nicht der Fall. Sie kommen aus bäuerlichen oder Arbeiterverhältnissen, und Bildung spielt eine geringe Rolle. Entsprechend gering sind ihre kulturellen Ressourcen zur Bewältigung der neuen Lebenssituation.

Kriminalität und abweichendes Verhalten
Die Herausbildung einer solchen innerfamiliären Subkultur ist keineswegs auf Migrationsfamilien beschränkt. In gemäßigter Form findet sie sich in jeder Familie und zum Problem wird sie erst, wenn eine Familie Wertsysteme entwickelt und in Verhaltensweisen umsetzt, die mit der Umwelt nicht kompatibel sind. Es kommt also auch aus ganz anderen Gründen zu einer durch die Kräfte familialer Loyalität bedingten Weitergabe von abweichendem Verhalten. Es entsteht dann eine Art kriminelles Milieu, in dem bestimmte Handlungen innerfamiliär als erwünscht gelten oder zumindest geduldet werden, die außerfamiliär als abweichend oder kriminell angesehen werden. Die Familienmitglieder sind sich dieser Diskrepanz durchaus bewusst. Um die auftretende Dissonanz zu bewältigen, konstruieren sie einen eigenen Begründungszusammenhang, der ihr Handeln als gerechtfertigt erscheinen lässt. Es wird eine Rechnung aufgemacht zwischen der Familie und ihrer Umwelt, die zum Ergebnis führt, dass diese der Familie noch etwas schuldet, und in ihren Augen so etwas entsteht wie eine »legitime Abweichung« oder ein »legitimer« Diebstahl.
Eine solche Argumentation wird unterstützt, je mehr sich gesellschaftlich insgesamt eine Haltung durchsetzt, die das Erringen eines persönlichen Vorteils in einer entfesselten Ökonomisierung zur zentralen Norm werden lässt. Insofern durchdringen sich gesellschaftliche und familiäre Prozesse, und die jeweiligen Vorstellungen von »normal« und »abweichend« bleiben, so sehr sie auch auseinanderfallen mögen, aufeinander bezogen. Familiäre Abweichung ist daher auch keineswegs ausschließlich als Unterschichtsphänomen zu begreifen. Sie wird dort nur eher sichtbar und entsprechend häufiger Gegenstand sozialpädagogischer oder therapeutischer Intervention. Auch die zunehmend häufiger werdenden Fälle von Korruption in Wirtschaft und Politik haben familiale Hintergründe und Auswirkungen, den Betroffenen stehen zu ihrer Bewältigung aber andere Ressourcen zur Verfügung, die ihnen entsprechend andere Formen der Problembewältigung ermöglichen.
Wie auch immer der Fall im Einzelnen strukturiert sein mag, die innerfamiliäre Verrechnung lässt sich nicht vollständig von den Urteilen und Normen der Umwelt abkoppeln. Entstehen durch das Handeln eines oder mehrerer Familienmitglieder Schulden in dem Sinne, dass jemandem anderen Schaden zugefügt worden ist, so

bewirkt dies eine Dynamik, die auf einen Ausgleich drängt. Kann der Schaden nicht »im Guten« ausgeglichen werden, weil er gar nicht anerkannt ist, so steigt die Wahrscheinlichkeit, dass dies »im Schlechten« geschehen wird, entweder indem ein anderes Familienmitglied in diese Aufgabe hineintritt oder indem die Familie als Ganze den Preis zahlt durch soziale Isolation und Ausstoßung.

Durchlässige Systemgrenzen
Eine hohe Durchlässigkeit familiärer Grenzen produziert eine geringe familiäre Kohäsion. Eine solche Familie ist desorganisiert in dem Sinne, dass weder ihr personeller Bestand noch ihr Lebensraum klare Grenzen aufweist. Die familiären Beziehungen sind rau und lieblos, die Familie im umfassenden Sinne »unbehaust«. Dies geht einher mit geringen ökonomischen und kulturellen Ressourcen, um mit schwierigen Lebenssituationen wie Trennungen und Arbeitslosigkeit umzugehen und diese zu bewältigen. Die mit der Zugehörigkeit zu deklassierten Schichten verbundenen schwierigen sozialen Bedingungen sowie der familiäre Interaktionsstil und die Fähigkeiten zur Problem- und Konfliktbewältigung sind eng miteinander verknüpft und bedingen sich gegenseitig, das wird deutlich aus der umfassenden Literatur zu sozialen Randlagen (Albrecht u. a. 1999).
Diese Familien sind das bevorzugte Ziel von staatlichen Eingriffen, sei es erzieherischer oder juristischer Art, oder einer Mischung von beiden. Im sozialpädagogischen Feld von Familien- und Erziehungshilfe begegnen einem daher viele Familien dieser Art. Das Vokabular zu ihrer Typisierung hat sich zwar im Laufe der Zeit verändert, man spricht heute nicht mehr von einer dissozialen und verwahrlosten Familie. Erscheinungsbild und Verhaltensmuster der Familienmitglieder weisen jedoch zum Teil massive Störungen auf. Die Desorganisation kann dabei eine vorübergehende Erscheinung sein, ausgelöst durch eine familiäre Krise, wie sie eine Trennung oder ein plötzlicher Todesfall darstellt. Solche Familien kommen für eine Weile aus dem Tritt. Hilfe von außen bleibt dann ein temporärer Eingriff, wird zumeist gut angenommen und in die familieneigenen Ressourcen integriert. Häufig aber ist die durch eine übermäßig durchlässige Grenze verursachte Desorganisation eine übergreifende Erscheinung und reicht weit in die Familiengeschichte zurück. Gerade Familien in sozialen Randbereichen

bleiben dann über mehrere Generationen in einem Kreislauf gefangen, der aus defizitären Bedingungen innerhalb wie außerhalb der Familie immer wieder neue Defizite entstehen lässt. Entsprechend richten sie sich ein mit den Instanzen sozialer und staatlicher Hilfe und Kontrolle, die durch ihre fortwährenden Eingriffe das Symptom der mangelnden Grenzziehung fortsetzen und damit zu einem Teil des Problems werden (Henkel u. a. 2002).
Die Beziehungen im Paarsystem sind unstabil und wechselhaft, nicht selten gibt es Kinder aus mehreren Beziehungen, von denen aber keine auf Dauer Bestand hat, was eine andauernde Umorganisation der Familie zur Folge hat. Die Eltern kommen selber aus Familienverhältnissen, aus denen sie frühzeitig ausgestoßen wurden oder ausgerissen sind. Den Mangel an Versorgung und Behütung, dem sie selber ausgesetzt waren, geben sie an ihre Kinder weiter, weil sie selber gar nicht die Ressourcen zur Verfügung haben, um einen familiären Zusammenhang und Zusammenhalt herzustellen. Die familiäre Grenzauflösung verbindet sich mit einer Problematik persönlicher Grenzziehung im Sinne einer unstabilen Ich-Identität, wie sie ihren Ausdruck in Drogenmissbrauch und Alkoholismus findet.
Den mangelnden Grenzen nach außen entspricht eine unstabile interne Grenzziehung. Die Logik der Beziehungen dreht sich um, »statt dass die Eltern den Kindern eine Zukunft versprechen könnten, müssen die Kinder als Lebenssinn der Eltern fungieren« (Honig 1992, 68). Die Überforderung der Kinder und die Enttäuschung der Eltern sind damit vorprogrammiert, sei es als Parentifizierung der Kinder durch die Eltern, sei es in Vernachlässigung und Misshandlung der Kinder, in sexuellem Missbrauch oder familiärer Gewalt, die vor allem von Männern gegen ihre Frauen oder gegenüber den Kindern ausgeübt wird.

Familiäre Gewalt und sexueller Missbrauch
Beide Phänomene, sexueller Missbrauch wie familiäre Gewalt, stehen quer zu allen Versuchen, einen bestimmten Typus von Familie oder Familienproblemen ausfindig zu machen, die hierfür besonders anfällig sind. Vor allem im Inzest verdichten sich alle bislang aufgeführten Konfliktlinien. So ist er auch durch die Unterscheidung von rigider oder durchlässiger Grenzziehung nicht hinreichend zu charakterisieren, ebenso wie er sich nicht auf bestimmte

soziale Schichten oder Milieus beschränkt, selbst wenn man hier mitverursachende Faktoren ausmachen kann. Inzest ist sowohl ein innerfamiliäres Problem, verweist aber auch auf einen Konflikt zwischen Familie und Umwelt, und dies nicht erst, wenn die Instanzen sozialer Kontrolle in Erscheinung treten. Denn auch wenn die beteiligten Personen, »Täter« wie »Opfer«, einen hohen Aufwand treiben, um die Tat oder ihre Bedeutung zu verleugnen oder zu rationalisieren, so signalisieren sie doch gerade durch diese Manöver ein implizites »Wissen« um die verletzte Norm und die Unrechtmäßigkeit ihres Verhaltens. Deutlich wird dies in der typischen Spirale von Tat, Scham über die Tat, Verleugnung oder Wut über die Beschämung und erneuter Tat.

Noch jede Familientheorie und -therapie hat sich an diesem Thema abgearbeitet, weil der Inzest in verdichteter Form alles enthält, was Familie ausmacht, inklusive der stärksten und am meisten tabuisiertesten Form familiärer Abweichung. Ich will hier nicht auf die Entstehung dieses Tabus eingehen, dessen Begründung eine Vielfalt von Problemen aufwirft (Bischof 1989, Lévi-Straus 1993), sondern auf die familiäre Dynamik, die dieser Übertretung zugrunde liegt. Im Inzest missglückt die Dynamik der ödipalen Triade sowohl im Hinblick auf das Geschlechter- wie auf das Generationenverhältnis, und sowohl innerfamiliär wie im Verhältnis der Familie zur kulturellen Umwelt. Dabei ist »der Mißbrauch des Kindes durch den Vater und die untergeordnete Stellung der Ehefrau zu einer Konstellation verknüpft, die *einerseits unverwechselbar patriarchalisch ist, andererseits aber mehrere Täter und mehrere Opfer hat*. Daher kann der sexuelle Mißbrauch sowohl als Extremform männlicher/väterlicher Dominanz wie auch als Zusammenbruch der patriarchialen Familienstruktur begriffen werden, in der Fürsorge und Autorität ihren Sinn verloren haben« (Honig 1992, 109, i.O. kursiv). Inzest erscheint daher sowohl als Ausdruck von familiärer Überorganisation und rigider Grenzziehung nach außen, aus der ein inzestiöses Binnenklima entsteht. Und es ist zugleich Ausdruck von familiärer Desorganisation und einer Grenzaufweichung nach innen, zwischen Elternsystem und Kindersystem, sowie nach außen, wenn die Tat von jemanden außerhalb des engeren Familienkreises begangen wird und der Schutz der Eltern versagt.

Bei aller Unterschiedlichkeit der einzelnen Konstellationen, die zu einem Inzest führen können, tauchen in der innerfamiliären Dynamik bestimmte Problemmuster immer wieder auf (Hellinger in Weber 1993, Hirsch 1994, Honig 1992). In der häufigsten Form, dem Vater-Tochter-Inzest, sind die Täter schwache und subdominante Männer, die in ihrer eigenen Kindheit entweder die Mutter früh verloren oder als sehr distanziert erfahren haben oder ohne Vater groß geworden sind. Die unaufgelöste Bindung an die eigene Mutter setzt sich in ihren Unterlegenheitsgefühlen und -erfahrungen gegenüber ihrer Frau fort. Aus dieser Position heraus parentifizieren sie ihre Töchter und agieren dann in dieser Beziehung ihren ungelösten ödipalen Konflikt mit der eigenen Mutter als Übergriff gegen die Tochter. Die Mütter dieser Töchter sind im Geschehen »stille Partner«, indem sie wegschauen oder die Töchter aktiv dem Vater zuführen, um sich selber zu entlasten. Die Tochter wird so in Rivalität zu ihrer Mutter gesetzt, oder sie geht aktiv in diese Rivalität hinein. Den Übergriff des Vaters erfährt sie als traumatischen Vertrauensbruch, eventuell auch als die einzige Quelle von Liebe und Anerkennung, die ihr entgegengebracht wird. Alle Familienmitglieder sind, manchmal über Jahre, im gemeinsamen Verschweigen des Übergriffs gegenseitig gebunden, der Inzest wird zu einem Mittel, die familiären Trennungsängste zu beschwichtigen, die ganze Familie wird zu einer »paranoiden Festung« (Hirsch 1994, 148).

Auch wenn man es also mit dem Übergriff eines Starken (einem Erwachsenen) gegenüber einem Schwachen (einem Kind) zu tun hat, so wird die Dynamik des Inzests erst verständlich, wenn die Beteiligung aller gesehen wird. Ohnehin bleibt in vielen Fällen der Inzest nur deshalb so lange verborgen, weil die betroffene Tochter durch die Schuldgefühle gebunden ist, mit ihrer Veröffentlichung der Tat den Täter und die Familie insgesamt zu schädigen, was wiederum in manchen Fällen durch die Täter aktiv genutzt wird. Ein gelingender therapeutischer Umgang mit dem Inzest muss diese Schulddynamik berücksichtigen, sonst wird das Trauma der Tat durch seine Aufdeckung verfestigt. Die Betroffenen werden in ein ausweglos erscheinendes Bedrängnis gegenüber ihren Eltern gebracht. Auf der einen Seite steht die Wut auf den Täter oder das Versäumnis der Mutter, das Kind angemessen geschützt zu haben. Auf der anderen Seite stehen die Schamgefühle vor der unbewältigten Situation, vor allem wenn der Übergriff mit Lustgefühlen

verbunden war oder andere Vorteile mit sich gebracht hat. Hinzu kommt das Gefühl von Schuld, in irgendeiner Weise an der Situation beteiligt gewesen zu sein. Diese Schuldgefühle treten in zweierlei Gestalt auf, als ödipale Schuld aufgrund der Rivalität gegenüber der Mutter, als übernommene Schuld, um den Vater zu entlasten und ein positives Bild von ihm zu bewahren (Hirsch 1994, 98). Denn hinter der Verletzung und Enttäuschung steht der ungebrochene Wunsch des Kindes nach der Liebe der Eltern.
So bringen sich die Impulse zur Verurteilung der Eltern sowie die Tendenz zur Selbstbestrafung oder Selbsterniedrigung in promiskuitivem Verhalten oder der späteren Partnerwahl, die bei vielen Inzestopfern zu finden ist, gegenseitig hervor. Dieses Dilemma bzw. der Versuch ihm zu entkommen, bietet eine mögliche Erklärung dafür, dass aus früheren Opfern später selber Täter werden, die ihre eigenen Kinder nicht schützen, und damit Inzest generationsübergreifend weitergegeben wird. Mit der Tat werden die früheren Opfer ihren Zorn los und gleichzeitig der Loyalität zum Täter gerecht, indem sie ein wenig so werden wie er.

4.5 Der fremde und der eigene Tod: Existenzielle Konflikte

Das stärkste Thema nicht nur in der Familie, sondern im Leben selbst ist das Hingehen des Lebens zum Tod. Das Vergehen der Zeit rahmt all unser Handeln, und erst unsere Vergänglichkeit gibt diesem Handeln Sinn. Gäbe es diese absolute Grenze nicht, dann wäre alles Handeln vorläufig. Es gäbe immer neue, unbegrenzte Möglichkeiten zukünftigen Handelns. Unser Tun und Lassen wäre letztendlich ohne Konsequenzen, zumindest ohne solche, die nicht mehr revidierbar wären. Der Kairos, die Gunst des Augenblicks, würde bedeutungslos vor der Möglichkeit immer neuer Augenblicke, unser Leben sinnlos in dem Maße, wie nichts mehr einzigartig wäre. Der Tod ist der größte Produzent von Sinn und Sinnhaftigkeit im Leben, ohne ihn wäre unser Leben, so wie wir es kennen, nicht denkbar. Es wäre leer.
Zugleich ist der Tod Auslöser und Ursache einer existenziellen Angst, die uns unser Leben lang begleitet. Diese Angst setzt mit der Einsicht des Kindes in die eigene Sterblichkeit etwa im Alter

von sechs bis sieben Jahren ein. Sie kann zutiefst erschrecken und ist zugleich Teil eines Entwicklungssprungs oder sein Auslöser. Sie vertreibt das Kind aus dem Paradies seiner Sorglosigkeit und eröffnet die Relativität und damit auch die Vielfalt der Welt und der in ihr stattfindenden Ereignisse und Handlungen. Diese Einsicht kann aber noch lange magisch bleiben. Dann glaubt das Kind, die eigene Macht und die der Eltern sei nicht geschmälert. Die Eltern haben das Leben gegeben, warum sollten sie es nicht auch bewahren können. Realität und Magie vermischen sich und fließen dergestalt in die familiären Verrechnungsprozesse ein.

Es dauert manchmal Jahre und Jahrzehnte, bis diese Einsicht in ihrer ganzen Wucht angenommen ist, und die Abwehr des Wissens um unsere Sterblichkeit begleitet manchen bis aufs Sterbebett. Gestützt wird dies von einer starken kulturellen Verleugnung des Todes (Ariès 1980). Er ist ausgelagert in Krankenhäuser und Hospize, delegiert an Experten und Dienstleister. Seine Allgegenwärtigkeit in den Medien, in Fernsehen und Film banalisiert und verfälscht ihn. Wir werden gleichgültig gegenüber den Bildern des Schreckens, die uns von den Krisen- und Kriegsorten der Welt erreichen. In regelmäßigen Abständen werden sie zur Unerträglichkeit gesteigert durch die Trivialisierung des Todes, als »Kollateralschaden« oder als Preis für die Verteidigung »höherer Werte«, bevor wir wieder in eine erträgliche Gleichgültigkeit zurückfallen.

Verleugnet und verdrängt wird dabei, dass es gerade die Grenze des Todes ist, die uns mit der Herausforderung der Selbstverantwortung konfrontiert. Der Tod, so Jean Paul Sartre (1991), verurteilt uns zur Freiheit. Durch ihn werden wir aufgefordert, unser Leben in die Hand zu nehmen, Verantwortung für uns und für andere zu übernehmen. Dieser Gedanke der Existenzialphilosophie ist zu einer wesentlichen Antriebskraft der humanistischen Psychologie (Yalom 1989, König 2002 b) geworden und spielt eine zentrale Rolle in der Aufstellungsarbeit.

Es ist nun nicht nur in der Familie, dass uns diese Erfahrung des Todes das erste Mal begegnet, sondern ohne die Tatsache der Sterblichkeit wäre Familie als Abfolge der Generationen gar nicht denkbar. Wir sind da, nur weil andere vor uns da waren und für uns Platz gemacht haben, so wie wir wieder Platz machen werden für die, die nach uns kommen. Beide existenziellen Grenzen, die Geburt ebenso wie der Tod, sind konstitutiv für Familie. Wie groß der

Schmerz über den Tod daher auch sein mag, den fremden wie den eigenen, so ist er doch verknüpft mit einem Gefühl der Stimmigkeit, wenn das Geschehen dem Fluss der Zeit gerecht wird, wenn die Großeltern vor den Eltern und die Eltern vor den Kindern sterben und keiner vor seiner Zeit.
Doch auch mitten im Leben stehen wir immer in Reichweite des Todes. Er kann jederzeit kommen, mal nach langer Krankheit, mal plötzlich und ohne Vorwarnung. Mancher sucht ihn gar, sieht keinen anderen Ausweg, fühlt sich gezogen wie von einer fremden Kraft oder einem Auftrag, den er glaubt nicht zurückweisen zu können. Krankheit und Tod, und nochmals mehr der freiwillige Tod ebenso wie die Verursachung oder Beteiligung am Tod eines anderen, all dies sind nicht hintergehbare Tatsachen, mit denen in einer Familie umgegangen werden muss. Suizide sind immer in familiendynamische Prozesse eingebettet und wirken wieder in diese zurück. Als Individuen wie als Mitglieder einer Familie sind wir darauf angewiesen, unserem Leben und Sterben ebenso wie dem der uns nahen Personen einen Sinn zu verleihen. In und durch diese Sinnschöpfung sind wir mit den anderen verbunden. Der Tod als absolute Grenze ist hierbei nicht nur Garant einer solchen Sinnschöpfung, sondern birgt zugleich seine stärkste Erschütterung. Wird der Fluss der Zeit durchbrochen, droht eine Überschwemmung durch Gefühle von Sinnlosigkeit bis hin zum Glauben, man habe das Anrecht auf das eigene Leben und die Zugehörigkeit zum Familiensystem verloren.
Reale Ereignisse und ihre magisch-irrationale Verarbeitung sind hierbei untrennbar verbunden. Der Tod eines Kindes z. B., sei es bei der Geburt oder in jungen Jahren, ist für eine Familie immer eine traumatische Erfahrung, springt dieser Tod doch aus der natürlichen Ordnung der Zeit heraus. Gelingt es, diesem Kind in der Familie einen Platz zu geben, kann dieses Ereignis besser verarbeitet werden. Das Trauma muss gleichsam präsent gehalten werden, um es überwinden zu können. Häufig aber geschieht etwas anderes: Die Familie zieht sich vor der Wucht des Ereignisses zurück und versucht, schnell wieder zur Normalität zurückzukehren. Unterstützt wird dies, wenn der frei gewordene Platz neu besetzt werden kann durch ein nachgeborenes Kind. Dies kann so weit gehen, dass dieses Kind den Namen des Verstorbenen bekommt und damit direkt mit ihm verbunden ist. Es wächst dann in das

Gefühl hinein, seinen Platz dem frühen Tod eines anderen zu verdanken. Der Preis für das eigene Leben wird dann so hoch, die Schulden derartig unbezahlbar eingeschätzt, dass es die einzige Möglichkeit des Ausgleichs darin sieht, die Gabe des Lebens nicht anzunehmen, sei es durch eine depressive Position oder Formen der Selbstschädigung bis hin zum Suizid.

Gesteigert ist diese Dynamik, wenn Gewalt und Tod von außen in die Familien einbrechen und sich die Verrechnung des eigenen Lebens mit dem Schicksal aller anderen Familienmitglieder verbindet, wie dies in der Folge des Holocaust und anderer kollektiver Gewaltprozesse der Fall ist. Die Überlebenden fühlen sich in der existenziellen Schuld der Gestorbenen und scheitern auf der Suche nach einem Sinn des völlig Sinnlosen und Unfassbaren, wie es Krieg und Völkermord darstellen. Diese »Überlebensschuld« kann sich bis zur Unerträglichkeit steigern, der freiwillige Tod erscheint, noch Jahrzehnte nach dem ursprünglichen Ereignis, als einziger Ausgleich. Forschungen zum Holocaust geben davon ebenso Zeugnis wie die literarischen Selbstberichte von Überlebenden.

Selbst wenn unser Leben nicht von solchen Katastrophen geprägt ist, so zeigen uns doch die Toten den Weg, den auch wir einmal gehen werden. Vor der Unendlichkeit des Todes ist das Leben nur Aufschub, und schon Marcel Mauss (1975) hat darauf hingewiesen, dass sich in den meisten Kulturen Rituale finden lassen, mit denen die verstorbenen Ahnen besänftigt werden sollen, damit sie uns diesen Aufschub gewähren. Im Alltag ist dafür der häufigste Ort unsere Erinnerung, in der trotz der absoluten Grenze des Todes die Verstorbenen weiterleben bis zum Tag des eigenen Todes. Erst wenn diese Erinnerung vergangen ist, dann ist eine Person ganz in der Vergangenheit versunken. Und diese Erinnerung ist keineswegs statisch, weder den Lebenden noch den Verstorbenen gegenüber. Sie verändert sich, so wie wir uns verändern, und mit ihnen auch die Beziehungen zu den erinnerten Personen. Auch wenn der Tod die letzte Grenze einer Beziehung ist, so geht diese Beziehung dennoch in uns weiter, im Guten wie im Schlechten. Bindung und Verrechnung, Gewissen und Loyalität wirken über diese letzte Grenze hinaus bis zu unserem eigenen Tod.

II. Theorie und Konzept der Aufstellungsarbeit

Neu entstehende psychotherapeutische Ansätze und Methoden haben die Tendenz, sich selbst und ihr originäres Setting absolut zu setzen. Die Psychoanalyse mit ihrem zentralen Arbeitssetting der Couch ist dafür ebenso ein Beispiel wie die frühe Gruppendynamik mit ihrer Überhöhung der Gruppe oder die Familientherapie mit ihrem anfänglichen Bestehen auf einem Arbeitssetting mit der ganzen Familie. Zugleich erwächst aus der Selbsteinschätzung heraus, für alles und alle zuständig zu sein, die schnelle Übertragung eines Ansatzes, der in einem spezifischen Setting gewonnen wurde, auf eine Vielzahl von Arbeitssettings, ohne dass die Konsequenzen für den methodischen Ansatz bedacht werden. So ist die Aufstellungsarbeit in großer Geschwindigkeit aus der Psychotherapie in Erwachsenenbildung, Supervision und Organisationsberatung übernommen worden.
Bert Hellinger selber, als ein herausragender Vertreter dieses Ansatzes, lässt sich gar nicht über die Aufstellungsarbeit allein beschreiben. In seiner Arbeit verbindet sich eine Vielzahl von therapeutischen und nicht-therapeutischen Einflüssen, aus Gruppendynamik, Transaktionsanalyse, Primärtherapie, Familientherapie und Hypnotherapie sowie aus westlicher und östlicher Lebensphilosophie. Unter denen wiederum, die mit Aufstellungen arbeiten, finden sich reine Pragmatiker neben Predigern von Liebe, komplizierte Tüftler neben ideologischen Vereinfachern, stark kognitiv ausgerichtete Systemiker neben naiven Esoterikern, und es kommt zu einer inflationären Ausbreitung immer neuer Ordnungsideen. Dieser Dschungel an Unterschieden ist in sich wieder ein interessantes Phänomen (König 2000 b).
Die Entwicklung der Aufstellungsarbeit, vor allem in ihrer charismatischen Version, ist zudem eng verbunden mit den Arbeitsbedingungen einer freiberuflichen und institutionell nicht gebundenen Psychotherapie, im Feld der klassischen klinischen Psychotherapie wäre dies so nicht denkbar. Eine solche Charismatisierung ist typisch für fast alle Vertreter und Erfinder psychotherapeutischer Methoden, spätestens dann, wenn sie sich aus dem

institutionellen Feld ihrer beruflichen Herkunft gelöst und deren Einschränkungen hinter sich gelassen haben, sei es Klinik, Wissenschaft oder Kirche, um nur die klassischen drei Felder zu nennen. Die Charismatisierung ersetzt die Funktion, die vorher diese Institutionen für die Legitimierung der eigenen Tätigkeit gespielt haben.

Die folgende Darstellung versucht, einen Weg durch dieses undurchsichtige Feld zu finden und zur Konzeptbildung beizutragen. In der Geschichte der Psychotherapie sind ohnehin die *Praxiskonzepte den Erfindungen der Praxis nachgefolgt*. Psychotherapeutisches Handeln lebt aus der Situation und lässt sich durch Konzepte und Theorien weder hinreichend vorbereiten noch erklären. Der Praktiker handelt zwar auf dem Hintergrund bestimmter Grundannahmen, z. B. solchen, wie ich sie im ersten Teil expliziert habe, aber zugleich lebt er von seiner Erfahrung und seiner Intuition in der Situation. Es gibt keine stringente Ableitung der Praxis aus der Theorie, sondern vielmehr zwei Welten, die aufeinander bezogen zu denken sind. Die Professionalität des Praktikers besteht zum guten Teil darin, dass er im Nachhinein die Hintergründe seines Handelns explizieren kann. Hier ähnelt er durchaus seinem Klienten, dem das Verstehen zwar zu helfen vermag, aber im psychotherapeutischen Prozess nur eine Ebene der Veränderung darstellt neben anderen.

So sind auch die Lernprozesse des Praktikers eher dadurch charakterisiert, dass man eine Methode lernt, diese zu Anfang eine eigene Evidenz hat, und erst nach einer Weile der Erfahrung mit ihr fängt man an, sich die relevanten Fragen über deren theoretischen und konzeptionelle Hintergründe nochmals zu stellen. Die folgenden Erkundigungen sind das Ergebnis eines solchen Lernprozesses, überwog doch bei der ersten Begegnung mit der Aufstellungsarbeit ebenso wie in ihrer ersten eigenen Anwendung ihre unmittelbare Evidenz, die erst allmählich durch das Nachfragen abgelöst wurde, was denn hier eigentlich zur Wirkung kommt.

Zwei Besonderheiten dieses Lernprozesses möchte ich hervorheben. Zum einen bin ich immer sowohl an der Welt der Praxis wie an der Welt der Theorie interessiert gewesen. Auch wenn diese beiden Welten ihre je eigene Logik haben, so erwächst mein Interesse am Gegenstand gerade an der kreativen Spannung, die zwischen diesen Welten besteht. Diese Spannung ist für mich nie zu einem Widerspruch geworden, ich erlebe sie vielmehr als ein stetiges Ineinanderfließen und eine gegenseitige Befruchtung. Zum Zweiten haben mich immer die beiden sozialen Phänomene Gruppe und Familie interessiert, was heute auch meine praktische Arbeit prägt in Gruppendynamik und Aufstellungsarbeit.

Nachdem ich die relevanten Hintergrundannahmen der Aufstellungsarbeit über ihren *Gegenstand* Familie schon in Teil I dargestellt habe, werde ich im Folgenden ihre *Vorgehensweise* als aktionsorientiertes Gruppenverfahren auf zwei zentrale Quellen zurückverfolgen, den Ansätzen von Virginia Satir und Jakob Moreno, und auf diesem Hintergrund ihre Besonderheiten und Weiterentwicklungen herausarbeiten. Im Sinne einer mehrfachen Beschreibung expliziere ich die Vorgehensweise dann in einem zweiten Schritt anhand der ausführlichen Rekonstruktion einer Aufstellungsarbeit. In einem dritten Schritt wird dies dann in einem theoretischen Entwurf zusammengeführt. Den Abschluss machen zwei weitere Fallvignetten.

5. Annäherungen an ein Konzept

5.1 Gruppen- und Aktionsorientierung

Mit den beiden Namen Jakob L. Moreno (1892–1974) und Virginia Satir (1916–1988) sind zwei verschiedene Verfahren thematisiert, die Gruppenpsychotherapie, hier vor allem in Form des Psychodramas, und die Familientherapie, speziell die Arbeit mit der Familienskulptur, und der daraus hervorgegangene Arbeitsansatz der Familienrekonstruktion (vgl. Franke 1996, 44 ff.). Nach Einschätzung der amerikanischen Familientherapeutin Lynn Hoffmann (1984, 226 ff.) war Virginia Satir zwar eine Pionierin, sie habe aber keine Schule im eigentlichen Sinne begründet, auch wenn sie für die Familientherapie und darüber hinaus sehr einflussreich war. Der Name von Moreno ist hingegen mit gleich mehreren Verfahren und Arbeitsformen verbunden. Und während die konzeptionelle Ausarbeitung ihres Ansatzes bei Satir auf der Ebene der Pragmatik verblieb, versuchte Moreno eine ganze »therapeutische Philosophie« (Buer 1999b) vorzulegen. Zudem gehören die beiden jeweils einer anderen Generation an und stammen aus einem anderen Kulturraum mit seinem besonderen geistesgeschichtlichen Hintergrund.
Jenseits dieser Unterschiede ist für die Aufstellungsarbeit vor allem relevant, was beide Personen und Ansätze verbindet, die Ausrichtung ihrer Arbeit auf Mehrpersonensysteme und ihre Aktionsorientierung. So werden auch in den gängigen Darstellungen zur Entwicklung des psychotherapeutischen Feldes Familientherapie und Gruppenpsychotherapie zusammen vorgestellt (z. B. Revensdorf 1993). Beide verlagern den Fokus nicht nur in der Theorie, sondern auch in der praktischen Vorgehensweise weg vom Individuum und seinen inneren Prozessen, hin zum Individuum im Kontext seiner relevanten Beziehungen. Dabei wird eine eigene Realitätsebene sichtbar, die einerseits von handelnden Individuen hervorgebracht wird, andererseits nicht in diesen Handlungen aufgeht. Im Psychodrama wird dies durch die soziometrische Tiefenstruktur konzeptionell zu fassen versucht, in der Gruppendynamik formulierte Kurt Lewin seine Feldtheorie, in der Gruppenanalyse Sigmund Foulkes die Idee der Matrix, die systemischen Ansätze konzentrieren sich auf spezifische Kommunikationsmuster, die das

System als Ganzes charakterisieren. Gegenüber den vorrangig verstehenden Ansätzen in der Psychotherapie legen die aktionsorientierten Verfahren ihren Schwerpunkt auf Handeln und Erleben, wodurch sie schneller auf die Ebene der Emotionen vordringen, die mit dieser Tiefenstruktur verbunden sind. Sie berühren und erfassen die Person als Ganze und lassen ihr weniger Raum zu intellektueller Distanz und damit verbundenen Abwehrmanövern. Die einzelne Person ist stärker der Situation im Hier und Jetzt ausgesetzt. Noch gesteigert wird dies in einer Gruppe.
In der Familientherapie stellte sich nun im Laufe ihrer Entwicklung immer wieder die Frage, wie denn ihr Mehrpersonenansatz auch dann zu realisieren ist, wenn die Familie nur in Teilen oder sogar nur über eine Person anwesend ist, ohne dass dies wieder zur Einzeltherapie klassischer Art wird. So war es eine Zeit lang eine konzeptionell kontroverse Frage, ob immer alle Familienmitglieder anwesend sein müssen und wer auf jeden Fall, damit man noch von Familientherapie reden könne. Die Antwort darauf sind die systemischen Ansätze, die, sofern sie sich nicht gänzlich vom Feld Familie gelöst haben, zur »Familientherapie mit dem Einzelnen« (Weiss & Haertel-Weiss 1991) wurden.
Die Aufstellungsarbeit holt dies wieder in den Kontext Gruppe zurück und berücksichtigt dabei, dass das Mehrpersonensystem Familie »eine Gruppe besonderer Art«, die Gruppe aber keine Familie ist. Die Logik familiärer Beziehungen, die ich im ersten Abschnitt beschrieben habe, unterscheidet sich fundamental von der anderer Beziehungsformen, z. B. in einer Gruppe, vor allem dadurch, dass diese Beziehungen nicht aufkündbar sind, während alle anderen Beziehungen in unserem sozialen Kosmos dies im Prinzip sind, obgleich auch sie natürlich unterschiedlichen Freiheitsgraden unterliegen. D. h., die Tiefenstruktur von Familie, ihre Beziehungs- und Felddynamik, die Familienmatrix, oder auch ihre Ordnung – wie immer man es nennen will –, funktionieren nach anderen »Gesetzen« als Gruppenmatrix und Gruppendynamik. Viele Gruppenansätze treten genau an dieser Stelle zu kurz, wenn sie diese Unterschiede konzeptionell und methodisch nicht genügend berücksichtigen. Die Aufstellungsarbeit bietet hierfür aus meiner Sicht durch ihren Brückenschlag zwischen Gruppe und Familie, zwischen Gruppenpsychotherapie und Familientherapie, einen entscheidenden Beitrag, den es herauszuarbeiten gilt.

Schwächen und Fallgruben
In der Gruppen- und Aktionsorientierung liegt nicht nur eine Stärke, sondern auch eine Problematik, die schon bei Moreno und Satir ins Auge fällt. Denn gemeinsam ist beiden auch die charismatische Wirkung, die sie bei ihren Anhängern erzeugten. Moreno, der sich gerne als »bevorzugtes Kind Gottes« (Moreno 1989, 290) sah, wurde selbst von seinem Schüler Jonathan Fox, der später eine Auswahl seiner Schriften herausgab, als »problematische Persönlichkeit« beschrieben. »Vielleicht weil er so kreativ gewesen war, kannte seine *megalomania normalis* keine Grenzen« (ebd., 24, i. O. kursiv). Satir habe sich, so Lynn Hoffmann, »immer stärker fortentwickelt von ihrer ursprünglichen Konzentration auf Familien zur Arbeit mit sehr großen Gruppen auf eine fesselnde, fast religiöse Art. Sie wurde zur Prophetin von Liebe und Freude für das, was jetzt als ›Satir-Erlebnis‹ bekannt ist« (Hoffmann 1984, 228). In der letzten Publikation, an der sie als Autorin mehr symbolisch als durch eigene Texte beteiligt war, hat die Autorengruppe ihren Ansatz auf ein allgemeines therapeutisches Modell hin ausgeweitet, zum ersten Mal auch im Titel sichtbar: »Das Satir-Modell. Familientherapie und ihre Erweiterung« (Satir u. a. 1995). Ausgangspunkt der Überlegungen ist zwar immer noch die Familie, aber von Familientherapie ist kaum noch die Rede. Stattdessen kommt der Familienrekonstruktion das erste Mal ein breiterer Raum zu (ebd., 227 ff.). Ins Auge springt zugleich eine derartige Überhöhung Satirs durch die Autorengruppe, dass sie dadurch außerhalb jeglicher seriöser Psychotherapie platziert wird. So schreiben sie: »Durch ihre Untersuchungen und ihre experimentelle Arbeit fand sie heraus, daß die meisten Anschauungen, von denen ausgehend man in der Vergangenheit Menschen zu begreifen versucht hatte, irrelevant waren« (1995, 14). Und Satir, die selbst nur in Zitaten zu Wort kommt, ist prophetengleich auf die großen Dinge ausgerichtet, »das Universum«, »die Geordnetheit des Menschseins« (ebd., 244) usw. Die heutigen und damaligen Bilder ähneln sich in verblüffender Weise. Jede Zeit scheint entsprechende Persönlichkeiten hervorzubringen, die diese Bedürfnisse nach Verehrung erfüllen. Das Starsystem, seit den 20er Jahren des letzten Jahrhunderts verlässlicher Produzent immer neuer Alltagshelden, ergreift hier die Psychotherapie.
Voraussetzung dafür ist, dass die Psychotherapie aus der dyadi-

schen Situation heraustritt an die Öffentlichkeit der Gruppe. Zwar liegt in dieser Öffentlichkeit auch die Möglichkeit der Kontrolle, aber erst in der Dynamik einer Gruppe kann es zu einer derartigen kollektiven Idealisierung von Personen und ihrer Ansichten kommen, wie dies bei Satir, Moreno und Hellinger der Fall war und ist. Ähnliches gilt auch für die Aktionsorientierung. Problematisch wird diese, wenn damit nicht die professionelle Bereitschaft einhergeht, der eigenen Praxis – zumindest im Nachhinein – mit einer reflexiven Distanz zu begegnen. Das Setting einer Gruppe schafft das Publikum, das für eine derartige Überhöhung nötig ist; eine verabsolutierte Aktionsorientierung verbaut die Reflexion hierüber; und die suggestive Ausrichtung der Arbeit führt genau zu dem Phänomen, das der schon einmal zitierte Jonathan Fox über Moreno berichtet hat, dessen »Unfähigkeit, zwischen sich und seinen Schöpfungen zu unterscheiden« (in Moreno 1989, 24).
Diese Kritik begleitet die Gruppenansätze von ihren Anfängen an und heute in starkem Maße auch die Aufstellungsarbeit. Die kritisierten Punkte sind dabei nicht etwas dem Ansatz Äußeres, sondern treffen vielmehr seinen Kern. Ich werde sie daher in meiner Darstellung von Konzept und Praxis der Aufstellungsarbeit mitdenken. Im Vordergrund steht allerdings die Aufstellungsarbeit und nicht die Kritik an ihr. Das muss an anderer Stelle geleistet werden.

5.2 Die Externalisierung eines inneren Bildes – Jakob L. Moreno

Die Ideen von Moreno weisen vielfältige Parallelen zur Aufstellungsarbeit auf. Mit Stegreiftheater, Rollenspiel und dem Psychodrama schuf er eine Reihe von aktionsorientierten Techniken, die in Pädagogik und Selbsterfahrung ebenso von Bedeutung sind wie in der Psychotherapie. Im Psychodrama geht es darum, das innere Erleben einer Person mit den Mitteln des dramatischen Spiels auf die Bühne zu bringen, um es dort als *externalisiertes inneres Bild* in freiem Probehandeln aus alten Mustern zu befreien. Das Hier und Jetzt des dramatischen Spiels, die dabei im Spiel simulierten und verlebendigten Begegnungen mit den Menschen der jeweiligen Lebenswelt, mit Situationen und Gefühlen aus Vergangenheit, Gegenwart und Zukunft soll neue Sichtweisen und Handlungsmöglichkeiten eröffnen. Die Katharsis im Spiel ist ein wesentliches Medium der Veränderung, sie öffnet den Protagonisten für die Kräfte von Spontaneität und Kreativität. Das Psychodrama ist immer sowohl Verarbeitung des Gewesenen wie Formulierung eines Zukunftentwurfes. Es ist in diesem Sinne lösungsoriertiert, lange bevor dieses Konzept als solches formuliert wurde. Diese Grundanlage ähnelt der Aufstellungsarbeit.

Im Psychodrama stellt der Protagonist alle relevanten Personen der von ihm in Absprache mit dem Therapeuten ausgewählten Szene im Raum auf und kann die Bühne darüber hinaus mit weiteren Requisiten versehen. Mit dem Therapeuten zusammen agiert er dann frei in diesem Raum. Um einen Zugang zu den bisher verborgenen Teilen und Bedeutungen der Szene zu ermöglichen, wird u. a. die Technik des *Doppelns* eingesetzt. Der Protagonist bekommt eine oder mehrere Hilfs-Ichs zur Seite gestellt, die im Durchschreiten der Szene ihre Gefühle und Gedanken einbringen, die im Verlaufe des dramatischen Spiels entstehen. Diese Hilfs-Ichs stellen eine Brücke dar zur *Tiefenstruktur des Dargestellten* bzw. zum Unbewussten der Szene und erweitern gleichzeitig den Raum der Möglichkeiten für zukünftiges Handeln. Der Protagonist wiederum kann wie von außen Teilen seines Ichs zuhören und zuschauen. Insofern arbeitet das Psychodrama ebenso wie die Aufstellungsarbeit mit einer doppelten Realität. Der Protagonist ist sowohl in der Szene wie auch Zuschauer. Im Psychodrama vermischen sich diese beiden Realitätsebenen stärker, während sie in der Aufstellungsarbeit deutlicher getrennt werden, insofern der Protagonist erst im zweiten Teil der Arbeit in das von ihm gestellte Bild hineintritt.

Auch wenn es im Psychodrama nicht so formuliert ist, so tritt der Protagonist in der Szene in eine Art *hypnotische Trance* ein, über die erst die Brücke geschlagen wird vom Hier und Jetzt des Spiels zum Da und Dort der gespielten Szene. Wesentliche Wirkkraft ist die Suggestion, dass die Vergangenheit in der Gegenwart auftaucht, um sie dort therapeutisch bearbeitbar und veränderbar zu machen. Während das Psychodrama dabei die szenische Aktion in den Mittelpunkt stellt, zielt die Aufstellungsarbeit zuallererst auf die Freilegung der zentralen Strukturen der dargestellten Familienkonstellation und der aus ihr entstehenden basalen Dynamik. Der Übergang zur Aktion erfolgt erst auf diesem Hintergrund.

Wesentlich für das Psychodrama ist das anschließende *Sharing*,

d. h. die Möglichkeit der Rollenspieler und der Zuschauer, dem Protagonisten Rückmeldungen zu der dargestellten Szene zu geben sowie zu der realen Beziehung im Hier und Jetzt der Gruppe. In der Gruppendynamik entspricht dem das Feedback als einem zentralen Arbeitsprinzip. Ein solches Sharing findet sich in den meisten Methoden der humanistischen Psychotherapie. Es ist ein integraler Bestandteil der Arbeit mit Gruppen und stellt hier mehr dar als nur eine Technik, mit der der Protagonist zusätzliche Informationen für sich gewinnt. Es ist Ausdruck der existenziellen Begegnung im Hier und Jetzt der Gruppe und steht insofern auch für die ethische Dimension der humanistischen Psychologie. Interaktionelle Methoden wie das Psychodrama gehen davon aus, dass dadurch die Wirksamkeit ihrer Vorgehensweisen verstärkt wird. Nach vielen Jahren gruppendynamischer Arbeit mit den Mitteln des Feedbacks stehe ich dem skeptischer gegenüber und trenne die beiden Arbeitsebenen und -formen deutlicher voneinander, den Raum der Interaktionen im Hier und Jetzt sowie die Verlebendigung der familiären Dynamik aus Da und Dort. Es verstärkt sich sonst das konzeptionelle Problem, dass sich im Sharing und im Feedback die Ebene der Gruppendynamik und der in Szene gesetzten Dynamik der Familie vermischen.

Zugleich ist dies der praktische Ausdruck davon, dass bei Moreno eine Theorie der Familie felt. In seinem zentralen Werk »Die Grundlagen der Soziometrie« (1954) taucht Familie nicht als gesonderter Gegenstand auf. Zwar unterscheidet er zwischen Paar- und Elternsystem und äußert sich zur unterschiedlichen Rolle von Sexualität in diesen beiden Beziehungsformen (ebd., 224); doch es bleibt auch in späteren Veröffentlichungen, z. B. zur Paartherapie (1949, in 1989) bei eher kursorischen Bemerkungen zur Besonderheit von Familie. Dies gilt auch für seine Schüler. Daher ist Moreno zwar ein Vorreiter der Familien- und Ehetherapie, in den späteren Entwicklungen der Familientherapie hat das Psychodrama aber nur eine geringe Rolle gespielt (Schneider 1983) und wurde von anderen Ansätzen aufgesogen.

5.3 Familienskulptur und Familienrekonstruktion – Virginia Satir

Parallelen zur Aufstellungsarbeit zeigen sich auch in der Arbeit mit *Skulpturen* und Stellbildern, die seit den 60er-Jahren in der Familientherapie weit verbreitet sind und schulenübergreifend zum festen methodischen Repertoire gehören. Laut Jochen Schweitzer und Gunthard Weber ist sie »Ende der sechziger Jahre von David Kantor in Zusammenarbeit mit Fred und Bunny Duhl entwickelt« (1982, 113) worden und in den folgenden Jahren von Virginia Satir mit ihrem »Familientanz« sowie Peggy Papp mit ihrem Konzept der »Familienchoreographie« popularisiert worden. Ich werde mich auf die Darstellung und Diskussion von Virgina Satir beschränken. Sie selber datiert ihren Beginn der Arbeit mit Skulpturen auf 1965 (Satir & Baldwin 1988, 192).

Satir kam von der Sozialarbeit zur Familientherapie. In ihr verbinden sich dieser pragmatische Hintergrund mit den Haltungen der humanistischen Psychologie kalifornischer Prägung und dem intellektuellen Umfeld der »Palo-Alto-Gruppe« um Gregory Bateson, der sie einige Zeit angehörte. Trotz dieser frühen Kooperation mit den »Vätern« der psychotherapeutischen Systemtheorie bleiben ihre konzeptionellen Ausführungen und die ihrer Schüler skizzenhaft. Zentral sind die beiden Begriffe »Selbstwert« und »Kommunikation«, die auch auf dem Titel ihrer einflussreichsten deutschen Publikationen auftauchten (1975). Dort findet sich auch eine frühe Darstellung von Virginia Satir, die verblüffende Ähnlichkeiten mit der Aufstellungsarbeit aufweist. Unter der Überschrift »die simulierte (gespielte) Familie« schreibt sie:

»Die Bateson-Gruppe, die 1954 in Palo Alto arbeitete, kam auf die Idee, daß Familien in sich wiederholenden Verhaltensmustern gefangen seien, die immer und immer wieder vorkommen, ohne daß sich die Familie dessen bewußt wäre. In einem Versuch, dies zu demonstrieren, übernahmen die Gruppenmitglieder (Bateson, Jackson, Haley und Weakland) je eine Rolle in einer Familie und stellten erstaunt fest, wie stark die Gefühle waren, die sich hinsichtlich ihrer Verhaltensweisen entwickelten, obwohl sie diese nur als Rolle eines bestimmten ›Familienmitgliedes‹ spielten. Darüber hinaus konnten sie aufzeigen, daß sie, wenn sie bestimmten einfachen Regeln folgten, z.B. die Familie eines chronisch schizophrenen Pa-

tienten darstellen konnten, und zwar so gut, daß die Aufzeichnungen dieser Sitzungen von anderen Untersuchungsstellen im Land, denen sie zur ›blinden‹ Diagnose geschickt worden waren, für die Protokolle über eine echte schizophrene Familie gehalten wurden.« (1975, 207)
Sie berichtet auch über die Einwände, die dieser Arbeit von Außenstehenden entgegengebracht wurden: »daß es sich hier um ein ›Rollenspiel‹ handele und daher unrealistisch sei« (ebd., 208). Sie betonte demgegenüber, dass es kaum möglich sei, sich emotional dem Geschehen und der angenommenen Rolle zu entziehen, war man einmal in das »Spielsystem« eingetreten, und dies war vor allem bei solchen Rollen der Fall, die dem »eigenen Selbstbild entgegengesetzt waren«. All dies spricht dafür, dass die Wirkungen der »gespielten Familie« nicht mit den konzeptionellen Metaphern des Rollenspiels zu erklären waren. Sie schenkte dem keine weitere Aufmerksamkeit, für sie war dies vorerst ein Mittel zur Schulung von Therapeuten, das auch in der Arbeit mit Familien eingesetzt werden konnte, und keine eigenständige Methode. Inhaltlich beschrieben hat sie vor allem die Arbeit mit Familien.
Ihr Hauptaugenmerk lag auf dem Thema Kommunikation. »Sobald ein Mensch zur Welt gekommen ist, ist Kommunikation der einzige und wichtigste Faktor, der bestimmt, welche Arten von Beziehungen er mit anderen eingeht und was er in seiner Umwelt erlebt« (1975, 49). Sie unterschied vier basale Muster der Kommunikation: beschwichtigen, anklagen, rationalisieren und ablenken. Ihr Verständnis von Kommunikation war dabei breit angelegt, beschränkte sich keineswegs auf Sprechen und Hören, sondern berücksichtigte Sinneseindrücke und Gedanken ebenso wie Körperreaktionen und Gefühle. Ziel der Arbeit war die Steigerung des Selbstwertes jedes einzelnen Familienmitgliedes als Voraussetzung einer kongruenten Kommunikation.
Eine Skulptur konnte entweder von der Familie gemeinsam aufgebaut werden, oder sie forderte ein oder mehrere Mitglieder der Familie auf, nacheinander ihr Bild zu stellen, um unterschiedliche Sichtweisen zu verdeutlichen. In den Skulpturen ließ sie die Familienmitglieder entsprechende Haltungen einnehmen, durch die die familiären Kommunikationsmuster und die damit verbundenen Rollen szenisch zum Ausdruck gebracht werden sollten. Um im familiären »Stressballett« bestimmte Muster sichtbar zu machen,

wurden den einzelnen Familienmitgliedern detaillierte Anweisungen gegeben. Waren nicht alle Familienmitglieder anwesend, so ersetzte sie die Fehlenden auch schon einmal durch Stühle oder durch eventuell anwesende Mitglieder des Therapeutenteams. Die Skulpturen nutzten die symbolischen Dimensionen des Raumes, Nähe und Distanz, oben und unten wurden physisch erlebbar. Dabei kamen Elemente aus Psychodrama und Gestalttherapie zur Anwendung, szenische Drastifizierung, Rollenwechsel, Spiegeln, Doppeln oder Probehandeln. Skulpturen dienten sowohl diagnostischen Zwecken, waren aber auch direkte Interventionen, und zwar nicht so sehr mit den Mitteln der Sprache, sondern durch Aktion und Erlebnisorientierung, Suggestion und emotionale Katharsis. Sie stellten auch eine direkte Umsetzung einer systemischen Sichtweise dar, weil im verräumlichten Bild der Familie die Veränderung bei einem Familienmitglied sofort eine Veränderung gegenüber allen anderen bewirkte. In ganz körperlicher Weise wurde die gegenseitige Verbindung durch eine Übung (Satir 1975, 194 ff.) erlebbar, bei der die Familienmitglieder alle an ein Seil gebunden wurden, sodass die Bewegung einer Person sofort Bewegungen bei allen anderen nach sich zog, häufig mit dem Ergebnis einer wirklichen »Verstrickung« einer oder mehrerer Personen, die dann nur kooperativ von allen aufgelöst werden konnte (zum Einsatz dieser Übung in der Gruppendynamik vgl. König 2002, 292 f.).

Je mehr sich Satir im weiteren Verlauf der Ausbildung zuwendete und sich dabei von der Arbeit mit Familien entfernte, umso mehr rückte die Arbeitsweise der *Familienrekonstruktion* in der Vordergrund. Zum Einsatz kam sie bald nicht mehr nur in der Ausbildung von Familientherapeuten und Beratern, sondern zunehmend auch in eigenständigen Gruppensettings, und so entwickelte sie, ohne dies als solches zu formulieren, eine gruppentherapeutische Arbeitsweise, die aus ihrer Arbeit mit Familien entstanden war. Satir selber hat die Methode der Familienrekonstruktion nur kursorisch beschrieben (Satir & Baldwin 1988, 199), ausführlicher haben dies ihre Schüler getan, vor allem William Nerin (1989), auf den ich mich hauptsächlich beziehe. Nerin nennt als Entstehungszeitraum für die Methode der Familienrekonstruktion die Zeit zwischen 1965 und 1970 (ebd., 19) und bezeichnet sie als Satirs Beitrag zur Familientherapie. Der dargestellte Ansatz hat jedoch mit Familientherapie nur insofern etwas zu tun, als er die dort gewonnenen Erkenntnisse über Familie in einem Gruppensetting umsetzt. Die Teilnahme von Mitgliedern der gleichen Familie an solchen Rekonstruktionsgruppen war die Ausnahme. In Deutschland wurde der Ansatz von Satir vor allem durch Maria Bosch am Weinheimer Institut für Familientherapie gelehrt. Die umfangreichste deutsche Publikation zur Familienrekonstruktion stammt aus diesem Umfeld (Kaufmann 1990).

Die Familienrekonstruktion umfasst drei Generationen, eine darüber hinaus gehende Sichtweise wird von Nerin nicht berichtet. Ziel der Arbeit sind die Versöhnung mit der Herkunftsfamilie und das Heraustreten aus der kindlichen Haltung gegenüber den Eltern. Durch den Einbezug der Großelterngeneration können die Eltern selber wieder als Kinder von Eltern verstanden werden und damit als eigenständige Personen mit ihrem jeweiligen Lebensweg und Schicksal gesehen und anerkannt werden. Die Rekonstruktion erfolgt getrennt für die Familien von Mutter und Vater sowie der eigenen Familie, dies ein erster wesentlicher Unterschied zur Aufstellungsarbeit. Entsprechend umfangreicher ist das angesetzte Zeitkontingent. Nerin spricht von 5–6 Stunden für eine »vollständige« Rekonstruktion. Zur Vorbereitung werden von den Teilnehmern u. a. ein ausführliches Genogramm und eine Chronik der Familienereignisse erstellt.

Die ideale Gruppengröße für diese Art der Arbeit gibt Nerin mit 15–20 an, berichtet zugleich von der Arbeit mit Gruppen von 7 bis zu 90 Teilnehmern. Wie schon im Zusammenhang mit dem Psychodrama beschrieben, setzt der Protagonist die einzelnen Teilsysteme seiner Familie in verschiedenen Lebensabschnitten in eine dramatische Inszenierung um. Zum Einsatz kommen therapeutische Strategien aus der lösungsorientierten und suggestiven Arbeit, aus systemischer Therapie und Hypnotherapie, die in der szenischen Darstellung durch aktionsorientierte Techniken aus Psychodrama und Körperarbeit verlebendigt werden.

5.4 Die Weiterentwicklungen der Aufstellungsarbeit

Die wesentliche Weiterentwicklung der Aufstellungsarbeit gegenüber ihren Vorläufern in Psychodrama und Familienrekonstruktion liegt für mich in drei Punkten: 1. Sie formuliert sowohl eine Gegenstandstheorie, d. h. eine Theorie der Familie, als auch eine spezifische Vorgehensweise, und beides ist eng aufeinander bezogen. 2. Eine Aufstellung verlebendigt nicht nur das innere Bild eines Protagonisten, sondern in ihr wird zugleich eine Systemebene sichtbar, die über das Wissen des Protagonisten hinausgeht. 3. Und als Drittes nutzt sie den Kontext einer Gruppe in besonderer Art.

Gegenüber dem Psychodrama weist sich die Aufstellungsarbeit durch ihre konturierte Vorstellung von Familie aus. Von der Familientherapie wiederum hebt sich der Arbeitskontext Gruppe ab. Die Gruppe bzw. ihre Mitglieder stellen durchaus nicht nur das »Personal« für die Aufstellung, sondern sie sind zugleich der Resonanzboden, über den die Annahmen über basale familiale Strukturen verlebendigt werden. Die relative Kargheit der Aufstellungsarbeit gegenüber Psychodrama und Familienrekonstruktion erwächst dabei aus dem Versuch, die »Oberflächenstruktur« (Moreno) unserer alltäglichen Annahmen und normativen Verschreibungen über Familie zu durchdringen, um an das dahinter angesiedelte implizite »Wissen« eines jeden über diese Strukturen anzuschließen. Sie nutzt dabei nicht so sehr unsere Fähigkeiten zur Identifikation, auch wenn diese eine Rolle spielen, sondern die Metaphorik des Raumes. In den Aufstellungen werden Beziehungen und dahinter wirkende Strukturen körperlich symbolisiert wahrgenommen und gefühlt, und zwar nicht als Einzelbeziehungen, sondern in ihrer Einbettung im Feld der gesamten dargestellten familiären Konstellation. Die Teilnehmer greifen dabei zurück auf eine universelle Grammatik von Wahrnehmungen und Gefühlen, über die sich die räumlich symbolisierten Beziehungen erschließen. Den Annahmen, die dieser Metaphorik zugrunde liegen, werde ich mich in Kapitel 7 zuwenden.

Vor allem das Psychodrama, aber auch die Familienrekonstruktion überlassen in hohem Maße der Spontaneität des Protagonisten das Feld. In der Aufstellungsarbeit wird die Arbeit hingegen deutlicher gerahmt und auf die zentralen familiären Strukturen und Prozesse bezogen. Nicht der Protagonist führt die Veränderung durch, sondern die von ihm gestellten Repräsentanten seiner Familie erarbeiten sie. Der Leiter führt und begleitet diese Veränderung vor dem Hintergrund einerseits seines Wissens über familiäre Strukturen, andererseits aus den Wahrnehmungen und Rückmeldungen der Stellvertreter. Der Protagonist tritt dann in eine *in ihrer Struktur veränderte Aufstellung* hinein, und erst jetzt erfolgt die Arbeit an und mit Gefühlen.

In dieser Trennung der *Arbeit an Strukturen* im Stellvertretersystem einerseits und der *Arbeit an den emotionalen Prozessen und Stellungnahmen* des Protagonisten innerhalb und gegenüber den Beziehungen in diesen Strukturen andererseits liegt eine wesentliche konzeptionelle Grundidee und Weiterentwicklung der Aufstellungsarbeit gegenüber ihren Vorläufern. Ausgegangen wird dabei davon, dass die Arbeit im Stellvertretersystem die Strukturen und Dynamik der dargestellten Realgruppe hinreichend gut abzubilden vermag. Zugleich liegt die Unterscheidung zwischen Darstellung und Dargestelltem, zwischen Bild und Abbild, zwischen Stellvertretergruppe und der dargestellten Familie dem ganzen Ansatz zugrunde. Diese Unterscheidung zurückzunehmen und anzunehmen, in einer Aufstellung käme die dargestellte Familie naturalistisch zum Ausdruck, wie das manche Vertreter des Ansatzes glauben, negiert geradezu die Arbeitsgrundlage, aus der heraus die Aufstellungsarbeit ihre Kraft entwickelt. Gäbe es diesen Unterschied nicht, dann könnte der Therapeut überhaupt nicht in der Art, wie dies in der Aufstellungsarbeit geschieht, in das System eingreifen. Das Abbild besitzt eben nicht die gleichen Beharrungskräfte wie das Abgebildete.

Darin liegt auch der zentrale Unterschied zum familientherapeutischen Einsatz von Skulpturen. In einer Familie, die therapeutische Hilfe sucht, wird mit hoher Wahrscheinlichkeit jedes Familienmitglied sein eigenes Bild der Familie haben. In einer Aufstellung könnte dieses Bild dann sofort von den anderen Familienmitgliedern mit ihren eigenen inneren Bildern verglichen werden. Das Veränderungspotenzial entsteht nicht zuletzt aus diesem Kennenlernen der gegenseitigen Bilder und ihrem Abgleich. In den individuellen Stellungnahmen drücken sich nicht nur die unterschiedlichen Wahrnehmungsperspektiven der einzelnen Familienmitglieder aus, sondern auch ihre jeweilige Bereitschaft und Fähigkeit, die Struktureigenschaften familiärer Beziehungen und die jeweiligen Entwicklungsaufgaben, die sich aus ihnen ergeben, wahrzunehmen und anzuerkennen. Genauso wie der Therapeut verfügen auch die Familienmitglieder über ein »Wissen« darüber, wie sich Strukturen und Beziehungen in der Metaphorik des Raums zeigen und mit welchen Bildern sich bestimmte Problemlagen verbinden. Und selbst wenn sie einzeln aus dem Bild heraustreten, um eine Außenperspektive einzunehmen, so geschieht dies immer im Kontext der realen Familie. So gibt es zwar verschiedene Bilder, doch keinen Unterschied zwischen Darsteller und Dargestelltem. Die Möglichkeiten der Realitätsveränderung bleibt daran gebunden, sie für alle Beteiligten gleichermaßen vollziehen zu müssen.

Der Erfolg der Therapie wäre dann darin zu sehen, dass die Familienmitglieder in ihren individuellen Bildern ähnlicher werden in ihrem Bezug auf die familiären Aufgaben und sie unter Beibehaltung ihrer Unterschiedlichkeit gerade dadurch eine gemeinsame Wirklichkeit herstellen. Dies macht die Arbeit mit Familien einerseits »wirklichkeitsnäher«, bindet sie andererseits stärker an die Beharrungskräfte dieser »Wirklichkeit«. Die Arbeit mit einer Stellvertretergruppe bietet hier, gerade aufgrund des Unterschiedes zwischen Bild und Abbild, ein größeres Veränderungspotenzial für den einzelnen Protagonisten, und dieser muss sich dafür höchstens an seinen eigenen Beharrungskräften abarbeiten und nicht an denen der ganzen Familie.

Die Unterschiede zwischen Familienrekonstruktion und Aufstellungsarbeit würde ich allerdings als geringer annehmen als die Unterschiede zwischen verschiedenen Vertretern der jeweiligen Ansätze, die sich aus ihrer methodischen Grundorientierung oder ihrem persönlichen Stil ergeben. So weiß ich von vielen Kollegen, dass sie mit Fragebögen zum Familienstammbaum arbeiten, die im Vorfeld der Arbeit an die Teilnehmer gehen. Jenseits dieser Varianten halte ich jedoch zwei Unterschiede für relevant, der eine mehr praktischer, der andere mehr konzeptioneller Art: Die Rekonstruktionsarbeit bewegt sich stärker auf der Verhaltens- und Erlebensebene, während die Aufstellungsarbeit auf basale familiäre Strukturen und ihre Dynamik ausgerichtet ist. Nimmt man als Maßstab die erste maßgebliche Publikation zur Aufstellungsarbeit Hellingers durch Gunthard Weber (1993), die nur drei Jahre nach dem Buch von Nerin erschien, so präsentiert sie eine deutlich konturiertere konzeptionelle Vorstellung von Familie als Nerin und auch als Satir selbst. So repräsentieren zwar beide Arbeitsformen eine Art Kurzzeittherapie in der Gruppe, durch ihre Orientierung an diesen basalen Strukturen wird aber die Aufstellungsarbeit deutlich zu einer Fokaltherapie, die nicht auf eine vollständige Erfassung einer Familiengeschichte, sondern auf eine Veränderung der persönlichen Stellungnahme gegenüber dieser basalen Struktur und dem familiären Fokalkonflikt ausgerichtet ist. Darin liegt die Stärke der Aufstellungsarbeit, doch es ergeben sich daraus konzeptionelle und praktische Probleme eigener Art, die uns weiter beschäftigen werden.

5.5 Die Aufstellungsarbeit als Gruppenverfahren besonderer Art

Mein Umgang mit der Gruppe als Setting und Medium in der Aufstellungsarbeit unterscheidet sich deutlich von den interaktionellen Ansätzen in der Gruppenpsychotherapie (Heigl-Evers & Heigl 1973, Tschuschke 2001) und auch von den eigenen gruppendynamischen Arbeitsweisen, die ich in anderen Arbeitskontexten weiterhin anwende und beschrieben habe. Dennoch verstehe ich meine Arbeitsweise als Gruppenverfahren. Auch Gunthard Weber charakterisierte in der ersten Publikation zur Aufstellungsarbeit und zum Vorgehen von Bert Hellinger die Arbeitsweise als Gruppenpsychotherapie, ohne dies weiter auszuführen (1993, 235). In der weiteren Rezeption der Aufstellungsarbeit trat dies völlig in den Hintergrund, stattdessen rückte das Charisma des Gruppenleiters in den Mittelpunkt oder Annahmen über »Ordnungen« und wie sich diese im »wissenden Feld« der Aufstellung abbilden würden.

Ich will im Weiteren einen anderen Weg gehen und beschreiben, wie sich in der Gruppe und im therapeutischen Diskurs die elementaren Strukturen der Verwandtschaft verlebendigen und wie dies für den Veränderungsprozess genutzt wird. Ich folge dabei einem Leitmotiv des Gruppenanalytikers Foulkes: »Der eigentliche Grund, weshalb unsere Patienten in der therapeutischen Gruppe ihre normalen Reaktionen erstarken lassen und ihre neurotischen Reaktionen korrigieren können, liegt darin, daß *sie kollektiv die eigentliche Norm, von der sie abweichen, konstituieren*« (1992, S. 39,

i. O. kursiv). Dahinter steht bei Foulkes die auch in der Soziologie geteilte Vorstellung, dass sich Abweichungen als Auseinandersetzungen mit den Strukturen, Regeln und Werten des kulturell relevanten Kontextes begreifen lassen, auf den sich diese Abweichungen beziehen. Die Reaktualisierung des normativ-strukturalen Kontextes der Herkunfts- oder Gegenwartsfamilie in der Gruppe und durch die Aufstellung ermöglicht dem Protagonisten, seine oft noch in der kindlichen Position verharrende Stellungnahme (Alfred Adler) zu den familiären Strukturen und Austauschprozessen zu überprüfen und gegebenenfalls Wege zu suchen, einen Ausgleich herzustellen, sich mit der Vergangenheit zu versöhnen und Entwicklungsschritte in die Zukunft einzuleiten, manchmal diese auch nachzuholen.

Dyadischer Dialog und Komplexitätsreduktion
Im Zentrum eines so verstandenen therapeutischen Diskurses steht die Familienaufstellung, die therapeutische Arbeit erschöpft sich jedoch keineswegs darin. So beginne und beende ich jeden Tag mit einer Runde der Teilnehmer, in der sie in kurzen Sequenzen im Dialog mit mir ihr Thema verfolgen, es verändern oder überhaupt erst finden. Diese Runden begleiten die Aufstellungsarbeit, bereiten diese vor und bieten einen Ort, die dadurch ausgelösten Prozesse zu rahmen. Ich möchte dies deutlich abheben von einer Praxis der Aufstellungsarbeit, die sich weitgehend in den Aufstellungen erschöpft, deren Vertreter sogar glauben, jeder weitere Diskurs sei kontraproduktiv, und sich stattdessen auf die irgendwie gearteten »Kräfte« der Aufstellung verlassen, ohne dies weiter therapeutisch zu rahmen.
Zugleich biete ich eine spezielle Form des therapeutischen Dialoges an, der sich durch seine dyadische Struktur von den interaktionellen Vorgehensweisen aus Gruppenpsychotherapie und Gruppendynamik unterscheidet. Die Vorgehensweise ist leiterzentriert, Interaktionen zwischen den Teilnehmern werden nicht genutzt, wie dies in anderen Gruppenansätzen der Fall ist, sondern weitgehend unterbrochen. Dies hat der Methode Kritik eingebracht, da es der beschriebenen Charismatisierung des Leiters zuarbeitet, Autoritätsfixierung und Gruppendruck fördert, was ich durchaus nicht für einen zu vernachlässigenden Nebeneffekt halte. Deshalb kommt es sehr auf das »Wie« dieses Diskurses an, was sich in spezifischen

Haltungen des Leiters ausdrückt, die ich in Kapitel 9 beschreiben werde. Ich selber komme aus einem interaktionellen Ansatz und praktiziere ihn auch weiterhin regelmäßig und gerne, weil sich durch ihn ein Lernfeld ganz eigener Art eröffnet, das Arbeiten an den Beziehungen im »Hier und Jetzt« der Gruppe. Die hier vorgestellte Arbeitsweise an der Familienbiographie zielt jedoch auf etwas anderes, auf das »Da und Dort« der Familie. Sie tut dies zwar unter den Bedingungen des »Hier und Jetzt«, diese stehen aber ganz im Dienst für dieses »Da und Dort«.

Eine freie Interaktion zwischen den Teilnehmern schafft für eine biographische Arbeit eine Überkomplexität, die weder dem einzelnen Teilnehmer dienlich ist, noch die nötigen gruppalen Bedingungen herstellt, die für die Aufstellungsarbeit nötig sind. So reproduzieren sich in dieser Interaktion häufig die familiären Themen als Übertragungsgeschehen, was in der interaktionellen Gruppenpsychotherapie einen zentralen Gegenstand und Wirkfaktor der Arbeit darstellt. Zugleich schafft das »Hier und Jetzt« der Gruppe eine eigene Realitätsebene, die nicht in dieser Übertragung aufgeht und aus der die familiäre Hintergrundsdynamik immer wieder erneut herausgearbeitet werden muss, manchmal geradezu *gegen* die multiple Übertragungsdynamik in der Gruppe. Die Aufstellungsarbeit als eine Methode der Kurzzeittherapie reduziert diese Komplexität, indem sie aktiv die Übertragungsdynamik unterbricht und darauf abzielt, die Teilnehmer ganz auf sich selbst zurückzuwerfen, *um sie für sich selbst frei zu machen*. In der Aufstellungsarbeit muss sich jeder nur um sich selbst und sein eigenes Anliegen kümmern, und gerade dadurch erweist er den anderen Teilnehmern den größten Dienst.

Individuelle und strukturelle Übertragung
Die Übertragungsdynamik wird durch diese Vorgehensweise natürlich nicht aus der Welt geschafft, und so bedarf sie auch der Beachtung, wenn sie in veränderter Form in der Aufstellung auftaucht. Zugleich wird sie dort in spezifischer Weise kanalisiert. Einerseits führen Übertragungsprozesse im psychoanalytischen Verständnis dazu, dass Situationen im Hier und Jetzt nicht in ihrer eigenen Wirklichkeit wahrgenommen werden können, sondern unter dem Schatten der Vergangenheit stehen, Personen und Situationen als Wiederholung des Da und Dort erscheinen. Vor allem in

belasteten Situationen wird dann auf frühere Bewältigungsmuster zurückgegriffen. Andererseits stehen Übertragungen, nach einem breiter gefassten psychologischen Verständnis des Begriffs (Laplanche & Pontalis 1973, 550), in Verbindung mit unserer Fähigkeit, frühere Erfahrungen in der Gegenwart zu nutzen. So gesehen sind sie Voraussetzung dafür, Empathie und Identifikation mit anderen fühlen zu können.

Nach meinem Verständnis ist es nun für die Aufstellungsarbeit notwendig, bei den Teilnehmern ihre Fähigkeit zur *strukturellen Übertragung* freizulegen, die es ihnen ermöglicht, Gefühlslagen und dynamische Prozesse zu erspüren, die mit bestimmten familiären Positionen und Rollen in Verbindung stehen, so wie sie in ihrer räumlichen Darstellung zum Ausdruck kommen. Diese Fähigkeit entspricht wohl dem, was in der Aufstellungsliteratur als »repräsentierende Wahrnehmung« bezeichnet wird. Diese Art der Übertragungsfähigkeit wird genau dann am besten zugänglich, wenn sie von den individuellen interpersonellen Übertragungen der Teilnehmer so weit wie möglich freigehalten wird. Gleichwohl bleibt weiterhin die persönliche Geschichte die Voraussetzung dafür, dies überhaupt leisten zu können. Wenn also z. B. jemand in einer Aufstellung die Distanz zu einer anderen Person als »befreiend« erlebt und beschreibt, so basiert dies einerseits auf dem eigenen Erleben von Nähe und Distanz in seiner Familiengeschichte. Andererseits ist die existenzielle Möglichkeit, Distanz anders zu erleben als im eigenen Familiensystem, gerade durch das Hineintreten in die Beziehungswelt eines anderen geöffnet bzw. durch die Bedeutungsangebote, die das aufgestellte System bereithält. Die Möglichkeiten, in einer Aufstellung bestimmte Gefühle zu erfahren, sind also Resultat unserer Geschichte, zugleich werden in der Aufstellung eines fremden Familiensystems die anderen Varianten dieser Gefühlskonstellation erlebt, gerade *weil* es ein fremdes Bild ist. Da die Aufstellungsarbeit sich vor allem auf grundlegende familiäre Strukturen und Prozesse bezieht, gehe ich davon aus, dass diese Gefühlskonstellationen zwar immer nur als Individuelles erlebt werden, sich dabei aber innerhalb eines Bedeutungsraumes bewegen, der nicht unendlich variabel ist.

Um eine solche strukturelle Übertragungsfähigkeit in der Multiperspektivität einer Gruppe zu nutzen, werden in der Aufstellungsarbeit die gegenseitigen Interaktionen der Teilnehmer deutlich kanalisiert, indem man sie z. B. dazu auffordert, außerhalb der Arbeit nicht über den Fall zu reden und das auf Seminaren beliebte »Nachtherapieren« bei Kaffee und Kuchen zu unterlassen. Gerade dadurch steht diese Multiperspektivität den Teilnehmern dann als Fähigkeit zur Verfügung, in einer Familienaufstellung die verschiedenen Positionen zu verlebendigen, ohne dass dabei konkrete gegenseitige Übertragungen der Teilnehmer über die Maßen einfließen. Dies will der aktive und dyadische Charakter des therapeutischen Dialoges gewährleisten.

Er verstärkt allerdings dadurch die Möglichkeit der Übertragungen auf den Leiter, zumal wenn diese Position narzisstisch aufgeladen und gegen Kritik abgeschirmt wird. Die Fähigkeit zur Analyse der eigenen Gegenübertragung als Leiter ist daher hier wie in allen Formen der therapeutischen Arbeit Grundvoraussetzung. Hinzu tritt ein solides Wissen um familiäre Strukturen und Prozesse sowie über spezifische therapeutische Vorgehensweisen. Diese zeichnen sich dadurch aus, dass sie auf die Reproduktion familiärer Muster in einer szenischen Übertragung im »Hier und Jetzt« des therapeutischen Dialoges sofort reagieren, Gefühlslagen und Interaktionsmuster mit dahinter liegenden Lebenskonzepten in Verbindung bringen, solche Muster unterbrechen oder zuspitzen, umdeuten oder Alternativen aufzeigen. D. h., auch wenn der therapeutische Dialog ganz auf das »Da und Dort« abzielt, so tut er dies in einem radikalen »Hier und Jetzt«.

Sowohl dyadischer Dialog wie auch die Aufstellungsarbeit sind also leiterzentriert und erfordern vom Leiter eine klare Führung. Dennoch stellt die Gruppe deutlich mehr dar als nur eine Rahmung und das Personal für die Aufstellungen. Sowohl die Aufstellungsarbeit als eine Art therapeutische Inszenierung wie der therapeutische Dialog in der Runde schaffen schnell ein gruppales Energiefeld mit einer hohen Kohäsion und einer ausreichenden Anbindung des Einzelnen. In diesen Rahmen können dann, je nach methodischem Hintergrund des Leiters, andere Arbeitsformen integriert werden, um die Fokussierung des Einzelnen zu unterstützen, ihm dabei zu helfen, das für ihn im Moment Wesentliche zu erspüren. So ist es auch eine zentrale Aufgabe des dyadischen Dialogs, in der Rundenarbeit dafür zu sorgen, dass sich der Einzelne nicht in der Vielfalt der gemachten Erfahrungen verirrt und den Kontakt zu den eigenen Prozessen verliert.

Verlebendigung familiärer Strukturen und Prozesse
In dem Maße, wie sich der therapeutische Dialog allmählich auffüllt, verlebendigen die Teilnehmer in ihren individuellen Beiträgen kollektiv grundlegende familiäre Strukturen und Prozesse und werden auf diese Art und Weise zum gegenseitigen Lernfeld. Diese Gegenseitigkeit des Lernens zeigt sich vor allen in den verschiedenen Rollen, in denen eine Aufstellung erlebt werden kann: als Protagonist, d. h. als Beobachter der eigenen Aufstellung sowie in der anschließenden Prozessarbeit; als Beobachter der Aufstellungen von anderen sowie in der Vielfalt der Rollenübernahmen für andere. Auf jeder dieser Ebenen werden Erfahrungen gemacht, die zum therapeutischen Prozess beitragen, und es muss noch nicht einmal die eigene Aufstellung sein, die hieran den größten Anteil hat. Es tauchen hier also in veränderter Form all die therapeutischen Wirkfaktoren auf, die auch für interaktionelle Gruppen angenommen werden, das Wiederdurchleben der Familiensituation und Katharsis, psychoedukative Faktoren durch Vermittlung von Wissen über familiäre Strukturen und Prozesse, Identifizierung mit anderen und die Hoffnung, dass Veränderung möglich ist, das Erleben von Gruppenkohäsion und das Gefühl, angenommen und verstanden zu sein, um nur einige zu nennen (vgl. Yalom 1989, 82 ff., Tschuschke 1993).
Innensicht und Außensicht, emotionaler Prozess und kognitives Verstehen wechseln sich dabei fortwährend ab und durchdringen sich gegenseitig. Als Erstes ermöglicht die Aufstellung dem Protagonisten die Externalisierung eines inneren Bildes seiner Familie, das er mit Hilfe der Stellvertreter aufbaut. Er tritt dann erst einmal aus diesem Bild heraus und erlebt von außen mit, welche Wahrnehmungen und Gefühlslagen sich in diesem Bild entfalten. Es eröffnet sich, häufig das erste Mal, ein Blick nicht nur auf einzelne Beziehungen, sondern auf das Beziehungsfeld als Ganzes. In dem Maße, wie der Therapeut auf dem Hintergrund der Rückmeldungen aus dem System und eigener Annahmen Veränderungen in der Aufstellung vornimmt, werden in der Familie angelegte Möglichkeiten und familiäre Phasen im Zeitraffer vorgeführt. Vor den Augen des Protagonisten entfaltet sich im Kleinen sein »Familienroman«, dem er durch sein Bild einen Ausdruck gegeben hat und der ihm nun, unter Anleitung des Therapeuten, als eine von ihm geschaffene und gleichzeitig auch von ihm unabhängige Realität

gegenübertritt. In einem zweiten Schritt tritt der Protagonist in dieses veränderte Bild hinein, das zugleich mit dem ursprünglich aufgestellten Bild verbunden bleibt. Das Hineintreten in dieses familiäre Feld und die damit verbundene Innensicht leiten eine emotionale Tiefung ein und ein neues Erleben des Beziehungsfeldes als Ganzes. Ausprobieren neuer Sichtweisen und Probehandeln, symbolische Handlungen und Katharsis in der Begegnung mit Familienmitgliedern vertiefen den therapeutischen Prozess.
Neben diesem direkten Arbeiten mit der eigenen Aufstellung stehen die Erfahrungen mit und in den Aufstellungen anderer, mit und ohne Rollenübernahme. In der Rollenübernahme für andere ergeben sich vielfältige Möglichkeiten der Erfahrung mit anderen und bislang fremd gebliebenen familiären Positionen oder solchen, die noch bevorstehen, z. B. Mutter oder Vater, Großmutter oder Großvater zu werden. Die Multiperspektivität von Familie, zumal wenn existenzielle Themen dabei angesprochen werden, kann gerade in der Aufstellung von anderen besonders gut erfahren werden, ohne dass die eigenen familiären und emotionalen Prozesse in die alten Bahnen hineinziehen, sodass neue Beziehungsmöglichkeiten entdeckt werden können. Wiederholtes Aufgestelltwerden in den gleichen Positionen oder emotional schwierigen Rollen, gespeist aus impliziten Übertragungsprozessen bei der Auswahl der Stellvertreter, konfrontieren nachdrücklich mit abgespaltenen Anteilen.
Auch die Beobachterposition bietet vielfältige Erfahrungs- und Lernmöglichkeiten. So eröffnet sie ein Lernfeld für grundlegende familiäre Strukturen und Prozesse und macht in sehr physischer Form erkennbar, was man sich unter einer Felddynamik oder unter einem System vorstellen kann. Gerade eine solche Beobachterposition ermöglicht es, systemische Konzepte von Familie von reinen Konstrukten zu einer lebendigen Erfahrung werden zu lassen, sie buchstäblich mit Menschen zu füllen. Darüber hinaus bietet sie vielfältige Identifikationsmöglichkeiten sowie ein Lernen im Kontrast, d. h. in der Abgrenzung der eigenen Erfahrungen und familiären Muster vom Beobachteten. Häufig unterläuft sie auch die Widerstandsprozesse, die in einer eigenen Arbeit auftauchen würden. Und nicht zuletzt über das Erfahren von Unterschieden konstituiert sich im Erleben des Einzelnen und der Gruppe als Ganzer das kollektive Wissen über Familie.
Der gruppale Rahmen der Aufstellungsarbeit wird damit zu einem

Ort, an dem sowohl die Realität von familiären Strukturen und Ereignissen erfahren wird wie auch die notwendigen Aufgaben, die sich dem Einzelnen in diesem familiären Rahmen stellen. Zugleich wird im Erleben der anderen deutlich, dass unsere jeweilige Sicht auf Familie immer schon eine Verarbeitung unserer Vergangenheit darstellt, eine Interpretationsleistung, die als Bewältigungsversuch der biographischen Erfahrung verstanden werden kann, welcher nun an seine Grenzen stößt und seinen Preis deutlich werden lässt. So entsteht in der Multiperspektivität der Gruppe und der Vielfalt der biographischen und familiären Muster allmählich ein Gespür für die Unterscheidung zwischen Wirklichkeiten und Konstrukten, ohne dass dies festgeschrieben oder zu einer Seite hin aufgelöst würde: weder in die Beliebigkeit des Alles-ist-möglich noch in die Vorstellung einer Ordnung, der sich der Einzelne zu unterwerfen habe.

Ich will hier von der autoritär-dogmatischen Variante der Aufstellungsarbeit absehen. Es gibt sie, und sie sollte auch als solche beschrieben und kritisiert werden (König 2000b). Mich interessiert hier etwas anderes. Ich halte es für eine spezifische Kunstfertigkeit und professionelle Kompetenz, in der Arbeit mit einer Gruppe die Balance zu halten zwischen der Anerkennung der Einzigartigkeit jeden Lebensvollzugs und der Aufforderung zur Auseinandersetzung mit den notwendigen Aufgaben, die sich uns im Leben stellen. In einem nächsten Schritt will ich am konkreten Beispiel einer Aufstellungsarbeit aufzeigen, wie ich diese Balance zu halten versuche und welche Probleme dabei auftauchen.

6. »Ja, ich merk schon, dass dieses Männliche so in den Raum kommt« – Rekonstruktion einer Aufstellungsarbeit

Das Fallbeispiel stammt aus einem meiner 5-tägigen Seminare und ist nach dem Kriterium ausgesucht, dass anhand des Materials die Hintergrundannahmen zur Familiendynamik und die Prinzipien der Aufstellungsarbeit nachvollziehbar dargestellt und diskutiert werden können. Eine systematische Darstellung dieser Arbeitsprinzipien erfolgt im letzten Teil des Buches. Das Material dokumentiert gut den Umgangsstil in der Arbeit, ist also sowohl ein Beispiel für die Methode wie für die Haltung, mit der ich sie anwende. Auch halte ich es nach meinen Kriterien für eine gute Arbeit, ohne dass dabei irgendetwas Spektakuläres im Spiel wäre. Zudem kam der Protagonist dieser Arbeit etwa ein halbes Jahr nach dem Seminar nochmals für drei Stunden in meine Praxis, sodass es auch Informationen über den weiteren Prozess nach dem Seminar gibt. Und es ist mir durchaus bewusst, dass bei der Wahl des Themas Reminiszenzen an die eigene Geschichte zumindest mitgewirkt haben. Daher verbindet mich eine milde positive Gegenübertragung mit dem Protagonisten und seinem Thema.
Das Seminar wurde ab dem zweiten Tag auf Tonträger aufgezeichnet und im Anschluss fast vollständig transkribiert. Der erste Tag ist leider aus technischen Gründen nicht dokumentiert, sodass die Eröffnungssequenz aus meinen Notizen rekonstruiert wird. Die Aufstellungen habe ich jeweils unmittelbar nach der Arbeit in Zeichnungen festgehalten, ohne dabei alle einzelnen Stationen detailliert erfassen zu können. Ohnehin stellen die in der Aufstellungsliteratur üblichen graphischen Darstellungen eine Fiktion dar, weil sie aus einer Vogelperspektive erfolgen, die es so nicht gibt. Berücksichtigt man dies nicht, so verwandelt man den erlebten in einen objektivierten geometrischen Raum. In einer Aufstellung gibt es nur verschiedene Perspektiven auf der gleichen Ebene und keinen Standpunkt von »oberhalb«, auch wenn, im Unterschied zu den aufgestellten Personen, der Leiter die Möglichkeit hat, die verschiedenen Perspektiven aufzusuchen und auf sich wirken zu lassen. Die graphischen Darstellungen sind also ein heuristisches Hilfs-

mittel und präsentieren keine »objektiven« Daten. Das Geschehen *in* der Aufstellung vermögen sie nicht abzubilden.

Die Seminare sind auf ca. 15 Personen begrenzt, um ausreichend Zeit zu haben für den Einzelnen. An dieser Woche nahmen 13 Personen teil, 3 Männer und 10 Frauen, eine in dieser Ungleichgewichtigkeit für Seminare dieser Art »normale« Geschlechterverteilung. Im Vorfeld bekommen die Teilnehmer einen Fragebogen zugeschickt, mit dessen Hilfe sie die biographischen Daten ihrer Familie zusammenstellen. Die Arbeit beginnt schon mit der Zustellung dieses Fragebogens bzw. mit den Gesprächen, die sich in der Familie ergeben, um die Daten zusammenzutragen. Gefragt wird in diesem Bogen nach Eltern und Großeltern sowie Partnern und Kindern, vom Standpunkt des Protagonisten aus also zwei Generationen nach »hinten« und eine nach »vorne«. Ich selber arbeite nicht mit diesem Fragebogen, sondern ausschließlich mit den mündlichen Berichten der Teilnehmer. Die in dem später aufgeführten Genogramm zusammengefassten biographischen Angaben entstammen diesen Gesprächen.

Anders als in der Gruppendynamik duze ich die Teilnehmer von Anfang an. Die Distanziertheit des Sie und die Erwachsenenposition, die damit angesprochen wird, passt nicht zur Intimität der Arbeitsweise. Da ich davon ausgehe, dass die Tiefenstruktur der individuellen Dynamik vom kindlichen Ich geprägt ist, gelingt es mir mit dem Du schneller und besser, mit diesen Persönlichkeitsanteilen in Kontakt zu kommen.

Die einzelnen Arbeitstage haben einen klare Struktur, innerhalb derer eine offene Arbeit stattfindet. Jeder Tag beginnt und endet mit einer Runde, in der es um die aktuellen Stimmungen und Gefühle geht. Die Reihenfolge dieser Runden legen die Teilnehmer fest, indem sie das Wort jeweils weitergeben. Die Gesprächsgestaltung in diesen Runden ist dyadisch, sie findet (fast) ausschließlich zwischen den Teilnehmern und mir statt. In der Anfangsphase der Woche geht es in diesen Runden darum, mit den einzelnen Teilnehmern herauszufinden, welches Thema in dieser Woche im Vordergrund steht. Diese Annäherung an ein Thema, beginnend mit den ersten Sätzen, dient zugleich der Schließung eines Arbeitskontraktes zwischen mir und den Teilnehmern. Es ist nicht ausschlaggebend, ob sich dieses Thema die ganze Woche durchzieht oder sich nochmals verändert, sondern ob der Einzelne ein Anliegen formuliert, das seinem Suchprozess Kraft und eine erste Richtung gibt. Mit den meisten Teilnehmern ist dieser Arbeitskontrakt schnell abgeschlossen, mit anderen dauert dies die ganze Woche und stellt die eigentliche Arbeit dar.

Am Vormittag des ersten und des letzten Tages sowie an den Nachmittagen der anderen Tage arbeite ich mit einer hypnotherapeutischen Trance, deren Inhalte sich die Woche über verändern und basale familiäre und persönliche Entwicklungsthemen in einer metaphorischen Form anbieten. Jeden Tag gebe ich, in der Regel vormittags, einen kurzen Input zu konzeptionellen Themen, wie sie im ersten Teil des Buches dargestellt sind. Nach einem Warming-up-Prozess am ersten Tag stelle ich zudem noch die Aufgabe, sich drei Geschichten zu überlegen, die in bestimmten Lebensphasen von Bedeutung waren. Eine soll aus dem Alter von etwa 6–7 Jahren, eine zweite aus der Pubertät und die dritte aus den letzten drei Jahren sein. Aufgenommen werden hier das Konzept des Lebensskripts aus der Transaktionsanalyse (Berne 1992, Steiner 1991) und die Idee, dass sich Hinweise auf ein solches Skript in der Auswahl dieser Geschichten finden lassen. Auch wenn ich diesen Arbeitsschritt immer wieder in Frage gestellt habe, weil er nicht immer zielführend ist und zudem Zeit beansprucht, bin ich doch bislang dabei geblieben. Die Arbeit mit den Geschichten aus einem früheren Lebensalter lässt schnell die emotionale Verfasstheit dieser jeweiligen Lebensphasen deutlich werden, enthält konkrete Hinweise auf familiäre Themen und bietet einen guten Einstieg ins Gespräch.

Manchmal beginne ich erst am zweiten Tag mit der Aufstellungsarbeit, nicht zuletzt um die Fixierung der Teilnehmer auf eine Methode zu reduzieren, die sie aufgrund ihrer Popularisierung immer häufiger mitbringen. Bei fortschreitender Arbeit ergeben sich dann jeweils drei bis vier Aufstellungen am Tag. Diese sind eingebettet in einen therapeutischen Prozess, der verschiedene Ebenen anbietet. Zwei dieser Ebenen sind hier dokumentiert, der therapeutische Dialog im Verlauf einer Woche und die Aufstellungsarbeit selber. Der gruppale Charakter der Arbeit tritt in einer solchen Konzentration auf den Einzelfall in den Hintergrund und wird nur in einzelnen Bemerkungen des Protagonisten sichtbar. Dies betrifft die in Kapitel 5.5 angesprochenen Lern- und Erfahrungsebenen in der Aufstellungsarbeit sowie das gegenseitige Erleben in den Runden mit seinen vielfältigen Identifikations- und Abgrenzungsmöglichkeiten, die spontanen Reaktionen der Zuhörer, die Möglichkeiten, an den emotionalen Prozessen teilzunehmen mit ihren jeweiligen Umwegen und Widerständen usw.

Das Transkript[1] wird im Folgenden nicht systematisch interpretiert, wie dies mit den Methoden der qualitativen Sozialforschung möglich wäre, die ich mit einigen Kollegen in einem Forschungsprojekt zur Gruppendynamik angewandt habe (Antons u. a. 2003). Ich nutze das Transkript vielmehr, um im *Nachhinein* die Prinzipien meines Vorgehens und die dabei zur Anwendung kommenden Annahmen zu rekonstruieren, also das, was in der Situation jeweils intuitiv vollzogen wird und dabei nicht immer von explizierten konzeptionellen Ideen geleitet ist, im Rückblick besser zu verstehen. Es geht also nicht um eine Beforschung der Methode, sondern um ihre Explizierung. Etwas anderes ist in diesem Rahmen nicht leistbar.

Es werden dadurch die Schnittstellen sichtbar, an denen die Dialektik zwischen individuellem Lebensweg und den objektiven Strukturen, in denen dieser eingebettet ist, berührt wird, und die Fallstricke, die dies für den Therapeuten bereithält. In der Rekonstruktion zeigt sich, wo dies gut und wo dies nicht so gut gelungen ist. Das hat den begrüßenswerten Seiteneffekt, die Aufstellungsarbeit von der Aura des Perfekten zu befreien.

6.1 Annäherungen an ein Thema

Arthur, zur Zeit des Seminars 35 Jahre alt, benennt in der ersten Runde als sein Thema die schwierige Enge der Beziehung zu den Eltern, vor allem zur Mutter. Er hat vor knapp zwei Jahren Süddeutschland verlassen und ist mit seiner Freundin in Bonn zusammengezogen. In seinen Skriptgeschichten wird als Thema die Auseinandersetzung mit Männlichkeit deut-

---

[1] Namen und teilweise auch Orte sind verändert, um die Anonymität zu gewährleisten. Der gesprochene Text ist bis auf kleine sprachliche Retuschen original belassen. Folgende Transkriptzeichen werden verwendet: (x) kleine Pause, (xx) längere Pause, (...) kurze Auslassung oder unverständliche Sequenz, Zeichen der Zustimmung (Hm, Ja) habe ich in Klammern gesetzt und in die dadurch unterbrochene Rede hineingenommen. Ebenfalls in Klammern stehen Reaktionen des Protagonisten und der Gruppe sowie Erläuterungen, die zum Verständnis des Gesagten notwendig sind.

lich. Als erste Geschichte wählt er das Grimm'sche Märchen »Der Wolf und die sieben Geißlein«. Familiendynamisch gedeutet warnt in dieser Geschichte die Mutter die Kinder vor dem Vater (Wenn der Wolf – der Vater – kommt, dann lasst ihn nicht herein). Als Zweites nennt er »Terminator« mit Arnold Schwarzenegger, der eine geradezu mythologisch überhöhte Männlichkeit repräsentiert. Der zweite Film aus der Terminator-Serie zeigt zudem die Suche eines kleinen Jungen nach dem Vater und die idealtypische Figur des Terminators, der sich vom Repräsentanten einer gefühllosen und zerstörerischen Männlichkeit in den Beschützer dieses Jungen verwandelt, der wiederum zum späteren Retter der Welt auserkoren ist. In der dritten gewählten Geschichte von Arthur, dem Science-Fiction-Film »Raumschiff Voyager«, stehen ein geläuterter Mann, der Kapitän eines Raumschiffes, und seine Familie im Zentrum.

Arthur stellt diese Geschichten am Nachmittag des ersten Tages vor. In seinem emotionalen Ausdruck ist er bedächtig, geprägt von einer Traurigkeit, die wie ein depressiv getönter Schatten über ihm liegt, das Ganze gepaart mit einer feinen Ironie. Diese Mischung aus Emotionalität und ironischer Distanzierung gefällt mir, sicherlich auch, weil ich mich darin ein wenig wiedererkenne. Wir kommen schnell in einen guten Arbeitskontakt. Ich spreche ihn auf seine Beziehung zu seinem Vater an, die er als distanziert beschreibt, und biete ihm daraufhin das Bild an, sich an die Seite des Vaters zu stellen und von dort zur Mutter zu schauen. Dies ist schon eine imaginativ vorweggenommene Aufstellung, deren Bedeutungsvielfalt ich später aufgreifen werde. Am folgenden Tag nimmt er das Thema der Beziehung zum Vater wieder auf.

2. Tag   Morgenrunde

O.K.: Morgenrunde. Was immer heute Morgen wichtig ist zum Start? Von der Nacht, von gestern noch, wie es heute morgen ist, was ansteht.

Arthur: Also, ich war gestern nacht todmüde. Bin dann auch früh ins Bett gefallen, habe aber leider unruhig geschlafen. Aber der Abend war sehr schön, also wirklich. Hab Freude daran gehabt, nach Hause zu kommen, mit meiner Freundin wenig darüber geredet, nur so bisschen über den äußeren Rahmen, noch über die Beerdigung unserer Nachbarin geredet, die morgen sein wird. Ich war noch sehr bei dem, was gestern so klar wurde, also das Fehlen meines Vaters, und irgendwie war ich darüber traurig und habe auch gemerkt, dass ich den Vater meines Vaters gar nicht kenne. Also der ist lange, bevor ich auf die Welt gekommen bin, gestorben. Und der Vater meiner Mutter ist gestorben, als ich fünf war ... das ging mir noch so durch den Kopf. Ich fand's einen sehr schönen Tag und bin darüber dann eingeschlafen. War ein guter Tag.

O.K.: Schön.

Arthur: Heute Morgen bin ich leider in die falsche Straßenbahn gestiegen (Lachen in der Gruppe).

Das biographische Thema der Rolle des Vaters hat sich in einer ersten inneren Bewegung insgesamt auf die Frage nach der Präsenz der Männer in seiner Familie ausgedehnt. Damit spricht er ein Thema an, das weit über seine eigene Geschichte hinausweist, das Fehlen der Männer und Väter, das schon in der Struktur der traditionellen Familie angelegt ist und durch die Auswirkungen des 2. Weltkrieges auf die Generation der Großeltern und Eltern verschärft wird. Eingebettet ist dies in einen Bericht über seine Stimmung am Abend, seine Beziehung zur Freundin, Ereignisse in der Nachbarschaft, scheinbar nebensächliche Ereignisse seines Alltagserlebens. Sein Tonfall ist ruhig, stellenweise ist die Traurigkeit spürbar, die dieses Fehlen der Männer bei ihm bewirkt hat. Ebenso sichtbar wird auch der Witz in seiner Selbstdarstellung des etwas schusseligen Mannes, der in Gedanken verloren in die falsche Straßenbahn steigt. Deutet man diese Fehlleistung auf dem Hintergrund der impliziten Bewegung, die ich ihm vorgeschlagen habe, nämlich sich von der Mutter zum Vater zu bewegen, so ist ihm dabei sein Unbewusstes in die Quere gekommen und hat ihn in die falsche Straßenbahn einsteigen lassen. Die Möglichkeit, diese scheinbare Nebensächlichkeit ins Gespräch einzubringen, stellt für mich einen Hinweis dar auf eine entspannte, weder psychologisch noch übermäßig bedeutungsvoll aufgeladene Grundatmosphäre.

3. Tag   Morgenrunde

Arthur: Ja, ich bin gerade an einem ganz interessanten Punkt angekommen. Und zwar, wo ich merke, dass ich keine Lust mehr habe, geduldig und verständnisvoll zu sein.

O. K.: Die Frauen lieben das.

Arthur: Was?

O. K.: Wenn die Männer so sind. (Lachen aus der Gruppe)

Arthur: Ja. Ich war gestern Abend allein zu Hause, wo meine Freundin unterwegs war. Sie kam dann heim und wollte nur ihre Ruhe haben, weil sie den ganzen Tag busy war und keine Pause und nix. Wir sind da nicht aneinander gekracht, aber das waren schon so zwei verschiedene Ebenen, die sich dann so getroffen haben. Und ich hab gemerkt, ich hab da keine Lust drauf, immer verständnisvoll, ja immer verständnisvoll und rücksichtsvoll zu sein und das immer aufzufangen. Sie war dann etwas geknickt. Dann, als der Nachbar noch geklingelt hat, hab ich gemerkt, jetzt werde ich wütend. (Lachen aus der Gruppe) Ja, (lachend) jetzt werde ich wütend, es ist immer irgendwas. Und der kam noch, hat ausführlich erzählt, was bei ihm gerade los ist. Die Beerdigung (eines Verwandten) und so. Er wollte fragen, ob die ins Bad rein können, wenn dann die ganze Wohnung voll ist mit Verwandtschaft. (…) Und die Krönung war dann heute Morgen, als ich in die Werkstatt bin und mein Auto holen wollte, war es nicht fertig. Und die wollten mir dann verkaufen, ja, es war ja ausgemacht, sie rufen mich an, wenn's fertig ist, und da hab ich gesagt: »Nee, ihr habt das Auto zwei Tage gekriegt. Ich habe vorher schon gesagt, was für Teile da bestellt werden müssen, wenn sie fehlen, und die wollten mir dann verkaufen, sie rufen mich an, wenn es fertig ist. Nee, da hab ich gesagt, ich hol das Auto um acht, dann muss es fertig sein. Ruft mich an. Ich hab dann nicht gesagt, ja, ich warte dann, nee, ich komm pünktlich, ich geh heute. Dann sollen sie gucken, wie sie es morgen fertig kriegen. Das war eine ganz interessante Erfahrung. (x) Bei der Runde gestern hab ich gesagt, dass sich nicht viel bewegt. Als ich dann aber zu Hause angekommen bin, hab ich gedacht: Ich bin trotzdem reich beschenkt worden gestern. Hab mich trotzdem reich beschenkt gefühlt, obwohl es nicht greifbar war. Aber es war ein guter Tag, ich war sehr berührt.

O. K.: Du machst unheimlich viel selber, überlässt dich dieser Bewegung. Das ist schön, mitzukriegen.

Arthur: Ja, ich habe gemerkt, ich kann da wieder vertrauen. Das ist also, was ich gestern gemerkt habe, ich habe ein Vertrauen darin, der Bewegung so zu folgen. Und fühl mich auch nicht allein damit. Finde ich auch ganz schön.

O. K.: Und wie war es heute morgen mit der Freundin?

Arthur: Die schlief noch. (Lachen aus der Gruppe)

O. K.: Steht irgendwas an? (x)

Arthur: Ja, ich merk schon, dass dieses Männliche so in den Raum kommt, und da will ich auch weitergucken.

O. K.: Ja, das ist ja sehr facettenreich. Da können wir gespannt sein, was sich da alles noch zeigt.

Arthur: Habe aber so ein bisschen Schiss, merke ich, die Familie aufzustellen.

Eine weitere Komponente von Männlichkeit taucht auf, die Frage, was er alles mit sich machen lässt im Versuch, ein sanfter und verständnisvoller Mann zu sein. Mit dieser Forderung, die viele junge Männer an sich selbst haben und die ihnen auch von ihren Freundinnen oder Frauen entgegengebracht wird, zeigt sich ihr Dilemma mit einer neuen Männlichkeit. Sie wollen sich von alten Bildern lösen, haben jedoch keine Alternative zur Verfügung außer der Zurückweisung dieser Bilder, was mit der Zurückweisung der konkreten Männer- und Vaterfiguren in der Familie einhergeht und mit dem Fehlen von männlichen Vorbildern. Die Anfangssequenz verdeutlicht, wie ich meinerseits mit einem leicht ironisierenden Tonfall auf diese Alltagsgeschichten eingehe und dabei das von ihm vorgegebene Thema seines Mannseins mit seiner Beziehungsgestaltung zu Frauen verknüpfe. Es sind gerade die Partnerinnen, die diese Form einer sanften Männlichkeit einfordern, dann jedoch die damit verbundene Passivität und Entscheidungsschwäche ihrer Partner kritisieren.

Das Thema der Durchsetzungsfähigkeit taucht nochmals auf in der kleinen Anekdote über die Werkstatt und dem Versuch der dort arbeitenden Männer, ihn abzuwiegeln. Sie repräsentieren für ihn wahrscheinlich eine Männlichkeit, der er sich wenig gewachsen fühlt, die ihn gleichermaßen abschreckt wie anzieht. Mit einer kleinen Pause geht er dann über zur Frage seines wiedererstarkten Vertrauens in seine inneren Prozesse, was ich meinerseits verstärke, und er schließt ab mit der wunderbaren Metapher von der Männlichkeit, die in den Raum kommt. Die letzte Bemerkung verdeutlicht, dass die Frage der Aufstellung nun erst in seinen Horizont rückt.

3. Tag   Schlussrunde

Arthur: Also, ich merk, dass durch das Aufstellen, durch das Aufgestellt-Werden bei mir relativ viel in Bewegung kommt, also auch Ideen. (x) Ein ganz spannender Punkt, den ich interessanterweise nicht so wahrgenommen habe, ist, dass meine ganze Familie unter einem Dach lebt. Dass es so einen Moment gab, wo meine Nichte geboren wurde und ich dann nicht mehr das Nesthäkchen war. Das war dann einfach so: Buff und da saß ich (Lachen aus der Gruppe) Ja. Also das kam so von heute auf morgen. Also die Schwangerschaft hab ich schon mitgekriegt (...). Aber das kam ziemlich überraschend. Das habe ich noch nie so gesehen. Ja, und dein Tip, von der Mutter mich wegzubewegen, merke ich, tut mir gut. Ich bin jetzt zwar mit Wut und Trauer meinen Eltern gegenüber so ein bisschen beschäftigt. Das wird dann klarer dadurch, es ist nicht mehr so gefärbt. Ich bin gespannt darauf, es aufzustellen.

O. K.: Ja, okay. Dann können wir die Bewegung noch verstärken.

In dieser Sequenz wird in seiner Rückmeldung über die Auswirkungen des Aufgestellt-Werdens der gruppale Charakter der Arbeit deutlich. Schritt für Schritt, ohne dass dies direkt für seine Familie thematisiert worden ist, zeigen sich deren relevante Strukturen und Themen, und es wird deutlich, dass seinem Gefühl der Enge eine insgesamt hohe Kohäsion der Familie entspricht, die auch heute noch zusammenlebt und -wohnt. Dies verbindet sich mit der Erinnerung an die Überraschung über seine »Entthronung«, allerdings nicht durch ein Geschwister, sondern durch eine Nichte, der Tochter einer älteren Schwester.

Das von mir am ersten Tag angebotene Bild, von der Seite des Vaters zur Mutter zu schauen, beginnt seine Wirkung zu entfalten. Darauf bezieht er sich in seiner Bemerkung über meinen »Tip«. Diese räumliche Metapher enthält in sich die gesamte Dynamik der ödipalen Triade und das Angebot einer Lösung. Er tritt metaphorisch von der Seite der Mutter weg zum Vater hin, bleibt jedoch durch seinen Blick der Mutter verbunden. Gleichzeitig schaut er auf sie in dem Bewusstsein, an der Seite des Vaters zu stehen, der ihm dadurch Schutz vor einer ihm übermächtig empfundenen Mutter bietet. Der Sohn gleicht durch diese Hinwendung zum Vater die bisherige Bevorzugung der Mutter aus und tritt damit aus der ödipalen Konkurrenz zum Vater heraus. Diese innere Bewegung führt Arthur weiter in seine primären Gefühle hinein, Wut (gegen die Mutter) und Trauer (gegenüber dem Vater). Zugleich hat die Angst vor der Aufstellung einer gespannten Aufmerksamkeit Platz gemacht.

4. Tag   Morgenrunde

O. K.: Wo bist du so mit deinen Gedanken?

Arthur: Schon sehr beim Mann-Sein. Meine Gedanken drehen sich darum, kein männliches Vorbild um mich rum zu haben ..., und deswegen bin ich halt ein bisschen verloren, also ich fühle mich halt ein bisschen einsam in meinem Mann-Sein. Ich habe schon so das

Gefühl, ich habe zu meinen Eltern ein Gleichgewicht gekriegt, zu Vater und Mutter. Weiß nicht, ob es ganz gleichgewichtig ist, aber ich finde es wirklich schön, das zu spüren, so was Leichteres.

Am nächsten Tag hat der Ausgleich zwischen den Eltern eine neue Qualität bekommen, er ist stärker im Gleichgewicht. Der Vorwurf an die Eltern rückt damit von ihm ab, und er kann sich ganz dem eigenen zuwenden, seinem Verlorensein als Mann. Am Nachmittag des gleichen Tages bereiten wir die Aufstellung vor durch ein kurzes biographisches Interview. Erst relativ spät also werden die Daten zur Familie systematisch erhoben, nachdem der therapeutische Prozess schon lange in Gang gekommen ist.

6.2 Informationserhebung

4. Tag   Am Nachmittag

O.K.: Erzähl doch mal ein bisschen was von der Familie. Du hast zwei ältere Schwestern. Dann bist du ein Nachzügler.

Arthur: Ja. Also, eine Schwester ist zehn Jahre älter, und die andere ist zwölf Jahre älter. Leben alle unter einem Dach, immer noch.

O.K.: Immer noch? Die beiden Schwestern mit den Eltern?

Arthur: Hm. Sind auf drei Wohnungen verteilt. Meine kleine Schwester, also die zehn Jahre ältere Große, ist immer noch solo, Single. Und meine größere Schwester ist verheiratet, wohnt aber mit Familie (…) auch unter dem Dach. (…)

O.K.: Das heißt, das Rauskommen von zu Hause, das betrifft nicht nur dich?

Arthur: Wobei sie jetzt gerade am Ausziehen ist. Also, was das Thema angeht.

O.K.: Die mit der Familie oder die andere?

Arthur: Nee, die Nichte (Tochter der ältesten Schwester).

O.K.: Also, die Nichte ist dabei, auszuziehen. Wie alt ist sie?

Arthur: Die wird jetzt 20.

O.K.: Die wird schon 20? (Lachen aus der Gruppe)

Arthur: Nee, für meine Schwestern ist das eigentlich kein Thema. Die bleiben da, wo sie sind. (Lachen aus der Gruppe)

O.K.: Die Mutter war ja dann schon ziemlich alt, als du kamst, nicht?

Arthur: 43.

O.K.: 43.

Arthur: Also, meine Mutter ist jetzt 78 und mein Vater wird in ein paar Tagen 80.

O.K.: Gibt's ein Fest?

Arthur: Ein kleines.

O.K.: Ein kleines.

Arthur: Mein Vater wird es ganz klein machen, meine Mutter möchte eher so ein größeres Fest. Meinem Vater geht's gesundheitlich nicht so gut. Also, der baut gerade monatlich ab.

O.K.: Und dann will er sich nicht so viel zumuten?

Arthur: Ja.

O.K.: Kannst du was über die Familie des Vaters erzählen?

Arthur: Der Vater meines Vaters war zweimal verheiratet. Also, daraus ging aus erster Ehe eine Stiefschwester von meinem Vater hervor. Wo ich nie gemerkt hab, dass sie eigentlich zur Familie gehört. (…) Also, er stammt aus der zweiten Ehe, genauso wie der Bruder, der stammt auch aus der zweiten Ehe.

O.K.: Ist der Bruder jünger?

Arthur: Älter.

O.K.: Also, er ist der Zweite, der Jüngste.

Arthur: Der Jüngste, ja. Also, mein Opa ist 1950 gestorben, ich kenne den nicht. Ich bin 1966 geboren. Von meiner Oma weiß ich nur, dass sie zum Essen kam, sonntags zu meinen Eltern, alle 14 Tage. Da war ich ein kleiner Steppke, sie ist dann 79 gestorben. Da war ich 13. (x) Was nicht interessant war, aber was mich so beschäftigt im Nachhinein, ich hab meinen Vater auch gefragt, ob er zu seinen Eltern was sagen möchte und sagen kann. Da hat er gemeint, er kann nur den Beruf sagen, den kann ich dann aufschreiben. Damit war für ihn das Thema erledigt.

O.K.: Was haben die gemacht?

Arthur: Sie hatten einen landwirtschaftlichen Betrieb. Was ich aus Geschichten und Erzählungen weiß, ist, dass mein Opa sehr sehr streng war und nur der Bruder meines Vaters wirklich wichtig war und er als kleiner Bruder völlig unwichtig. Weil er eigentlich ein Mädchen und sozusagen Magd hätte werden sollen.

O.K.: Hat der Bruder den Hof dann übernommen?

Arthur: Ja. Also, teilweise, es war was Kleineres, es war nicht so ein Aussiedlerhof, einfach was Kleines, das hat er nebenher gemacht. Er hat in der Stadt gearbeitet und das so nebenher gemacht.

O.K.: So ein Nebenerwerb? Nebenerwerbslandwirt. Diese kleinen Höfe sind ja kaputtgegangen; oder die Bauern haben für viel Geld ihr Land verkauft.

Arthur: Also, da gab es viele Streitereien, also mein Vater und sein Bruder waren über zehn Jahre verstritten, als dann die Mutter starb. Also, da ging es dann um Streitereien um Land. Aus dem einen Grundstück könnte ja ein Bauplatz werden mit viel Geld und so.

O.K.: Und auf Mutters Seite?

Arthur: Auf Mutters Seite kenne ich den Opa noch weniger, der ist noch früher gestorben. Ihre Mutter kenne ich gar nicht, die ist vor mir gestorben, also bevor ich auf die Welt gekommen bin. Der Opa hat auch ein zweites Mal geheiratet, die Frau kenne ich. Also, liegt weit zurück. Sie lebt noch, aber als mein Opa gestorben ist, ging sie ihre eigenen Wege, weil die zerstritten war mit den Geschwistern (ihren Stiefkindern). Meine Mutter hat drei Geschwister, drei Brüder. Sie ist das einzige Mädchen. Und ich glaub, die Älteste.

O. K.: Du glaubst, die Älteste?

Arthur: Ja, ich bin mir halt nicht sicher, da ist so vieles hin und her.

In der ersten Sequenz wird das Zusammenleben der Familie in einem gemeinsamen Haus geschildert. Sein Auszug wird in dieser Familie als Bruch mit der Tradition gesehen worden sein. Erst die nächste Generation, seine Nichte, geht ebenfalls diesen Weg, während das für die Schwestern »kein Thema« ist. Die enge Beziehung zur Mutter wird nochmals verständlicher durch seinen Status als Nachzügler, die Eltern waren vergleichsweise alt, als er zur Welt kam. Das bevorstehende Fest zum 80. Geburtstag des Vaters, der gesundheitlich angegriffen ist, lässt Arthur als nächstes Ereignis dessen Tod erahnen. Seine Zeit mit seinem Vater läuft ab.

Ein Blick auf die Familie des Vaters zeigt, dass er als der jüngste von zwei Brüdern und einer älteren Halbschwester in einer vergleichbaren Position war, wie Arthur und es wohl auch für ihn schwierig war, ein stabiles männliches Selbstbewusstsein herauszubilden. Über die Hintergründe, warum die erste Ehe des Großvaters auseinander ging, erfahren wir nichts. Deutlich wird die Abkapselung dieser ersten Ehe, da die Halbschwester aus dieser Verbindung von Arthur nicht als zugehörig erlebt worden ist. Hier hätte ich die Befragung ausgedehnt, wenn es sich um einen Halbbruder gehandelt hätte, dessen verweigerte Zugehörigkeit zur Familie bei ihm, als einem nachgeborenen Sohn, zu einer Identifizierung hätte führen können. Dahinter steht die generelle Frage, wie weit und auch wie breit in die Vergangenheit geschaut, und auf welche Ebene besonderes Gewicht gelegt wird. Zugleich zeigt sich darin die Art der Arbeitsbeziehung zwischen mir als Leiter und Arthur: Wann und wie lange folge ich dem Fluss seiner Erzählung und überlasse es damit ihm, den Fokus der Aufmerksamkeit zu setzen, und wann lenke ich diese Aufmerksamkeit durch gezieltes Befragen? In diesem Fall lasse ich genügend Raum und überprüfe erst vor dem Hintergrund der spontanen Erzählung, welche Lücken gelassen werden und was ich nachfragen will.

Arthurs weitere Erzählung gibt für mich insofern eine Antwort, als er sich auf die Rolle des Vaters konzentriert und ich diese Aufmerksamkeit nicht auf jemand anderen verschieben will. Im Gespräch mit seinem Sohn erweist sich die Haltung des Vaters seinen eigenen Eltern gegenüber als emotional karg. Skizzenhaft taucht das Bild einer bäuerlichen Familie auf mit einem, häufig aus der wirtschaftlichen Not heraus erzwungenen, rigiden Verhalten den Kindern gegenüber, das aus den Notwendigkeiten der Erbfolge und des Erhalts des Hofes erwächst. So war der Vater nicht nur als Jüngster vom Erbe ausgeschlossen, sondern potenziell in die Rolle einer Magd gedrängt. Wie dies für viele kleine bäuerliche Betriebe dieser Zeit der Fall ist, ist der Hof nicht zu halten, was der Familie mehr als nur den wirtschaftlichen Hintergrund entzieht, sondern auch eine Kränkung bedeutet und eine kulturelle Entwurzelung mit sich bringt. Das heutige enge Zusammenleben der Familie ist Ausdruck davon, dass dieser Übergang aus der bäuerlichen Tradition mit seiner Ortsverbundenheit und hohem familialen Zusammenhalt nicht vollzogen werden kann. Verstärkt wird dies durch den Streit des Vaters mit dem Bruder über das inzwischen wertvoll gewordene Erbe an Bauland (vgl. zu einer ausführlichen Analyse der Therapie mit einer bäuerlichen Familie Welter-Enderlin & Hildenbrand 1996).

Ein ergänzendes und zugleich komplementäres Bild zeigt sich beim Blick auf die Familie der Mutter. Hier ist nicht nur der Vater früh gestorben, sondern noch früher die Mutter, und die Beziehung der Tochter zur zweiten Frau des Vaters, ihrer Stiefmutter also, bleibt schwierig. Aufgrund dieser frühen Verluste und als einziges Mädchen unter drei Brüdern war sie emotional wahrscheinlich eher isoliert. Arthurs Thema gewinnt durch diesen kurzen Rückblick historische Tiefe und verknüpft sich mit der Geschichte der Eltern und deren Eltern.

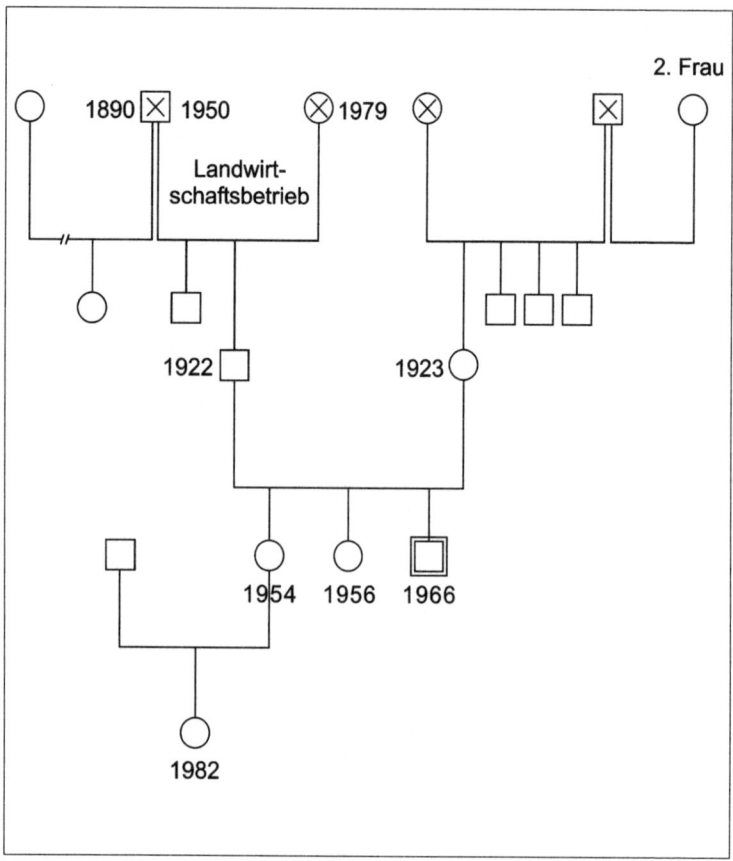

Abb. 1: *Genogramm von Arthurs Familie*

Das Genogramm stellt die Informationen zu Arthurs Familie zusammen. Ich überspringe die methodischen Fragen bezüglich des Aufbauens einer Aufstellung (vgl. Kap. 10). Im Seminar gebe ich bei der ersten Aufstellung regelmäßig eine kleine Erläuterung zum Vorgehen für den Protagonisten und weise die Stellvertreter darauf hin, auf ihre Wahrnehmungen und Gefühle zu achten und nicht auf die Ebene der Interpretation zu gehen. Ein solches Vermeiden von Interpretationen ist nur teilweise einzulösen, bleibt jedoch als regulative Idee sinnvoll und stellt eine Daueraufgabe für den Leiter dar.

6.3 Das erste Aufstellungsbild

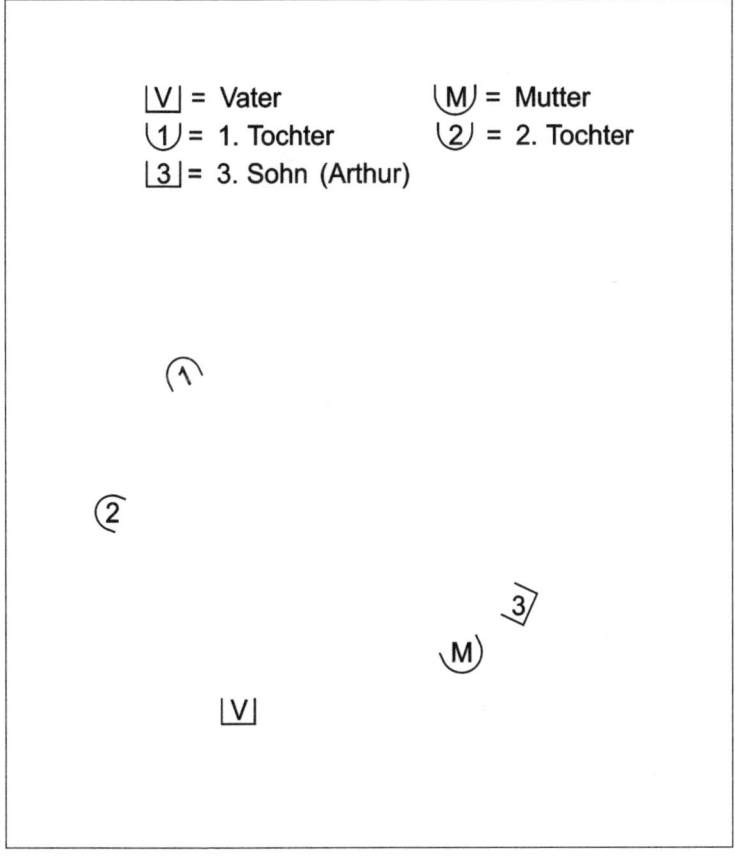

Abb. 2: *Erstes Bild*

O. K.: Wie geht's dem Vater hier?

Vater[2]: Also dem Vater, dem geht's nicht wirklich gut, weil das alles irgendwie so ein bisschen deplatziert ist hier. Keine Verbindung zur Frau, also nur wenig. Zu beiden Töchtern, die aber auch beide nicht zugewandt sind. Und (x) eine sehr ambivalente Verbindung zum Sohn. Der ist da, der ist präsent, aber ist irgendwie nicht offen.

O. K.: Hm. Wie geht's der Mutter hier?

Mutter: Das ist so ein Wechselbad der Gefühle, also als die jüngere Tochter dazugekommen ist, ist mir ganz warm geworden hier hinten. Ich merke auch, dass mein Mann da ist, aber nicht so richtig. Er versperrt mir die Sicht. Und als die Älteste dazugekommen ist, war es wie so ein Schwindel. Ja, so stehe ich hier. Aber ohne Verbindung, ohne richtige Verbindung zu irgendjemandem.

O. K.: Hm. Und wie geht es der Ältesten hier?

1. Tochter: Ich hatte so ein, also, eigentlich frage ich mich, warum ich noch da bin, in dieser Familie. Aber die stärkste Beziehung ist zum Vater. Ich habe das Gefühl, das ist dem unangenehm. Und diese starke Beziehung ist für mich unstimmig, weil es mit der Mutter so unausgesprochen ist. Die wendet sich ab, als wär sie beleidigt auf mich. Die jüngste Schwester ist mir zu weit weg und zu undefiniert, ich weiß nicht, mit wem die sonst in der Familie was zu tun hat. Und den Bruder, der ist mir irgendwie zu starr. Also, das interessiert mich, mit dem möchte ich was zu tun haben, aber der will irgendwie mehr von den Eltern, so sieht es im Moment aus für mich. Es macht nicht viel Sinn, hier zu sein.

O. K.: Wie geht's dir dann?

1. Tochter: Ja, nicht gut und nicht schlecht. Seltsam. Am ehesten bin ich wegen dem Vater noch da. So viel Unausgesprochenes ist da noch, es ist bequem, da zu stehen, aber ein bisschen ..., macht halt keinen Sinn.

O.K.: Wie geht's der Mittleren hier?

2. Tochter: Also, den Vater erlebe ich als sehr nah und mächtig. Und zu der Mutter versuche ich, Kontakt aufzunehmen, aber die ist mir abgewandt, die ignoriert mich auch. Die ist sehr auf den, also die schaut sehr auf den Bruder. Zu dem habe ich auch Kontakt. Aber eigentlich sehr bindungslos fühle ich mich hier. Auch zu der Schwester, die ich zwar wahrnehme, aber die ist auch weit weg.

O. K.: Wie geht's dem Sohn hier?

3. Sohn: Ich habe ne andere Mutter, das ist meine Mutter da drüben. Und das ist mein Vater, und sonst habe ich keinen. Keine ältere Schwester, meine Mutter sehe ich, aber irgendwie sehe ich sie nicht. Also nur so verschwommen. Vater ist präsent. Einmal hatte ich ein bisschen so Beklemmungen gehabt, hier oben, aber das ist, war nur so ein touch. Aber es ist angenehm,

---

[2] Korrekterweise müsste es jeweils heißen »Stellvertreter des Vaters«, »Stellvertreter der Mutter« usw.

Die erste Entscheidung bei Beginn der Befragung ist die Reihenfolge, in der ich vorgehe, mit der zugleich bestimmte Suggestionen verbunden sind. Ich gehe dabei immer von der Familie im Fokus aus, in diesem Fall der Herkunftsfamilie von Arthur. Selbst wenn also Arthur im ersten Bild die Großeltern mit aufgestellt hätte, so hätte ich mit seinen Eltern begonnen. Diese Reihenfolge ist Ausdruck davon, dass zwischen Systemen das Spätere Vorrang hat, innerhalb eines Systems aber das Frühere (vgl. Kap. 3.4). Daher befrage ich innerhalb des Systems immer die Eltern vor den Kindern und diese in der Reihenfolge ihrer Geburt. Offener ist die Frage, mit wem ich auf Seite der Eltern beginne, gibt es hier doch keinen Vorrang im allgemeineren Sinne, sondern nur auf ein auszuwählendes Merkmal hin. Und dieses Merkmal ist selbst ein Bestandteil der familiären Dynamik. Es spielt bei der Wahl der Reihenfolge auch eine Rolle, welchen Fokus ich setzen und unterstützen will, und das ist in diesem Fall der Blick auf die Rolle des Vaters. Also beginne ich mit ihm.

Die Fragestellung bleibt schlicht und gleichbleibend auf Wahrnehmungen und Gefühle gerichtet, die mit diesem Platz verbunden sind. In dieser kontinuierlichen Fokussierung stellt sie eine Aufforderung dar, sich selbst und den durch die Position hervorgerufenen Reaktionen gegenüber eine phänomenologische Haltung einzunehmen, um sie von den Interpretationen zu entleeren, die sich aufgrund der gehörten Informationen aufdrängen. Um die Bedingungen hierfür zu optimieren, achte ich bei der Informationserhebung darauf, dass nicht zu viele Problemsuggestionen des Protagonisten einfließen, ohne allerdings ins andere Extrem einer rigiden Informationsbegrenzung zu verfallen. Eine solche Haltung verstärkt die Leiterfixierung und die geheimnisvolle Aura, die dann einer derart karg von Informationen gerahmten Aufstellung zugeschrieben wird. Beides halte ich methodisch für unnötig und aufgrund dieser Nebenwirkungen für kontraindiziert.

Der erste Impuls des Vaters (bzw. seines Stellvertreters, müsste man genauer immer dazu sagen) geht auf das Bild als Ganzes, das auf ihn »deplatziert« wirkt, mit wenig Verbindungen zu seiner Frau und den Töchtern. Dies widerspricht dem von Arthur geschilderten Zusammenhalt der Familie und verdeutlicht, dass die Stellvertreter in der Aufstellung in der Lage sind, Rückmeldungen zu geben, die einer vorher gelieferten Information entgegenlaufen. Hinter der zögerlichen und etwas unbestimmten Reaktion auf die Verbindung zum Sohn wird sichtbar, wie schwierig es für den Stellvertreter des Vaters ist, in der Beschreibung der Beziehung zum Sohn spontan und frei von Interpretationen zu bleiben, denn diese Person ist ja real anwesend und steht im Fokus der Arbeit. Alle anderen Personen der Familie sind hingegen nur über die Erzählung des Protagonisten lebendig geworden. Die Bezeichnung der Beziehung zum Sohn als »ambivalent« weist auf diese Schwierigkeit hin und möglicherweise auch darauf, dass der Stellvertreter dies selbst spürt. Zugleich deutet sich hier seine Tendenz zur Psychologisierung seiner Rückmeldungen an. Was auch immer von diesen Möglichkeiten der Fall ist, darauf als Leiter einzugehen, bringt die Beteiligten in eine Form der Selbstaufmerksamkeit, die es ihnen erschwert, ihren Impulsen zu vertrauen und zu folgen. Ich vertraue darauf,

dass sich diese Schwierigkeiten im Verlaufe einer Aufstellung selber regulieren.
Die Mutter ist differenzierter in den Rückmeldungen zu einzelnen Familienmitgliedern, lässt jedoch den Sohn dabei aus. In der Rückmeldung zur ältesten Tochter kündigt sich durch die körperliche Reaktion etwas an. Sie verstärkt nochmals das Bild der fehlenden Verbindung.
Der erste Satz der ältesten Tochter kann ebenfalls auf diese Verbindungslosigkeit bezogen werden, kann jedoch auch aus ihrer bei der Erzählung über die Familie entstandenen Überzeugung genährt sein, dass man in diesem Alter die Familie verlassen haben sollte. Damit wäre dies weniger eine Reaktion auf die Aufstellung als vielmehr die Reproduktion einer normativen Vorstellung. Da zwischen diesen beiden Interpretationsmöglichkeiten die Wahl offen bleibt, übergehe ich den möglichen normativen Teil einfach. Dafür spricht auch die Prägnanz ihres nächsten Eindrucks, der einen Hinweis darauf gibt, welches Thema sich hinter dem Gefühl des Schwindels verbirgt, das die Mutter ihr gegenüber geäußert hat. In der starken Beziehung zum Vater wird sie zur ödipalen Konkurrentin der Mutter, die ihr dies übel nimmt. Dem Vater wiederum ist dies aus ihrer Wahrnehmung heraus »unangenehm«, ein Hinweis darauf, dass hier etwas einfließt, was nicht zu einer Vater-Tochter-Beziehung passt. Die Beziehungen zu den Geschwistern stehen demgegenüber zurück. Meine Nachfrage zielt darauf ab, sie von eventuellen Vorannahmen auf sich selbst und auf ihre Befindlichkeit zurückzuführen. Ihre Antwort bringt jedoch keine neuen Aspekte.
Die zweite Tochter ist ebenfalls auf den Vater ausgerichtet und fühlt sich von der Mutter »ignoriert«. Als erste verweist sie auf die Enge der Beziehung zwischen Mutter und Sohn. Auch sie äußert das Gefühl der Bindungslosigkeit.
Die Äußerungen des zuletzt gefragten Sohnes sind nun wiederum auf mehreren Ebenen angesiedelt. Als Erstes bezieht er sich auf seine gegenüberstehenden Schwestern, von denen er eine in die Position der Mutter hebt. Erst im letzten Satz wird indirekt deutlich, dass er damit die älteste Schwester meint. In Anbetracht des großen Altersabstandes kann diese Rückmeldung durchaus eine gelebte Erfahrung widerspiegeln. Die Beziehung zum Vater wird als »präsent«, die zur Mutter als »verschwommen« beschrieben. Aufgrund der bisherigen eigenen Erzählungen des Stellvertreters vermutete ich, dass seine eigene familiäre Dynamik und die dargestellten Sohnes sich strukturell so sehr entsprechen, dass seine individuelle Übertragung ihn zwischen seinem eigenen und dem fremden System hin- und herpendeln lässt, was seine Rückmeldungen ebenfalls »verschwommen« macht.
Wesentlich erscheint mir in dieser ersten Runde, dass allen Rückmeldungen das Thema der fehlenden Verbindung zwischen den Familienmitgliedern gemeinsam ist, das dadurch zu einem familiären Thema wird. Zugleich widerspricht es so sehr der geschilderten Enge, dass die These auftaucht, hier eine Lücke auf der Ebene der Information zu vermuten. Um dies zu überprüfen, trete ich aus der Aufstellung nochmals heraus und wende mich an den Protagonisten. Ein solcher Wechsel der Ebenen kann in die-

ser Arbeitsphase problemlos eingesetzt werden, ohne dass dies Verwirrung stiftet. Weiterhin ist es für mein Vorgehen in dieser Arbeitsphase von Bedeutung, wer im Ausgangsbild die stärkste emotionale Reaktion zeigt. Das ist aus meiner Wahnehmung die Mutter. In einem nächsten Schritt überprüfe ich meine beiden Thesen.

O. K. (an Arthur gewandt): Die stehen hier fast alle im gleichen Abstand. Da gibt's gar keine Differenzierung. Zwar verschieden ausgerichtet, aber irgendwie im gleichen Abstand. (x) Und die Mutter so ein bisschen weggebannt auf den Sohn zu. Ist da irgendwas passiert in der Familie? (x) Irgendein Ereignis, das für die Mutter sehr bedeutsam war?

Arthur: Ich weiß, dass mein Vater mal eine Geliebte hatte.

O. K.: Ach. (Lachen aus der Gruppe) Wann? (x)

Arthur: Als er so Mitte 50 war, war ich so zehn ungefähr.

O. K.: Bau die mit dazu. (x) Wie lange hat das gedauert?

Arthur: Weiß ich nicht.

O. K.: Weißt du nicht. Und wie ist das rausgekommen? Seit wann weißt du es?

Arthur: Also, rausgekommen ist es, weil mein Vater es vor nicht allzu langer Zeit meiner Mutter erzählt hat. Und ich hatte so eine Ahnung. Sie hat dann erzählt, dass mein Vater mit einer Arbeitskollegin in Urlaub fahren wollte. Dann hat aber ein Arbeitskollege bei ihr (der Mutter) sich gemeldet und gesagt, wenn er jetzt alleine in Urlaub fahren möchte, wenn er mit diesem Ding ums Eck kommt, dann hat das nichts mit Alleine-in-Urlaub-Fahren zu tun, sondern weil er mit ihr in Urlaub fahren will.

O. K.: Wem hat der Arbeitskollege das erzählt?

Arthur: Meiner Mutter.

O. K.: Also, der hat den Vater ein bisschen verpfiffen?

Arthur: Ja. Die hatten einfach, die hatten Kontakt übers Berufliche hinaus.

O. K.: Wer?

Arthur: Der Arbeitskollege von meinem Vater, seine Familie ein bisschen mit meiner Familie. Wobei ich davon wenig mitgekriegt habe, weil ich denk mal, danach ist es dann auch abgerissen.

O. K.: Ja. Begreiflicherweise. (x) Ja, wir gucken mal. Stell sie mal mit dazu. Sag nochmal, wann hast du das erfahren? Du sagtest irgendwas, es hätte eine Ahnung gegeben.

Arthur: Also, ich habe irgendwie so eine Ahnung gehabt, irgendwie, dass da was war. Also, weil es irgendwie komisch war. Meine Mutter hat es mir vor einem dreiviertel Jahr erzählt. Als das Thema im Endeffekt in den Raum kam, dass es klar ist, ich ziehe aus Hautbach weg nach Bonn.

O. K.: Da hat sie dir das erzählt?

Arthur: Da hat sie mir das erzählt.

O. K.: Ja, dann bau sie mal mit dazu. (xx)

Die Nachfrage bringt eine Information ans Tageslicht, die den bisherigen Fokus auf die Rolle des Vaters nicht ablöst, sondern eine spezifische Wendung gibt. Deutlich wird ebenfalls, dass dieses Ereignis, das über 20 Jahre zurückliegt, bis in die Gegenwart hineinwirkt. Erst vor kurzem hat der Vater seiner Frau von dieser Beziehung erzählt, diese hat es jedoch die ganze Zeit über gewusst, ohne dass dies zu einem Thema geworden wäre zwischen ihr und ihrem Mann. Ein Konflikt, der eine aktive Verarbeitung dieses Ereignisses erlaubt hätte, hat nicht stattgefunden. Stattdessen hat sich das Thema eingekapselt, was eine Erklärung für die Beziehungslosigkeit in der Familie bietet. Die geschilderte Kohäsion der Familie lässt sich also als »uneinig ausharren« (Lüscher & Pajung 1998, 143) beschreiben. Gleichzeitig hat sich dieses Zerwürfnis der Eltern dem Sohn als »Ahnung« mitgeteilt, ohne dass er dies genau beschreiben kann. Dass dies in der Beziehung der Mutter zum Sohn bis in die Gegenwart hinein Auswirkungen hat, wird deutlich durch die Tatsache, dass diese dem Sohn gerade in dem Moment davon erzählt, als er auszieht.

Wäre diese Information nicht aufgetaucht, so hätte ich Arthur aufgrund seiner Erzählung in einem zweiten Schritt die Großeltern dazustellen lassen, um die Herkunftsfamilien der Eltern mit einzubeziehen. Diese treten nun etwas in den Hintergrund, und ich gebe der Dynamik Vorrang, die mit der Freundin des Vaters verbunden ist.

6.4 Ergänzung der Aufstellung und erste Umstellung

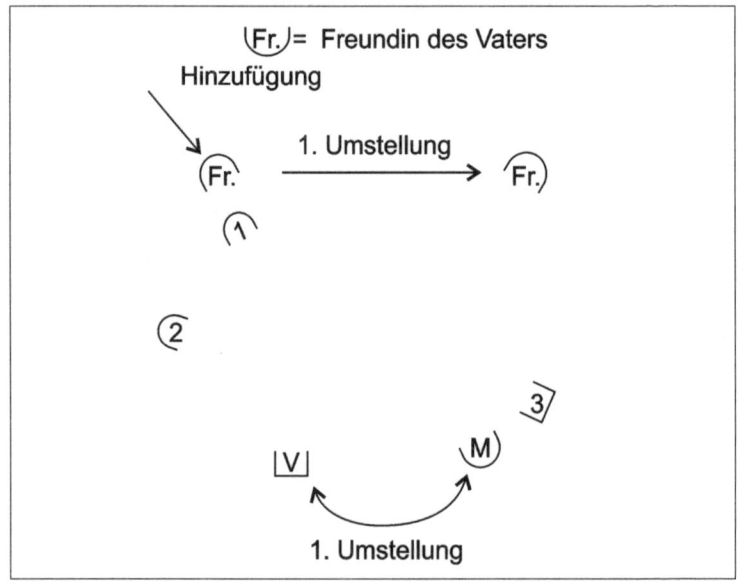

Abb. 3: *Zweites Bild: Ergänzung der Aufstellung und erste Umstellung*

Arthur stellt die Freundin des Vaters hinter die älteste Schwester.

O. K.: Der Vater des Vaters ist gestorben 1950, hast du gesagt? (...) Die Mutter hat ihn ja sehr lange überlebt. Was für ein Jahrgang ist dein Vater?

Arthur: 1922.

O. K.: 22, okay. Also, er war schon ein junger Mann dann, als er (Vater des Vaters) starb. (x) Wie ist es für den Vater?

Vater: Ziemlich irritierend. Dass da jemand in meiner Familie so mit drin steht, und das wurde mir schon klar, dass ich dann keine Orientierung mehr darüber habe, wenn es so ist.

O. K.: Wie geht es dir damit jetzt?

Vater: Unwohl. (x) Ja, das ist ein klarer Schritt aus der Familie raus, finde ich. Zack, da durch und weg.

O. K.: Wie ist es für die Mutter?

Mutter: Schrecklich. Ich habe Hitzewellen, Schweißausbrüche, klatschnasse Hände und Herzrasen. Mir nimmt's die Luft. Irgendwie ganz furchtbar.

O. K.: Wie ist es denn hier für die Älteste?

1. Tochter: Das ist ein Affront, dass da im Rücken noch eine ist und gleichzeitig, also ich verstehe die Mutter besser, habe aber nicht mehr mit ihr zu tun. Und irgendwie ist es so, die haben ein Thema, und ich kann dadurch irgendwie besser für mich selber sein in diesem Gefüge. Also, wenn ich schon da stehe, dann kann ich jetzt mehr für mich selber sein. Ein ganz eigenartiges Gefühl. Und die, das ist eine ziemliche Hitzewelle von da hinten. (x) Aber die Verbindungen sind weniger, noch unausgesprochener.

O. K. (zu Arthur): Also, so wie du sie gestellt hast, balanciert sich hier das Ödipale. Hinter der ersten Tochter hat er (der Vater) sich die Geliebte gesucht. Dann gab es vielleicht einen Drang sozusagen zur ersten Tochter. Deswegen habe ich nach seiner Mutter gefragt, weil das eine häufige Dynamik ist, wenn die Mutter früher gestorben ist, dann bleibt das leer, und eine Dynamik kann entstehen. Sie (die älteste Tochter) scheint es nicht so wahnsinnig zu bedrohen hier.

1. Tochter: Es ist ja auch ein Moment der Entlastung, weil ich ja zuerst dachte, sie ist böse auf mich. Jetzt weiß ich, dass sie selber ein Problem hat.

O. K.: Wie ist es für die Mittlere?

2. Tochter: Irritierend, diese Nähe von der Geliebten. Aber ich seh den Vater trotzdem als mächtig, aber so bindungslos.

O. K.: Wie geht's dem Sohn?

3. Sohn: Ich hab vorhin vergessen, dass er mich angedreht hat, so in Richtung Mutter, und das war mir zu anstrengend. Dann habe ich mich wieder zurückgedreht. Ich merke, dass die Bewegung zur Mutter jetzt da ist. Aber ich weiß nicht, was ich machen soll. Bin ratlos, aber die Bewegung ist da.

O. K.: Ja. Wie geht's der Freundin des Vaters?

Freundin des Vaters: Ja, ich steh halt hier und hab irgendwo mit dem gar nicht so viel zu tun. Das ist mir zu nah. Und wenn ich denke, dass ich mit ihm ein Verhältnis hatte, also, am ehesten habe ich mit dem Vater noch Kontakt, aber da ist auch nichts Liebevolles oder so. Ich fühle mich jetzt nicht so eingebunden. Ich bin halt da, steh halt da. Und warum steh ich da (zur 1. Tochter) so nah? (x) Aber ich habe jetzt keine richtige Verbindung.

O. K. (zu Arthur gewandt): Also, es kommt mehr so von ihm (dem Vater) als von ihr (der Geliebten).

Es ist nicht so, als ob sie da reindrängt von dem Bild her. (x) (Zur Mutter) Dich muss man hier mal erlösen, glaube ich. (Lachen)

Mutter: Das wär nicht schlecht.

Vater: Ich hätte auch nichts dagegen.

O. K.: Könnt ihr beide mal die Plätze wechseln? (Vater und Mutter tauschen ihre Plätze) (x) (Zur Freundin des Vaters) Und du kommst hier hinten mal raus.

Die Hinzustellung der Freundin ist eine mächtige Intervention und gibt den von Mutter und ältester Tochter geäußerten Gefühlen einer ödipal geprägten Konkurrenz eine schlüssige Erklärung. Meine erste, etwas unvermittelt wirkende Nachfrage gilt dem Vater, um mich zu vergewissern, ob aus seiner Familie alle wichtigen Informationen eingeflossen sind, die eine solche Konstellation verständlich machen würden. Dies könnte z. B. der Fall sein, wenn Vater oder Mutter gestorben wären, als er noch ein Kind war. Möglich wäre auch, dass die erste Frau des Großvaters hier mit hineinspielt, wenn sie als Geist weiter in der Familie präsent bleibt und aus dieser Unsicherheit heraus seine zweite Frau, die Mutter des Vaters also, die Söhne an sich bindet. Dies würde wiederum die spätere ödipale Verführbarkeit des Vaters plausibel machen. Doch auch wenn all dies zum Verständnis beitragen kann, so ist entscheidender, was es in der Situation braucht, um für den Protagonisten eine korrigierende Erfahrung zu ermöglichen. Ein Zuviel an Themen und Interpretation in der Aufstellungsarbeit selber lenkt eher ab. Solche Thesen nutze ich lieber nach der Aufstellung, um das Bild abzurunden. Ich gehe daher nach einer kurzen Informationsüberprüfung wieder auf die Arbeitsebene der Aufstellung zurück.
In der Rückmeldung des Vaters findet sein subjektives Empfinden über die fehlende Orientierung seinen Ausdruck. Wo soll er hinschauen? Auf die Frau, die Tochter oder die Freundin? Zugleich spürt er die in der damaligen Situation angelegte Möglichkeit, die Familie zu verlassen. Die Bedrohung der Mutter hat sich noch gesteigert, ist zugleich nicht mehr so unbestimmt, sondern unmittelbar an die Situation angebunden. Die älteste Tochter spürt den »Affront«, die diese fremde Person für ihre Mutter und auch für sie darstellt. Sie selber wird dadurch aus der privilegierten Rolle für den Vater gedrängt, dessen Aufmerksamkeit nun nicht mehr ihr, sondern der hinter ihr platzierten Freundin gilt. Dies bringt sie sofort in bessere Verbindung zur Mutter, der dieser Affront am stärksten gilt, denn sie wird durch diese Hinzustellung aus ihrer ödipalen Konkurrenz zur Mutter befreit. Die »Hitzewelle« von hinten lässt sich als Ausdruck der

erotischen Aufladung verstehen, die zwischen Freundin und Vater wirkt und durch die Tochter hindurchfließt. Die neue Konstellation macht deutlich, wie der unausgesprochene Konflikt in die Sprachlosigkeit geführt und die familiären Verbindungen reduziert hat.

In meinem Beitrag kommentiere ich die Situation in der Aufstellung als eine Verschiebung der erotischen Gefühle des Vaters von der Tochter auf die Geliebte. Meine Wortwahl bleibt dabei abstrakt. Dahinter verbirgt sich meine Vorsicht gegenüber dieser Interpretation, denn auch wenn dem aus der Aufstellung heraus eine unmittelbare Plausibilität zukommt, so sollte eine solche Interpretation mit Vorsicht vorgenommen werden, kann sie doch als Ausdruck einer potenziellen Übergriffigkeit des Vaters gegenüber der Tochter aufgefasst werden. Doch der Vater ist ja gerade *nicht* diesen Weg gegangen, sondern hat sich einer anderen Beziehung außerhalb der Familie zugewandt. Wenn in Aufstellungen Themen dieser Art auftauchen, die mit heftigen Gefühlen und moralischen Affekten verknüpft sind, sollte der hypothetische Charakter dieser Aussagen bewusst gehalten werden. Sie allerdings *nicht* zu benennen, lässt nicht nur die Möglichkeiten dieser Arbeitsweise ungenutzt, sondern verdoppelt in diesem Fall nochmals das Thema der Sprachlosigkeit in der Familie. So ist meine Haltung davon bestimmt, weder den Protagonisten und seine Familie zu schonen – und damit auch mich selbst nicht, ohne in eine allwissende Attitüde zu verfallen.

Die zweite Tochter bleibt weitgehend bei ihrer bisherigen Wahrnehmung, beim Sohn hat die Hinzustellung eine Hinwendung zur Mutter bewirkt. Die Freundin spürt ihre Distanz zum Geschehen, sie zeigt sich nicht als treibende Kraft für die Beziehung zum Vater, was mich in der Aufstellung zu der Interpretation veranlasst, dass diese weniger aus einer gegenseitigen Attraktion entstanden, sondern aus der innerfamiliären Dynamik des Vaters erwachsen sei. In der Rekonstruktion dieser Interpretation stellt sich mir die Frage, ob ich damit dem unbewussten Wunsch des Sohnes Ausdruck gegeben habe, dass es den Vater nicht *wirklich* aus der Familie hinausgezogen habe. Die Möglichkeit einer solchen Gegenübertragung ist stets gegenwärtig und verdeutlicht mir, als Leiter zurückhaltend mit Interpretationen und Deutungen umzugehen. Ich muss mir im Bewusstsein halten, wann ich mit »objektiven« Daten der Familie arbeite und wann mit den Interpretationen des Protagonisten.

In einer nächsten Veränderung nehme ich sowohl Vater wie Mutter aus ihrer schwierigen Position heraus, um damit das System zu entlasten. Meine erste Intervention in das System hinein ist also nicht auf der Ebene der Beziehung des Sohnes zu Mutter oder Vater angesiedelt, sondern widmet sich der Paarbeziehung der Eltern, die der Motor der familiären Dynamik ist. Gleichzeitig entlaste ich die älteste Tochter, indem ich die Freundin des Vaters aus der Familie herausrücke, was sie aufgrund der veränderten Position der Eltern näher an den Vater bringt. Das Geschwistersystem lasse ich unverändert, sodass der Sohn sich nach der Veränderung an der Seite seines Vaters findet.

6.5 Weitere Umstellungen

O. K.: Wie ist das für den Vater?

Vater: Besser als vorher. Ich habe das Gefühl von Familie. Die Bindung zur Frau ist zwar nicht super, aber es ist insgesamt ein Verbund da, der okay ist für mich. Und die Freundin spielt keine Rolle.

O. K.: Wie ist es für die Mutter?

Mutter: Für mich spielt sie (die Freundin) eine ganz entscheidende Rolle. Sie stand vorhin schon mal da, und dann wurde sie ja hinter die älteste Tochter gestellt. Das habe ich überhaupt nicht verstanden, weil mein Blick auch schon von Anfang an dahin gegangen ist. Auch als ich hier gestanden habe, irgendwie in Richtung auf dieses Bild, und jetzt ist dieser Blick gefüllt.

Vater: Kann ich noch was ergänzen?

O. K.: Ja.

Vater: Sie hat auch vorher nicht die große Rolle gespielt, weil sie halt hinter meiner großen Tochter stand. Und die steht immer noch frontal zu mir, meine große Tochter. Von daher ist da überhaupt kein Verlust.

Mutter: Und ich bin wütend.

O. K.: Wie geht es der Ältesten hier?

1. Tochter: Besser, weil lebendiger. Also, der Vater ist immer noch da. Ich habe das Gefühl, ich bin präsenter für ihn, das ist angenehm, und er ist erst mal nicht mehr so irritierend durch dies Gegenüber von mir. Die Mutter ist lebendiger. Also, da ist jetzt was los. Das Beleidigte ist weg. Die Geschwister habe ich ein bisschen aus dem Auge verloren. Und das finde ich irgendwie interessant, also, da gibt es noch eine, die muss man zur Kenntnis nehmen. Aber es ist viel besser da, also wie ein Herd war das in meinem Rücken, wie ein Heizofen.

O. K.: Wie geht es der Mittleren?

2. Tochter: Besser. Der Kontakt zur Mutter ist besser, und der Vater lässt sich so auch besser ertragen. Der war sonst zu mächtig.

O. K.: Wie ist es für den Sohn?

3. Sohn: Ich merke, dass ich einen Vater habe, weil er jetzt mal näher bei mir ist. Und meine Mutter guckt nochmal vorbei. Die Achse geht immer noch zu meiner Schwester da drüben. Aber es ist schön, den Vater hier zu haben.

O. K.: Wie ist es hier für die Freundin?

Freundin des Vaters: Also, ich merke, dass ich die Frau belaste, und das tut mir eigentlich Leid. Das macht mich traurig, und ich möchte eigentlich noch weiter weg. Also irgendwie, ich möchte weiter weg.

O. K.: Hm. (x) Dann geh doch mal weiter weg. Komm mal hierher. (Ich rücke sie raus.) Kommst du mal hier rüber und du hierher. (Umstellung der Kinder)

Für den Vater ergibt sich durch die Umstellung eine deutliche Verbesserung. Jetzt ist er in einer Position rechts von seiner Frau, sodass er vom Rande her die Familie abschließt. Zwar ist die Bindung zur Frau »nicht super«, aber »ein Verbund ist da«. Die Freundin ist aus seiner Aufmerksamkeit herausgerückt. Für die Mutter hat die Freundin ihre Präsenz behalten, vielleicht sogar noch gewonnen, weil sie jetzt hinter der Tochter aufgetaucht ist und ihr, zwar mit Abstand, aber doch fast konfrontativ gegenübersteht. Der Konflikt zwischen ihr und ihrem Mann um diese Freundin rückt damit in die Aufmerksamkeit. Ihre Bemerkung bezieht sich darauf, dass der Protagonist die Freundin beim Aufstellen schon einmal an diese Position gestellt hatte, bevor er sie dann hinter die älteste Tochter rückte. Hierdurch wird deutlich, dass schon im Aufstellen selber Informationen enthalten sind, die von den Stellvertretern aufgenommen werden und in ihre Wahrnehmung mit einfließen. Die ergänzende Rückmeldung des Vaters, mit der er der Außenbeziehung eine geringe emotionale Bedeutung zuspricht, lässt sich auch als ein Herunterspielen interpretieren.
Wesentlicher ist, dass sich für alle drei Kinder eine deutliche Verbesserung ergeben hat. Für die älteste Tochter ist die Beziehung zu beiden Eltern »präsenter« und »lebendiger« geworden, und gleichzeitig haben sich die ödipalen Gefühle in dem Maße von ihr zurückgezogen, wie die Freundin des Vaters hinter ihr weggetreten und in ihr Sichtfeld getreten ist. Der Kontakt zu den Geschwistern bleibt noch schwach. Ähnlich ist es für die zweite Tochter, während der Sohn direkt auf die neue Nähe des Vaters reagiert. Die Freundin nimmt die Belastung der Mutter wahr und spürt den Impuls, sich noch weiter aus der Familie zu entfernen. Ich nehme dies auf und trenne in einer zweiten Bewegung Eltern und Geschwistersystem, wozu ich den Sohn von der Seite des Vaters wegnehme und an die Seite seiner beiden Schwestern rücke, was ihn gleichzeitig wieder näher an die Mutter heranbringt. Die drei Geschwister stehen jetzt zusammen und leicht schräg zu den Eltern, zwischen denen noch ein deutlicher Abstand besteht.

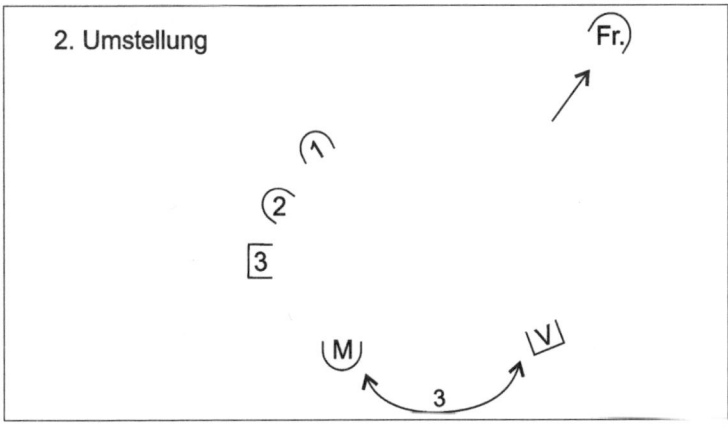

Abb. 4: *Drittes Bild: 2. Umstellung*

O.K.: Wie ist das für den Vater?

Vater: Es ist besser, weil das erste Mal eine Verbindung zu meiner Frau da ist. Also, weniger Distanz da ist. Verbindung war vorher schon da. ... Und, es ist okay für mich. Das war vorher viel polarisierter, wie meine Kinder zu mir gestanden haben. Finde ich jetzt besser.

O.K.: Wie ist es für die Mutter?

Mutter: Ich nehme zum ersten Mal meine Kinder wahr. Aber besser ist es nicht. Ich, also irgendwie, ich weiß gar nicht, wie ich es sagen soll, so ein Druck oder Belastung. Also, an sich beneide ich diese Frau. Am liebsten wäre ich gegangen. Also irgendwie fühle ich mich hier gar nicht wohl. Und die Verbindung (zum Vater) ist vollkommen gekappt. Die ist weg. Aber die Kinder nehme ich wahr. Und ich habe hier so einen Druck auf dem einen Ohr, das puckert so richtig, das ist irgendwie ganz unangenehm.

O.K.: Wir machen nochmal was anderes. (Zum Vater und zur Mutter gewandt) Wechselt ihr nochmal die Plätze? (xx)

3. Umstellung

Nehmt euch einen Moment Zeit, um es zu spüren. (x) Wie ist es für die Mutter?

Mutter: Besser, aber es kommt wieder. Ich nehme die Kinder anders wahr, die Frau verschwindet ein bisschen mehr, verblasst. Aber es ist da.

O.K.: Hm. Wie ist es für den Vater?

Vater: Die entscheidende Veränderung ist, dass wieder eine Linie entsteht von meiner Tochter zu der Geliebten, wenn auch nicht auf direktem Wege. Dadurch kommt die wieder in Erscheinung, die war vorher weg. (x) Jetzt ist weniger Kontakt zu meiner Frau, also da hätte ich eher den Drang, ein bisschen näher ran zu gehen. Und die Kinder (...) das ist okay.

O.K.: Wir machen ein kleines Experiment, ja? (Zum Vater) Kommst du mal mit? (Führt ihn neben die Geliebte). (xx)

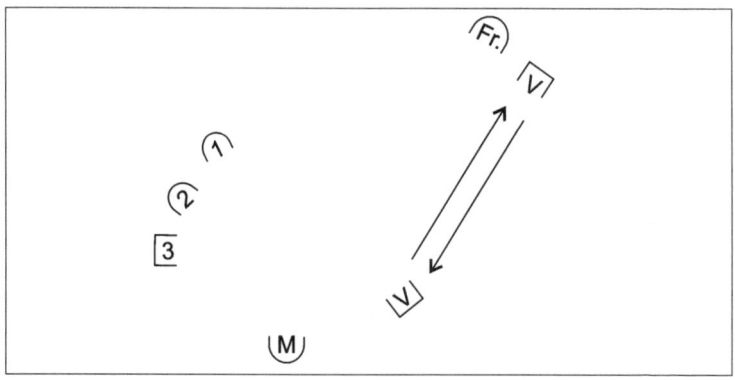

Abb. 5: *Viertes Bild*

4. Umstellung

O. K.: Wie ist das für die Mutter?

Mutter: Das finde ich besser. (Lachen aus der Gruppe) Ich meine, es kommt ein bisschen zurück. Aber insgesamt, ich wag mir das gar nicht einzugestehen.

O. K. (zu Arthur): Also, das ist meine Phantasie. Das hat sie ihm nie verziehen.

Arthur: Glaub ich auch. Also, das wird mir jetzt gerade so klar, dass da dieses Blatt, das sich wendet, dass meine Mutter gegen meinen Vater so schießt, mir gegenüber.

O. K.: Ja, genau.

Vater: Ich hab vorhin so ... Darf ich mal was sagen?

O. K.: Klar.

Vater: In den Umstellungen so die Emotionen ..., lange Zeit war ich nach außen orientiert, und als ich dann wollte, wollte sie (seine Frau) mich nicht mehr. Als ich gesagt habe, ich fühle jetzt eine Beziehung zu meiner Frau, war definitiv Schluss auf der Seite, ja? Jetzt willst du, aber jetzt will ich nicht mehr. So, wie wenn sich jemand rächen will an mir.

O. K.: Okay. Komm noch mal zurück. Komm mal hier rüber (führt den Vater wieder zurück, aber im Abstand zur Mutter).

5. Umstellung

(xx) Wie ist das für die Mutter?

Mutter: Es lässt sich aushalten. Aber nicht mehr und nicht weniger. (Lachen der ältesten Tochter)

O. K.: Und für den Vater?

Vater: Ich stehe ziemlich allein hier. Aber besser als vorher.

O. K.: Besser als vorher. Wie ist es hier für die Älteste?

1. Tochter: Also das ist okay, auch dass der mal draußen war und dass die Mutter für sich war, war sehr gut zu sehen. Und seit die allein stand, habe ich das Gefühl, ich möchte mich zumindest umdrehen, und zwar auf der Stelle. Jetzt hier, das stimmt einfach nicht mehr. Und die Geschwister nehmen mich wenig wahr. Das ist irgendwie ganz komisch. Da muss ich mich erst mal entscheiden, dass die ja noch da sind. Das hat so ein Band mit den zweien da.

O. K.: Wie ist es für die Mittlere?

2. Tochter: Also, in der Geschwisterreihe fühle ich mich ganz wohl und fand das eigentlich gut, Vater und Mutter so zu sehen, obwohl da auch wenig Verbindung war. Fand ich aber trotzdem gut. Hat mir schon gefallen, obwohl ich gemerkt habe, das ist eigentlich keine Bindung. Aber die so zusammen zu sehen.

O. K.: Wie ist es für den Sohn?

3. Sohn: Ich würde dem (Vater) ja gern eine runterhauen. (Lachen der Ältesten) Der ist so groß und ich kann es nicht, aber ich würde es gern. Wenn ich es mache, verletzt er mich, das weiß ich.

O. K. (an Arthur gewandt): Passt das?

Arthur: So die Übermacht des Vaters.

O. K.: Und die Identifikation wahrscheinlich mit der Verletzung der Mutter.

Arthur: Hm. Die Tage hier ist es mir so klar geworden, dass meine Mutter wirklich mich auf ihre Seite zieht. (...)

Obwohl sich an der Position des Vaters gegenüber der Mutter nichts geändert hat, hat die Umstellung der Kinder, die nun als Geschwistersystem den Eltern gegenüberstehen, für den Vater das erste Mal eine Verbindung zu seiner Frau geschaffen. An seiner Rückmeldung wird deutlich, dass die Wahrnehmung einer Beziehung von der Konstellation des gesamten Feldes beeinflusst ist, und nicht nur von dieser selbst. Die Beziehung des Vaters zu den Kindern ist durch die leichte Schrägstellung der Stellvertreter aus der Polarisierung herausgekommen, in der sich sonst ein Vorwurf der Kinder gegenüber dem Vater zeigen kann.

Für die Mutter sind ebenfalls die Kinder deutlicher in den Blick gerückt. Doch sie kann sich nicht lösen von dem, was die Freundin des Vaters für sie bedeutet. Ihr Affekt lässt sie sogar ihrerseits erwägen wegzugehen. Gemeint ist damit wohl das Verlassen der Beziehung zum Mann und nicht ein Verlassen der Familie. Sie zeigt immer noch starke Körpersymptome, d. h., die jetzige Konstellation beinhaltet für sie noch keine gute Lösung. Meine nächste Bewegung wird durch die Idee geleitet zu untersuchen, welche anderen Möglichkeiten dem Familiensystem in der damaligen Situation zur Verfügung gestanden haben, und diese abzubilden. Zwei weitere Szenarien sind denkbar: Die Mutter entscheidet sich trotz der Kränkung für ihren Mann, oder der Vater verlässt die Familie.

Das erste Szenario wird symbolisiert, indem ich die Position der Eltern zurücktausche. Die Mutter steht nun wieder zwischen ihrem Mann und der Freundin, sodass sie in die aktive Rolle kommt, die Freundin aus der Familie herauszuhalten. Zwar rückt dadurch für sie die Freundin aus dem Bild und die Beziehung zum Mann ist kurzzeitig verbessert, »aber es kommt wieder«. Dieses »Es« als Ausdruck ihrer emotionalen Reaktion auf die familiäre Situation taucht in der Folge mehrmals auf. Für den Mann hat diese Veränderung sogar die umgekehrte Wirkung, die Geliebte wird präsenter, und die älteste Tochter rückt wieder in dieses Bild hinein. Also versuche ich, ohne nochmals alle zu befragen, das zweite Szenario und führe den Vater von der Familie weg neben die Freundin. Die Zustimmung der Mutter erfolgt spontan, zugleich wagt sie kaum, sich das »einzugestehen.« Ihre Unversöhnlichkeit, so meine Annahme, erschwert die Überwindung der Krise in der Beziehung zu ihrem Mann. Diese Interpretation biete ich auch dem Protagonisten an, dem durch die Szene deutlich wird, wie sich dies auf seine Beziehungen zu Vater und Mutter und auf deren Beziehung zu ihm auswirkt. Der Vater ergänzt durch seine Rückmeldung dieses Bild, macht es fast zu prägnant. In seiner sich wiederholenden Ungeduld, noch etwas nachzutragen, und seiner Frage nach Erlaubnis wird nun deutlicher ein gewisser Übereifer sichtbar mit der Tendenz, das Bild mit Interpretationen schlüssig machen zu wollen. Meine Antwort hätte an dieser Stelle anders ausfallen sollen, denn mein »klar« unterstützt dieses Muster.

Mit dieser Bewegung habe ich die Familie in eine Konsequenz hineingeführt, die sich in der Realität gerade *nicht* ergeben hat. Stattdessen ist der nicht ausgetragene Konflikt zwischen Vater und Mutter in einer stillen Entfremdung erstarrt. Das probeweise Hineingehen in einen solchen Konflikt entspricht damit einem Test, wie er in der Hypnotherapie geläufig ist, oder auch einer Problemverschreibung, wie sie aus der systemischen Therapie geläufig ist. In diesem Fall hat dies Auswirkungen auf die Wahrnehmungen der Stellvertreter, weil dadurch die Konsequenzen ihrer inneren Haltungen und ihres Handelns oder Nicht-Handelns deutlich werden. Nachdem ich daher den Vater wieder in die Familie zurückführe, jetzt wieder in eine Position rechts von der seiner Frau, sind die Rückmeldungen von Vater und Mutter leicht verändert. Doch die Spannung zwischen ihnen bleibt.

Bei der ältesten Tochter haben die diversen Bilder den Impuls entstehen lassen, sich umzudrehen und aus der Familie herauszuorientieren. Die zweite Tochter spürt nach wie vor das Zerwürfnis zwischen den Eltern, dennoch hat es eine beruhigende Wirkung, die Eltern nebeneinander zu sehen. Der Stellvertreter des Sohnes hingegen signalisiert durch seinen moralischen Affekt seine Verstrickung in den Streit der Eltern, der für ihn in der Nähe der Mutter nochmals deutlicher spürbar wird als vorher, eventuell auch genährt durch die vorherigen bestätigenden Kommentare von Arthur, dessen inneres Mitgehen in der ganzen Szene durch seine letzte Bemerkung deutlich wird. Die Beziehung zwischen den Eltern bleibt also weiterhin spannungsgeladen, wird jedoch zugleich von den Kindern als Verbindung wahrgenommen. Also widme ich mich in einer abschließenden Bewegung den Kindern, vor allem um den Sohn aus seinem Affekt herauszubringen. Dafür vertausche ich die Reihenfolge der Geschwister, sodass die älteste Tochter neben der Mutter zu stehen kommt, dann ihre Schwester und als letzter der Bruder. Sie stehen also jetzt im Uhrzeigersinn in der Rangfolge ihrer Geburt.

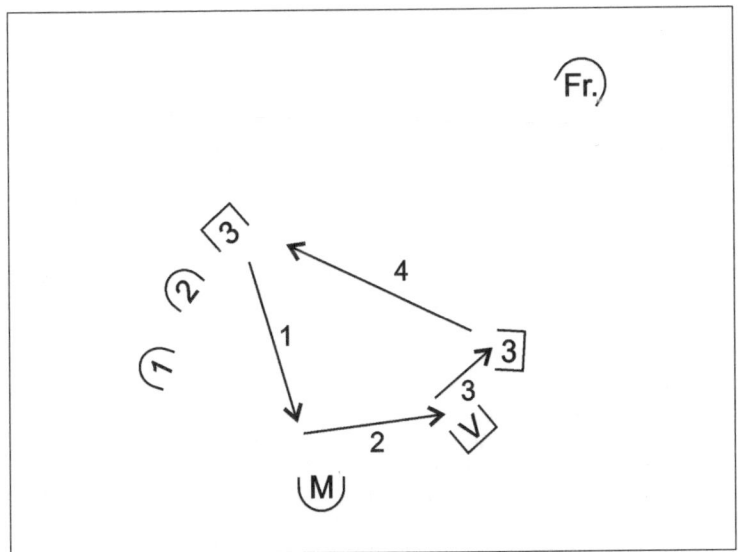

Abb. 6: *Fünftes Bild: Schlussbild und Prozessarbeit*

O. K.: Ich mache nochmal eine Umstellung, nicht? Kommst du mal hierhin, die Älteste?

O. K.: Wie ist das für die Mutter?

Mutter: Da (zu den Kindern) zieht's mich irgendwie hin, das andere will ich gar nicht haben.

O. K.: Wie ist das für den Vater?

Vater: Ich weiß nicht, ob das gut oder schlecht ist, aber die ganze Zeit wurde von der Übermacht oder der Allmacht des Vaters geredet, also, mir ist sie noch nie so bewusst geworden wie an der Stelle. Die stehen da wie Orgelpfeifen, mein Adjutant, ja, so kommt das bei mir an.

O. K.: Und wie geht's dir?

Vater: Ich weiß nicht, ob das gut oder schlecht ist, vielleicht fühle ich mich ja ganz wohl in der Rolle. Dass es funktioniert.

O. K.: Hm. Wie ist es für die Älteste?

1. Tochter: Ja, das ist so die stimmigste Position. Ich habe das erste Mal mit der Mutter wirklich was zu tun, und ich dachte ja, mit dem Vater muss ich jetzt einmal, Mensch, können wir nicht mal reden, und dann kann ich irgendwie gehen. Also um selbst beweglicher, lebendiger zu werden, möchte ich mit dem mal Kontakt haben. Und hier hat es angefangen, und die Geschwister spüre ich auch mehr (…) Und das kann ich verstehen, dass es halt auch nochmal eine andere gibt. Aber ich fühle mich erwachsener hier.

O. K.: Hm, okay. Wie geht es der Mittleren hier?

2. Tochter: Ganz gut, aber ich habe den Vater auch sehr im Blick. Das macht den auch wieder so mächtig.

O. K.: Wie geht es dem Bruder hier?

3. Sohn: Schön, meine Lieblingsschwester hier neben mir zu haben, dann brauch ich nicht mehr zu kämpfen.

O. K. (zur Freundin): Wie sieht das von hier aus?

Freundin des Vaters: Für mich, also, die Familie insgesamt kann ich eigentlich immer gut haben. Ist denen ihre Geschichte irgendwo. Ich seh da jetzt halt die Frau und die Kinder und spüre schon so ein bisschen die Schuld oder Anklage. Kann das aber irgendwo gut haben, weil ich denke, das ist ja so. Aber ich hab das Gefühl, ich hätte den Wunsch, dass er ein bisschen mehr Verantwortung übernimmt, dann wäre das vielleicht mehr im Reinen, und ich könnte vielleicht noch weiter zurückgehen, so.

Die Mutter bleibt auf ihre Kinder ausgerichtet, während der Vater seine Rolle gestärkt sieht, darüber jedoch irritiert ist. Wichtig erscheint mir die Rückmeldung der ältesten Tochter, deren Kontakt zu Vater und Mutter deutlich verbessert ist, während sie *gleichzeitig* das erste Mal das Gefühl bekommt, jetzt gehen zu können. Der Bruder ist klarer im Geschwistersystem eingebunden. Die Freundin des Vaters spürt ihren Anteil am Zerwürfnis der Familie und akzeptiert diesen auch. Dies verbindet sich mit dem Impuls, weiter aus dem Familiensystem herauszurücken. Die Aufstellung ist an einen Punkt angekommen, an dem keine maßgebliche Veränderung mehr erfolgt. Die Spannung ist reduziert, aber nicht ganz weg. Zugleich war es ja ein Problem der Eltern, dass sie nicht in der Lage waren, dieser Spannung zu begegnen und die damit verbundene Krise zu bewältigen. Es erscheint mir daher nicht sinnvoll, diese Spannung ganz aus dem System herauszunehmen, würde dies doch nochmals dem familiären Muster entsprechen, Konflikte eher zuzudecken und in einem stillen Zerwürfnis schwelen zu lassen. An diesem Punkt gehe ich über zur Prozessarbeit und nehme den Protagonisten hinein in die Aufstellung.

6.6 Prozessarbeit

O. K. (an Arthur gewandt): Also, ich lasse die Spannung da drin. Sie ganz rauszunehmen, passt irgendwie nicht. Die bleibt irgendwie. Aber es ist jetzt sehr viel ruhiger geworden. Ich fand deutlich, dass die Älteste gesagt hat, »Ich bin jetzt erwachsener.« Kommst du mal an deine Stelle? Und der Sohn hier ist aus der Konfrontation mit dem Vater heraus. (x) (Langsam gesprochen) Du kannst dir mal ein bisschen Zeit nehmen, um dich in das Bild einzuspüren. (x) Du stehst in der Reihe mit den Geschwistern, den beiden älteren Schwestern. Gegenüber – links der Vater (x) und rechts die Mutter. (xx) Wir gehen die jetzt mal besuchen. Wir gehen jetzt erst mal zur Mutter rüber. (x) Ist das so der richtige Abstand? (Hm) Wie hast du sie angeredet?

Arthur: Mama.

O. K.: Mama. Du kannst sie ansprechen »Liebe Mama«.

Arthur: Liebe Mama.

O. K.: Ich bin der Arthur.

Arthur: Ich bin der Arthur.

O. K.: Der Jüngste.

Arthur: Der Jüngste.

O. K.: Das mit dir und dem Papa, da halte ich mich raus.

Arthur: Das mit dir und dem Papa, da halte ich mich raus.

O. K.: Stimmt das so? Der Satz?

Arthur: Eher so: »Das geht mich nichts an.«

O. K.: Aha. Okay. Dann nimm den Satz. Sag es ihr nochmal.

Arthur: Mama, das mit dir und dem Papa geht mich nichts an. Das ist eure Sache.

Mutter: Ich würde am liebsten sagen: »schade«. (Lachen aus der Gruppe)

O. K.: Ja, da zieht es. Sie könnte den Vater noch ein bisschen bestrafen damit. Jetzt gehen wir nochmal zum Vater. Du kannst noch ein bisschen näher ran, ja.

Arthur: Dann wird der so groß. (Lachen aus der Gruppe)

O. K.: So hast du ihn gewählt hier. Wie hast du ihn angesprochen?

Arthur: Papa.

O. K.: Hm. (x) Passt der gleiche Satz für ihn auch?

Arthur: Lieber Papa. Ich bin dein Sohn. (x) Und was mit dir und deiner Frau ist, geht mich nichts an. Damit habe ich nichts zu tun. Das ist eure Sache.

O. K.: Aber der Vater, das bist du.

Arthur: (mit stillem Nachdruck) Aber der Vater, das bist du. (xx)

O. K.: Du kannst mal hier daneben gehen. Und so von der Seite des Vaters zu den Geschwistern schauen, (x) und zur Mutter (x) und den Vater neben dir, spüren, wie das ist, die Mutter anzuschauen.

Mutter: Da geht's ihm gut. Da wird's mir auch besser.

O. K.: Und wenn das gut ist, dann kannst du nochmal rüberkommen, wieder hier an die Position.

Arthur: Also, da ist ein Gefühl von Ziehen, von Ziehen dahin. Aber es ist ganz schwach, ich nehme es nur noch wahr, das Ziehen.

O. K.: Ja. Du kannst dir noch einen Moment Zeit nehmen. (x) Und schau auch mal nach links, in der Ferne. Da gibt es diese andere Frau. (x) Gut. Dann entlasse die Leute mal aus ihren Rollen.

Begleitet von einer kleinen Erläuterung nehme ich Arthur in die Aufstellung hinein und stelle ihn an seinen Platz. In dem Moment, in dem er drin steht, wechsele ich den Sprachmodus und verlangsame meine Sätze, um die Suggestion des Bildes sprachlich zu unterstützen. In einer ersten Bewegung geht es darum, seinen Platz zu spüren, indem er diesen in der Relation zu den anderen Plätzen wahrnimmt. Ich folge dafür seinem Aufmerksamkeitsfokus, so wie sein Blick die einzelnen Personen erfasst, um dann in die Führung zu gehen. Nur selten belasse ich es in einer Aufstellung beim reinen Erfassen des Bildes. Nach einer ersten Orientierung gehe ich über in eine Phase der symbolischen und rituellen Handlung, mit der die in der Aufstellung sichtbar gewordene Dynamik aufgegriffen und für den Protagonisten emotional vertieft wird. Dies kann durchaus, ähnlich wie schon vorher, in mehreren Phasen verschiedene familiäre Themen und Personen berühren. In diesem Fall konzentriere ich mich darauf, dass er aus dem Konflikt der Eltern heraustritt und seine Verstrickung mit der Paarbeziehung der Eltern korrigiert. Dies mündet in die Entscheidung, ihn zuerst zur Mutter gehen zu lassen, um im Fluss des Geschehens den Übergang vom Einflussbereich der Mutter zum Einflussbereich des Vaters zu betonen. Es geht also *nicht* um eine Bewegung *gegen* die Mutter, sondern *hin zum Vater*, aus der sich dann ein neuer Ausgleich ergibt.

In der symbolischen Begegnung in der Aufstellung fordere ich den Protagonisten auf, aus der kindlichen Position heraus, die durch die Form der Anrede symbolisiert ist, zuerst die Beziehung zu benennen, um die es sich handelt, in diesem Fall die von einem jüngsten Sohn zu seiner Mutter. Im zweiten Schritt geht es darum, in einem verdichteten Satz der Bewegung Ausdruck zu geben, die im Mittelpunkt der Arbeit steht, in diesem Fall dem Heraustreten aus dem Konflikt der Eltern. Ich gebe dafür eine Formulierung vor und überprüfe, ob der spezielle Beiklang des Satzes mit der

Sprachwelt des Protagonisten im Einklang ist. Es ist dann nur eine kleine sprachliche Veränderung, die es dem Protagonisten besser ermöglicht, sich als den Urheber des Satzes und als Subjekt der inneren Handlung zu erfahren, um sich mit der symbolisierten Bewegung zu identifizieren. Sichtbar wird diese Identifikation daran, wie nachdrücklich und energisch er seinen Satz formuliert. Allerdings verändert er meine aktive Formulierung »da halte ich mich raus« durch die Passivkonstruktion »das geht mich nichts an«. Dies lässt sich als Ausdruck einer Restverstrickung ansehen, im Sinne eines Nicht-hinsehen-Wollens, in der Situation ist mir die Abrückbewegung durch beide Formulierungen genügend gewährleistet.

Der spontane Kommentar der Mutter wirft ebenfalls nochmals die Frage auf, wann ich den Protagonisten und Stellvertretern den Raum lasse, ihren spontanen Impulsen zu folgen, und wann ich sie unterbreche. Generell versuche ich eine Atmosphäre zu schaffen, in der solche Impulse geäußert werden. Ich greife ein, wenn ich den Eindruck habe, dass dies Konzentration und Kraft aus der Arbeit nimmt. Ein befreites Lachen wie in diesem Fall ist mir jedoch lieber als zu viel »heiliger Ernst«. Mein Kommentar wiederum soll sicherstellen, dass in dem Lachen weiterhin der familiendynamische Hintergrund sichtbar bleibt. Manche Stellvertreter tendieren auch dazu, bei einer emotional schwierigen oder besonders bewegenden Begegnung zu schnell versöhnliche Aussagen zu machen oder das Gegenüber umarmen oder trösten zu wollen. Diese Bewegungen dienen mehr der emotionalen Entlastung des Stellvertreters, während der Protagonist durch eine solche vorauseilende Hilfe geschwächt wird. Es gilt hierbei weniger, diese Impulse zu unterbinden, sondern eher sie zu verlangsamen, damit der Protagonist als Handelnder im Zentrum bleibt. Im besten Fall ergibt sich daraus eine gute Abstimmung von Aktion und Reaktion, aus der ein Gefühl der Stimmigkeit entsteht.

In der Begegnung mit dem Vater wird ein anderer Aspekt sichtbar, die Botschaften, die von der körperlichen Präsenz der Stellvertreter ausgehen. Die Tatsache, dass sich Arthur den größten Mann der Gruppe als Stellvertreter seines Vaters ausgesucht hatte, lässt sich als Wunsch nach eben dieser Größe des Vaters interpretieren, die er nun in der direkten Begegnung überraschend erfahren kann. Ich lasse ihn die gleichen Sätze sprechen wie zur Mutter, ergänzt allerdings durch eine Bekräftigung der Vater-Sohn-Beziehung, die durch eine Sprechpause unterstrichen wird. In einem letzten Schritt gebe ich ihm die Möglichkeit, genau jene Perspektive in der Aufstellung auf sich wirken zu lassen, die ich ihm von Anfang an als inneres Bild angeboten hatte: von der Seite des Vaters zur Mutter schauen. Der spontane Kommentar der Mutter unterstützt diese Bewegung, indem sie ihr Einverständnis dazu gibt. Zurück an seiner Position nimmt Arthur noch den Rest eines »Ziehens« wahr, symbolischer Ausdruck seiner alten Verstrickung in den Paarkonflikt. Ich gehe darauf nicht ein, sondern begegne dem vielmehr, indem ich seine Aufmerksamkeit als Letztes auf die Freundin des Vaters richte, sodass diese Verstrickung, hinter der durchaus mehr steht als nur die Beziehung des Vaters zu dieser Freundin, durch diesen Blick einen Anker in der familiaren Realität bekommt. Danach löse ich die Aufstellung auf. Den anstehenden nächsten Schritt, den die älteste

Schwester benannt hatte, das Heraustreten aus der Familie, symbolisiert durch das Umdrehen der Geschwister und den Blick nach vorne, mache ich nicht mehr, weil ich darauf vertraue, dass er weiter seinen inneren Impulsen und Prozessen folgen wird, wie er das auch schon bisher gezeigt hat. Hier mehr anzubieten, als er wirklich braucht, macht ihn in der Beziehung zu mir zu klein und raubt ihm einen Teil der Kraft, die er sich gerade angeeignet hat.

Nach der Aufstellung stellt sich die Frage, ob ein Reden darüber die Wirkung verstärkt oder eher schwächt. Bei Personen, die zur Intellektualisierung neigen, unterlasse ich ein solches Gespräch. Bei Arthur war mir daran gelegen, ihm so weit wie möglich die Steuerung seiner Prozesse zu überlassen. Also frage ich ihn.

O. K.: Ja, willst du noch was dazu sagen?

Arthur: Am Anfang war ich überrascht, als ich meine Familie so aufgestellt habe. Ein komisches Bild irgendwie. Und jetzt ist es total stimmig. Ich kann was damit anfangen.

O. K.: Gut. Ja. Also, der Zug zur Mutter von dir, das ist einmal mit dem Nachgeborenen, da ist die Möglichkeit im System stärker drin nochmal, stärker, als es ohnehin immer gegeben ist. Und wenn dann noch so ein Ereignis dazukommt, dann wird es sehr mächtig.

Arthur: Ja, ich hab so Gedanken und Gefühle gehabt vorher auch, und ich hab nichts davon gewusst, von dieser anderen Frau und meinem Vater.

O. K.: Aber es war ja wirksam, über das Zerwürfnis zwischen den Eltern. Und ist sozusagen zu dir gekommen über die Art, wie deine Mutter über den Vater geredet hat. Okay. Wir lassen es einfach mal so und gucken, wenn es heute Nachmittag noch was gibt. Gibt es aus der Runde noch was dazu?

Stellvertreterin der Freundin: Ich könnte vielleicht noch was sagen. Wie du neben deinem Vater gestanden hast, da ist es mir besser gegangen.

Stellvertreterin der Mutter: Mir auch. Ganz massiv. Da hatte ich sogar mal Kontakt zu ihm.

Stellvertreterin der Freundin: Also, ich hätte noch mehr den Wunsch, dass die beiden da mal was klären.

O. K.: Ja, gut. Aber ich lass das dann so. Das muss nicht ganz ins Reine kommen.

Stellvertreter des Vaters: Das ging nicht.

O. K.: Also, das nimmt dem dann eher von der Kraft, wenn man versucht, alles zu harmonisieren.

Stellvertreter des Vaters: Dem Vater hat das auch gut getan, dass sein Sohn mal neben ihm stand. Vorher war alles so anklagend gewesen. Und vielleicht war er auch, vielleicht habe ich mich auch so gefühlt als der Lehrer vor der Gruppe, als Verteidigung gegen die Anklage.

O. K.: Ja. Okay. Machen wir Pause.

Die kurze Sequenz erdet für Arthur die Aufstellung. In seiner Bemerkung, dass er zwar »Gedanken und Gefühle gehabt«, aber »nichts davon gewusst« habe, lässt sich ein aufkommendes Schuldgefühl gegenüber dem Vater erkennen, weil er sich im Konflikt zwischen den Eltern auf die Seite der Mutter gestellt hat. Die Kommentare der Stellvertreter bestärken ihn in seiner Bewegung zum Vater, allerdings ohne dass ein neuer Gesichtspunkt dazukäme. Also halte ich das Gespräch kurz. Eine weitere Funktion der Nachfrage besteht darin zu überprüfen, ob ein anderer aus der Gruppe aufgrund der Aufstellung, sei es als Stellvertreter oder als Zuschauer, auf ein eigenes Thema gestoßen ist und Sortierhilfe braucht. Manchmal ergeben sich daraus unmittelbare Anschlüsse für die Arbeit. Nach einer längeren Mittagspause überprüfe ich beides noch einmal.

O. K.: Gibt's noch irgendwas zum Nachtragen von vorhin von dir, Arthur?

Arthur: Also, ich merk schon, das treibt mich ziemlich um, dieses Bild. (x) Also, dieses Ursprungsbild, wie es dann stand, dann die Geliebte dazu und so diese ganze Veränderung, die so passiert ist. Das macht sehr viel mit mir, merke ich. Also, ich bin ziemlich aufgewühlt und unruhig.

O. K.: Hm. Ja, verständlich.

Arthur: Ich frag mich so ein bisschen, wie gehe ich weiter. Mit welchem Bild arbeite ich jetzt weiter, weil das so ziemlich vielschichtig war. (…) Ich stand einmal auf der Seite, dann stand ich drüben, und vorher war die Geliebte da, und dann da, das sind einfach viele Bilder, die sich da bewegen.

O. K.: Na ja, was ich in der Arbeit versuche, ist, die Dynamik, die Möglichkeiten, die in so einem System liegen, sich entfalten zu lassen. Und das Schlussbild bietet etwas an, was für dich für eine gute Lösung hilfreich ist. Das sind ja zweierlei Sachen. Das eine ist,

Verständnis zu gewinnen für das, was da war, und das andere ist der Prozess, sich in dem Fall z. B. von etwas zurückzuziehen.

Arthur: Ja.

O. K.: Manchmal hilft das Verständnis, manchmal zieht es aber auch wieder hinein. (x) Wenn du das merkst, dann geh eher zum Schlussbild und zu deinem Satz, bis du merkst, dass das irgendwie für dich auch stimmt.

Arthur: Ja, ich hab mir immer diesen Satz in der Mittagspause ein-, zwei-, dreimal oder viermal selber immer wieder gesagt. Das ist schon ein Punkt, den ich für mich klar haben möchte, hier ist die Grenze, und ich habe damit wirklich nichts zu tun. (x)

O. K.: Bislang bist du der Einzige von den dreien, der rausgekommen ist, nicht?

Arthur: Ja, also, ich habe ja schon einmal zweieinhalb Jahre in Karlsruhe gewohnt. Danach war es eigentlich gut, aber dann war auch so das Gleiche wieder nach und nach, wieder einsammeln. Daher kenne ich das so. (Hm) Das ist so in Bewegung geraten jetzt im Endeffekt, dadurch, dass ich gesagt habe: »Nee, Schluss, aus, vorbei; ich gehe jetzt nach Bonn.« Da ist überhaupt erst die Dynamik entstanden. Vorher war das ja so beziehungslos alles, jeder hat seine Position, aber ohne große Bewegung.

O. K.: Ja. Das war so wie in dem ersten Bild, nicht? Die standen ja alle jeder für sich so. (x) Du kannst es ja noch ein bisschen bewegen hier, wir haben ja heute und morgen Vormittag noch, um das mit dir zu teilen oder mit uns zu teilen.

Mit dem Abstand der Mittagspause ist Arthur in ganz anderer Weise in der Lage, über die Aufstellung zu reden. Das Gespräch gibt ihm die Gelegenheit, sich in der Vielzahl der erlebten Bilder zu orientieren. Biete ich beim Umstellen mehrere Bilder an, so besteht die Gefahr, dass der Protagonist in einem der frühen Bilder hängen bleibt. Bei Arthur wird deutlich, wie er selber in der Lage ist, sich durch die symbolische Kraft der gesprochenen Sätze vor einer möglichen Verwirrung und einem Zurückgehen ins Alte zu bewahren, was ihm ja tatsächlich in der Vergangenheit nach dem ersten Auszug aus dem Elternhaus schon einmal passiert ist. In seiner nochmaligen Wiederholung, »ich habe damit wirklich nichts zu tun«, wird die Kraftanstrengung sichtbar, die ihn dies kostet. Mir geben seine Rückmeldungen nochmals Gelegenheit, die Metaphern der Aufstellung mit weiteren Aspekten seiner familiären Realität zu verknüpfen und ihn in seiner Vorwärtsbewegung zu unterstützen. Dafür verweise ich auf seine Vorreiterrolle als dem Einzigen der drei Geschwister, dem es bislang gelungen ist, das Elternhaus zu verlassen. Eine ähnliche Funktion haben auch die weiteren Gespräche, die sich noch bis zum Ende des Seminars ergeben.

6.7 Nachklänge

4. Tag   Schlussrunde

O. K.: Wir können uns jetzt noch ein bisschen Zeit nehmen, mit einer Runde den Tag ausklingen zu lassen. (x) Gucken, was es noch zu sagen gibt heute. (x) Wer macht den Anfang? (xx)

Arthur: Also, im Moment geht mir noch durch den Kopf, dass du vorher gesagt hast, du hast mir geholfen rauszukommen, wo es darum geht aufzustellen. Das hat mich zu dem Punkt geführt, dass ich lange darauf warte, um den richtigen Moment abzuwarten, bis es jetzt stimmt, und dass ich es auch richtig mache. (Hm) Und das ist so ein innerer Zwiespalt halt auch so, dass es hin und her geht und mich unter Druck setzt, es richtig zu machen. Und dann aber auch schnell jemand anders den Vortritt lasse. (Ja) Ein anderer ist dann wichtiger, ja dann warte ich noch ein bisschen. Das kenne ich sehr gut aus meinem Leben. (x) Da kreise ich gerade so ein bisschen. (x) An meiner Aufstellung merke ich, das ist einfach viel, das ist wie so ein Wirbelsturm, so ein bisschen. Das muss sich noch setzen, dass ich da einen Überblick kriege. (x)

O. K.: Wie geht's dir?

Arthur: Müde, aber gut. (Hm) Also, ich merke jetzt einfach, ich bin müde. (Ja) (x) Heute Morgen war ich so aufgewühlt und aufgedreht, aber dann hat es sich beruhigt.

In Arthurs Rückmeldung am Abend taucht ein Aspekt auf, der konzeptionell von Interesse ist: Wie spiegelt sich für den Protagonisten die familiäre Dynamik im Hier und Jetzt der Gruppe wider, obwohl ja in der Arbeit selber die Interaktionen zwischen den Gruppenteilnehmern nicht explizit thematisiert, sondern unterbrochen werden. Gruppendynamische Prozesse kommen dadurch keineswegs zum Stillstand, sondern nehmen eine spezifische Form an, so auch bei der Frage, wer jeweils weiterarbeitet, welche Rolle der Leiter bei dieser Entscheidung spielt und wie dies von den Gruppenteilnehmern wahrgenommen und interpretiert wird. Arthur bezieht sich hierbei auf eine nicht transkribierte Bemerkung von mir. Ich hatte die kleine Hilfestellung kommentiert, die ich ihm im Vorfeld der Aufstellung gegeben hatte, als er dazu tendierte, sein Anliegen zurückzustellen, weil ein anderes Gruppenmitglied Interesse bekundete zu arbeiten. Auch auf die Gefahr hin, dass eine solche Hilfe ihn ein wenig kleiner erscheinen lassen könnte, wollte ich die Arbeit mit ihm nicht länger aufschieben. Mein Kommentar zu diesem gruppendynamischen Effekt eröffnet ihm die Möglichkeit, dieses Muster des Abwartens und die dahinter stehende Angst, alles »richtig« machen zu wollen, zu benennen. Auch wenn also nicht explizit mit dem interaktionellen System der Gruppe gearbeitet wird, so entfaltet es trotzdem seine Wirkung und kann daher auch in der Arbeit genutzt werden.

5. Tag   Morgenrunde

Arthur: Ja. Ich hatte einen ganz bewegten Abend. Auf dem Heimweg kam dann so Traurigkeit hoch über das alles, was sich gestern so gezeigt hat, aber ohne dass ich es genau benennen kann. Und das ist dann irgendwann übergeschwappt zur Wut. Also war ich einfach wütend darüber. Ja, dem kleinen Bruder hat man vieles nicht gesagt, habe ich so gemerkt.

O. K.: Dem kleinen Bruder?

Arthur: Dem kleinen Bruder hat man vieles nicht erzählt, nicht gesagt, was da alles so ist. Bin dadurch aber aus meinem gedämpften Zustand wieder herausgekommen. Ich habe nämlich so einen gedämpften Zustand gehabt, und das macht mich natürlich eher rappelig. Ich kenne das, und ich mag das einfach nicht. (x) Ja, und mir ging dann noch so durch den Kopf, dass meine kleine Schwester, also die jüngere ältere Schwester, Verhältnisse hatte mit verheirateten Männern und meine ältere Schwester Verhältnisse hatte mit verheirateten Männern. Bei der einen weiß ich es auf jeden Fall, bei der anderen weiß ich es nicht so genau.

O. K.: Dann kannst du das Bild nochmal sehen, wo die gestanden hat, die Geliebte, am Anfang? Ja?

Arthur: Hm. (x) Also, es hat einfach viel Präsenz gebracht. Und hat mich jetzt dahin gebracht, dass dieses schräge Bild, dieses spannungsgeladene Bild mich um meine Kraft gebracht hat, so irgendwo. Da bin ich also jetzt gerade. Und wie ich aufgehört habe, den Wunsch zu haben, es muss alles in Ordnung sein, also dieses, was gestern passiert ist, dieses Sahnehäubchen oder dieser Zuckerguss, der immer so quasi über das heile Familienbild, was mir immer so vermittelt wurde oder versucht wurde zu vermitteln. Was dann aber so eine Spannung innerlich erzeugt hat, weil meine Wahrnehmung dadurch eine andere war, wie es dargestellt wurde, ja, es war auch einiges schräg. Ja, es ist so. Hab noch keine Ahnung, wie es jetzt weitergeht, oder wie es so wird, aber das finde ich nicht wirklich beunruhigend. Und ich bin froh, dass heute Nachmittag die Eltern meiner Freundin kommen und nicht meine. (Lachen aus der Gruppe)

O. K.: Ja, das ist ganz gut, es ein bisschen erst zur Ruhe kommen lassen, nicht? Und also auch nicht gleich das Gefühl zu kriegen, ich muss jetzt ganz viel machen, sondern sich das entfalten zu lassen. Dann macht man das, was irgendwie anliegt, dann auch zum richtigen Zeitpunkt und nicht aus der Überstürzung heraus, ich muss jetzt, sonst habe ich es übermorgen vergessen.

Arthur: Ja. (x) Ja, das hatte ich ja gestern so ein bisschen, wo so verschiedene Bilder waren, die entstanden sind beim Aufstellen. Ich denk dann, welches Bild ist denn jetzt und welches möchte ich innerlich so haben? Jetzt hat sich dieses Ursprungsbild im Moment so innerlich zurechtgerückt, oder das ist das, was ich vor Augen habe. Dieses Ursprungsbild schon mit der Dynamik, wo's hingeht. (Hm) Aber ich denke nicht mehr so, ich muss jetzt irgendwie die Lösung dafür haben, wissen, wo es hingeht. Sondern kann das jetzt einfach mal sagen, so ist es, so war's. (x) Ja, ich fühl mich schon aufgeräumt. (Hm) Das war's.

Der weitere Prozess bringt Arthur nochmals mit seinen primären Gefühlen von Traurigkeit und Wut in Kontakt. Zugleich wird ihm deutlich, dass in der Wut auch die Kraft liegt, ihn aus seinem »gedämpften Zustand« einer depressiven Verstimmtheit herauszubringen, die sich, wie am Vortag, auch in den vielen kleinen Handlungshemmungen des Alltags zeigt. Diese Wut ist nun nicht mehr ziellos oder auf die Eltern gerichtet, sondern auf eine konkrete familiäre Erfahrung. Schritt für Schritt kann er so mit den Eindrücken der Aufstellung weiterarbeiten und familiäre Themen und Muster auf diesem Hintergrund neu verstehen, hier die Tendenz der Schwestern, Verhältnisse mit verheirateten Männern anzufangen. Als zentral erweist sich für ihn, dass die Diskrepanz zwischen seiner Wahrnehmung in der Familie einerseits und dem »heilen« Familienbild andererseits aufgehoben ist, und er dadurch in eine neue Kongruenz mit sich selbst und seinem Erleben kommt. Seine Schlussbemerkung bringt die doppelte

Wirklichkeit der Aufstellung zum Ausdruck, die uns noch beschäftigen wird. Das Ursprungsbild und das dadurch symbolisierte Vergangene wird angenommen, »so ist es«. Gleichzeitig rückt seine bisherige Rolle in diesem Ursprungsbild von ihm ab, und der Weg nach vorne, »wo's hingeht«, öffnet sich.

5. Tag   Schlussrunde

Arthur: Ich fand's eine spannende Reise, mit Höhen und Tiefen. Fühl mich sehr beschenkt, hab mich sehr an deiner Klarheit erfreut, eine klare Linie zu haben. Fand's ne ganz tolle Gruppe. Ein bisschen weinendes Auge, ja schön war's, jetzt geht's zu Ende. (x) Hab so ein Stück Boden unter den Füßen bekommen und bin guter Dinge. (x)

O. K.: Im Kleinen ist ja so ein Abschied in der Gruppe immer auch eine Erinnerung an die großen Abschiede, die werden da lebendig, aber es ist ein Größenunterschied.

Arthur: Ja, was mich heute noch so bewegt ist, dieses Wort »gemäß«, was immer wieder so gefallen ist. Weil das einfach ein Thema ist, was im Raum steht mit meinen Eltern, immer mehr Richtung: sie brauchen Hilfe und, und, und. Also ich hab's für mich so verstanden, dass ich nicht irgendwas erfüllen muss, sondern einfach gucken kann, was kann ich geben und was geht und was geht nicht. Und da drehen sich meine Gedanken ein bisschen rum und da schwingt auch dieses Abschiedsthema mit. (Ja) Berührt mich halt sehr, wenn ich meinen Vater seh (x), wie er Stück für Stück geht. Und ich hab mich eben sehr gefreut, als eben Jochen (Stellvertreter des Vaters) zu dieser Familienaufstellung noch was gesagt hat. Da hab ich so gemerkt, ja, ich hätte von meinem Vater gerne mehr gehabt. (x) Ich war da die letzten Wochen mal so dran, weil ich gemerkt hab, dass ich ein Stück auch wütend bin auf ihn, wütend auf ihn bin, weil er geht und ich hab das Gefühl, ich hab nicht genug von ihm gehabt. (xx)

O. K.: Vergiss nicht, hinter diesem Gefühl, zu nehmen, was war. (x)

Arthur: Ja, es kommt so ein bisschen gerade durch die Tage hier, es ist zurückgekommen, dass da was war, was darüber hinausgeht.

Mit dem Abschied von der Gruppe rückt der Abschied von den Eltern ins Blickfeld und das Bewusstsein über den baldigen Tod des Vaters. Während er sich mit der Frage beschäftigt, wie er den Eltern in dieser Lebensphase Hilfe zukommen lassen kann, ohne wieder in die alte Bindung zu gehen, ist ihm eine Bemerkung von mir Anregung, die ich im Laufe des Tages in einer anderen Arbeitssequenz benutzt habe: »tun, was gemäß ist«. In dieser bewusst offen gehaltenen Formulierung ist der Ausgleich von Geben und Nehmen angesprochen, ohne ihn inhaltlich zu füllen und damit normativ vorzugeben. Ich beschränke mich darauf, einen Impuls zu geben. Zu *finden*, was »gemäß« ist, bleibt in der Zuständigkeit des Klienten, auch wenn ich diesen Suchprozess begleite.

Konzeptionell interessant ist Arthurs Bemerkung zu Jochen, der sich in seinen eigenen Schlussworten auf eine für ihn selbst wichtige Erfahrung in der Aufstellung bezogen hatte. Natürlich weiß Arthur, dass Jochen für sich spricht. Dennoch bringen ihn diese Worte in Verbindung zu seinen Gefühlen dem Vater gegenüber. Die Dynamik der Aufstellung und die Ebene der Rückmeldung im Hier und Jetzt der Gruppe ergänzen und verstärken sich gegenseitig.

Die letzte Bemerkung Arthurs zeigt, dass nicht mehr Traurigkeit das dominante Gefühl gegenüber dem Vater ist. Die geäußerte Wut ist nach meinem Verständnis nicht gegen den Vater gerichtet, sondern ein Teil seiner Hinbewegung. Dafür spricht seine Reaktion auf meine kleine »Ermahnung« zum Abschluss. Er kann aus seiner Passivität heraustreten und aktiv nehmen, »was darüber hinausgeht«.

6.8 Ein halbes Jahr später

Vier Monate nach dem Seminar ruft Arthur mich an und bittet um einen Einzeltermin. Es sei viel passiert. Er erzählt, dass er nicht lange nach dem Seminar mit seiner Freundin zu seinen Eltern nach Süddeutschland gefahren sei und seine Freundin sehr verblüfft war darüber, wie anders dieser Besuch war gegenüber früher. Von beiden Seiten aus, von Arthur wie von seinen Eltern, sei die Beziehung deutlich verändert und zur Ruhe gekommen, ein gutes Beispiel für einen systemischen Effekt. Nun, so Arthur, sei es in der eigenen Paarbeziehung schwierig geworden, zumal sie sowohl aufgrund äußerer (Umzug, beiderseitige Arbeitsbelastung) wie innerer Bedingungen (Krankheit) unter Stress steht.

Ich deute diese Schwierigkeiten im Paar ihm gegenüber als unvermeidlichen Effekt. Tritt er aus alten familiären Mustern heraus, so wird auch die stillschweigende Basis im Paar, die ja auf dem Hintergrund dieser Muster zustande gekommen ist und darauf aufgebaut hat, in Frage gestellt. Er spürt stark den Wunsch der Freundin, versorgt zu werden, und grenzt sich davon ab, wenn er sich dadurch überfordert fühlt, was sie wiederum nicht vertragen kann. Zwar gefällt ihm diese neue Fähigkeit, sich abzugrenzen, aber er merkt, dass die alten Muster und der gedämpfte Zustand manchmal wieder zurückkommen, er also noch nicht konsistent in einem neuen Muster ist. Seiner Freundin wiederum fällt es schwer, ihn aus den alten Mustern zu entlassen. So funktioniert die alte Beziehungslogik nicht mehr reibungslos, und es gibt noch kein stabiles neues Muster. Das Paar muss sich nochmals neu füreinander entscheiden. Vorwärtsgetrieben wird dies dadurch, dass die Zukunftsoptionen, vor allem die zentrale Entscheidung für oder gegen ein Kind, klar auf dem Tisch liegen. Ich unterstütze ihn dahingehend, sich der Freundin mit all dem zuzumuten, was ihn bewegt, da eine Entscheidung nur aus der Freiheit heraus lebt, dass sie so oder eben auch anders ausfallen kann.

Nach weiteren zwei Monaten kommt er nochmals. Der Streit mit der Freundin hat nicht nachgelassen. Auch als die äußeren Bedingungen bei einem gemeinsamen Urlaub gut waren, fand wenig Gespräch statt. Für beide steht die Beziehung auf der Kippe. Nach wie vor fühlt er sich von ihr überfordert, vor allem wenn sie an ihm herummäkelt. Wenn sie bei sich bleibe, könne er gut ertragen, wenn sie wütend sei. Immer deutlicher geworden sei ihr starker Kinderwunsch, zugleich spiele sie aus seiner Sicht eine eher männliche Rolle in der Beziehung, dann vermisse er ihre Weiblichkeit. Das alte Paarmuster scheint auf einer Rollenumkehr aufgebaut zu haben, sodass sie mehr die männliche und er mehr die weibliche Rolle eingenommen hatte. In dem Maße, wie er sich stärker männlich identifiziert, ist dieses Arrangement in Frage gestellt.

Das bislang letzte Gespräch findet drei Wochen später statt. Sie sind noch tiefer in die Frage hineingegangen, ob sie sich trennen oder zusammen bleiben. Bislang haben sie noch kein neues gemeinsames Muster gefunden, und wenn sie Zeit miteinander haben, bricht bald Streit aus: sie fordere etwas von ihm, könne dann aber das, was er anbiete, nicht annehmen; er wiederum fühle sich dann schnell von ihr gekränkt. Seine neue Art der Bezogenheit auf seine Eltern ist für sie eher irritierend und macht sie eifersüchtig, während das vorherige stille Zerwürfnis in das Beziehungsmuster des Paares integrierbar war. Bildlich gesprochen stehen sie voreinander und schauen sich an, ob ihnen gefällt, was sie sehen. Ich interpretiere das als Belastungstest und schlage ihm vor, mit seiner Freundin nach dem Modell von Michael Lukas Moeller »Zwiegespräche« zu führen (Moeller 1988). Danach hat er sich nicht mehr gemeldet, außer als er mir auf meine Nachfrage hin die Zustimmung gab, die Materialien aus dem Seminar zu verwenden.

In der Auswirkung auf die Paarbeziehung wird also nochmals der systemische Effekt der Aufstellungsarbeit sichtbar. Die Chancen für diese Beziehung steigen in dem Maße, wie es ihnen gelingt, eine *gemeinsame* Veränderung zu gestalten und nicht in einen Machtkampf zu geraten, in dem sie das alte Muster einklagt, wahrscheinlich weil es ein eigenes ungelöstes biographisches Thema bedient. Da die entscheidenden biographischen Schritte, vor allem gemeinsame Kinder, noch vor ihnen liegen, ist die Bindungskraft der Beziehung noch offen. Von den Konsequenzen einer Trennung wären keine Dritten betroffen. Dies erleichtert es, in der Frage einer Trennung neutral zu bleiben. In dieser Zukunftsoffenheit belasse ich diese Arbeit und beende die Rekonstruktion.

7. Theoretische Hintergründe

In nächsten Schritt trete ich vom konkreten Tun zurück, wie ich es im Fallbeispiel dargestellt habe, und werfe aus einer Weitwinkelperspektive einen Blick auf einige der Voraussetzungen, die dem therapeutischen Geschehen zugrunde liegen. Dies geschieht in drei Schritten. In den Abschnitten 1 und 2 gilt meine Aufmerksamkeit den Wahrnehmungsprozessen, die in den aktionsorientierten therapeutischen Methoden eine herausragende Rolle spielen. Auf welchen Grundlagen lassen sich diese Wahrnehmungsprozesse beschreiben und welche Haltung gilt es einzunehmen, um sich für diese Wahrnehmungen frei zu machen? Und zweitens: Wie und auf welcher Basis interpretiere ich die Vielfalt der Bedeutungen, die diesen Wahrnehmungen zukommen können? Ich werde mich dafür auf zwei erkenntnistheoretische Traditionen beziehen, die für diese Fragen relevante Antworten bereithalten, die Phänomenologie vor allem für den Prozess der Wahrnehmung und der Konstruktivismus für den Prozess der Hypothesengewinnung.
In den Abschnitten 3 bis 5 untersuche ich die Nutzung der Metaphern von Raum und Zeit in der Aufstellungsarbeit und die Ausdeutung dieser Metaphern als Ausdruck von familiären Beziehungen. Diese Ausdeutung geschieht in einem Spannungsfeld, der Annahme von basalen familiären Strukturen und notwendigen Prozessen einerseits, der individuellen Stellungnahme dazu andererseits. In diesem Spannungsfeld liegt der Grundpfeiler des theoretischen Konzeptes.
Zu einer therapeutischen Vorgehensweise wird dieser Umgang mit Metaphern durch seinen dynamischen Charakter, sodass Strukturen *und* Prozesse sichtbar werden und aus dem Hier und Jetzt der Gegenwart der Blick sowohl auf Vergangenheit wie auf Zukunft fällt. Die Aufstellungsarbeit bewegt sich in einer doppelten Wirklichkeit: der Anerkennung dessen, was ist, und seiner Veränderung. Dies wird Thema der letzten beiden Abschnitte 6 und 7 sein.
Diese theoretische Gedankenreise verlangt dem Leser ein wenig Geduld ab, denn es sei nochmals daran erinnert, dass therapeutische Praxis und die dazugehörige Theorie nicht in einem Ableitungsverhältnis zueinander stehen. Während die Theorie allgemeine Grundlagen formuliert, braucht die Praxis immer ein Verständnis

des Besonderen, so wie es in der therapeutischen Situation und der konkreten Arbeitsbeziehung zwischen Therapeut und Klient sichtbar wird. Theorie und Praxis durchdringen sich gegenseitig und stehen zugleich in einem Spannungsverhältnis zueinander. Die Referenzgröße für die Frage, ob eine Theorie brauchbar ist, ist nicht die Praxis, sondern sind andere Theorien. Die Praxis beweist sich nicht gegenüber Theorien, sondern gegenüber anderen Praxen. Die Theorien helfen jedoch dabei, eine Rekonstruktion der Praxis zu leisten und sie auf ihre impliziten Hintergrundannahmen hinzuweisen, auf Widersprüche und nicht beachtete Konsequenzen. Wird diese Theoriearbeit nicht geleistet, droht die psychotherapeutische Praxis entweder in Weltanschauung oder in technokratischen Konzepten aufzugehen.

Das Spannungsverhältnis von Theorie und Praxis tritt einem in der Psychotherapie sowie in allen anderen Formen beraterischen Handelns in doppelter Form entgegen. So enthält jeder psychotherapeutische Ansatz Vorstellungen über seinen *Gegenstand*, z. B. über Familienstrukturen, über Entwicklungsprozesse, über Psychodiagnostik, egal, ob diese explizit formuliert sind oder nicht. Hier ist all das angesiedelt, was sich im ersten Abschnitt dieses Buches findet. Nur vereinzelt rekurrieren therapeutische Ansätze dabei auf das vorliegende Wissen zum Gegenstand, das die Human- und Sozialwissenschaften zur Verfügung stellen. Die meisten Ansätze sind vielmehr schulenorientiert in dem Sinne, dass sie alle Facetten ihres Gegenstandes unter ihrer spezifischen Perspektive zu beschreiben versuchen. Dies hat zu einer unübersichtlichen Vielfalt von psychotherapeutischen Schulen geführt, die sich gegenseitig ignorieren, anstatt sich für die Arbeit der anderen zu interessieren.

Zu einem psychotherapeutischen Verfahren werden diese allerdings erst dadurch, dass sie eine Vorstellung über ein spezifisches professionelles *Vorgehen* formulieren, mit Hilfe dessen sie sich der vom Klienten oder vom Klientensystem formulierten Fragestellung zuwenden. Damit ist weit mehr als eine therapeutische Technik gemeint, auch wenn diese hierbei eine angemessene Beachtung finden muss. Therapeutisches Handeln ist immer auch Ergebnis und Umsetzung eines bestimmten Menschenbildes und damit zusammenhängender Vorstellungen über Entwicklung und Veränderungsprozesse und versucht Bedingungen zu schaffen, die hierfür förderlich sind. Hinter jedem therapeutischen Handeln verbirgt sich eine therapeutische Philosophie, auch wenn eine solche nur selten explizit ausformuliert wird. Dies kann Psychotherapie aus sich selbst heraus nur schwer leisten, und wo sie es doch tut, kommt häufig Küchenphilosophie heraus oder ein abgeschottetes System der Welterklärung.

Diese mehr oder weniger implizite Philosophie wirkt ihrerseits wiederum auf die Zugangsweise zum Gegenstand zurück, sodass beide Ebenen, Gegenstandstheorie sowie Verfahrens- und Praxistheorie, sich gegenseitig beeinflussen und durchdringen, ohne damit deckungsgleich zu werden. Für die Auseinandersetzung mit der Aufstellungsarbeit und ihren Einsatz ist es wichtig, diesen Unterschied zu beachten. Für beide Ebenen wird die Unterscheidung zwischen Phänomenologie und Konstruktivismus relevant, weil wir es hierbei nicht mit inhaltlichen Theorien zu tun haben, sondern mit erkenntnistheoretischen Grundhaltungen und einem daraus hervorgehenden Zugang zur Welt. Diese lassen sich sowohl auf eine Gegenstandstheorie wie auf eine Verfahrenstheorie anwenden.

7.1 Phänomenologie

Eine theoretische Fundierung der Aufstellungsarbeit in Phänomenologie *und* Konstruktivismus ist durch den Streit belastet, der sich aus dem Untertitel der ersten umfangreicheren Publikation zur Arbeit von Hellinger ergab, dem von Gunthard Weber herausgegebenen Buch »Zweierlei Glück. Die systemische Psychotherapie Bert Hellingers« (1993). Systemisch, so erfolgte bald die Kritik von Seiten der Heidelberger Systemiker, dürfe sich Hellinger keineswegs nennen, da er basale Ansichten der systemischen Therapie auf den Kopf stelle (Simon & Retzer 1995, 1998), vor allem die des konstruierten Charakters sozialer und psychischer »Wirklichkeit«. Sieht man einmal von der Konkurrenz um den legitimen Gebrauch des Begriffes »systemisch« ab, so werden hierdurch zwei Ebenen deutlich, auf die sich der Systemgedanke bezieht. Zum einen ist damit die Vorstellung gemeint, dass die Elemente eines Systems, z.B. die Mitglieder einer Familie, in einem Wechselwirkungsverhältnis miteinander verbunden sind (vgl. Kap. 2). Die Probleme, die in einem solchen System auftauchen, werden nicht einzelnen Personen zugeschrieben, sondern sowohl bei der Problembeschreibung wie bei der Suche nach einer Lösung wird das ganze System einbezogen. Hierbei gibt es keinen wirklichen Gegensatz der beiden Ansichten. Zum anderen ist damit die Frage tangiert, ob die Mitglieder eines Systems dieses als solches durch ihre Konstruktionsleistungen Wirklichkeit werden lassen, oder ob dieses System ihnen als eine von ihnen unabhängige Wirklichkeit entgegentritt. Hier vertritt Hellinger ganz dezidiert eine andere Position als die konstruktivistisch orientierten Systemiker. Erst in der Reaktion auf diese Kritik wurde von Hellinger und in der Folge auch von seinen Schülern die Phänomenologie als theoretische Referenzgröße in der Aufstellungsarbeit ins Feld geführt.

Wissenschaftsgeschichtliche Hintergründe
Mit diesem Rekurs stellt sich die Aufstellungsarbeit in die Tradition der humanistischen Psychologie, allerdings ohne dass dies expliziert wird und zudem in einer spezifischen, eher einseitigen Variante, wie wir noch sehen werden. Auch bedarf es einer ziemlichen Ahnungslosigkeit gegenüber der Geschichte der eigenen Disziplin, um die phänomenologische Tradition der Psychotherapie so sehr in Vergessenheit geraten zu lassen, dass sie jetzt als etwas Neues wieder ausgegraben wird. Viele psychotherapeutische und psychologische Leitfiguren der 50er-, 60er- und 70er-Jahre haben den Rekurs auf die Phänomenologie genutzt, um sich gegen eine als einseitig objektivistisch empfundene Sicht auf den Menschen abzugrenzen. Genannt seien hier Carl Rogers und Albert Marrow sowie Viktor Frankl, und mit ihm die gesamte existenzalistische Tradition der Psychotherapie bis hin zu Irvin Yalom. Manche, wie Viktor Frankl interessierte mehr die Entwicklung einer therapeutischen Philosophie und Haltung, andere, am deutlichsten Carl Rogers, wollten auch einen wissenschaftlich orientierten Beitrag zur Psychotherapie leisten und damit eine Alternative formulieren gegenüber der deterministischen und mechanistischen Weltsicht des damaligen Behaviorismus und gegen die pessimistische und biologistisch ausgerichtete Sicht der orthodoxen Freudianer.
Sie stellten sich damit in eine Tradition, die ihrerseits als Kritik am gängigen Wissenschaftsverständnis ihrer Zeit entstanden war und sich mit dem Namen Edmund Husserl verbindet. Bezeichnete die

Phänomenologie traditionell die Lehre von den Erscheinungen, so wird sie durch Husserl zu einer erkenntnistheoretischen Position erhoben. Eingezwängt zwischen dem Siegeszug der objektivistischen Naturwissenschaften mit ihren unbestreitbaren Erfolgen und einer subjektivistischen Herangehensweise, die Anfang des 20. Jahrhunderts als Psychologismus bezeichnet wurde und in den Human- und Geisteswissenschaften eine große Rolle spielte, lautete der »Kampfruf« der Phänomenologen: zurück »zu den Sachen selbst« (Held in Husserl 1998, 22). Das Problem, um das alle kreisten, war eine alte philosophische Frage: Gibt es eine Existenz der Welt und der in ihr platzierten »Dinge« unabhängig von unseren Bewusstseinsakten, und wenn ja, wie können wir diese Welt erkennen, die uns ja nur über unsere Bewusstseinsakte zugänglich ist. Im Gegensatz zu den Naturwissenschaften der damaligen Zeit verneinte der Psychologismus von damals diese Möglichkeit, ähnlich wie dies heute, mit einer anderen Begründung, der (radikale) Konstruktivismus tut. Genau diese Frage »nach der Korrelation von objektivem Gegenstand und originärer subjektiver Gegebenheit (bildet) den inneren Anfang des Husserl'schen Denkens« (ebd., 16). Diesem Spannungsfeld gilt es in einer theoretischen Fundierung der Aufstellungsarbeit gerecht zu werden.
Die Phänomenologie in dieser Tradition gab keineswegs den Anspruch auf objektive Erkenntnis auf, wäre doch sonst kein Unterschied mehr festzustellen zu einem bloßen Meinen. Doch während dieses Erkennen gerade dadurch objektiv wird, dass es von seinen situativen Bedingungen unabhängig ist, so geht Husserl davon aus, dass jede Erkenntnis notwendigerweise auf ein »originäres Gegebensein« der Dinge angewiesen ist, von der es seinen Ausgang nimmt und auf das es immer bezogen bleibt. Diese Tatsache zugleich anzuerkennen wie zu überwinden machte sich die Phänomenologie zur Aufgabe. Den Weg, den sie dazu einschlug, um ihrem Anspruch auf Objektivität gerecht zu werden, lag darin, sich auf den Wahrnehmungsakt selbst zurückzuwenden, die Wahrnehmung zum Gegenstand ihrer Untersuchungen zu machen. Phänomenologie ist daher vor allem Bewusstseinsphilosophie und in diesem Verständnis reflexiv. »Alle Erlebnisse, darin wir uns geradehin zu Gegenständen verhalten (Erfahren, Denken, Wollen, Werten), lassen eine Blickwendung zu, durch die sie selbst Gegenstände werden. Die verschiedenen Erlebnisweisen offenbaren sich als das-

jenige, worin alles, wozu wir uns verhalten, sich zeigt, ›erscheint‹. Die Erlebnisse werden daher Phänomene genannt. Die Umwendung des Blickes auf sie, die Erfahrung und Bestimmung der Erlebnisse rein als solcher ist die phänomenologische Einstellung« (Husserl 1925, zit. n. Lockowandt, 53).
Bewusstsein ist in diesem Verständnis ein intentionaler Akt, ist immer Bewusstsein *von* etwas. Zugleich bleibt unser Blick, um überhaupt etwas sehen und verstehen zu können, an die logischen Kategorien gebunden, wie sie uns die Sprache zur Verfügung stellt. So ist die phänomenologische Einstellung durch ein stetes Hin- und Herpendeln unserer Aufmerksamkeit gekennzeichnet, zwischen Wahrnehmung des Gegenstandes einerseits und Rückwendung auf die Voraussetzungen dieser Wahrnehmung andererseits, zwischen Fremdbeobachtung und Selbstbeobachtung. Ideelles Ziel der phänomenologischen Untersuchung ist es, die Wahrnehmung immer weiter zu »entleeren«, ähnlich wie dies der Buddhismus lehrt, um hinter den möglichen verschiedenen, auf ein Objekt gerichteten Bewusstseinsakten mittels einer »Wesensschau« das Gleichbleibende des Objektes herauszuarbeiten. Zugleich gilt es einen Weg zu finden, nicht in einem endlosen Regress von Objektivierungen den Gegenstand schlussendlich zu verlieren. An dieser Spannung zwischen subjektivem Zugang und objektiver Gegebenheit arbeitete Husserl sich gerade dadurch ab, dass er sie nicht einseitig auflöste, jedoch der Sachnähe einen Vorrang einräumte gegenüber der Objektivität.
Husserl sowie viele Phänomenologen oder phänomenologisch orientierte Wissenschaftler seiner Zeit und in seiner Nachfolge (z. B. Heidegger, Merleau-Ponty, Sartre, Scheler, Schütz) taten dies in einer doppelten Art und Weise, was sich unmittelbar aus der Orientierung an den »Dingen« ergibt. Sie versuchten nicht nur grundlagentheoretisch ihren Zugang zur Welt zu explizieren, sondern setzten dies zugleich in konkreten Forschungen am Gegenstand um. Der phänomenologischen Lehre von der Möglichkeit einer Wesensschau und ihre konkrete Umsetzung erfuhr allerdings von Anfang an die Kritik, dass ein solcher Intuitionismus notwendigerweise subjektiv bleibe und methodisch nicht überprüfbar sei. Eine so verstandene Phänomenologie werde zu einer Art Geheimwissenschaft. Dieser Vorwurf wiederholt sich in der heutigen Diskussion zur Aufstellungsarbeit. Doch auch von den Gegnern der

Phänomenologie unbestritten ist der Wert vieler phänomenologischen Einzelstudien. Wie bei allen Kategorisierungen dieser Art ist das Verständnis davon, was Phänomenologie sei, bei Husserl durch die Kontinuität des Werkes gesichert, in seiner Nachfolge, zum Teil auch in Abgrenzung davon, entsteht nun eine Vielzahl von phänomenologischen Schulen, sodass nur eingeschränkt von einer einheitlichen Sichtweise geredet werden kann. Einflussreich wird in der Philosophie und weit darüber hinaus die eher dunkle Metaphorik von Martin Heidegger, der sich auch Hellinger anschließt, und die existenzialistische Variante von Jean Paul Sartre (Zurhorst 1979), auf die ich zurückkommen werde. Beide Spielarten werden breit in der Psychotherapie rezipiert, die Auseinandersetzung mit Heidegger mündet in eine eigene Schule der Psychoanalyse, die Daseinsanalyse von Ludwig Binswanger und Medard Boss (Condreau 1992). Die sozialwissenschaftliche Phänomenologie geht einen anderen Weg, als Erster Alfred Schütz (1932). Er löst sich vom Intuitionismus der frühen Hermeneutik und beginnt, die grundlagentheoretischen Voraussetzungen eines phänomenologischen Vorgehens präziser zu explizieren. Diese Tradition spielt eine wesentliche Rolle in der Entwicklung einer verstehenden Soziologie und qualitativer Forschungsmethoden, deren Vertreter seit jeher ein Interesse am therapeutischen Handlungsfeld zeigen. Auch zwischen Phänomenologie sowie Psychologie und Psychotherapie gibt es von Anfang an Schnittstellen. So entwickelte Husserl selbst eine phänomenologische Psychologie als Lehre von der Wirkweise von Gefühlen und Affekten.

Die phänomenologische Haltung
In fast allen psychotherapeutischen Schulen finden sich Versuche, eine Haltung zu formulieren, die in ihren Grundzügen phänomenologisch inspiriert ist und eine Antwort auf das gleiche Problem darstellt, das auch die Phänomenologie lösen will. Es ist die Aufforderung, allen »inneren« und »äußeren« Erscheinungen in der Arbeit mit dem Klienten die gleiche Aufmerksamkeit zu widmen und sie als gegeben hinzunehmen, sie weder zu bewerten noch sie vorschnell einer vorgefassten Meinung zu unterwerfen, sei dies nun eine persönliche Vorurteilsstruktur oder eine ausformulierte psychologische Diagnostik. Hier treffen sich die »gleichschwebende

Aufmerksamkeit« der freudianischen Psychoanalyse mit der einfühlenden und empathischen Haltung von Carl Rogers oder der Aufforderung zur Neutralität und Allparteilichkeit bei den Systemikern. Phänomenologisch wird in der Psychotherapie eine solche Haltung dadurch, dass sie nicht bei einem intellektuellen Verständnis der Dinge stehen bleibt, sondern zu einem praktischen Handeln wird, das in immer neuer Übung erarbeitet und erhalten wird. Als professionelles Handeln greift Psychotherapie dabei auf ein breites Gegenstandswissen zurück, was die geforderte Voreingenommenheit des Blickes sowohl erschwert wie überhaupt erst möglich macht. Denn nur durch eine bewusste Aneignung von Welt kommen die Bedingungen dieser Aneignung überhaupt in den Blick, sonst bleibt Psychotherapie auf dem Niveau von Alltagsweisheiten. Eine so verstandene Professionalisierung untergräbt zugleich die Bedingungen ihrer Realisierbarkeit, denn »selbst wenn man alle Reserven professioneller Wachsamkeit und persönlicher Sympathie mobilisiert, fällt es einem schwer zu vermeiden, daß die Aufmerksamkeit nachläßt – denn dieses Nachlassen wird von der Illusion genährt, man habe das alles bereits gesehen und gehört –, und sich statt dessen auf die Einzigartigkeit einer Lebensgeschichte einzulassen und zu versuchen, die Lebensschicksale gleichzeitig in ihrer Einmaligkeit und in ihrer Allgemeinheit zu verstehen« (Bourdieu 1997, 788). Was der französische Soziologe Pierre Bourdieu über das verstehende Interview sagt, lässt sich auf die angestrebte Haltung und auf Wahrnehmen und Verstehen in der psychotherapeutischen Situation übertragen. Es geht darum, diese Situation als »eine Art *geistige Übung*« anzusehen, »die darauf abzielt, über die *Selbstvergessenheit* zu einer *wahren Konversion* des Blickes zu gelangen, den wir unter den gewöhnlichen Umständen des täglichen Lebens auf die anderen richten. Diese Offenheit, die bewirkt, daß man die Probleme des Befragten zu seinen eigenen macht, diese Fähigkeit, ihn zu nehmen und zu verstehen, wie er ist, mit seiner ganz besonderen Bedingtheit, ist eine Art *intellektueller Liebe*: ein Blick, der diese Bedingtheit anerkennt, ähnlich wie die ›Liebe zu Gott‹ bzw. zur natürlichen Ordnung, die für Spinoza die höchste Form der Erkenntnis darstellte« (ebd., 788/791, i. O. kursiv).
Bourdieu, wahrlich kein Freund der Esoterik und bekannt für seine scharfe soziologische Kritik an Heidegger (1975) sowie den

Hohenpriestern aus Religion und Wissenschaft, spricht von einer Haltung »fröhlicher Zustimmung ... gegenüber der natürlichen Welt« (ebd., 788). Bourdieu versteht sich nicht als Phänomenologe, doch gerade dadurch wird deutlich, wie das Kernproblem der Phänomenologie in allen (wissenschaftlichen) Weisen des Weltzugangs auftaucht und wie eng bestimmte erkenntnistheoretische und spirituelle Positionen beieinander liegen. Der Unterschied einer Wissenschaftshaltung gegenüber einer Glaubenshaltung besteht dabei in der Fähigkeit und Bereitschaft, auch mit dieser Position zu brechen, indem sie reflexiv expliziert wird. Zugleich gilt es eine Wissenschaftshaltung zu kritisieren, die das praktische Handeln in eine nachgeordnete Position bringt und Reflexivität zu einer intellektuellen Spielerei reduziert. Fehlt jedoch diese Bereitschaft zur Reflexivität, so werden die Positionen zu einer aus der Intuition eines »Meisters« geborenen »Lehre« und fallen damit in genau den Subjektivismus zurück, den die phänomenologische Tradition angetreten war zu überwinden.

Genau dies macht die Zwiespältigkeit der phänomenologischen Rezeption durch Bert Hellinger aus. Zwar übernimmt er zentrale Grundhaltungen der Phänomenologie. So steht die Wahrnehmung ganz im Vordergrund, und es geht darum, durch ein »reines Schauen« zu den Dingen selber zurückzukehren. Dazu gilt es eine Wahrnehmungshaltung einzunehmen, die es dem Phänomen erlaubt, sich zu zeigen. Zugleich ist für ihn Wahrheit immer etwas Augenblickliches, eine Einsicht, der es zu folgen gilt. »Der Wahrnehmung geht es um den Vollzug und nicht um die Wahrheit« (Hellinger in Weber 1993, 175). Wirklichkeit, im Sinne der Grundordnung von Familie, wird nicht *erfunden*, sondern *gefunden*. Diese Grundordnung ist Ausdruck einer höheren Kraft, die es anzuerkennen gilt. Doch gerade im Rekurs auf diese »höhere Kraft« zeigt sich die Verschiebung innerhalb der phänomenologischen Haltung. Die Grundordnung wird gefunden, weil sie als Annahme dem Suchprozess zugrunde liegt. Der Suchprozess selbst wird nicht mehr zum Thema gemacht, sondern aus der Reflexion ausgeschlossen und in den Bereich des Unerklärbaren verwiesen. Daraus ragen dann die unverrückbaren »Erkenntnisse« des Meisters heraus.

7.2 Konstruktivismus

Noch weniger, wie man bei der Phänomenologie von einem einheitlichen Ansatz sprechen kann, gilt dies für den Konstruktivismus. Zudem nimmt man selber schon eine Realitätskonstruktion vor, wenn man ihn in einen grundsätzlichen Gegensatz zur Phänomenologie setzt, was schon allein wissenschaftshistorisch nicht zutrifft. Zumindest die Spielarten des sozialwissenschaftlichen Konstruktivismus rekurrieren ausführlich auf die Phänomenologie, wie z. B. Niklas Luhmann (1988, 92 ff.) und der schon zitierte Pierre Bourdieu, oder stellen sich direkt in die phänomenologische Tradition wie Helmut Berger und Thomas Luckmann (1980). In der systemischen Psychotherapie breit rezipiert wurden jedoch die naturwissenschaftlichen Varianten des Konstruktivismus. Deren Herkunft aus den »harten Wissenschaften« kommt wohl eher dem impliziten Wunsch von psychotherapeutischen Praktikern entgegen, den ihnen anhängenden Vorwurf des Subjektivismus zu überwinden, und befriedigt zugleich die Steuerungsphantasien der Profession. Die Kluft zwischen Theorie und Praxis wurde dadurch eher vergrößert, und der bald einsetzende Rückgriff auf philosophische Konzeptionen produzierte »ein Denken, das anscheinend ungeniert die Schaufenster aktueller Philosopheme plündert, um eklektizistisch mit den erbeuteten Ideen das eigene therapeutische Handeln zu rechtfertigen und ihm damit die Weihe von der ›Königin‹ der Wissenschaften, der Philosophie, angedeihen zu lassen« (Schweitzer u. a. 1992, 78).

Ich werde mich in meiner Darstellung nur auf einige Kernpunkte des Konstruktivismus beschränken, da er gerade im psychotherapeutischen Kontext breit rezipiert worden ist und dies daher anderenorts nachgelesen werden kann (Ludewig 1992, von Schlippe & Schweitzer 2002). Wesentlich für unseren Zusammenhang ist die Annahme, dass die Welt uns nicht direkt durch Wahrnehmung zugänglich ist, sondern nur in Form von Symbolisierungen, durch die unsere Wahrnehmungen überhaupt erst einen Ausdruck finden, vor allem durch die Mittel der Sprache. »Wirklichkeit« wird in diesem Verständnis nicht *gefunden*, sondern *erfunden* bzw. durch und in Kommunikation konstruiert. Es gibt keinen Beobachterstandpunkt, der außerhalb dieses Kommunikationsprozesses steht und einen direkten Zugang zur »Wirklichkeit« ermöglicht. Wirklich-

keit bleibt somit das Ergebnis eines Einigungsprozesses. Der »radikale« Konstruktivismus geht, beeinflusst u. a. durch die Gehirnforschung (Roth 2003), noch einen Schritt weiter mit der Annahme, dass schon die (vorsprachlichen) Kognitionen (Wahrnehmungen usw.) die Wirklichkeit nicht abbilden, sondern konstruieren. Dies führt dann in die Diskussion, dass die chemischen Prozesse, die den neurologischen Vorgängen zugrunde liegen und bei der Wahrnehmung eine Rolle spielen, dieser vorgelagert seien, unsere ganze Kognition also nur ein Nachklang eines Vorgangs wäre, der sich aus anderen Quellen speist. Ungelöst bleibt bei dieser Position der Selbstwiderspruch, in den sich diese Argumentation verfängt. Denn wie können wir dies erkennen, wenn doch aufgrund dieser Annahme auch diese Erkenntnis selber nur ein solcher Nachklang wäre.
Ich folge den an Hussserl anschließenden Annahmen des sozialen Konstruktivismus, indem ich mit Berger und Luckmann davon ausgehe, dass es »gerade der Doppelcharakter der Gesellschaft als objektive Faktizität *und* subjektiv gemeinter Sinn (ist), der sie zur ›Realität sui generis‹ macht. ... Die Grundfrage der soziologischen Theorie darf demnach so gestellt werden: Wie ist es möglich, daß subjektiver Sinn zu objektiver Faktizität *wird*?« (Berger & Luckmann 1980, 20, i. O. kursiv) Die Welt, so wie sie sich uns präsentiert, ist Ergebnis einer interpretativen Leistung, die jedoch nicht im leeren Raum, sondern unter bestimmten Rahmenbedingungen geschieht. Interpretative Leistung und Rahmung sind als gleichursprünglich anzunehmen, d. h., es gibt kein Apriori, das dem einen vor dem anderen einen Vorrang einräumen und damit einen einseitigen Verweisungszusammenhang erlauben würde.
Diese Wirklichkeitskonstruktionen schaffen also durchaus »harte« Fakten wie die in der europäischen Kultur über Jahrhunderte entstandenen strukturellen Grundlagen von Familie und Verwandtschaft. Ob es sich dabei um Universalien handelt, ist eine immer wieder neu zu klärende Frage, die nicht abschließend zu beantworten ist, jedoch gestellt zu werden lohnt (Tyrell 1978). Denn die Institution Familie ragt in die materialen und biologisch-anthropologischen Grundlagen menschlichen Lebens und die mit ihnen verbundenen Grundkonflikte hinein, z. B. die (familialen) Lebensereignisse von Geburt und Tod. Diese haben durchaus eine Realität jenseits unserer Ideenwelt, auch wenn sie uns diskursiv nur über

diese Ideen zugänglich sind. Selbst wenn wir uns also diese strukturellen Grundlagen immer wieder erneut interpretativ aneignen (müssen) – und diese sich dabei verändern können –, so folge ich nicht der einseitigen Idee des radikalen Konstruktivismus, »Wirklichkeit« völlig in »Ideen« aufzulösen.

In Anlehnung an Bourdieu möchte ich meinen Ansatz als »*genetischen Strukturalismus*« (1989, 34) bezeichnen. Für die Umsetzung dieses Ansatzes hat ein solches Verständnis von »Wirklichkeit« die Konsequenz, dass Klient und Therapeut als Coproduzenten einer neuen Geschichte gesehen werden. Der Therapeut bietet keine fertigen Lösungen an, sondern initiiert und unterstützt Suchprozesse. Doch er rahmt diese Suchprozesse, indem er auf die »elementaren Strukturen der Verwandtschaft« (Claude Lévi-Strauss) verweist, deren Wirkungen durchaus jenseits der Willensbekundungen des Einzelnen liegen.

In der Praxis ergeben sich daraus vielfältige Schnittpunkte zwischen phänomenologischer und konstruktivistischer Sichtweise und Haltung. Die phänomenologische Tradition stellt das Instrumentarium bereit, sich dem Gegenüber in einer bestimmten Haltung zu nähern, die eine größtmögliche Rezeptivität der Wahrnehmung auch des minuziös Kleinen sicherstellt; der systemische Konstruktivismus sichert die Offenheit des Denkens und die gelassene Gewissheit, dass Veränderung möglich ist. In Anlehnung an Peter Fürstenau (2002) ließe sich formulieren: phänomenologisch wahrnehmen, systemisch-konstruktivistisch denken, flexibel auf eine offene Zukunft hin intervenieren.

7.3 Der Bedeutungsraum von Metaphern

In der Aufstellungsarbeit kommt ein so verstandener genetischer Strukturalismus in der besonderen Nutzung des Raumes zur Anwendung. Die Aufstellungsarbeit baut auf unserer Fähigkeit auf, Vorstellungen über Beziehungen zwischen Personen in eine räumliche Darstellung zu übersetzen und umgekehrt Positionen und Relationen im Raum als Ausdruck von Beziehung und Beziehungsqualitäten zu verstehen. Der Raum wird zur Metapher für Beziehungen. Es ist daher die Transformationsgrammatik zu untersuchen, mit deren Hilfe diese Übersetzung geschieht. Mit der

Wahl des Begriffs »Metapher« kommt zum Ausdruck, dass es sich hierbei nicht um ein Übersetzungs- und Abbildungsverhältnis eins zu eins handelt. Metaphern sind gerade dadurch charakterisiert, dass sie keine eindeutigen und engen Bedeutungen zuschreiben, sondern einen Bedeutungs*raum* mit einem prinzipiell offenen Horizont haben, den man assoziativ »ausleuchten« oder »durchschreiten« kann, um dies wiederum mit einigen Metaphern zu beschreiben. Metaphern stehen damit in Kontrast zum »Begriff«, der im wissenschaftlichen und professionellen Diskurs umso brauchbarer ist, je klarer und eingegrenzter sein Bedeutungsfeld ist.

Einmal auf diesen Unterschied aufmerksam geworden, wird sofort die Vielzahl von Metaphern sichtbar, die unsere Alltagsrede durchziehen. Dies gilt auch für den wissenschaftlichen Diskurs, obwohl gerade er ja den Anspruch erhebt, sich in der Klarheit von Begriffen zu bewegen. War die Psychologie des 19. Jahrhunderts noch voller Dampfmaschinen- und Druckkesselmetaphern, so finden sich heute in einer Vielzahl von Gebieten Computermetaphern oder als Gegenbewegung Metaphern der Innerlichkeit, z. B. »Bewegungen der Seele«. Manche abstrakte wissenschaftliche Begriffe wie »System« verwandeln sich durch einen inflationären und unspezifischen Gebrauch allmählich in »leere« Metaphern, die mehr die Zugehörigkeit zu einem bestimmten Diskurs signalisieren, als dass sie dazu beitragen, eine relevante Aussage zu formulieren.

Der psychotherapeutische Diskurs ist voller sprachlicher Metaphern und wäre ohne diese gar nicht denkbar (Buchholz 2003). Was Einfühlung, Verstehen oder Rapport genannt wird, lässt sich als das Einschwingen von Therapeut und Klient auf eine gemeinsame Welt von Metaphern beschreiben. Dabei ist es nicht das Ziel, dass der Klient lernt, sich in den Metaphern des Therapeuten und seiner jeweiligen methodischen Ausrichtung zu beschreiben, obwohl dies ein in gewissem Ausmaß unvermeidliches Ergebnis von Psychotherapie ist. Vielmehr begibt sich der Therapeut in die Sprachwelt des Klienten hinein und schließt an seine Metaphern an, ohne diese wiederum einfach zu übernehmen. Denn die Wahl der Metaphern spiegelt eben auch die Problemsicht des Klienten, und in dem Maße, wie der Psychotherapeut ganz in diese Welt eintaucht ohne die Möglichkeit der Distanzierung, verliert er seine Fähigkeit zur Therapie. Aufgrund des offenen Horizontes und ihres prinzipiellen Bedeutungsüberschusses bieten jedoch selbst

die Metaphern des Klienten, in deren Problemdefinitionen er sich verfangen hat, eine Möglichkeit, sie aus ihrem eigenen Bedeutungshorizont heraus zur Initiierung von Such- und Veränderungprozessen zu nutzen.
Der Gebrauch von Metaphern lässt sich als eine Staffelung von ineinander verschachtelten Sprachwelten beschreiben. Zwar ist jede Sprachwelt so einzigartig wie die Person, die in ihr lebt. Doch da sie als Sprache darauf ausgelegt ist, Kommunikation herzustellen, erfüllt sie ihre Funktion nur, wenn sie für andere verständlich ist. Dies gilt auch für Sprachwelten, die wir als »verrückt« ansehen. Selbst die Sprachwelt des Autisten, die laut dieser Diagnose ja eigentlich ihre kommunikative Funktion verloren hat und nicht mehr erfüllen kann, lässt sich bei genauerer Analyse auf ihren Mitteilungscharakter hin analysieren. Grundlage für jede Verständigung und für die Möglichkeit des Therapeuten, in die symbolische Welt des Klienten einzutreten, ist also eine geteilte symbolisch-sprachliche Welt, die zwar in viele (sub)kulturelle Welten aufgesplittert ist, die aber nicht völlig voneinander abgegrenzt sind, sondern vielfach überlappen und ineinander greifen.
Diese Welten lassen sich nach unterschiedlichen Kriterien differenzieren, z. B. in kulturelle und sprachliche Milieus oder in männliche und weibliche Verstehenshorizonte. Gerahmt werden sie von einem gemeinsamen Fundus an kulturellen Symbolen, aus denen sich die Akteure bedienen. Die Auswahl aus diesem Fundus lässt so zwar eine jeweils spezifische Praxis entstehen, auf lange Sicht verändert dies auch den Fundus, fügt ihm etwas hinzu oder lässt etwas in den Hintergrund treten, doch der Bezug zu diesem gemeinsamen Fundus bleibt erhalten.
Inhaltlich können Metaphern auf weit zurückliegenden kulturellen Traditionen basieren. Der »Ödipus-Komplex« ist ein Beispiel dafür, greift er in seiner Formulierung durch Freud doch auf die Thematik einer antiken Sage zurück. In der Psychotherapie ist es speziell die jungianische Tradition (Jung 1988, Kast 1983, von Franz 1987), die sich diesem kulturellen Metaphernfundus in Form von Geschichten und mit ihnen verbundenen Symbolen widmet. In den Märchen und Sagen unseres kulturellen Horizontes finden sich grundlegende Interpretationsraster, mit denen wir das Leben beschreiben und zu verstehen suchen, als Reise und Weg, als Wanderschaft und Entwicklungsprozess. Die Geschichten und Mär-

chen, Romane und Filme, nach denen ich meine Klienten in der Arbeit befrage, können daraufhin angeschaut werden, inwiefern sie Ausdruck und metaphorische Widerspiegelung der jeweiligen familiären Erfahrungen sind. Der Einsatz von Metaphern spielt gleichfalls eine Rolle in den hypnotherapeutischen Gruppenverfahren, die ich einsetze, die sich solcher idealtypischen Entwicklungsgeschichten bedienen, oder auch der inhaltsoffenen Metaphorik des sicheren Ortes, des Weges usw. (Klippstein 1994, Trenkle 1998).

Körper und Raum als innere und äußere Umwelten im Fluss der Zeit
Abstrahieren wir von den konkreten Inhalten dieser Metaphorik und schauen wir auf die in ihnen zum Ausdruck kommenden und verwendeten Grundformen, so führt uns dies zu den relevanten inneren und äußeren Umwelten des Menschen, aus denen sich dieser bei der Kreation von Metaphern zur Beschreibung seiner Erfahrungswelt bedient. Es ist dies einerseits der Körper als etwas uns unmittelbar Gegebenes, andererseits unsere natürliche Umwelt, die Natur im weiteren Sinne, der Raum, in dem wir uns bewegen, im engeren und zugleich abstrakteren Sinne. Zwischen beiden besteht ein enger Zusammenhang. »In der Betrachtung der Sprache hat sich gezeigt, daß die Ausdrücke der räumlichen ›Orientierung‹, die Worte für das ›Vorne‹ und ›Hinten‹, das ›Oben‹ und ›Unten‹ der Anschauung des eigenen Körpers entnommen zu werden pflegen: der Leib des Menschen und seine Gliedmaßen ist das Bezugssystem, auf welche mittelbar alle übrigen räumlichen Unterscheidungen übertragen werden« (Cassirer 1923, Bd. 2, 112, vgl. auch Jeggle 1986).

Hinzu tritt als besonderes Drittes die Dimension der Zeit, die gleichsam alles rahmt und sich doch unserem Zugriff immer wieder entzieht, da sie uns in der lebendigen Erfahrung nur als »Hier und Jetzt« zugänglich ist. Ihre Besonderheit erwirbt die Zeit durch ihr Auftauchen aus der Zukunft und ihrem Verschwinden in der Vergangenheit, während unser Erleben alleine in der Gegenwart gebunden ist. »Die Wirklichkeit der Alltagswelt ist um das ›Hier‹ meines Körpers und das ›Jetzt‹ meiner Gegenwart herum angeordnet« (Berger & Luckmann 1980, 25). Dieser Körper im Raum stellt das zentrale Arbeitsmedium der Aufstellungsarbeit dar.

Wenn ich hier von Körper rede, so interessiert mich dabei seine

Wahrnehmungs- und Empfindungsfähigkeit, seine Eigenschaft als Resonanzboden von Welterfahrung. Wahrnehmen und Empfinden sind dabei, ganz im Sinne des Konstruktivismus, nicht als passive Rezeption oder als Abbildung einer objektiven Umwelt zu verstehen, sondern als aktive Prozesse der Weltaneignung, die jedoch von spezifischen Bedingungen gerahmt und insofern nicht beliebig sind. In der Wahrnehmungs- und Gestaltpsychologie ist dies vielfältig herausgearbeitet worden. Auch die sozialwissenschaftliche Phänomenologie geht aus von einer prinzipiellen »Weltoffenheit und Bildbarkeit des Instinktapparates. Die anthropologischen Konstanten machen die sozio-kulturellen Schöpfungen des Menschen möglich und beschränken sie zugleich. (...) So kann man zwar sagen: der Mensch hat eine Natur. Treffender wäre jedoch: der Mensch macht seine eigene Natur – oder, noch einfacher: der Mensch produziert sich selbst« (Berger & Luckmann 1980, 51 f.), aber eben nicht unter selbst gewählten Bedingungen.

Bedingung der Möglichkeit dieser Weltoffenheit wie auch ihre Begrenzung ist unser körperliches In-der-Welt-Sein. Die Bedingungen dieses In-der-Welt-Seins in der alltäglichen Lebenswelt herausgearbeitet zu haben, ist zentraler Verdienst der Phänomenologie von Alfred Schütz. Er geht dabei, im Anschluss an Husserl, von einem spezifischen Verständnis von Wirklichkeit in der »alltäglichen Lebenswelt« aus: »Unter alltäglicher Lebenswelt soll jener Wirklichkeitsbereich verstanden werden, den der wache und normale Erwachsene in der Einstellung des gesunden Menschenverstandes als schlicht gegeben vorfindet« (Schütz 1979, 25). Diese Lebenswelt ist von Anfang an intersubjektiv und konstituiert sich darüber, »daß ich in der natürlichen Einstellung des Alltags folgendes als fraglos gegeben hinnehme: a) die körperliche Existenz von anderen Menschen; b) daß diese Körper mit einem Bewußtsein ausgestattet sind, das dem meinen prinzipiell ähnlich ist; c) daß die Außenweltdinge in meiner Umwelt und der meiner Mitmenschen für uns die gleichen sind und grundsätzlich die gleiche Bedeutung haben; d) daß ich mit meinen Mitmenschen in Wechselbeziehung und Wechselwirkung treten kann; e) daß ich mich – dies folgt aus den vorangegangenen Annahmen – mit ihnen verständigen kann; f) daß eine gegliederte Sozial- und Kulturwelt als Bezugsrahmen für mich und meinen Mitmenschen historisch vorgegeben ist, und zwar in einer ebenso fraglosen Weise wie die ›Naturwelt‹; g) daß also die Situation, in der ich mich jeweils befinde, nur zu einem geringen Teil eine rein von mir geschaffene ist« (ebd., 27).

Ausgehend von diesen Grundannahmen haben Schütz und andere die »Aufschichtung der alltäglichen Lebenswelt« untersucht, von der uns hier allein die räumlichen und zeitlichen Strukturen dieser Erfahrung interessieren. Auf diesen Strukturen bauen unsere Fähigkeiten zur räumlichen Metaphernbildung auf. Sie stellen eine *basale Transformationsgrammatik* zur Verfügung, aus der die Metaphern generiert werden, also ein Zusammenhang geschaffen wird zwischen Raumwahrnehmung und Welterfahrung; genauer gesagt zwischen der Wahrnehmung von im Raum platzierten Personen und den Bedeutungen, die den zwischen ihnen bestehenden Beziehungen zugeschrieben und durch die diese Beziehungen als solche verlebendigt werden. Dabei gilt es den Unterschied zu beachten zwischen Sprache als einem System von Regeln und Sprache als praktischem Handeln, wie dies die Linguistik herausgearbeitet hat. Grammatik und lebendige Rede sind nicht das Gleiche. Übertragen auf die Aufstellungsarbeit bedeutet dies: So wie jemand, der eine Grammatik beherrscht, noch lange nicht die dazugehörige Sprache spricht, so führt der Versuch, Annahmen über bestimmte Strukturen einfach in Regeln der Aufstellungsarbeit zu übersetzen, nicht zu einem lebendigen psychotherapeutischen Prozess, sondern höchstens zu den gestelzten Formulierungen eines Sprachlehrbuches.

7.4 Metaphern des Raums

Das Zentrum meiner Wahrnehmung im Raum bin ich als jemand, von dem diese Wahrnehmung ausgeht. Wahrnehmung ist immer perspektivisch, und dies ist unmittelbar Ausdruck der prinzipiellen und unhintergehbaren Standortgebundenheit jeder menschlichen Wahrnehmung. Selbst wenn ich den Standort wechsele, ist auch der neue Standort nur wieder einer unter vielen. Schon Husserl hat jedoch in seinem berühmten Beispiel der Wahrnehmung eines Tisches herausgearbeitet, dass die Voraussetzung dafür, diesen Tisch als solchen überhaupt wahrzunehmen, darin besteht, dass wir auch die gerade nicht in unserem Blickfeld liegenden Seiten, die er »Abschattungen« nennt, mitdenken (Husserl 2002, 55 f.). Mit dieser

Fähigkeit, die Dinge in unserem Wahrnehmungshorizont als Gestalt zu vervollständigen, hat sich experimentell die Wahrnehmungspsychologie beschäftigt (Metzger 1966). Ohne diese Fähigkeit könnten wir die fundamentalen Orientierungsleistungen in unserer Umwelt gar nicht bewältigen. Unsere Wahrnehmung ist also perspektivisch und gleichzeitig darauf ausgelegt, diese Perspektivität in einem Akt des »Als-ob« zu überwinden. Erst dadurch entsteht aus unseren Wahrnehmungsakten Orientierung. Wir sind einerseits »natürlicher« Mittelpunkt unserer Wahrnehmungswelt, andererseits gleichursprünglich darauf angewiesen, diesen Mittelpunkt in Relation zu setzen mit und zu anderen Mittelpunkten, zu anderen Personen mit ihren jeweiligen Mittelpunkten.

Die sieben Gebiete des Raumes
Von unserem Mittelpunkt aus öffnet sich uns die räumliche Welt in sechs Richtungen (vgl. zum Folgenden Bollnow 1971, Cassirer 1923, Schütz 1979), nach vorne und hinten, nach rechts und links, nach oben und unten, die zusammen mit diesem Mittelpunkt die sieben Gebiete des Raumes ausmachen. Allein die Bestimmung von oben und unten ist dabei natürlich festgelegt durch die Gesetze der Schwerkraft, die anderen Dimensionen sind relative Bestimmtheiten, da sie sich nur in Relation zu einem anderen Punkt als solche auszeichnen. Ein Hinten wird zum Vorne und das ehemals Vorne zum Hinten, wenn ich mich umdrehe. Rechts und links wechseln, je nach Beobachterstandpunkt. Eine Position im Raum lässt sich also nur aus einem Koordinatensystem heraus bestimmen. Außer dem Unten sind zudem prinzipiell alle Ausrichtungen unbegrenzt und durch einen Horizont gerahmt, der als solcher nicht das Ende des Raumes markiert, sondern nur seine Zugänglichkeit für mich. Jedes Ding und jede Person im Raum ist zu einem bestimmten Zeitpunkt nur jeweils an einem Punkt positioniert, und diese Position bietet zu diesem Zeitpunkt auch jeweils nur Platz für eine Person, sonst kommt es zur Kollision.
Bis hierhin bewegen wir uns noch in der Begrifflichkeit eines abstrakten mathematischen Raumes. Doch es interessiert uns hier vor allem der konkret erlebte Raum, der »eng« oder »weit«, »knapp« oder »reichlich« ist, in dem ich mich am »richtigen« oder »falschen« Ort befinden kann, dem also bestimmte Qualitäten und

Eigenschaften zugesprochen werden und der wie ein Gefäß die in ihm platzierten Gegenstände und Personen in ein Beziehungssystem fasst. Der Raum wird zu einem strukturierten »Feld« (Lewin 1963), das sich nicht durch einzelne Orte oder Positionen charakterisieren lässt, sondern *durch die Struktur der Beziehungen der in ihm platzierten Positionen.* Die Richtungen und Positionen des Raumes sowie darin stattfindende Bewegungen werden zum Ausdruck *von* etwas. Diese Bedeutungen des Raumes lassen sich den drei basalen Beziehungsdimensionen Zugehörigkeit, Intimität und Macht zuordnen (Antons 2003, Amann 2003).

Vorne und Hinten
Die Achse Vorne–Hinten symbolisiert unser Ausgerichtetsein auf das vor uns Liegende, und dies von Anfang an in einem doppelten Sinn, räumlich wie zeitlich. Unser Blick als unser wichtigster Orientierungssinn ist immer nach vorne gerichtet, und im Umdrehen nach Hinten verwandelt dieses Hinten sich in ein neues Vorne. Unser Blicken erfasst Gegenstände und Personen innerhalb und außerhalb unserer Reichweite. Das Nahe ist in unserem Zugriff und damit zur Verfügung. Es markiert unseren unmittelbaren Handlungsraum und zugleich die Begrenzung dieses Raums, denn durch das Nahe wird das Dahinterliegende verdeckt und eventuell unsichtbar. In diesem Sinne signalisiert die Nähe Schutz, aber auch Hürde oder Bedrohung.

Mit dem räumlichen Abstand ist zugleich die Zeit bestimmt, die wir brauchen, um etwas an uns heranzuholen oder an es heranzutreten. Es gibt die Unmittelbarkeit des Nahbereichs, der fast im »Hier und Jetzt« platziert ist, und das ferner Liegende als zukünftig zu Erreichendes. Die »Welt in aktueller Reichweite« steht für die Gegenwart, die »Welt in potenzieller Reichweite« teilt sich nochmals auf in die »wiederherstellbare Reichweite« von Vergangenem und die »erlangbare Reichweite« von Zukünftigem (Schütz 1979, 63 ff.). Das Vorne signalisiert den möglichen Weg in die Zukunft, das Hinten die zurückgelegte Wegstrecke, beides zusammen das Unterwegssein und den Menschen als Wanderer auf diesem Weg.

Der Weg nach vorne kann sein ein Fortschreiten oder Weitergehen, ein Weggehen oder ein Fliehen. Der Weg nach hinten symbolisiert ein Zurückblicken und geht nur durch ein Anhalten der Bewegung nach vorne. Er steht für das Zurückweichen oder Zurückkehren nach Hause ebenso wie für den Rückblick und das Besinnen, für ein Nachholen von Versäumtem. Die Abzweigung vom Weg löst dieses eindimensionale Gegensatzpaar auf und bleibt dennoch darauf bezogen. Der Weg kann zudem vielfältige Formen annehmen, steil oder sanft und voller Umwege sein oder immer geradeaus führen. Wir können hasten oder uns Zeit nehmen für das, was links und rechts des Weges liegt.

Rechts und Links
In der erlebten Kontinuität des Raumes verbindet sich die binäre Einteilung von Vorne und Hinten mit der gleichfalls binären Einteilung in Rechts und Links. Beides sind Orientierungsgrößen, die uns im Zentrum einer Achse positionieren, die selber nicht fest ist, sondern sich mit uns dreht. Rechts und Links sind dabei zunächst wertindifferent. Sie bezeichnen das schlichte Nebeneinander von zwei Positionen, so wie auch unser Körper symmetrisch angelegt ist. Doch in allen Kulturen ist dieser Unterschied mit Bewertungen belegt (Needham 1973). Gerade die Unterschiedlichkeit dieser Bewertungen macht deutlich, dass diese keineswegs auf eine naturale Ordnung zurückgeführt werden können. Vielmehr teilt sie ein in Mehrheiten und Minderheiten, z. B. zwischen einem vermehrten Auftreten von Rechtshändigkeit gegenüber Linkshändigkeit; zwischen dem Schreiben einer Sprache von Links nach Rechts, oder eben von rechts nach links. Wir haben es hier also mit einer reinen Konvention zu tun, die zugleich mit der Tiefenstruktur unserer Weltwahrnehmung verknüpft ist. Sie verweist auf die basale Funktion eines binären Codes und die kulturell übergreifende Tendenz, diesen mit Bewertungen zu verknüpfen.

In der deutschen Sprache steht Rechts für das Gerade und Ordentliche im Unterschied zum Krummen und Schiefen und verbindet sich mit der Bewertung als »richtig« und »gerecht«. Das Rechte hat Vorrang, ist die bevorzugte Seite, was sich in vielerlei Sitten und Gebräuchen niederschlägt. »Die rechte Seite ist die angesehene Seite. Man läßt den zu ehrenden Gast, der Jüngere den Älteren, der Herr die Dame rechts gehen. Das wirkt sich auch in der abergläubischen Bewertung aus. Die rechte ist die glückbringende, die linke die unheilvolle Seite. Es gilt z. B. als schlechtes Vorzeichen, wenn man mit dem linken Fuß zuerst aufgestanden ist« (Bollnow

1971, 55). Die linke Seite ist demgegenüber von minderer Bedeutung, im Extremfall mit Falschheit und Verlogenheit assoziiert. Die Unterscheidung von Links und Rechts findet sich seit der Gründung des französischen Nationalkonvents 1789 auch im politischen Feld wieder, deutlicher Ausdruck davon, dass sie, wie prinzipiell alle binären Codes, Gegenstand eines kulturellen Klassifikationskampfes ist. Eine Umwertung der Werte bleibt immer möglich. Das Linke nimmt dann den Charakter einer Gegenposition ein, die für das Schwache und zu Schützende einsteht, für Gerechtigkeit – gegenüber dem Recht.

Oben und Unten
Als dritte Dimension des Raumes sind wir gerahmt vom *Oben und Unten*, die durch die Bedingungen der Schwerkraft natürlich festgelegt sind. Wir stehen mit den Füßen auf dem Boden, und dieses Unten begrenzt und hält uns. Das Bodenlose macht uns Angst, der Traum vom Fallen ist das klassische Beispiel dafür. Das Oben ist demgegenüber unbegrenzt und weit. In dieser Eigenschaft steht es für die Transzendenz des Lebens in der Unendlichkeit des Raumes und unsere beschränkt bleibende Möglichkeit, diese Unendlichkeit zu erfahren. Die meisten Religionen verorten ihre Götter in dieser Entrücktheit des »Oben«, während unten, in der »Tiefe«, die Kräfte des Bösen angesiedelt werden. Der Boden selbst steht jedoch für Stabilität und Kontinuität, in gleicher Weise für die Dauerhaftigkeit des Seins und unseren beschränkten Anteil daran. In den meisten Kulturen werden die Toten im Boden beigesetzt, um so wieder zu einem Teil der Materie zu werden, während sie in anderen Traditionen dem »Oben« übergeben werden, der entmaterialisierenden und transzendierenden Kraft von Licht, Luft oder Feuer.

Mitte und Horizont
Alle sechs Richtungen, vorne und hinten, links und rechts, oben und unten, markieren zusammen den mythologischen Raum, der um eine *Mitte* herum gedacht ist, gerahmt von den vier Himmelsrichtungen. Die geographischen Begriffe von Norden und Süden, Westen und Osten und die mit ihnen zusammenhängenden Naturphänomene bieten eine Fülle von Metaphern an. Der Osten, in dem die Sonne aufgeht, steht für den Anfang und den Beginn des Lebens, der Westen für den Sonnenuntergang, für den einzuschla-

genden Weg, das Ende des Tages und des Lebens, der Norden für die Unwirtlichkeit, aber auch das Kraftvolle, der Süden für die Fruchtbarkeit, aber auch die Trägheit.

Die Mitte, um die herum dieser Raum angelegt ist, ist kein fester Zustand oder Ort, sondern bleibt imaginär und wird höchstens durchschritten. In einer solchen vollkommenen Ruhe würde diese Mitte sonst dem Tod gleichkommen, während die immerwährende Bewegung uns einer Ruhelosigkeit ausliefern würde, die nicht zu sich findet. So vereinigt eine so verstandene Mitte Ruhe und Bewegung gleichermaßen. »Die Mitte fühlt sich leicht an« (Hellinger), in ihr sind wir im Gleichgewicht, um sie herum positionieren wir uns, sie gibt uns Halt und Ziel zugleich.

Die Rede vom »Verlust der Mitte« in der Moderne ist zugleich fester Bestandteil einer zumeist konservativen Kulturkritik, die der Schnelligkeit und Ruhelosigkeit des modernen Lebens die Ruhe einer imaginären Heimat entgegensetzt. Als Gegenbild dazu fungiert eine geradezu religiös anmutende Überhöhung der Bewegung im modernen Fortschrittsglauben. Eine feste und absolut gesetzte Mitte wiederum verwandelt sich in die Herrschaftsmetapher des herausgehobenen Mittelpunktes, um den sich alles andere herumzugruppieren hat. Diese *Mitte ohne Maß* bestimmt, wer drinnen und draußen ist, wer dazugehört und wer nicht. Sie wird zum imaginären Maßstab, an dem sich alles andere zu messen und zu bewähren hat, und negiert dadurch die (Multi-)Perspektivität und Standortgebundenheit menschlichen Daseins.

Von diesem Mittelpunkt aus erschließt sich der Raum um uns herum und die darin platzierten Dinge und Personen als nah und fern, als größer und kleiner, in ihrer jeweiligen eigenen Ausrichtung als zu- oder abgewandt. Begrenzt wird dieser Raum durch den Horizont, der unserer Perspektive Halt gibt. Ebenso wie die Mitte ist er ein imaginärer Punkt und wird als solcher nie erreicht, denn er wandert mit uns, wo immer wir hingehen. Er ist damit doppelt bestimmt als die absolute Grenze unseres Lebensraumes und zugleich als der Raum, in den wir vordringen können. Ohne begrenzenden Horizont wäre der Mensch unbehaust, zugleich markiert er die prinzipiell offene Zukunft. »Der Horizont gehört also in einen Bereich, der weder ganz dem Menschen noch ganz der Welt zuzuordnen« (Bollnow 1971, 76) ist.

7.5 Der Raum als Ausdruck von Beziehungen

Über die Verwendung von Körperbildern sind diese Raummetaphern sprachlich eng gebunden an die Metaphern, mit denen wir gewohnt sind, Beziehungen zu beschreiben und zu bewerten (Derks 2000, 227f., Franke 1996, 30f.). Grundlegend ist die Dimension von *Nähe und Distanz* einer Beziehung. Raummetapher und Beschreibung der Beziehung kommen sprachlich zur Deckung. Die räumliche Entfernung in einer Aufstellung symbolisiert die Intimität und Intensität der Gefühle zwischen den Stellvertretern. Über die Art dieser Gefühle ist dabei noch nichts ausgesagt. Es kann eine angenehme, wohlwollende oder bedrohliche Nähe oder Ferne sein. Bestimmt werden diese Gefühle nicht aus dem Raum allein, sondern aus dem gesamten Charakter der Situation. Dieser wird geformt durch die Konstellation der aufgestellten Personen als Ganzer, dem jeweiligen *Aufforderungscharakter*, der mit bestimmten Positionen (Vater, Mutter, Geschwister etc.) verbunden ist, den möglichen Wegen und Umwegen, die das Raumbild anbietet. Die Evidenz des Raumerlebens verbindet sich mit den Erfahrungen und dem impliziten Wissen der Stellvertreter über familiäre Strukturen und Prozesse und strahlt auf diese zurück. Aufstellungen bekommen dadurch eine erlebnismäßige Evidenz, die die dargestellten Familiensysteme für die betroffenen Personen manchmal gar nicht mehr haben. Daraus wiederum entsteht der starke suggestive Charakter einer Aufstellung, der sowohl die therapeutische Wirksamkeit wie auch ihre Ideologieanfälligkeit ausmacht, wenn diese Evidenzerlebnisse als Ausdruck außermenschlicher Kräfte interpretiert werden.

Was immer für Bedeutungen einer Aufstellung zugeschrieben werden, es geschieht dies aus der Multiperspektivität der Beteiligten heraus. Es ist also zu unterscheiden, was die Stellvertreter an einem bestimmten Platz in einer Aufstellung erleben und rückmelden, was der Therapeut und Leiter einer Aufstellung aus diesem Bild und den Rückmeldungen der Stellvertreter erfährt und was dem Protagonisten im Laufe einer Aufstellung durch die Rückmeldungen der Stellvertreter, die Wirkungen von Umstellungen und die Kommentare des Therapeuten über die Dynamik seiner Familie und seiner Rolle darin klar wird.

Raumerleben in der Aufstellungsarbeit
Generell werden Personen, die nahe beieinander stehen, als zum System *zugehörig* erlebt. Das Erleben von Nähe ist dabei doppelt bestimmt, aus der einzelnen Beziehung und aus der Wahrnehmung heraus, wie innerhalb der Aufstellung insgesamt mit Nähe und Distanz umgegangen wird. Dies macht deutlich, dass Nähe und Distanz keine festen Größen, *sondern relational bestimmt sind*. In der Aufstellung von Arthur wirkte sich z. B. bei allen Stellvertretern emotional die allgemeine Distanz des gesamten Bildes aus und erfasste alle Positionen unabhängig von ihrer Anbindung an einzelne andere. Zugehörigkeit in einem System ist jedoch nur selten eindimensional. So gibt es neben der Zugehörigkeit zur Gegenwartsfamilie immer auch die zur Herkunftsfamilie oder eventuell zu einem früheren Familiensystem. In diesem Sinne gibt es in einer Familie nähere und fernere Zugehörigkeiten, die in einen Ausgleich gebracht werden müssen, um den Ansprüchen der unterschiedlichen Systeme gerecht zu werden.
Nähe und Distanz wird weiterhin bestimmt dadurch, ob Personen einander zu- oder abgewandt sind. Sind Personen voneinander abgewandt, so symbolisiert dies einen Abbruch und das Ende dieser Beziehung. Sie sind auf eine unterschiedliche Zukunft ausgerichtet, der eine steht in der jeweiligen Vergangenheit des anderen. Sind sie frontal einander zugewandt, so ist die Beziehung wahrscheinlich von Konkurrenz und *Macht* geprägt. Stehen sie nebeneinander und blicken in die gleiche Richtung, so kann dies ein friedliches Miteinander oder ein gleichgültiges Nebeneinander bedeuten. Stehen sie nebeneinander leicht zugewandt, so haben sie sowohl die jeweils andere Person wie auch die gemeinsame Zukunft im Auge.
Steht eine Person hinter einer anderen und schaut mit dieser in die gleiche Richtung, so kann sie als Unterstützung wahrgenommen werden. Beide sind in die gleiche Zukunft ausgerichtet, und von hinten kommen die Kraft und die Ressourcen, um den Weg dorthin zu meistern. Sie gehen diesen Weg also nicht gemeinsam, sondern nur der, der vorne steht, während der andere ihm nachschaut. Diese Position kann aber auch Bedrohung signalisieren, die hinter meinem Blickfeld liegt und damit außerhalb meiner Kontrolle. Nochmals davon unterschieden werden muss ein Hintereinanderstehen, das auf eine Identifikation verweist, wie dies im Bild von Arthur für die ältere Schwester und die Freundin des Vaters galt.

Die *Rechts-Links-Symbolik* verweist auf die Frage, ob in einer Familie nach bestimmten Kriterien einzelnen Personen ein Vorrang eingeräumt wird. Wie wird z. B. in einer Familie mit Führung umgegangen? Heben sich Personen durch besondere Leistungen und Verdienste hervor oder durch ein schwieriges Lebensthema? Hat jemand etwas dafür geopfert oder einen besonderen Preis gezahlt, um diese Beziehung einzugehen? Der Vorrang wird mit der Position rechts assoziiert.

Auch *Oben und Unten* tauchen in der Aufstellungsarbeit in mehrfacher Bedeutung auf. So kann die Größe eines Stellvertreters eine Rolle spielen, wenn z. B. Arthur für seine Aufstellung einen großen Mann als Vertreter des Vaters aussucht, auch wenn ihm dies erst auffällt, als er neben ihm steht. Darin aufgehoben ist die Wahrnehmung der Welt aus den Augen eines Kindes, das die Erwachsenen als groß erlebt hat. In der weiteren Prozessarbeit kann dies genutzt werden, um diese frühe Perspektive der Nähe und des »Hochschauens« zu Vater und Mutter wiederzubeleben, indem sich der Protagonist neben sie oder vor sie auf den Boden setzt. Diese kindliche Position kommt auch früh gestorbenen oder abgetriebenen Kindern zu. Vor den Eltern auf dem Boden sitzend verbleiben sie in deren Obhut und entlasten damit die Nachgeborenen davon, sich zuständig zu fühlen für deren Schicksal.

Der Platz auf dem *Boden* steht auch in einem übertragenen Sinne für das Tote und Abgestorbene, für Traumatisierungen oder verdrängte und verheimlichte Tabuthemen. Ein Beispiel dafür findet sich in der Fallvignette in Kapitel 8.1. Tote hingegen, die ihr Leben gelebt oder mindestens das Erwachsenenalter erreicht haben, werden stehend repräsentiert als Ausdruck ihres Anrechtes, in und mit ihrem Lebensweg, wie schwer er auch gewesen sein mag, als ebenbürtig wahrgenommen zu werden.

Zeiterleben in der Aufstellungsarbeit

Wie schon verschiedentlich deutlich wurde, sind alle Dimensionen des Raumes, vorne und hinten, rechts und links, oben und unten, in ihrer symbolischen Bedeutung mit der Zeitachse verbunden, in die alle Mitglieder einer Familie eingebunden sind. So zeigt sich in der Trennung der Generationen und der relevanten familiären Subsysteme auch das zeitliche Kontinuum, in dem wir alle stehen. In einer Aufstellung geht es darum, diese Subsysteme als solche überhaupt zu identifizieren, um sie dann in ihrer Eigenständigkeit und Abgegrenztheit räumlich sichtbar zu machen. Die Eltern kommen vor den Kindern, die Großeltern vor den Eltern, ein erstes Familiensystem vor einem zweiten Familiensystem, das ältere Geschwister vor dem jüngeren. Eine Vielzahl von familiären Konfliktlagen wird durch die räumliche Durchbrechung dieses Kontinuums symbolisiert.

Ein häufig vorkommendes Beispiel für die Bedeutung dieses zeitlichen Kontinuums in der Aufstellungsarbeit ist die *Vermischung von Eltern- und Kindersystem*, in der die ödipale Dynamik ihren Ausdruck findet. So steht Arthur in seinem Ausgangsbild deutlich getrennt von seinen beiden Schwestern rechts neben seiner Mutter, auf einem Platz also, der dem Vater zukommt. In diesem Bild wird die Bindung an die Mutter und die Abwendung vom Vater sichtbar, zu dem er dadurch in ein ödipal geprägtes Konkurrenzverhältnis gerät.

In der Aufstellung einer ödipalen Konstellation nur durch eine Kleinigkeit zu unterscheiden ist ein Bild, in dem nicht ein Kind in das System der Eltern hineingezogen ist, sondern ein Elternteil wie ein Geschwister im System der Kinder steht und seine Elternrolle nicht wahrnimmt. Dies gilt auch für die Dynamik der *Parentifizierung*, wenn also ein Kind seinen eigenen Eltern gegenüber in eine Elternrolle gerät. Angezeigt wird dies durch eine nur kleine Verschiebung in der Zeitachse, sodass ein Kind im Zeitfeld vor den Eltern platziert ist. Parentifizierung und ödipaler Konflikt gehen auch eine eigene Verbindung ein, wenn ein parentifiziertes Kind in die ödipale Dynamik des parentifizierenden Elternteils hineingezogen wird und für diesen gleichzeitig zum Elternersatz und zum Partnerersatz wird.

Aus welcher Dynamik solche Konstellationen entstehen, wird klar, wenn die vorhergehende Generation mit ins Bild rückt. Stellt man in eine solche Aufstellung die Großeltern dazu, so wird sichtbar, inwiefern die Eltern selber noch in der Vergangenheit ihrer Herkunftsfamilie gebunden sind und sie diesen Familienverband nicht wirklich verlassen haben. Sie kommen dann in der Gegenwart der eigenen Familie nicht endgültig an. So stellt der Stellvertreter von Arthur in seiner eigenen Aufstellung seinen Vater so, dass er aus der Familie hinausschaut. Als ich ihn den Vater des Vaters dazustellen lasse, wird deutlich, dass der Vater auf diesen Großvater schaut, der in amerikanischer Kriegsgefangenschaft starb, als sein Sohn 15 Jahre alt war. Dieses Hinausschauen des Vaters steht also für die Erfahrung des Sohnes, dass sein Vater für ihn in der eigenen Familie nur schwer erreichbar war und er dadurch wie von selbst an die Seite der Mutter rückt.

In einer Aufstellung werden also nicht nur bestimmte Beziehungsqualitäten sichtbar, sondern ein Vorher und Nachher, ein Früher und Später. Während dieser imaginäre Zeitpfeil immer von der Vergangenheit in die Zukunft ausgerichtet ist, so zeigt sich in vielen Fällen etwas anderes. Einzelne Personen sind nach hinten gewandt oder schauen aus dem Bild hinaus, die Kinder stehen bei den Großeltern. Im Extremfall ist das ganze Bild nach hinten ausgerichtet, die Kinder schauen auf die Eltern, die wiederum auf ihre Eltern schauen. Es gibt keine Zukunft in einer solchen Familie, bzw. diese Zukunft steht vollständig im Dienste der Vergangenheit. Dies ist der Fall, wenn ein traumatisches Ereignis in der Vergangenheit nicht verarbeitet werden konnte und die Familie dadurch gebannt bleibt.

Die Zeitlichkeit unseres Daseins, wie sie die Trennung der Generationen symbolisiert, spielt gleichfalls eine Rolle innerhalb des familiären Subsystems der Geschwister *durch die Rangfolge ihrer Geburt*. Wie sich in einer Aufstellung dann diese Rangfolge abbildet oder eben auch nicht, gibt Hinweise auf die Art und Weise, wie mit der Geschwisterkonkurrenz umgegangen wird, die wiederum mit der unterschiedlichen Stellung der Geschwister zu den Eltern zusammenhängt. Wer steht Vater und Mutter am nächsten, wer ist weit weg und was sagt dies über unterschiedlich wahrgenommene und empfundene Zugehörigkeit sowie Gefühle von Benachteiligung in einem solchen Familiensystem?

Der Altersunterschied innerhalb eines Geschwistersystems kann in Familien mit vielen Kindern nochmals eine ganze Generation umfassen. Diese Konstellation ist sowohl bei armen wie bei besonders reichen bäuerlichen Familien in katholischen Gegenden bis weit ins 20. Jahrhundert zu finden. Generationsunterschied und Altersunterschied decken sich dann nicht, sodass für die Kinder in solchen Familien eine doppelte Orientierungsleistung erforderlich wird. Eine ähnliche Konstellation entsteht, wenn es frühere oder spätere Paar- und Elternsysteme der Eltern gibt und die Kinder aus der ersten Beziehung gegenüber den Kindern aus der zweiten Beziehung altersmäßig der Elterngeneration nahe rücken, obwohl sie Halbgeschwister sind. Eine räumliche Abbildung dieser doppelten Reihenfolge von Generation und Alter wird schwierig.

Die Zeitachse basiert auch auf der *Symbolik der Uhr*, in der vom jeweiligen Standpunkt aus gesehen die Zeit immer rechts herum läuft. In Arthurs Aufstellung spielt dies eine Rolle, als ich ganz zum Schluss die Reihenfolge der Geschwister diesem Prinzip folgend im Uhrzeigersinn umstelle, was vor allem von der ältesten Schwester als bedeutende Veränderung wahrgenommen wird. Allerdings wird an diesem Beispiel auch deutlich, dass sich die Wirkung der Veränderung eventuell auf etwas anderes bezieht, in diesem Fall der neuen Beziehungskonstellation, die sich so zu Vater und Mutter ergibt. Auch hier gilt also: die Bedeutung ergibt sich erst aus dem Zusammenspiel aller Faktoren.

So ließe sich zwar auch in Arthurs Aufstellung das Schlussbild als geradezu idealtypisch verstehen. Der Vater steht rechts von der Mutter, beide Eltern wiederum rechts von den Kindern, die von rechts nach links in der Reihenfolge ihrer Geburt stehen. Die Stellung des Vaters im Schlussbild ist jedoch vielfältig ausdeutbar, wie dies die Kommentare der Stellvertreter der einzelnen Familienmitglieder zeigen. Die älteste Tochter fühlt sich in Kontakt, die mittlere betont seine Macht, die auch der Vater gegenüber seinen Kindern äußert, die Mutter grenzt sich weiterhin gegen den Vater ab. Während die Position also einerseits für seine gestärkte Stellung in der Familie steht, symbolisiert sie andererseits weiterhin seine Randposition, denn wiederum rechts von ihm zeigt die Position seiner Freundin an, dass ihn etwas aus dieser Familie herausgezogen hat. Die Übersetzung von räumlichen Metaphern in Beziehungsbedeutungen folgt daher keinen klaren »Regeln«, nach denen bestimmten Positionen eindeutig bestimmbare Bedeutungen zugewiesen werden, sondern sie relativieren sich untereinander und beeinflussen sich in ihren jeweiligen Bedeutungen.

Je mehr sich in einer Aufstellung der Blick von einzelnen Beziehungen auf die Konstellation als Ganze öffnet, umso mehr tritt die zeitliche Symbolik der Darstellung in den Vordergrund. Die Aufstellung erscheint nun nicht nur als symbolische Darstellung der Gegenwart einer »Welt in aktueller Reichweite«, sondern verweist auch auf die »potentielle Reichweite« von wiederherstellbarer Vergangenheit und erlangbarer Zukunft (Schütz 1979). Der Aufforderungscharakter des Raumes sorgt dafür, dass in den Mitteilungen der Stellvertreter in einer Aufstellung zumindest implizit auch Ideen darüber enthalten sind, wie die Beziehungen und die Konstellation als Ganze zu dem wurden, was sie zur Zeit sind, und welche potenziellen Entwicklungen und Möglichkeiten in ihnen aufgehoben sind. Alle familiären Konstellationen sind von ihrer Natur her vergänglich. Würde eine Aufstellung nur einen Ist-Zustand abbilden, so wäre sie zwar eine gute diagnostische Methode, zu einer therapeutischen Vorgehensweise wird sie aber dadurch, dass sie auch neue Handlungsoptionen und die Möglichkeiten einer prinzipiell offenen Zukunft abbildet.

7.6 Der Raum als Handlungsfeld

Ein zentraler Bestandteil der aufgeführten Metaphern des Raumes sind implizite und explizite Handlungsaufforderungen. Von unserem Platz aus, in diesem Raum, aus unserer speziellen Perspektive, innerhalb unseres Horizontes entfaltet sich die Welt unserer Möglichkeiten, die durch diesen Raum zugleich erschaffen wie begrenzt wird. Diese Möglichkeiten erschließen sich nicht aus einer mathematisch-geometrischen Bestimmtheit des Weges, sondern aus den Bedingungen, die den Weg als solchen charakterisieren. Kurt Lewin hat hierfür den Begriff des »hodologischen« Raumes geprägt (Lewin 1934). Diese Bedingungen des Weges sind von Anfang an doppelt bestimmt, sie ergeben sich sowohl aus der Art des Geländes, in unserem Kontext des Systems Familie, wie aus dem »psychologischen Charakter der momentanen Situation« (Lewin 1934, 254), ihren Rahmenbedingungen also, sowie der Verfasstheit der Person, ihren Ressourcen und Zielen. So weiß der Wanderer im unebenen Gelände, dass der kürzeste Weg nicht unbedingt der beste ist, er vielleicht sogar gar nicht beschritten werden kann. Und er wird sich anders entscheiden, je nachdem, ob er frisch und ausgeruht oder müde und erschöpft ist. Wir erfahren diesen Raum also nie rein abstrakt, sondern immer schon im »positiven« wie »negativen« *Aufforderungscharakter* seiner Elemente, die zu einem bestimmten Handeln drängen, anderes Handeln eher unwahrscheinlich oder unmöglich machen.
Nicht immer findet das Handeln in diesem Raum direkt sein Ziel,

häufig stehen Barrieren und Hindernisse seiner Erreichung entgegen. Dann führt nicht der direkte Weg zum Ziel, und was auf den ersten Blick als Abwendung vom Ziel wirkt, zeigt sich beim zweiten Blick zwar als ein Umweg, der jedoch das Ziel sicher erreichbar macht. Der direkte Weg wiederum ist geradezu zum Scheitern verurteilt, wenn der Wanderer das Hindernis, das sich ihm in den Weg stellt, nicht als solches wahrnimmt und stattdessen auf seinem Recht besteht, »mit dem Kopf durch die Wand zu gehen«. Der »ausgezeichnete Weg« (Lewin), der aus der Vielfalt der Möglichkeiten ausgewählt wird, lässt sich nur in seinen ersten Schritten bestimmen, weil notwendigerweise offen bleibt, *wie* der Wanderer letztendlich sein Ziel erreicht. Der Weg wird Schritt für Schritt gegangen, und von jedem neuen Ort aus zeigt sich der Raum in neuer Perspektive und neuer Möglichkeit.

Seinen Platz einnehmen
Voraussetzung dafür, dass eine Person sich auf diesem Weg mit den Schwierigkeiten auseinander setzt, die sich ihm als innere oder äußere Barrieren in den Weg stellen, ist eine Rahmung, die ein »Aus-dem-Felde-Gehen verhindert« (Lewin 1934, 256). Eine solche Rahmung stellen die elementaren Strukturen der Verwandtschaft dar als das Beziehungsfeld, in das wir qua Geburt hineinplatziert sind. In der existenzialistischen Phänomenologie Sartres, der an den hodologischen Raum Lewins anschließt (Sartre 1991, 547), verwandelt sich dieser zu einem Beziehungs- und Handlungsraum spezieller Art. »Geboren werden ist also, unter anderen Merkmalen, *seinen Platz einnehmen* oder vielmehr … ihn *bekommen*. Und da dieser ursprüngliche Platz der ist, von dem aus ich nach bestimmten Regeln neue Plätze einnehmen werde, scheint es hier eine starke Einschränkung meiner Freiheit zu geben« (ebd., 847, i. O. kursiv).
Dieser Platz bzw. die Plätze, die aus ihm hervorgehen, geben uns nicht die Wahl, *ob* wir uns mit ihnen auseinander setzen wollen, sondern nur, *wie* wir dies tun. Die »Faktizität« dieses Platzes wird dadurch gleichsam zur Begrenzung unserer Freiheit wie auch zur Bedingung der Möglichkeit, sie überhaupt wahrnehmen zu können. In den Worten Sartres: »Wenn es eine Ausdehnung *gibt*, in deren Grenzen ich mich als frei oder unfrei erfasse und die sich mir als hilfreich oder widrig (trennend) darbietet, kann das nur sein,

weil ich vor allem *meinen Platz existiere*, ohne Wahl, auch ohne Notwendigkeit, als die bloße absolute Tatsache meines *Da-seins*. Ich bin *da*: nicht hier, sondern *da*. Das ist das absolute und unverstehbare Faktum, das am Ursprung der Ausdehnung und folglich meiner ursprünglichen Bezüge zu den Dingen (eher zu diesen als zu jenen) steht. Faktum purer Kontingenz – absurdes Faktum« (Sartre 1991, 849).
Die möglichen Wege in diesem Feld sind vielfältig, ein »ausgezeichneter Weg« lässt sich nicht von seinem Ziel her, sondern nur aus der Bewegung des ersten Schrittes bestimmen. Und doch brauche ich einen Platz, um von diesem aus die Handlungsimpulse wahrnehmen zu können. Diese Impulse sind schon in der Wahrnehmung von diesem Platz aus, der mein Zentrum darstellt, als Aufforderung enthalten. Der Platz wird dadurch einerseits zu einem unhintergehbaren Ausgangspunkt allen Handelns, wie er auch andererseits »mit einem Sinn in bezug auf ein bestimmtes noch nicht existierendes Sein versehen (ist), das man erreichen will« (ebd., 851). Aus dieser Antinomie von Sein und Werden können wir nicht heraustreten.

Vergangenheit und Zukunft
Die Handlungsimpulse, die der jeweilige Platz im Hier und Jetzt bereithält, sind eingebettet im Fluss der Zeit. Sie erwachsen aus der Vergangenheit, gehen jedoch nicht in dieser auf. Wenn diese Vergangenheit »auch unsere Handlungen nicht bestimmt, ist sie wenigstens so, daß wir keinen neuen Beschluß fassen können außer von ihr aus« (ebd., 856 f.). Jeder Versuch, sich von dieser Vergangenheit zu entfernen, muss von ihr ausgehen und sie in diesem Sinne anerkennen. Dies allein würde allerdings bedeuten, dass die Zukunft unter die Herrschaft der Vergangenheit gestellt würde. Doch zugleich ist die Vergangenheit ein Produkt der Ziele, die ich in die Zukunft hinein entwerfe und aus denen heraus sich entscheidet, welche Bedeutung ich der Vergangenheit gebe.
Die *Anerkennung* der Vergangenheit in ihrer Unabänderlichkeit einerseits und andererseits meine *Entscheidung* für eine Vergangenheit im Licht der Ziele, die ich für die Zukunft wähle, stehen also nicht im Gegensatz zueinander, sondern sind aufeinander bezogene Bewegungen. Ordne ich meine Ziele und Zwecke der Erfüllung der Vergangenheit unter, so ist die Zukunft bereits in der

Vergangenheit in Erfüllung gegangen. Kappe ich alle Verbindungen zu dieser Vergangenheit im radikalen Dienst an der Zukunft, so beraube ich mich des Platzes, von dem aus diese Zukunft überhaupt erst ins Auge rücken kann. »So wählen wir unsere Vergangenheit im Lichte eines bestimmten Zwecks, aber von da an drängt sie sich auf und verschlingt uns« (Sartre 1991, 868).

7.7 Die doppelte Wirklichkeit von Sein und Werden in der Aufstellungsarbeit

Übertragen auf Familie heißt das: *Eine Lösung von der Vergangenheit und der Bindung an die Herkunftsfamilie erfordert die Anerkennung dieser Bindung.* Das derart Anerkannte kann dann »am Platze zurückgelassen« (Sartre 1991, 858) werden. Darin liegt ein Kerngedanke der Aufstellungsarbeit. Der Platz, den wir einnehmen, gibt uns eine sichere Basis, von der aus sich das Zukünftige erschließt, das man erreichen will, und definiert damit zugleich die Widerstände, die sich diesen Zielen und Zwecken entgegenstellen. Der Raum, unser Platz in ihm, die Verbundenheit mit anderen Plätzen und die Handlungsaufforderungen, die davon ausgehen, sind in diesem Verständnis existenzielle Metaphern, die uns über unsere Wahrnehmungen und die Körperresonanz auf diese Wahrnehmungen zugänglich sind, wenn wir bereit sind, uns emotional von ihnen ansprechen und berühren zu lassen. Um therapeutisch wirksam zu sein, muss die Aufstellungsarbeit diese doppelte Wirklichkeit von Sein und Werden in sich enthalten.

Es reicht weder eine schlichte Anerkennung des Vergangenen noch die Entscheidung für etwas Zukünftiges. Die Grundstruktur der Aufstellungsarbeit versucht dieser doppelten Bewegung gerecht zu werden. Auf diesem Hintergrund will ich sie nun abschließend nochmals in ihrem Verlauf beschreiben.

Das dynamische Beziehungsfeld Familie wird in einer Aufstellung übersetzt in das Bild eines durchstukturierten metaphorischen Raumes, dessen Elemente alle spezifisch abgegrenzt und ausgezeichnet und durch besondere Kräfteverhältnisse und Konfliktlinien miteinander verbunden sind. In diesem Raum *finden* wir nicht unseren Platz, *wir nehmen ihn ein.* Eher noch könnte man sagen: *er findet uns.* Das Beziehungsfeld Familie wird in eine räumliche Metapher übersetzt, deren Evidenz die Grundstrukturen und -probleme dieser Familie einem unmittelbaren Erleben zugänglich macht. Durch die räumliche Symbolisierung wird deutlich und in der Wahrnehmung unmittelbar erfahrbar, dass unser Platz nur in Relation zu anderen Plätzen existiert, für die dies ebenfalls wieder gilt. Unsere Verortung in diesem Feld ist Begrenzung und Voraussetzung unserer Freiheit zugleich. Die Reaktionsmuster zwischen den Positionen im Raum erschöpfen sich nicht in der jeweiligen dyadischen Beziehung, sondern gewinnen ihre Bedeutung aus der Einbettung in das System als Ganzes. Jede Beziehungsbedeutung gegenüber einer Position hat Auswirkungen auf die Beziehungen zu allen anderen Positionen. Die Bedeutungen, die dieses Feld und die in ihm platzierten Personen an uns herantragen, sind nicht beliebig, sondern durch die Strukturen gerahmt, die uns metaphorisch entgegentreten. In diesem Sinne haben sie eine Ordnung bzw. *sind* sie eine Ordnung. Diese sehen zu können basiert auf dem Wissen, dass es sich hier um die Abbildung einer Familie handelt. Würde der Betrachter einer Aufstellung glauben, hier handele es sich um eine Mannschaftsaufstellung für ein Fußballspiel, so würde er etwas anderes sehen.

Hinaustreten aus dem externalisierten inneren Bild
In einem ersten Schritt externalisiert ein Protagonist sein inneres Bild von seiner Familie, das er mit Hilfe von Stellvertretern im Raum aufstellt. Er tritt damit aus diesem Bild heraus, nimmt eine Außensicht ein, die es so im Leben nicht gibt. Die Aufstellung ist in diesem Sinne ein Kunstprodukt, wie es letztendlich jedes Verfahren darstellt. Vor den Augen des Protagonisten entfaltet das System nun seine verschiedenen Möglichkeiten, wie sie über die Wahrnehmungen und Impulse der Stellvertreter und die Handlungsaufforderungen des Feldes verlebendigt werden. Der Protagonist *ist* nicht mehr sein Platz, er *schaut* auf ihn und die Wechselwirkungen, in denen er eingebettet ist. Durch diese Distanzierungsleistung wird er von außen der *doppelten Wirklichkeit dieses Feldes* und seines Platzes darin gewahr, der *Faktizität* des Dargestellten und der *Freiheit* der daraus erwachsenen Möglichkeiten.
Die Stellvertreter führen nun aus ihren jeweiligen Positionen heraus dem Protagonisten die emotionalen Auswirkungen wesentlicher familiärer Strukturelemente und die damit verbundenen

möglichen individuellen Stellungnahmen vor. Sie greifen dabei auf die Fähigkeit der *»strukturellen Übertragung«* zurück, mit derer Hilfe sie die verinnerlichten und kollektiv geteilten Grundstrukturen von Familie, die in der Aufstellung in eine räumliche Grammatik übersetzt sind, aktualisieren. Sie ermöglicht ihnen ein Wahrnehmen, Erleben und Fühlen, aus dem ein relevantes Bild dieses speziellen Familiensystems erwächst. Dies funktioniert umso besser, je absichtsloser sich die Stellvertreter ihren Wahrnehmungen überlassen und dabei weder über Maßen von eigenen Themen noch von normativen Vorstellungen, wie das dargestellte System sei oder sein sollte, besetzt sind, mit anderen Worten: *wenn sie eine phänomenologisch inspirierte Haltung einnehmen.*

Dabei steht nicht die Frage im Vordergrund, wie genau die Aussagen der Stellvertreter das dargestellte Familiensystem abbilden, obwohl in einzelnen Fällen die Detailgenauigkeit einzelner Körperempfindungen und ihre Übereinstimmung mit der realen Situation der dargestellten Personen erstaunt. Auch werden manche Informationen über das reale System überhaupt erst durch Hinweise aus der Aufstellung zugänglich. Geht man jedoch davon aus, dass in der Aufstellungsarbeit zentrale Strukturkonflikte und Entwicklungsaufgaben der Familie zur Darstellung kommen, so entfalten die Rückmeldungen der Stellvertreter dann am ehesten ihre Wirksamkeit, wenn sie die potenziellen emotionalen Implikationen der Aufstellung erfassen und dies in einer Art tun, die so interpretationsoffen ist, dass der Protagonist sich darin wiederfindet. Insofern funktioniert die Aufstellungsarbeit wie ein klassisches suggestives Verfahren in der Tradition der Hypnotherapie. Während die ersten Rückmeldungen in einer Aufstellung zumeist noch stark von den Informationen geprägt sind, die gegeben wurden, so treten im Weiteren immer mehr die Raummetaphern in den Vordergrund, die Rückmeldungen »entleeren« sich und werden metaphorischer, und dies umso mehr, je stärker sie auf die Zukunft ausgerichtet sind. Gerade dadurch sind sie für den Protagonisten so gut anschlussfähig: In der Prozessarbeit werden sie dann emotional geerdet.

Wiedereintreten in ein neues Bild
Dafür tritt der Protagonist in einem zweiten Schritt wieder in das veränderte Feld hinein, es wird also eine Re-Identifikation mit einem neuen Platz ermöglicht, der vorher im Stellvertretersystem

ohne sein Mitwirken erarbeitet und gefunden wurde. Für diesen Such- oder Findeprozess gilt die Maxime, dass nicht nur dieser Platz, sondern das System als Ganzes sich in einem Zustand befindet, den alle Stellvertreter als zufrieden stellender wahrnehmen. Dieser Platz und die Aufstellung als Ganzes ist erwachsen aus den Möglichkeiten des dargestellten Familiensystems. Seine Gewichtung ist damit zuerst einmal stärker auf die Freiheit der Wahl ausgerichtet, die er zugleich im Vorgriff auf die Zukunft als neue Faktizität anbietet. In diesem Vorgriff unterliegt er der doppelten Wirklichkeit von Freiheit und Faktizität. So braucht es zwar auf jeden Fall *einen* Platz, und nicht zwei oder drei. Aber es ist ein Platz, aus dem wiederum *andere* Plätze hervorgehen können.

Der neue Platz enthält auch neue Sichtweisen auf das System als Ganzes. Die Bewegungen, die zu diesem Platz hingeführt haben, sind im Stellvertretersystem aus bestimmten Handlungsaufforderungen erwachsen, deren Umsetzung nun auch der Protagonist erfahren muss, will er diesen Platz wirklich einnehmen und die im repräsentierten System stattgefundene Veränderung integrieren. Dazu braucht es eine Form, diese Veränderungen in symbolischen Handlungen nachzuvollziehen und zu verankern, die Prozessarbeit. Dies geschieht durch den Einsatz von Ritualen, durch Besuchen bei einzelnen Personen des dargestellten Familiensystems und die Verlebendigung der Beziehungsdynamik in verdichteten Sätzen und Dialogen, in denen die basale Ebene der zugrunde liegenden familiären Strukturen und anstehender Entwicklungsschritte angesprochen werden. Die Metaphern des Raumes, die aufgrund der körperlichen Unmittelbarkeit, mit der sie erfahren werden, nicht in der prädikativen Logik der Sprache aufgehen, werden durch diese verdichteten Sätze ergänzt.

Ziel ist es, durch die Anerkennung des Gegebenen den Weg zu seiner Überschreitung zu öffnen. Ein erster, mehr auf die Vergangenheit zielender Schritt wird ergänzt und erweitert durch einen zweiten, auf die Zukunft ausgerichteten Schritt. In ihm werden in ähnlicher methodischer Form wie im ersten Schritt die neuen Möglichkeiten in den Blick genommen, die sich nach der Anerkennung der Vergangenheit, die zugleich eine neu gewählte Vergangenheit ist, eröffnen. So wird auch der neue Platz als einer anerkannt, der von der doppelten Bewegung von Faktizität und Freiheit, von Sein und Werden erfasst ist.

8. Fallvignetten

8.1 »Dunkle Gedanken, so schwarz wie meine Bluse« – Angelika

Die folgende Fallvignette stammt aus einem meiner fünftägigen Seminare, allerdings einem anderen als das Fallbeispiel in Kapitel 6. Das Seminar wurde vollständig aufgenommen, die Aufstellungen habe ich jeweils im Anschluss in Skizzen dokumentiert. Ich werde es weniger ausführlich darstellen, aber doch so, dass man sich anhand des Materials eine eigene Meinung zum Geschehen bilden kann. Zwei Aspekte möchte ich besonders hervorheben.
In der Geschichte von Angelika zeigen sich die Auswirkungen des Zweiten Weltkrieges auf ihre Familie in einer beeindruckenden Weise. In ihrer Besonderheit steht diese Familie stellvertretend für eine große Zahl von Familiengeschichten, und dies nicht nur in Deutschland. Die Kriegserfahrungen verdichten sich in der Traumatisierung eines Familienmitgliedes, hier des Vaters in russischer Kriegsgefangenschaft. Sie legen sich wie ein Schatten über das gesamte Familiengeschehen und nehmen alle familiären Prozesse und Themen in ihren Bann. Für Angelika wirkt das Trauma des Vaters wie eine Entwicklungssperre. Die symbolische Begegnung mit dem Schrecken dieses Schattens hilft den Bann zu lösen, der Angelika in ihren »dunklen Gedanken« gefangen hält.
Angelikas Auftreten ist burschikos und von einer offensiven Raubeinigkeit. Sie erzählt mit fester Stimme, schnell und im Tonfall monoton, ohne große Höhen und Tiefen, wie in einer Aufzählung. Sie beginnt das Gespräch mit zwei Themen, den »unguten Gefühlen« gegenüber dem Vater und ihren Beziehungen zu ausländischen Männern. Erst allmählich treten die Geschichten ihrer Familie daraus hervor, und aus ihrer bewusst vorgetragenen Härte brechen jeweils für kurze Momente ihre Emotionen förmlich heraus. Berührend ist dabei, wie sich hinter Angelikas oberflächlicher Ablehnung und Kritik des Vaters eine tiefe Verbundenheit und Identifikation zeigt, so auch in den Skriptgeschichten, die sie auswählt, und in ihrer Ausdeutung dieser Geschichten. Bislang gleichsam hinter dem Schrecken verborgen, treten zum Ende des Seminars allmählich andere Aspekte in den Vordergrund, vor allem der ödipal eingefärbte

Anteil dieser familiären Konstellation. Erst jetzt entfalten sich andere familiäre Prozesse, vor allem die Auseinandersetzung Angelikas mit der Mutter und ihrem Bild von Weiblichkeit.

Methodisch zeigt diese Aufstellungsarbeit, dass nicht nur real existierende Personen, sondern auch Eigenschaften von Personen oder, wie in diesem Fall, Persönlichkeitsanteile aufgestellt werden können.

*»Ein bisschen ruhen lassen können« –
Annäherungen an ein Thema*

1. Tag   Morgenrunde

Angelika: Ich heiße Angelika. Ich bin 40 Jahre alt und wohne in Köln. Und ich bin hier, weil ich mich im letzten Jahr nochmal viel auch so mit meiner Herkunftsfamilie beschäftigt habe, insbesondere mit meinem Vater. Das hatte ich vier Jahre irgendwie zurückgestellt, weil ich da eine Fortbildung gemacht habe und im Ausland war. Und meine Lebenssituation ist so, dass ich allein stehend bin, mal verheiratet war und eine Reihe von ausländischen Lebenspartnern hatte. Ich glaube, das hat ganz viel damit zu tun, dass ich ziemlich unglücklich war in meiner Familie. Und ich möchte eigentlich so wie du (eine Teilnehmerin vor ihr in der Runde) nochmal eine andere Sichtweise auf die Dinge haben. (Hm) Weil ich ziemlich viele ungute Gefühle noch habe in Zusammenhang mit meinem Vater. Und ich möchte das irgendwann mal für mich auch abschließen können oder ein bisschen ruhen lassen können. Das ist meine Motivation.

O. K.: Abschließen und?

Angelika: Mehr ruhen lassen können.

O. K.: Mehr ruhen lassen können.

Angelika: Nicht immer wieder drin bohren und ...

O. K.: Okay. Das ist auch immer die Frage hier, wieviel wir zurückschauen und welche Sachen man ruhen lässt. (Hm) Zu gucken, was man braucht, was einen nach vorne hin orientiert oder was einen eher nach hinten kleben lässt. Aber manchmal muss man schauen, dass man hinten frei wird, um nach vorne gehen zu können.

Angelika: Hm. Klar.

O. K.: Ausländer? Wenn du sagst, als Partner?

Angelika: Mein Ehemann war Iraner, und dann hatte ich einige Beziehungen zu afrikanischen Männern.

O. K.: Hm. Das sind häufig oder meistens Partnerschaften, in denen von vornherein eine Disbalance drin ist.

Angelika: Richtig.

O. K.: Und du wusstest, dass du am Drücker bist.

Angelika: Nee, ich glaube, ich bin nicht so der Mensch, der Macht ausübt. Das war einfach eine Entscheidung des Herzens.

O. K.: Hm. Das sind ja auch interessante Männer.

Angelika: Es gibt auch in Deutschland interessante Männer.

O. K.: Ach. (Lachen in der Gruppe)

Angelika: und interessante Frauen, klar. Es war halt einfach eine Herzensentscheidung. Ich habe da nicht großartig drüber nachgedacht.

O. K.: Hat sich nur summiert mit der Zeit. (Lachen in der Gruppe)

2. Tag   Morgenrunde

Angelika: Ich bin ziemlich kaputt. Ich hab auch irgendwie erst lange gar nicht geschlafen. Hab irgendwie viel über alles nochmal nachgedacht und hab auch ganz viele dunkle Gedanken gehabt. Und …

O. K.: Dunkle Gedanken?

Angelika: Dunkle Gedanken, (leise) so schwarz wie meine Bluse.

O. K.: Bitte?

Angelika: So schwarz wie meine Bluse. (Hm) Und, ich hab irgendwie einen Vergleich gefunden, irgendwie. Wenn mein Herz eine Festplatte ist, dann ist da alles abgespeichert, was mein Vater mir verboten hat, was er kritisiert hat und was weiß ich solche Gedanken. Und auf einer Diskette, die hier oben irgendwo ist, die man auch immer aus dem Laufwerk nimmt, sind solche Sachen abgespeichert, dass er uns zum Beispiel ermöglicht hat, Musikunterricht zu nehmen. Also, die man ihm zugute halten muss. Da kam eben so ein schönes Stichwort, Versöhnung. Ich bin noch lange nicht mit meinem Vater versöhnt und weiß auch gar nicht, wie ich das bewerkstelligen soll. Entweder ich muss mein Laufwerk outsourcen oder, ich weiß nicht. (Hm) (x) Mal gucken, was ich hier so für Erkenntnisse gewinnen kann.

O. K.: Ja, das eine ist Erkenntnis, so. Das andere ist, welche Schritte, innere wie äußere, braucht es. Weil manches funktioniert nicht nur, indem man es sozusagen erkennt, sondern auch, indem man einen bestimmten Schritt macht. Und das kann auch ein innerer sein, ein innerer Vollzug. Du hast ja noch nicht viel erzählt zur Familie. Deswegen kann ich da noch gar nichts zu sagen.

Angelika: Kommt noch.

O. K.: Ja. Klar. Aber es lag auf der Hand mit der Geschichte mit den ganzen ausländischen Partnern. Dass da was im Busch ist mit dem Vater.

Angelika: Echt?

O. K.: Würde ich sagen, ja. Aber wir gucken mal. (Hm) Ich lass mich immer auch überraschen.

Angelika: Gut.

»Mein Vater ist mit 17 Jahren in russische Kriegsgefangenschaft gekommen« – *Informationserhebung*

Am zweiten Tag nachmittags stellt Angelika ihre Geschichten vor. Für das Alter von etwa 8 Jahre wählt sie Pippi Langstrumpf aus, eine Figur aus einem Kinderbuch von Astrid Lindgren, die früh ihre Eltern verloren hat und allein klarkommen muss. Angelika erzählt von ihr: »Manchmal war sie auch etwas traurig, weil sie ihren Vater vermisste, der irgendwo in Taka-Tuka-Land Häuptling war.« Als zweite Geschichte nennt sie das Märchen Aschenputtel. »Also, mir ging es so ein bisschen darum, dass Aschenputtel es irgendwie ganz schwer hatte und zum Schluss aber, so ich sag mal, so die Belohnung bekommen hat.« Als Drittes nennt sie den Film »Frida« über die mexikanische Malerin Frida Kahlo, die als junge Frau einen schweren Unfall hatte. Erst später wird deutlich werden, wie sich in dieser Wahl und in dem, was sie an dieser Geschichte fesselt, die Haltung und der Lebenswille ihres Vaters widerspiegelt.

Angelika: Frida war eine bildschöne, lebensfrohe, willensstarke und humorvolle Frau Anfang des 20. Jahrhunderts in Mexiko. Sie war künstlerisch begabt und genoss die Zweisamkeit mit Männern. Mit ca. 18, 20 Jahren hatte sie einen schweren Unfall, und sie war mehrere Monate mit Ganzkörpergips ans Bett gefesselt. In den vielen Monaten ihrer Bettlägerigkeit verlor sie dagegen nie ganz ihren Lebensmut. Sie fing an zu malen. Sie malte sehr schöne und ausdrucksstarke Bilder, und es gelang ihr, sich durch das Malen zu therapieren. In ihrem weiteren Lebensweg probierte sie sich immer wieder aus in Beziehungen zu Männern, mit Frauen, Politik und Kunst. Und ihr Leben war lebendig und ihre Bilder sehr ausdrucksstark. (Hm) Dass sie auch jede Menge Alkohol in sich hineinkippte, habe ich mal ein bisschen außen vor gelassen.

O.K.: Ja, und relativ früh gestorben ist, nicht?

Frau: Und dass sie eine ganz große Liebe hatte, das hast du auch weggelassen.

O.K.: Diego (Rievera).

Angelika: Ja. (Lachen in der Gruppe)

O.K.: Wo hängst du selber dran bei den Geschichten? Also, eins springt ja unmittelbar ins Auge bei den ersten beiden. Beides Mal, dass die Mutter fehlt.

Angelika: Also, ich hänge an der Aussage, dass sich starke Frauen einfach das nehmen, worauf sie Lust haben, einen starken Willen haben und, ja, ihr Leben leben.

O.K.: So wie die Frida?

Angelika: Zum Beispiel. (Hm)

Angelika: Und auch, dass der Lebenswille so stark ist, eben auch solche Schicksalsschläge hinzunehmen. Das war ja ein relativ schwerer Unfall und dadurch einfach ihren Lebensmut nicht zu verlieren.

O.K.: Hm. (x) Lebe wild und gefährlich.

Angelika: Nee. Das nicht. Ähm, lebe so, dass du sagen kannst: »Ich fühle mich gut, und ich mache genau das, was ich will.« (Hm) Das heißt ja nicht immer, die großen Risiken einzugehen.

O.K.: Hm. Erzähl mal was von der Familie.

Angelika: Ich habe drei Brüder. Ich bin die Zweitgeborene, und wir sind nahezu alle im Altersabstand von zwei Jahren.

O.K.: Was bist du für ein Jahrgang?

Angelika: 1962.

O.K.: 1962.

Angelika: Ich bin dann 41. Dann habe ich eine Mutter und einen Vater. Meine Mutter ist 1934 geboren, das heißt, sie ist jetzt 69 Jahre oder wird in Kürze 69 Jahre. Hat auch zwei Brüder, zwei ältere Brüder und ist 45 aus dem Sudetenland vertrieben worden. Kamen also die, die Polen waren das, glaube ich, und haben gesagt: »In 10 Minuten seid ihr hier weg.« Und mein Vater hatte sechs Geschwister.

O.K.: Sudetendeutsche, das ist heute Tschechei.

Angelika: Polen. Nee, Tschechei, ja.

O.K.: Tschechei. Es ist in den letzten zwei, drei Jahren immer wieder politisch da verhandelt worden, dass die Tschechen das anerkannt haben, dass die Sudetendeutschen da vertrieben worden sind. Bis jetzt hat das nicht geruht, ist nach wie vor nicht ganz ruhig. Selbst auf der Ebene der Politik ist das nicht ruhig.

Angelika: Die sind da ziemlich hartnäckig.

O.K.: Ja. Und wenn es schon auf der Ebene noch so weiterlebt, dann kann man sich vorstellen, wie es auch in Familien weiterlebt, so was.

Angelika: Dann habe ich eben auch einen Vater. Mein Vater ist, glaube ich, der Fünftgeborene in der Familie; zwei ältere Schwestern, dann der nächstfolgende Bruder ist 43 in Russland verschollen. Der nächste Bruder ist vor zehn Jahren verstorben. Mein Vater ist mit 17 Jahren in russische Kriegsgefangenschaft gekommen. (Sie weint) (xx) Neun Jahre später durch Adenauer rausgekommen.

O.K.: Neun Jahre.

Angelika: Neun Jahre später. (Hm) Als Adenauer die restlichen Kriegsgefangenen, die überlebt hatten, geholt hat.

O.K.: 55 glaube ich, sind die letzten dann gekommen.

Angelika: 53, 54.

O.K.: 53, 54.

Angelika: Dann war es so (x), (bewegt) dass das Deutsche Rote Kreuz im Radio gesagt hat, wer zurückgekommen ist. Und so haben meine, so haben die Mutter und die Geschwister meines Vaters davon erfahren, dass er noch lebte.

O.K.: War der Vater schon tot?

Angelika: Der Vater war da schon tot. Und dann sind sie in Ostfriesland, in Friesland war so ein Auffanglager, da haben sie sich dann getroffen. Und da war dann so eine Willkommensfeier. Und da haben meine Mutter und mein Vater sich das erste Mal gesehen. Und mein Vater sagt selber, dass er ein halber Russe war, als er zurückkam. Das meint, völlig verlottert, misstrauisch und hart. (x) Der Glaube hat ihm geholfen, diese Jahre durchzustehen und ...

O.K.: Was heißt »der Glaube«? Christlicher Glaube?

Angelika: Christlicher Glaube. Hm. Also, der Großteil der Leute, die da waren, sind weggestorben. Und der Glaube hat ihm also geholfen, diese Jahre zu überstehen. Dann hat er mit, da war er glaube ich 26, eben eine Verwaltungsschule besucht, hier in der

Nähe von Bielefeld war das, Bad Pyrmont. Hat eben einen Beruf erlernt. Hat seine Frau hier hingeholt, und dann haben die auch relativ schnell geheiratet, 57, 59 kirchlich. Und kaum nach zwei Monaten hatte meine Mutter eine Bauchhöhlenschwangerschaft, und dann direkt neun, zehn Monate später kam mein Bruder. Dann kam ich.

O. K.: Also 1960 dein Bruder?

Angelika: Dann kam ich, dann sind wir umgezogen in ein Reihenhaus. Dann kam zweieinhalb Jahre später der nächste Bruder und dann anderthalb Jahre später der nächste.

O. K.: 64 und 66?

Angelika: 65 und 66. (Hm) Und, so die ersten zwölf Jahre war ich mit meinen Brüdern eigentlich ständig auf dem Fußballfeld. Wir haben ja immer zusammen Fußball gespielt. Wir sind alle auf einer Klosterschule gewesen, (Hm) die Marienschule. Die erste Lehrerin, die ich da hatte, die war wie die Hexe in »Hänsel und Gretel«, einfach nur grauenhaft. (x) Und dann hat sich so eine Begebenheit ergeben, dass mir auf dem Fußballfeld jemand eine schallende Ohrfeige gegeben hat, was für mich dann der Grund war, da wegzulaufen und nie wieder Fußball zu spielen. Und dadurch hatte ich auch keine Berührungspunkte mehr zu meinen Brüdern. Da habe ich mich dann ziemlich einsam gefühlt. Und mein Vater hat (x), war eigentlich so, dass er mich ständig kritisiert hat, mir Dinge verboten hat, mir immer wieder gesagt hat, dass ich nichts kann, dass ich nichts bin und einfach

nichts Positives in mir gesehen hat. (Hm) Es hat immer wieder Spannungen gegeben. Ich konnte mich aber gar nicht wehren, weil ich gar nicht die Sprache dazu hatte. Und es waren halt immer irgendwie Spannungen da. Und, das einzige Mal, wo ich angesetzt habe, mich zu wehren, kam dann halt auch direkt: »So was kommt nicht nochmal vor, oder du verlässt unser Haus.« Und das habe ich dann ein halbes Jahr später auch gemacht, bin (...) nach Köln gegangen. Hab dann relativ schnell meinen Mann kennen gelernt. Karneval hat's dann gefunkt.

O. K.: Gefährliche Zeit in Köln. (Lachen in der Gruppe)

Angelika: Und, da mein Vater als erzchristlicher Mensch eben ausländerfeindlich ist, hat er mich vor die Wahl gestellt, diesen Mann entweder zu verlassen oder er will dann rechtliche Schritte gegen mich einleiten, was mich dann veranlasst hat, den Kontakt zu meinen Eltern einzustellen.

O. K.: Das war der Iraner?

Angelika: Ja.

O. K.: Wie lange wart ihr zusammen?

Angelika: Fünf Jahre.

O. K.: Hm. Wieso ist es auseinander gegangen?

Angelika: Kommunikationsschwierigkeiten. (Hm) (x) Aber, mein Vater hatte nicht mit der Kommunikativität meines Mannes gerechnet, der dann den Kontakt gesucht hat. Und mein Vater war dann hin und weg davon, dass sich ab diesem Zeitpunkt einfach eine wunderbare Konstellation ergeben hat und wir mehr miteinander gesprochen haben als jemals vorher. (Hm) Und dann habe ich mich aber scheiden lassen.

O. K.: Hätte ich an deiner Stelle dann auch gemacht. Das ist doch eine Unverschämtheit, dass die sich dann auf einmal so gut verstehen. (Lachen in der Gruppe)

Angelika: Tja.

O. K.: Aber es freut dich auch. Hm?

Angelika: Ja. Ich fand das gut. (Hm) (x) Ja. Nun, nachdem ich, nachdem ein Satz meines Vaters eben war, im Rahmen dieser Geschichte mit meinem persischen Mann, ich würde ihn noch ins Grab bringen, habe ich dann bei meinen weiteren ausländischen Freunden eben gedacht, das kannst du ihm nicht antun, deswegen sag mal lieber nichts. (Hm) Deswegen wissen meine Eltern überhaupt nichts weiter über meine Liaisons zu Männern. (Hm) Ich wollte sie einfach schonen.

O. K.: Und zurzeit bist du allein, hast du gesagt, nicht?

Angelika: Ja. (x) Und zu meinen Geschwistern habe ich eigentlich kaum Kontakt. Ich find auch, die haben totale, wir haben überhaupt gar keine Beziehung zueinander. (Hm) Nur mein kleiner und mein mittlerer Bruder haben Kinder. Und deswegen suche ich dann manchmal den Kontakt. (Hm) Insbesondere zu den Kindern.

O. K.: Wie viele? Für wie viele bist du Tante dann?

Angelika: Ich habe zwei Neffen und eine Nichte.

Aus Angelikas Geschichte schält sich erst allmählich die Vergangenheit von zwei Familien heraus, die beide zum Kriegsende vertrieben wurden, die Familie des Vaters aus Schlesien, die Familie der Mutter aus dem Sudetenland. Da die Eltern von Angelika sich im Auffanglager kennen lernen, verknüpft sich die Flucht ihrer beiden Herkunftsfamilien, Angelikas Großeltern also, unmittelbar mit der Gründung der neuen Familie. Die Bindung an die Vergangenheit und die verlorene Heimat, beides Themen, die bei Flüchtlingsfamilien stark ausgeprägt sind, werden hierdurch mehrfach verstärkt und prägen die Atmosphäre der neu entstehenden Familie. Im Tod eines Bruders des Vaters und vor allem in der langjährigen Kriegsgefangenschaft des Vaters verdichten sich die Lebenswege der beiden Familien in einem traumatischen Ereignis. Es weist zugleich über sich hinaus auf die Schrecken insgesamt, denen beide Familien ausgesetzt gewesen sind.

Die Präsenz dieser Vergangenheit in der Gegenwart wird deutlich durch die fließende Art, in der sich die Erzählung vom Damals ins Heute bewegt, bis hin zu Angelikas Beziehung zu ihrem ersten Mann, einem Iraner, den ich im Folgenden Sassan nennen werde. Die Bedeutung dieser Beziehung zu Sassan ist vielschichtig. Er kommt aus einer Kultur, in der die Frauen den Männern klar untergeordnet werden, weibliche und männliche Welten scharf getrennt sind. Innerhalb dieser Hierarchie gibt ein ausgeprägter Familiensinn den Frauen Schutz. Diese schützende Männlichkeit wird Angelika an Sassan angezogen haben, wurde ihr doch dadurch

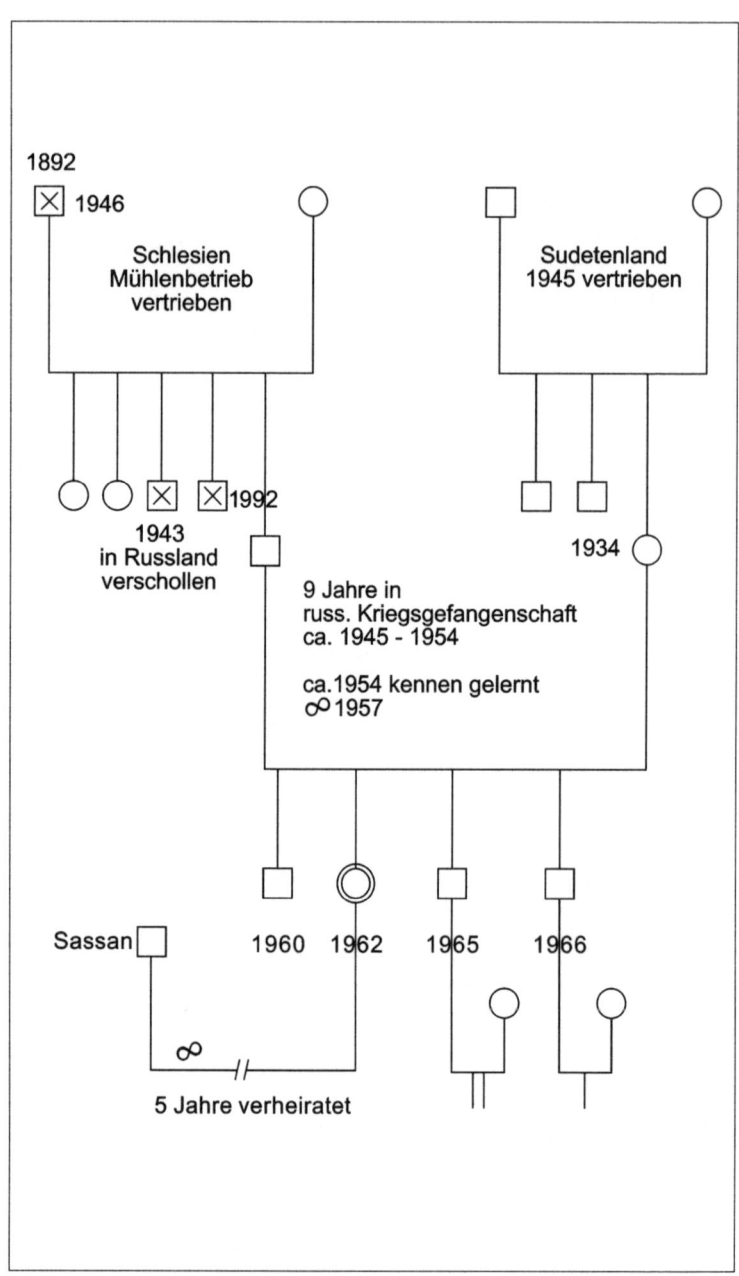

Abb. 7: *Genogramm von Angelikas Familie*

etwas zuteil, was ihr in der Beziehung zum Vater gefehlt hatte. Das kulturelle deutsche Umfeld hingegen sorgt dafür, dass sich die Kehrseite davon, ihre Unterordnung unter die Welt des Mannes, nicht durchsetzt. Die späteren Verwerfungen in der Beziehung, die Angelika als »Kommunikationsschwierigkeiten« bezeichnet, werden hiermit in Zusammenhang gestanden haben.

In ihrer Erzählung rückt der Anfang dieser Beziehung unmittelbar heran an das Zerwürfnis mit ihren Eltern, als sie anfängt, sich »zu wehren«. Da ihr Vater sich deutlich gegen die Ehe mit Sassan stellt, bricht sie den Kontakt zu den Eltern ab. Nicht nur entgleitet die Tochter seinem Zugriff, sondern der Vater fühlt sich als »erzchristlicher Mensch« in eben dem Glaubenssystem bedroht, das ihm in seiner Sicht das Leben gerettet hat. Er wird die Ehe seiner Tochter mit Sassan daher in mehrfacher Weise als gegen sich gerichtet empfunden haben.

Doch die gleichen Gründe, die zu dieser Entfremdung zwischen Angelika und ihrem Vater führen, leiten auch die Wiederannäherung ein. Für Sassan ist es undenkbar, seine Ehe auf Dauer ohne die Zustimmung seines Schwiegervaters zu leben. In seiner Kultur, in der die Ehen der Töchter häufig noch von den Eltern vermittelt werden, können diese ihre eigenen Vorstellungen durchaus durch eine Flucht und eine Heirat gegen den Willen der Eltern durchsetzen. Dem folgt dann eine Wiederannäherung und die Akzeptanz der Beziehung durch die Eltern der Frau. Genau diesen Weg geht Sassan. Er wird von ihrem Vater als Schwiegersohn aufgenommen und leitet damit eine erste Versöhnung von Angelika mit ihren Eltern ein, die sich über diese Akzeptanz ihres Vaters freut. Zugleich bekommt das Näherrücken von Mann und Vater für sie in dem Maße einen bedrohlichen Aspekt, wie damit die Ehe ihre distanzhaltende Funktion verliert. Nachdem die Ehe mit Sassan auseinander gegangen ist, nimmt sie noch mehrfach Beziehungen zu ausländischen Freunden auf, was darauf hindeutet, dass diese Beziehungskonstellation weiterhin eine Funktion für sie hat. Jedoch vermeidet sie jetzt jegliche konfrontative Wirkung, indem sie dies geheim hält.

Direkt im Anschluss an ihre Erzählung stellt Angelika ihr Familiensystem auf, zuerst nur die Mitglieder ihrer Kernfamilie.

»Da liegt ein großer Teil von mir« – Aufstellung und Hinzufügung

1. Befragung

O.K.: Wie geht es dem Vater hier?

Vater: Ich habe wenig Kontakt zu meinen Kindern. Und zu meiner Frau, die merke ich von rechts, und sie stellt so ein bisschen die Verbindung zu den Kindern noch dar, über sie. Ich schau so ziemlich ins Leere.

O.K.: Wie geht's der Frau?

Mutter: Ich fühle meinen Partner, so, den merke ich. Das ist auch gut so. Ich kann alle Kinder sehen. (x) In unterschiedlicher Nähe empfinde ich sie. Und besonders irritiert mich das Mädchen, weil es halt ganz weit weg ist und nicht so gut dazugehört.

O.K.: Wie geht's dem Ältesten hier?

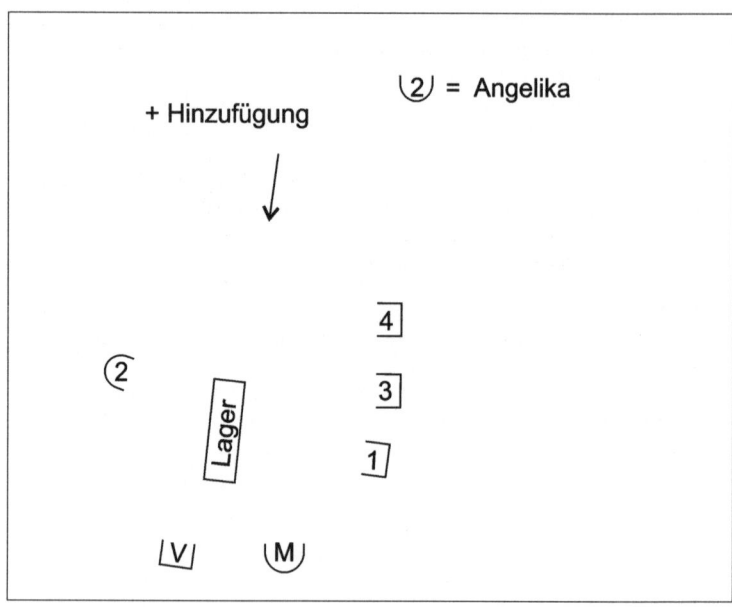

Abb. 8: *Erstes Bild und erste Hinzufügung*

1. Sohn: Ich sehe meine Schwester, das ist auch okay. Und alles andere sehe ich nur so schattiert, da bin ich irritiert eher. Also weil ich nur das Profil so leicht sehe.

O. K.: Und die Tochter?

2. Tochter (Angelika): Ich fühle mich nicht dazugehörig zu dieser Familie. Ich habe nicht das Gefühl von Bindung zu den einzelnen Personen, obwohl ich die alle anschauen kann.

O. K.: Wie geht es dem jüngeren Bruder? Dem dritten?

3. Sohn: Ich fühle irgendwie gar nichts. So, ich gucke eigentlich in die Leere, die einzige, die ich sehen kann, ist meine Schwester. Also, ohne dass ich mich irgendwie anstrengen muss. Aber insgesamt, ich fühle mich so, ja, so gar nichts. So beziehungslos irgendwie. Und eigentlich würde ich gerne rückwärts gehen.

O. K.: Wie geht es dem Jüngsten hier?

4. Sohn: Ich sehe vor allen Dingen meinen Vater. Ich fühle uns hier relativ verschlossen irgendwie so, aber hab da aber auch gar keinen Draht zu dem (...). Ich sehe halt die Eltern beide da vorne (...).

Hinzustellung des Kriegsgefangenenlagers

O. K. (zu Angelika gewandt): Mein Impuls ist, den verschollenen Bruder noch dazuzustellen.

Angelika: Über den wurde, also, es wurde viel, sehr sehr viel auch nochmal, seit, 58 Jahre ist das ja her, es wird noch unheimlich viel über Kriegsgefangenschaft gesprochen, aber der Bruder, ich weiß gar nichts über den.

O. K.: Dann stell das Lager.

Angelika: Wie meinst du das?

O. K.: Stell das Lager. Das Kriegsgefangenenlager. (x) Ja? Es könnte auch der Bruder sein, den man da stellt, der ist nämlich nicht zurückgekommen. Er ist verschollen. Das wäre die Alternative.

Angelika: Da fällt mir nur ein, dass sich alle auf den Boden legen und, auf den nackten Boden.

O. K.: Hm. Dann leg mal einen, such dir noch einen aus, und leg ihn auf den Boden. (x)

Angelika: Willst du? (x) Ich wüsste jetzt nicht, wohin ich den lege.

O. K.: Probier es mal aus.

Angelika: (seufzt) Willst du dich da vor ihn hinlegen? (x) Nee, nicht so gemütlich. (Lachen in der Gruppe) Hier so (sie packt ihn ziemlich grob an).

O. K.: Sei ein bisschen pfleglicher mit ihm. (x) Genau. (xx)

2. Befragung

O. K.: Wie geht es dem Vater?

Vater: Ja, das ergreift mich ziemlich. Und, da liegt ein großer Teil von mir, den ich auch nicht loswerde. (Hm) Und der wird aber auch nicht mehr aufstehen. Der bleibt liegen. (x)

O. K.: Wie geht es der Mutter?

Mutter: Ich hatte vorhin das Gefühl, dass, wenn das mein Mann ist, wenn das so zwei Ebenen sind, der eine, der steht und der andere, der liegt, und beides ist mein Mann. Und das ist halt eine Barriere, die zwischen meiner Familie liegt und die nicht weggeht. (Hm) Und damit muss ich leben. Scheinbar.

O. K.: Hm. Wie geht es dem Ältesten?

1. Sohn: Mich macht das traurig, und ich sehe halt eine unüberbrückbare Hürde.

O. K.: Wie ist es für die Tochter?

2. Tochter: Also, ich habe so das Gefühl, dass das so irgendwie das Grauen ist, was so mit meinem Vater in unserer Familie ist oder so was. (Hm) Obwohl ich auch Angst habe, weil das vielleicht so mehr in meiner Phantasie auch erblüht und ich vielleicht nicht wirklich weiß, was da war.

O. K.: Wie geht es dem Mittleren?

3. Sohn: Da ist ganz viel Spannung, die ich spüre, sobald das aufgebaut war. Also, hier spüre ich das. Und das ist ganz schwer auszuhalten, wenn man hier so steht.

O. K.: Ja. Der Jüngste?

4. Sohn: Also, seitdem hier was liegt, habe ich das Gefühl, ich könnte mich da so auch, also, mir ist nicht schwer, so irgendwie, ich könnte mich da auch so hinsetzen. Komisch. Also, ich könnte da auch irgendwie runter, zu ihm.

O. K.: Hm. (x) (zu Angelika gewandt) Was ist mit ihm, dem Jüngsten?

Angelika: Das ist der Spaßvogel unserer Familie.

O. K.: Das ist der Spaßvogel. (Hm)

4. Sohn: Ich musste auch eben grinsen. Ich hab's echt (...), das ist ernst, und ich musste eben grinsen. So, ich würde da jetzt hingehen und den auch anfassen.

O. K.: Hat der mal einen Unfall gehabt oder so was? Hat es so was gegeben?

Angelika: Der hat mal beim Fußballspielen einen Nierenriss gehabt. (Hm) Er hat als kleines Kind mal fast zwei seiner Finger verloren.

O. K.: Hm. Aber nichts Lebensbedrohliches? Na, ein Nierenriss ist schon heftig, aber nicht lebensbedrohlich.

Angelika: Nee. Ansonsten strotzen wir vor Gesundheit.

O. K.: Ja. Aha.

Angelika: Vor körperlicher Gesundheit.

O. K.: Auch sonst machst du keinen verkehrten Eindruck.

Angelika: Kann man immer irgendwo reingucken?

O. K.: (auf das Kriegsgefangenenlager deutend) Das ist wie das Zentrum hier.

Angelika: Also, verstehe ich das jetzt richtig, dass er wirklich der gefallene Bruder ist oder stellvertretend ist für das Kriegsgefangenenlager?

O. K.: Für was hast du ihn hingelegt?

Angelika: Also, der Gedanke mit dem verstorbenen Bruder ist mir noch nie gekommen.

O. K.: Aber das Gefangenenlager, das ist ja …

Angelika: Das finde ich aber so dominant in dieser Familie (Ja, o. k.), so superdominant. (Hm) Und ich hab halt zu Anfang auch gedacht, eigentlich müsste man nur meinen Vater und mich aufbauen. Häufig ist es ja auch so, dass man drei Brüder als geballte Herausforderung sehen kann, aber ich, es war eigentlich immer Vater – Tochter.

O. K.: Hm. Wie geht es dem Lager da unten? (xx)

Lager: Ich kann das nicht beschreiben. (xx)

Umstellung

O. K.: Kommst du mal gerade hoch? Ja? Setz dich mal vor ihm hier, aber anders rum. (x) Noch ein bisschen näher ran. (x) (der Repräsentant des Lagers setzt sich vor den Vater auf den Boden) Wie ist das für den Vater?

Vater: Das ist jetzt weniger bedrohlich. Und, insgesamt geschlossener. Auch ein besserer Zugang zu der Tochter.

O. K.: Wie ist es für die Mutter?

Mutter: Also, es ist jetzt zwar so ein Klotz am Bein, was da hängt, aber vorhin war ja auch, da könnte es ja auch kippen, praktisch so, jetzt steht er, jetzt habe ich nicht mehr so Angst um ihn. Ja, zu den Kindern eigentlich unverändert, und einfach dieses Kind, was weit weg ist.

O. K.: Hat sich für den Ältesten was verändert?

1. Sohn: Jetzt ist es so wie am Anfang.

O. K.: Wie am Anfang?

1. Sohn: Also, am Anfang, dass ich Kontakt zu meiner Schwester habe und das auch okay ist und ich alles nur schattiert sehe und ich seh da unten noch was, aber das berührt mich nicht. Nicht so wie, wie …

O. K.: Ja. Und wie ist es für dich, für die Schwester?

2. Tochter: Ich habe das Gefühl, meinen Vater stärker wahrzunehmen, seit der vermisste Bruder oder das Gefangenenlager zu ihm gegangen ist. (Hm) Und auch irgendwie das Gefühl, dass nicht ganz so viel Grauen auf mir lastet und so was. (x) Und mit den Brüdern, also, die sehe ich, aber hab auch nicht so den Kontakt.

O. K.: Ja. Da verändern wir gleich nochmal was. Wie ist es für den mittleren Bruder?

3. Sohn: Sehr entlastend. Jetzt kann ich wieder ruhig atmen, also vorher musste ich ja immer so tief atmen. Was mich irritiert ist, als das Lager da lag, hatte ich das Gefühl, das ist eine Barriere zu meiner Schwester, aber es ist jetzt eigentlich trotzdem nicht näher zu ihr.

O. K.: Wie ist es für den Jüngsten hier?

4. Sohn: Also, die Situation ist weniger skurril, als ich sie eben empfunden habe, und ich habe nicht mehr den Zug nach unten. Also irgendwie, ich kann jetzt viel besser stehen.

Die gesamte Sequenz ist von hoher emotionaler Dichte. Die Rückmeldungen im ersten Bild sind alle gleichermaßen kurz und pointiert, was auf die hohe Konzentration und Spannung der Stellvertreter in dieser Aufstellung verweist. Nach der ersten Befragung und einer kurzen Abklärung mit Angelika lasse ich sie einen Stellvertreter für das Lager hinzustellen. Als sie es der Familie zu Füßen legt, geht ein tiefer Seufzer durch die Reihen. Die Familie steht jetzt wie um ein Totenlager herum geschart, mit der Tochter an herausgehobener Position.

Vater und Mutter beschreiben die Bedeutung des Lagers als den Teil des Mannes, der dort geblieben ist und sich in der Familie als »Barriere« auswirkt. Dies spiegelt sich nochmals in den Rückmeldungen der beiden älteren Brüder. Sie nehmen das Lager wahr als »Hürde« und »Spannung«. Doch keiner ist so gebannt davon wie die Tochter, die in ihrer isolierten Position und in der größten Nähe zum Lager und zum Vater die größte Last zu tragen hat. Sie spürt diese Last als »das Grauen …, was so mit meinem Vater in unserer Familie ist«. Die Rückmeldung des jüngsten Bruders, den Angelika als Spaßvogel bezeichnet, lässt mich vermuten, dass er mit dieser Rolle gleichfalls im Dienste des Vaters steht, um diesen vom »Grauen« abzulenken. In meiner Nachfrage zu diesem Bruder überprüfe ich, ob sich hinter dieser komischen Rolle eventuell ein selbstdestruktives Verhalten zeigt, als eine andere Möglichkeit, die Last des Vaters zu teilen. Mit der Veränderung, die ich vornehme, hole ich das Lager symbolisch aus dem Untergrund der Familie deutlicher in ihr Blickfeld. Die Positionsänderung vom Sitzen ins Liegen macht es zugleich kleiner und rückt es näher an die Eltern heran, vor allem an den Vater.

Es folgt eine Reihe von Umstellungen, die ich nicht im Detail dokumentiere. Zuerst stelle ich die Stellvertreterin von Angelika in die Reihe ihrer Geschwister, um sie damit aus ihrer herausgehobenen und isolierten Rolle zu befreien. Dies verstärkt zwar ihr Gefühl der Zugehörigkeit, und auch der ältere Bruder reagiert positiv, es löst jedoch bei den beiden jüngeren Brüdern das Gefühl aus, in die Leere zu schauen. Für die Mutter ist dies besser, der Vater wiederum hätte sie lieber auf ihrem alten Platz gehabt, »die geht da jetzt unter«.

Um zu überprüfen, wie die Lücke zu füllen ist, die durch diesen Platzwechsel entstanden ist, wende ich mich aus dem Ausbildungsbild heraus und fordere Angelika auf, die Eltern ihres Vaters dazuzustellen. Sie platziert sie gegenüber der Geschwisterreihe, stellt die Mutter des Vaters zuerst auf die Position, die ihre Stellvertreterin gerade verlassen hat, deutlicher Hinweis auf ihre Verstrickung mit dem Vater. Dann korrigiert sie ihre Hinzustellung nochmals und rückt beide Großeltern etwas ab. Doch auch dies spricht nochmals für die Bedeutung ihrer vorherigen Position als Bindeglied zwischen dem Vater und seinen Eltern.

Die Hinzufügung der Eltern des Vaters bringt für diesen keine Entlastung, seine Frau fühlt sich eher beobachtet, die Großeltern selber erleben sich als Zuschauer. Die Kinder sind jetzt zudem mit ihren Blicken ganz in die Vergangenheit ausgerichtet, jedoch ohne eine Verbindung zu den Großeltern zu spüren. Als ich die Großeltern aus dem Blickfeld der Enkel herausnehme und hinter den Vater stelle, fühlt dieser sich »eingeklemmt« zwischen Lager und Eltern. Er erlebt sie nicht nur als »Sicherheit«, son-

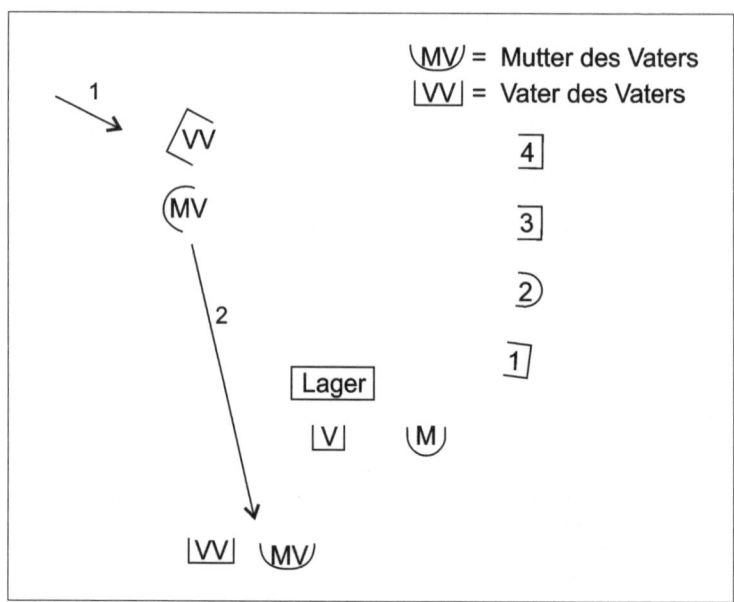

Abb. 9: *Zweites Bild Umstellung und zweite Hinzufügung*

dern auch als »Druck«. Als ich die Großeltern etwas von ihm abrücke, lässt dieses Gefühl nach. Es ist dies für mich Ausdruck davon, wie sich beim Vater Krieg und Gefangenschaft und die unfreiwillige Trennung von den Eltern mit den sonst in diesem Lebensalter stattfindenden Ablöseprozessen verbunden haben und beide Themen auch im weiteren Leben verknüpft bleiben. Die durch die Erfahrung der Kriegsgefangenschaft beim Vater gerissene Lücke kann nicht wieder gefüllt werden, er bleibt unabgelöst. Da vor allem die Tochter sich in die Aufgabe hineingezogen fühlt, sich um den Vater zu kümmern, deutet sich ein Muster der Parentifizierung Angelikas an, wahrscheinlich zusätzlich angetrieben durch eine ungelöste ödipale Dynamik des Vaters.

Auch nach dieser Veränderung in der Position der Großeltern bleibt die Aufstellung der Geschwister in einer Reihe sowohl für sie selber wie für die Eltern unbefriedigend. Dies verstärkt sich noch, als ich sie von der Seite der Eltern ein wenig entferne und schräg gegenüber stelle. Für den Vater ist die Entfernung »noch recht groß«, für die Mutter sind sie »irgendwie nicht differenziert«, für den ältesten Sohn und die Tochter zu »konfrontativ«. Weitere Umstellungsversuche, für alle eine gute Position zu finden, lassen immer wieder eines der Kinder die Bedrohung des Lagers besonders fühlen. Der jüngste Sohn gibt einen guten Hinweis darauf, worum es hier gehen könnte: »Ich erlebe uns jetzt komischerweise wie auf der Reihe so, irgendwie so aufgereiht. Das war mir eben gar nicht so klar. Und da ein bisschen so das, auch so dieser Gegensatz Alt–Jung, oder irgendwie so, als würde da so ein Bindeglied fehlen zwischen uns und dem Vorherigen.« Die Kinder sehen sich vor die Aufgabe gestellt, so die These, wie sie sich vom Grauen der Kriegserfahrungen des Vaters lösen können, ohne dabei gleichzeitig den Kontakt zu ihrer Herkunft zu verlieren oder einem von ihnen die ganze Last aufzubürden.

Mit den Stellvertretern der Kinder zusammen erarbeite ich die Lösung, dass die beiden jüngeren Söhne, die sich von der Last der Vergangenheit nicht so bedroht fühlen, an der Seite des Vaters stehen, die Tochter und der älteste Sohn, die zeitlich gesehen an den Ereignissen der Vergangenheit näher dran sind, an der Seite der Mutter. So wird die Last auf alle Schultern gleichmäßig verteilt, und Angelika ist von der Seite des Vaters an die Seite der Mutter gerückt. Das Schlussbild ist damit zwar in einzelnen Positionen verändert, als Gesamtbild aber gar nicht so weit vom Anfangsbild entfernt. Doch das Geschehen dazwischen hat die Dynamik der Familie sichtbar gemacht und damit die Aufgabe, die es zu bewältigen gilt.

Der jüngste Sohn, der »Spaßmacher«, kommentiert: »Ich habe so einen komischen Einfall gehabt. Mir kommt das so vor, als wäre das so ein Trauerzug. Irgendwie, wir sind hier so am Rand, und da zieht irgendwas so durch.« In einigem Abstand hinter den Eltern stehen die Eltern des Vaters, deren Wirkung weiterhin ambivalent bleibt, zwischen »Stütze und Last«. An diesem Punkt entscheide ich mich, Angelika in die Aufstellung hineinzunehmen. Wie stark sie vom bisherigen Geschehen erfasst worden ist, wird in ihrem ersten Impuls deutlich, aus der Situation zu flüchten und den Raum zu verlassen.

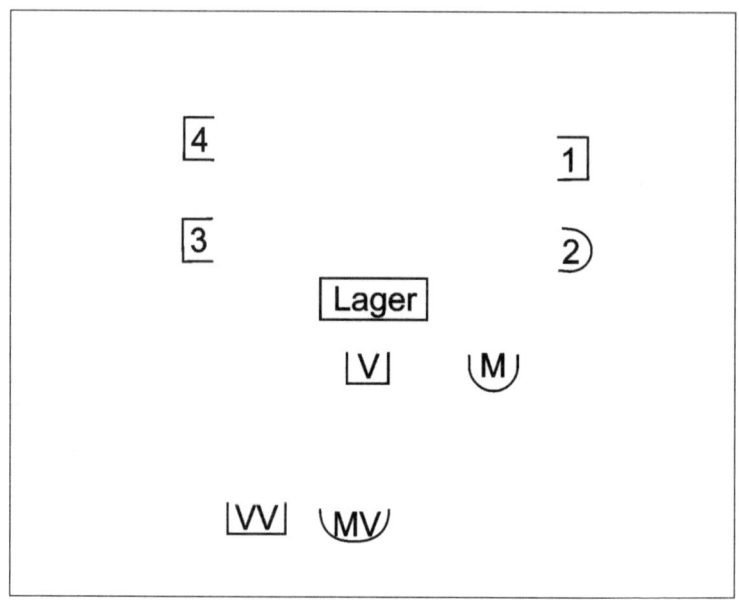

Abb. 10: *Schlussbild*

»Ich danke dir, dass du überlebt hast« – Prozessarbeit

O. K.: Ja, nimm dir noch ein bisschen Zeit. Komm. Bleib mal gerade hier. Nimm dir noch ein bisschen Zeit, um zu gucken. Von der Seite des Bruders, das ist der Älteste. (x) Gegenüber die beiden jüngeren Geschwister, ja? (x) Und links die Eltern. (xx) Ich würde jetzt mit dir einmal hingehen zum Vater, ob du das Lager sehen kannst. (xx) Lass die Hände ruhig mal ein bisschen locker hängen. (x) Kannst mal gucken, unten und das Lager, das ist wie ein Teil von deinem Vater, der dort geblieben ist, den er dort gelassen hat. Als Preis des Überlebens. Wie hast du ihn angesprochen?

Angelika: Josef.

O. K.: Josef? (Hm) Auch als Kind?

Angelika: Da habe ich schon früh mit angefangen. Ich habe alle Begriffe vermieden, die irgendwie persönlich oder intim sind.

O. K.: Hm. Das ist die Erwachsene, die das sagt, aber das kleine Mädchen, was hat das gesagt?

Angelika: Weiß ich nicht mehr.

O. K.: Weißt du nicht mehr. (x) Dann sag ihm nur, wer du bist. »Ich bin deine älteste Tochter.«

Angelika: Hallo Josef. Ich bin deine älteste und einzige Tochter, und ich weiß, dass du da bist, und du weißt, dass ich da bin.

O. K.: Ich danke dir, dass du überlebt hast. (xx)

Angelika: (weint) Ich finde das so traurig, deine Geschichte.

O. K.: Hm. Ja. »Und ich danke dir, dass du überlebt hast.«

Angelika: Kann ich nicht sagen.

O. K.: Hm. Okay. Ich gebe dir jetzt noch was anderes. (xx) »Du hast mir das Leben gegeben.«

Angelika: Du hast mir das Leben gegeben.

O. K.: Und dafür danke ich dir. (x)

Angelika: Und vielleicht danke ich dir dafür.

O. K.: Nee.

Angelika: Und so bin ich auf die Welt gekommen. (Sie lacht)

O. K.: Ja. Und dafür danke ich dir.

Angelika: Weiß ich nicht.

O. K.: Ich mache dir noch mal einen anderen Vorschlag, ja? Ein kleines Mädchen ist ja viel kleiner, als du jetzt bist, nicht? Ja? Setzt du dich mal auf den Boden? (Sie setzt sich vor dem Vater auf den Boden) (x) Eine andere Perspektive, da unten.

Angelika: So ist mir das Lager noch viel näher.

O. K.: Hm, genau. Es lag auch näher, als du klein warst. Es war für den Vater viel näher, als du klein warst.

Angelika: Das ist so furchtbar, dass ich das abgekriegt hab. Und eigentlich ist es auch nicht mein Job, als Zweitgeborene das abzukriegen.

O. K.: Hm. Das machen wir gleich noch, dass du das auch da lassen kannst, ja? Aber erst würde ich nochmal gucken, nochmal zu dem Satz zurück von eben. (x) Guck ihn mal an. Und nicht das Lager. Nicht das Lager hat dich geboren, sondern er.

Angelika: Oder meine Mutter.

O. K.: Ja, mit ihrer Hilfe. Also, beide zusammen. Aber ich konzentriere mich jetzt erst mal auf ihn hier, das ist klar.

Angelika: Danke, dass du mich geboren hast. (xx)

O. K.: Und? Geht das so?

Angelika: Vielleicht. (x) Ja.

O. K.: Erst mal ist es nur eine Tatsache, er ist der Vater. (x) Guck mal noch, und dann kannst du wieder zurückkommen an deine Position. (x) Schau mal, wie ist es mit der Mutter?

Angelika: Hallo Maria. Ich bin deine Tochter, und du bist meine Mutter. Und du bist da, und ich bin da. Mehr fällt mir nicht ein.

O. K.: Ich bin da, nur weil du da bist. Sonst wäre ich nicht da.

Angelika: Danke, dass du mich geboren hast. (xx)

O. K.: Und, was kommt da so?

Angelika: Ich weiß nicht, ob das ehrlich ist.

O. K.: Hm. Ja, das spürt man. (x) Guck mal und setzt dich auch hier mal auf den Boden. Damit du spürst, wie das ist, auf der Position. Das Kind, die kleine Angelika, die weiß das nämlich besser als die große Angelika. Die hört manchmal nicht so richtig auf die kleine Angelika. (x) Und du kannst dich jetzt mal trauen zu sagen, wenn du willst, kannst du das machen, aber sonst lässt du dich einfach innerlich an der Hand nehmen von der kleinen

247

Angelika. (x) Und lass sie dir eine Führerin sein. (x) Guck mal hoch. (x) Hm.

Angelika: Also, ich merke jetzt, das ich zu allen Leuten hier wenig Kontakt habe. (x) Ich bin da reingeboren, aber (bewegt), so Kontaktlosigkeit. (xx) Und die nette Reihe von Geschwistern, die hab ich, die war da, aber als ich dann nicht mehr in der Fußballmannschaft mit drin war, hat auch keiner nachgefragt. Also, so ein großes Gemeinschaftsgefühl habe ich eigentlich nicht erlebt. (x)

O. K.: Ja, das geht jetzt schon wieder raus aus dem Bild, hm?

Angelika: In den Kopf ...

O. K.: Ja, so ist das halt. Mach dir keinen Druck. (x) Nimm es nochmal auf, so wie es jetzt ist. Die Eltern, der Vater, das Lager und der Teil von ihm, der dort geblieben ist, so wie du einen Teil auch dort gelassen hast, wo auch er einen Teil gelassen hat. Und dein Bruder, (x) und die anderen Brüder, und die Großeltern väterlicherseits, hinten, in der Vergangenheit.

Angelika: Den einen habe ich ja noch kennen gelernt.

O. K.: Hm. (x) Okay, wir lassen es so, ja?

Angelika: Kannst du mir nicht noch ein Virenprogramm für meine Festplatte irgendwie mitgeben?

O. K.: In den nächsten Tagen gucken wir mal, ja? Die ist ja offensichtlich, die ist ja sehr gesichert, die Festplatte. Lass die Leute mal aus ihren Rollen raus.

In der Prozessarbeit lasse ich mich von der Idee anleiten, dass der Schrecken des Lagers der »Preis des Überlebens« ist. Erst wenn sie dies anerkennt, dann kann sie auch sich selbst anerkennen und ihr Leben nehmen. Denn hätte der Vater nicht überlebt, dann gäbe es sie nicht, doch er brachte eben auch den Schrecken in die Familie mit. So ist sie gleichsam existenziell mit dieser Erfahrung des Vaters verbunden.
Schon bei der Frage der Anrede des Vaters wird deutlich, wie sehr sie damit kämpft, Gefühle der Nähe zum Vater zuzulassen. Dieses Widerstreben setzt sich im weiteren Prozess fort und steht für ihr Erschrecken vor den Erfahrungen des Vaters. So versuche ich in meinem Umgang mit ihr, sie hartnäckig in immer neuen Versuchen dazu aufzufordern, diese Erfahrungen anzuerkennen, ohne sie dabei unter Druck zu setzen. Ihr eigener Druck, jetzt und sofort alles lösen zu wollen, ist schon groß genug. Auch vertraue ich darauf, dass solche Ideen, sind sie einmal eingestreut, ihre Wirkung besser ohne Druck entfalten, dieser vielmehr Widerstand erzeugt. In einem zweiten Schritt beginne ich die Annäherung an die Mutter. Angelikas Gefühl von »Kontaktlosigkeit« lasse ich unkommentiert, nehme es als ein Echo der Vergangenheit. Wichtiger ist mir, dass sie zum Abschluss nochmals mit der Kontinuität der Familie in Kontakt kommt, hier in Gestalt der Großeltern. Ich gehe auch nicht auf ihre Ungeduld bei der Suche nach einem »Virenschutzprogramm« ein, die ich als Ausdruck ihrer Fluchtimpulse verstehe.

Nach der Aufstellung

O. K.: Mein Eindruck war, dass du ganz kurz immer ganz schnell immer rein- und rausgegangen bist. Rein und raus in das Gefühl. Das heißt aber auch, dass du den Weg kennst.

Angelika: Also, ich glaube, dass ich viele Sachen verstehe und viele Sachen aber auch nicht verstehe.

O. K.: Verstehen ist eine Möglichkeit für so was, das andere ist der emotionale Prozess. (x) Und schon als du vorhin erzählt hast, war die stärkste Emotion die Verbindung zum Vater, als du von der Gefangenschaft erzählt hast. Und zugleich ist es das bedrohlichste Thema in der Familie überhaupt. Und so erlebe ich dich, dass du dazwischen gefangen bist. (x) Ich habe versucht, was mir zur Verfügung stand, aber habe auch gemerkt, du weißt, du weißt eigentlich, wie es geht.

Angelika: Hm. Ich weiß, was auf der Diskette los ist. (Hm) Aber ich kriege die Versöhnung auf der Festplatte nicht hin.

O. K.: Ich glaube nicht, dass es da im Moment um Versöhnung geht.

Angelika: Sondern? Also, eine Versöhnung mit mir. Eine Versöhnung mit meinen Eltern wird nie zustande, oder, wird nie zustande kommen.

O. K.: Es ist für mich kein passender Begriff, da von Versöhnung zu reden, wenn es so ein schweres Thema in der Familie gibt. Also diesen Ballast. Wie soll sich ein Kind damit versöhnen können?

Angelika: Oder zumindest sagen können, so wie das mit Kerstin heute Morgen war, das ist dein Thema, da musst du mit klar werden. Und ich habe viel von dem mitgenommen, aber ... (x)

O. K.: Ja, aber der Schritt, der davor kommt, das hatten wir heute Morgen auch. Erst mal auf die Verbindung zu gucken und dann das Abrücken. Das Abrücken klappt nicht, wenn man's gleich macht. Das hast du ja schon praktiziert. Ziemlich gut. Und es klappt nicht so ganz. Es muss erst noch was davor, und dann geht das auch. Und was immer in so einer Aufstellung dann auch erst mal nicht zu gehen scheint, kannst du für dich auch nachholen. Aber ohne das Dagewesensein kann man nirgendwo weggehen.

Angelika: Stimmt. (xx) (...) Ich habe mich nur gefragt, warum habe ich das so aufgesaugt, und warum hat mein älterer Bruder nichts davon? Nicht so viel von dem bekommen.

O. K.: Ja. (x) Erst mal spricht es für eine engere Verbindung zum Vater. Deswegen habe ich die Eltern des Vaters mit dazugestellt, und die erste Position, wo du seine Mutter gestellt hast, war genau deine Position gewesen. Und dann hast du sie abgerückt.

Angelika: Das habe ich dann abgerückt?

O. K.: Dann hast du sie abgerückt, weiter weggerückt. Aber die erste Position war genau deine. Und das könnte die Dynamik gewesen sein. Dass der Vater dann stärker bei dir den Trost gesucht hat als beim Sohn.

Angelika: Aber es gibt ja auch eine Ehefrau.

249

O. K.: Hm. Die Beziehung war die ganze Zeit über stabil, so wie es aus der Aufstellung gemeldet wurde, nicht?

Angelika: Ist sie auch. Die sind ja 46 Jahre verheiratet.

O. K.: Ja.

Stellvertreterin von Angelika: Als ich da als Tochter da mit drin stand, da hatte ich manchmal das Gefühl, dass die Mutter schon einen großen Teil davon trägt oder dass das so viel ist, dass sie dann irgendwann so emotional gesagt hat: »Ich kann nicht mehr.« Und dann irgendwie so eine Dynamik wie »Weiß ich nicht, was er mit dem Rest macht«, und ich hab das Gefühl, dass ich den dann genommen habe.

O. K.: Kinder nehmen sowieso von sich aus solche Sachen, und da braucht es gar nicht die Mutter, die das macht. In dem Sinne, dass Kinder sich eher intuitiv mit, auch mit dem Schmerz der Eltern verbinden und mit dem Schwierigen. Und auch eher in diese Vorstellung gehen, Vater oder Mutter, in diesem Fall den Vater, auch retten zu können.

Angelika: Dass Kinder sich das vornehmen.

O. K.: Ich kenne viele Eltern, die sich durch ihre Kinder stark verändert haben. (x)

Stellvertreterin von Angelika: Wie meinst du das? Dass die den Kindern was von ihrer Last abgeben können und sich dadurch verändert haben, oder?

O. K.: Weicher geworden sind. Ja, und manchmal auch die Last losgeworden sind, was natürlich für ein kleines Kind enorm schwer zu tragen ist. Das war ja deutlich spürbar an der Aufstellung, was das für alle Kinder bedeutet und für dich da an der Einzelposition nochmal stärker. Also die Last war spürbar. Und warum sie bei dir am stärksten gelandet ist? Ich würde sie mal als Ausdruck einer starken Zuneigung sehen, die aber schwer zu äußern ist für die erwachsene Angelika. (x) Aber die dadurch gerade so gefährlich wird, weil sie so viel Grauen damit kriegt. (xx) Wir lassen es jetzt mal so. So was löst sich nicht einfach in Luft auf. (x) Gibt es aus der Runde noch was?

Im kurzen Nachgespräch führe ich sie vom Bild der Versöhnung weg, sucht sie doch hier etwas, von dem sie gleichzeitig sagt, dass es »nie zustande kommen« wird. Zudem klingt es, in der Art, wie sie es einbringt, wie ein Stereotyp über die Aufstellungsarbeit, das sie ins Seminar mitgebracht hat. Stattdessen biete ich ihr das weniger belastete und mit Erwartungen gefüllte Bild an, »ohne das Dagewesensein kann man nirgendwo weggehen«. Die Evidenz dieser Raummetapher wirkt beruhigend auf sie.

»Ich habe also eigentlich überhaupt gar keine Frauenvorbilder gehabt« – *Nachklänge*

Im weiteren Gespräch nehme ich einzelne Aspekte der Aufstellung nochmals auf und verknüpfe sie miteinander. Die Fülle von Ideen und Möglichkeiten, die eine Aufstellung entstehen lässt, sind ohnehin gar nicht alle auf einmal thematisierbar. Dies würde den Protagonisten überfordern und den emotionalen Prozess eher zudecken. So macht es mehr Sinn, Schritt für Schritt, im Tempo, das der Protagonist vorgibt, einzelne Aspekte zu vertiefen, das Alte im Lichte des Neuen umzudeuten. Dem dienen die weiteren Gespräche, in denen zwei parallele Prozesse sichtbar werden. Das Trauma des Vaters rückt allmählich in den Hintergrund, sodass ihre Aufmerksamkeit frei wird für andere Themen und Personen, vor allem die Mutter. Dadurch kommt die ödipale Thematik ins Blickfeld, die bislang hinter ihrer Parentifizierung in der Sorge um den Vater und ihre gleichzeitige Angst vor dem mächtigen Thema des Lagers verborgen blieb. Die durch das Trauma eingefrorene Entwicklungsdynamik taut auf und bislang aufgeschobene Schritte werden angegangen.

2. Tag   Schlussrunde

Angelika: Für mich war heute ein sehr rührender Tag, oder ich war auch sehr gerührt. Ich bin jetzt einfach froh, dass ich meine Situation hier mal darstellen konnte. Hoffe allerdings auch, dass hier und da irgendwie einfach, ja, mir auch eine Hilfestellung gegeben wird, gewisse Dinge auch zu verstehen. Weil ich das Virenschutzprogramm nicht kenne. (Hm) Und merke auch, dass es alles ziemlich anstrengend ist. Ich bin auch ziemlich k. o. Ja, bin aber auch froh, dass da noch ein paar Tage kommen.

O. K.: Ja. (x) Guck mal, wie das ist, wenn du mit dir als kleinem Mädchen nochmal Kontakt aufnimmst. Vor dem Fußballspielen, ja? Schau mal, ob das gelingt. Da musst du auf der Festplatte, in so ein paar abgelegten Dateien mal ein Suchprogramm starten.

Angelika: Hm.

4. Tag   Morgenrunde

Angelika: Während ich am Donnerstag, dem Tag, wo ich aufgestellt hatte, völlig in Tränen aufgelöst war, habe ich mich gestern und auch heute ziemlich unbewegt erlebt oder erlebe ich mich. Gestern Abend habe ich nochmal so ein bisschen, war ich nochmal ein bisschen traurig und habe darüber geweint, über mein eigenes Arbeitslager, das eben darin besteht, dass ich keinen Bezug zu Menschen in meinem Leben habe, keinen Partner und auch keine Kinder. Das nimmt ansonsten einen sehr großen Raum in mir ein, in meinem Leben ein, meine Gedanken kreisen darum. Dann habe ich so gedacht, warum habe ich da gestern nicht mehr drüber geweint? Ist es, weil ich, weil dieser eine Tag so heftig war, wo ich vom Arbeitslager meines Vaters erzählt habe? Und warum bin ich so unbeteiligt oder unberührt? Und ich glaube, das ist einfach die eigene Härte gegen mich. (Hm) Und die ist jetzt wieder da. Und, ich habe eben nochmal überlegt; in meiner Familie, in der Familie meiner Mutter, meines Vaters waren Männer immer so dominierend durch die Anzahl der Brüder einfach, und die Frauen, die es gab, die waren völlig unscheinbar. Also, ich nehme meine Mutter auch als völlig unscheinbar wahr. Ich habe also eigentlich überhaupt gar keine Frauenvorbilder gehabt. Was, glaube ich, auch dahin wirkt, dass es diese Härte in meinem Leben gibt. Und ich bin dem gar nicht, ich bin gar nicht Meisterin meiner Härte oder meiner Stimmungen.

O. K.: Hm. Sie ist quasi übernommen. (x)

Angelika: Wenn ich Glück habe, dann bricht mal was durch, so wie am Donnerstag, ansonsten ist sie einfach da. (Hm) Und was ich jetzt so damit tue, weiß ich noch nicht. (x) Ich arbeite zum Beispiel auch in einem Team von 40 Männern, ich bin da die einzige Frau.

O. K.: Hm. Wo arbeitest du?

Angelika: Ich bin ja Steuerberaterin und arbeite in der (...) Gesellschaft.

O. K.: Hm. Du hast das Fenster ja nun einmal aufgemacht und erfahren, wie es ist, und bist dir selber noch ein bisschen fremd dabei, mit dem Teil.

Angelika: Ach, ich weiß, dass ich gut und auch gerne weine. (Hm) Ich kann gut weinen, aber (x) ich sag mal so, der (...) Teil ist halt einfach, so wie er ist. (x) Und im Moment hat er eben auch keine Chance, weicher zu werden, weil, ich sehe da keine Unterstützung.

O. K.: Also ein Phänomen in der Arbeit hier ist, dass wir in den Aufstellungen ja einen Fokus setzen, nicht, (Hm), der durch die Erzählung kommt auch. Bei dir der Vater und sein Schicksal. Und häufig kommt danach etwas anderes in den Fokus, so wie bei dir die Mutter jetzt in der Erzählung. (Hm) Das nehme ich erst mal als Hinweis, dass was frei geworden ist, dass du deinen Blick auf das nächste Thema richten kannst.

Angelika: Also, ich denke mal, dass ich auch mal eine Konstellation (hier bezieht sie sich auf den Titel meines Seminars) machen werde, das war ja jetzt so überdominant, dieses Thema. Ich denk mal, das wird sich mal etwas beruhigt haben, wo dann einfach andere Facetten hervortreten.

O. K.: Genau. Und da bist du jetzt genau dran. Nämlich die Mutter taucht auf und die Frage: »Wie ist es mit meiner Weiblichkeit?« (Hm) Das ist ein Zeichen für mich, dass du auf dem innerlichen Weg bist.

Angelika: Hm. Aber ich empfand das jetzt auch als Geschenk, die Tage. (...)

---

5. Tag   Morgenrunde

Angelika: Also, ich erlebe mich seit dem Tag eins und überhaupt nach den Tagen nach meiner Aufstellung (Lachen in der Gruppe) relativ ruhig, obwohl mich auch so Themen wie deins, so die fehlende Aufmerksamkeit und die Anerkennung des Vaters, ist ein Thema für mich. Das so Alleinstehen zwischen – bei deiner Aufstellung war ich ja die jüngste Schwester – so das allein Dastehen, ohne Unterstützung der Geschwister Thema ist. Oder auch dein Thema, so »wo ist mein Platz?«, und überall, wo ich hingehe, will mich keiner. Das ist auch ein Thema für mich. Ich sehe das aber so, dass dieses Thema Holocaust meines Vaters, wohl so dominant war und ich das gebührend und ausreichend anerkennend gesehen und gewürdigt habe. Das war ja auch begleitet von ziemlich vielen Tränen.

O.K.: Hm. Ja, das war ein ganz starkes Gefühl, schon als du das erzählt hast, brach das raus. Da hast du die Aufstellung gar nicht für gebraucht. Das war sofort da.

Angelika: Genau. (x) Und ja, ich musste das auch relativ schnell erzählen.

O.K.: Und in der Aufstellung hast du ja hinterher neben deiner Mutter gestanden, wenn ich mich recht erinnere.

Angelika: Habe ich das? (Sie lacht) Ist ja eh mein Thema, so, die schwachen Frauen und wie ich mich sehe.

O.K.: Ja. Gestern war es ja da als Thema. Die Verbindung mit der Mutter. Davon hast du ja erzählt.

Angelika: Ja.

8.2 »Das Schwere, das so nach dem Boden unten Ziehen« – Marianne

Der Schwerpunkt dieser Fallvignette, die aus dem Seminar von Kapitel 6 stammt, liegt in der Darstellung des therapeutischen Dialogs. Deutlich machen will ich dadurch, wie gut sich Vorgehensweisen aus der systemischen Therapie (Musterdurchbrechung durch Verwirrung, Verschreibungen, Reframing) mit der Aufstellungsarbeit verbinden lassen bzw. die Aufstellungsarbeit in vielerlei Hinsicht eine aktionsorientierte Umsetzung dieser Vorgehensweise ist unter Nutzung der Metaphern, die der Raum zur Verfügung stellt. Ebenfalls zum Ausdruck kommt die Verbindung von biographischer Arbeit, dem Herausarbeiten von familiären Strukturen, wichtigen Ereignissen sowie den individuellen Stellungnahmen dazu, und metaphorischer Arbeit in der Aufstellung und im Dialog. Es kann möglich und sogar sinnvoll sein, wichtige Themen nicht im Einzelnen zu eruieren, sondern über sie nur metaphorisch zu reden. Manchmal ist dies auch gar nicht anders möglich, wenn z. B. bestimmte Informationen fehlen. Oder, wie dies im Folgenden meine Einschätzung war, eine zu detaillierte Informationserhebung dazu beitragen würde, die bestehenden Muster des Umgangs damit eher zu verfestigen.

Marianne kommt aus Süddeutschland und ist zum Zeitpunkt des Seminars 41 Jahre alt. Sie arbeitet als Ergotherapeutin auf einer Reha-Station für Schlaganfallpatienten. Als Thema für diese Woche benennt sie ihre Gefühle von Einsamkeit und ihre Tendenz, an allem schnell die negative Seite zu entdecken. Sie beschäftige sich immer mit dem Elend der anderen, das sei auch in der Arbeit so, und sie glaube, dass sie dort wegmüsse. Sie habe vor einigen Jahren schon einmal eine Aufstellung gemacht. Es habe sich jedoch wenig verändert danach.

In der Art und dem emotionalen Ausdruck ihrer Schilderung führt sie dieses Muster gleichzeitig vor. Sie redet sanft in einem Tonfall, als wolle sie sagen: »was soll ich denn machen«, »ich verstehe gar nicht, wie mir das immer passiert«. Sie fragt häufiger nach, weil sie etwas nicht verstanden hat. Eine Aura von gespielter Unschuld umgibt sie. In ihrer Bemerkung über die frühere Aufstellungsarbeit schwingt die versteckte Botschaft mit, »mal schauen, ob mir das hier auch wieder so ergeht?«

Daraus ergibt sich die doppelte Ebene der Arbeit mit ihr, die ich verfolgen werde, einerseits sofort an diesem Muster anzusetzen, es zu irritieren und zu stören, andererseits die Hintergründe dafür freizulegen. Würde man nur an der Familiengeschichte arbeiten, so entstünde die Gefahr, dass mögliche neue Erkenntnisse sofort in das alte Muster integriert und dadurch legitimiert werden. So biete ich ihr am ersten Tag die Möglichkeit an, dass sich vielleicht auch in dieser Woche nichts verändern werde oder dass sich etwas verändert, aber sie verstehe nicht warum. Am nächsten Tag ist sie bunter gekleidet, was von einer anderen Teilnehmerin in der Morgenrunde angesprochen wird. Auch ihr emotionaler Ausdruck hat sich aufgehellt.

»Ja, mich verwirrt das jetzt« – vor der Aufstellung

2. Tag   Morgenrunde

Marianne: Ja, ich war gestern total geschafft, also war fix und fertig. Irgendwie müde, heut Nacht irre viel geschlafen. Also, ich glaube, ich schlafe hier ganz viel. Ja, und jetzt geht's mir so ganz gut.

O. K.: Da gibt es eine Geschichte von einem Mann, der hat acht Jahre Psychoanalyse gemacht. Und dann ging es ihm gut. Und dann fuhr er in die Ferien, am ersten Tag, es ging ihm gut, am zweiten Tag, es ging ihm auch gut. Am dritten Tag ging es ihm auch gut, und da wurde er allmählich schon unruhig. Dann hat er seinen Analytiker angerufen und hat gesagt. »Es geht mir schon drei Tage gut. Was soll ich machen?« (xx) Du bist aufgeblüht über Nacht, buchstäblich.

Frau aus der Gruppe: Stimmt. (Lachen aus der Gruppe) (xx) (…)

Marianne: Das lasse ich jetzt einfach mal so stehen. Ich weiß jetzt nicht, was ich darauf sagen soll. (Hm) Also, ich fühl mich jetzt nicht so viel anders wie gestern, muss ich sagen. Ich weiß nur, dass ich gestern Abend nur einfach geschafft war, echt müde.

O. K.: Ja, der erste Tag ist immer anstrengend. Viel Neues. Neuer Ort, neue Personen.

Marianne: Aber ich fand es jetzt nicht unangenehm oder ...

O. K.: Ja, aber vielleicht kriegst du das gar nicht mit von dir selber. (x) Eben hat es aus der Runde ja auch schon jemand gesagt (...), die Monika.

Monika: Das ist natürlich schön, wenn man das selber dann auch ein Stück mitkriegt, wie du sagst, weil das dann einfach, weil du selber auch daran Freude hast, haben wir Freude daran, wenn wir sehen, dass du anders, sag ich mal, blühst oder wirkst. Wenn man das selber auch noch mitkriegt, hat man selber auch noch Freude daran.

O. K.: Dann wird's beunruhigend schön. (Marianne lacht)

Marianne: Ja, mich verwirrt das jetzt.

O. K.: Hm. (x) Du bist so daran gewöhnt, dass es dir ein bisschen schlecht geht. Das kennst du gut. (Ja) Nicht? Das Elend. Und du arbeitest ja auch in einem Bereich, wo du viel mit Elend zu tun hast. In der Reha bist du, nicht?

Marianne: Hm. (x) Ja, aber ich will ja davon wegkommen.

O. K.: Genau. Dann musst du dich auch davon verabschieden. (xx) Für viele ist es viel schwieriger, glücklich zu sein als unglücklich. (xx) (Hm) (xx) Was ist grad?

Marianne: Das stimmt. Das trifft schon auch auf mich zu, aber ... (x) Ich glaube, ich weiß da vom Verstand her auch manches. Aber ich kann das nicht leben. Und da ist halt irgendwas.

O. K.: Ja, und wenn du es lebst, dann merkst du es nicht.

Marianne: Wie, wenn ich es lebe, dann...

O. K.: ... dann merkst du es nicht, so wie heute Morgen. (x)

Marianne: Wenn ich es lebe, dann merke ich es nicht. (x) Ja, kann sein. (Hm) (xx) Aber, ich glaube schon, dass ich es zum Teil ... Es kann schon sein, dass ... So das letzte halbe Jahr, oder so, wo ich denk, was ist denn mit mir los. Also, ich glaube schon, wie jetzt heute Morgen, dass ich das öfter so mal spüre, eine Rückmeldung kriege im Leben, aber dann macht's unsicher. Ja, wo man dann denkt »Was ist mit mir los?« so.

O. K.: Ja, das ist genau wie in der Geschichte. Das Gutgehen ist dir noch unvertraut, das macht dich unsicher. Dann fragst du dich: »Was ist denn los?« Dann denkst du eine Weile darüber nach, und dann findest du schon was, dass es dir ein bisschen weniger gut geht.

Marianne: Ja, das kann gut sein. Ja, aber das Spiel spiele ich sehr gut.

O. K.: Ja. (Lachen in der Gruppe) Ja. Da lächelst du.

Marianne: Bitte?

O. K.: Du lächelst schön. (x) Es

ist auch ein gewissen Vergnügen dabei, bei dem Spiel. (xx)

Marianne: (leicht ärgerlich) Weiß ich nicht. (xx)

O.K.: Du hast es ein Spiel genannt.

Marianne: Bitte?

O.K.: Du hast es ein Spiel genannt. (xx) (Ja) Die Frage ist, wer ist der Spielpartner? Wer muss es merken, dass es dir nicht gut geht, damit du weißt, das Spiel geht gut.

Marianne: Wer muss es merken, dass es mir nicht gut geht? Also, ich glaube nicht, dass ich es so spiele. Na gut, kann schon sein, dass ich es so mache. (x) Also, ich sehe es nicht, ich mache es nicht unter diesem Aspekt.

O.K.: Ich rede auch nicht darüber, dass du es sozusagen als bewusste Strategie hast. Sondern das könnte eine Dynamik sein, die im Hintergrund ist.

Marianne: Gut, das kann schon sein. (x) Ich wollte immer davon wegkommen. Ich habe mir immer gedacht: »Was brauche ich denn?«, also, oder ... Ich bin nicht darauf gekommen, was ich mir geben könnte, damit ich das nicht mehr brauche, sagen wir mal so.

O.K.: Gut. Da können wir ja nach suchen in der Woche.

Marianne: Das wär schön, hm.

Über die Geschichten, die sich Marianne ausgesucht hat und im weiteren Verlauf des Tages berichtet, rücken weitere Themen in den Raum. Für das Alter um etwa sechs Jahre ist dies das Märchen Aschenputtel, das wie alle Märchen verschiedene Motive enthält, die verstorbene Mutter, die böse Stiefmutter, die unerkannte Prinzessin, die bösen Schwestern. Für die letzten drei Jahre nimmt sie wieder ein Märchen, die Geschichte vom Froschkönig, in dem das Verhältnis von Mann und Frau im Vordergrund steht. Dies wird später eine Rolle spielen. Für das Alter von etwa 13 Jahren wählt sie den Film »Die Brücke«, in dem aus einer Gruppe von jungen Männern in den letzten Kriegstagen bei der Verteidigung einer Brücke fast alle umkommen. Erst in ihrer folgenden Erzählung zu ihrer Familie und den Familien von Vater und Mutter wird Schritt für Schritt deutlich, dass es zum Thema »Tod« einen mehrfachen Hintergrund gibt. Im Dialog darüber verlebendigt sich nochmals ihr ausweichendes Muster des Nicht-Verstehens.

O.K.: Hängst du selber wo dran?

Marianne: Bitte?

O.K.: Hängst du selber wo dran bei den Geschichten?

Marianne: Nee. Mir ist bloß aufgefallen, weil da »Tod« Thema war. Das ist mir sehr bewusst geworden. (Ja) Ja. Und das stört mich ein bisschen.

O.K.: Ja. Da ist irgendein Schatten, mit diesem Thema in der Familie. Und du hast das in der Arbeit ja auch wieder gesucht. Die Schlaganfallpatienten sind ja wahrscheinlich, also die ganz schweren Fälle, die ich kennen gelernt habe, die sind so in einem Zwischenreich.

Marianne: Ja. Stimmt. (x)

O. K.: Erzähl mal was über die Familie.

Marianne: Über die Familie? (x) Fällt mir schwer. Also von der Familienaufstellung von meiner Schwester, also, was sie von mir erzählt hat, das hat auch was mit Tod zu tun. Magst du das hören?

O. K.: Erst mal nicht.

Marianne: Hm. (x) Von meiner Familie? ...

Meine Mutter, was ich als besonders empfand, die musste, also meine Mutter musste ihre Mutter pflegen. Die kam eigentlich nie aus dem Haus raus. Also ... erst als sie meinen Vater geheiratet hat. Die war immer zu Hause. Ja, und in der Familie von meinem Vater ist Krebs sehr verbreitet. Die haben eigentlich alle schon Krebs, bis auf einen Bruder. (...)

Von meinem Vater ist die Mutter gestorben, und das war für meinen Vater – also, die hatte einen Fahrradunfall zur damaligen Zeit und ist daran gestorben. Und das war für ihn eigentlich ein großer Schock (der Vater war damals ca. 20 Jahre). (...)

Von meiner Mutter, also, genau, da ist der Vater gestorben, als sie fünf war. Und also jetzt geht man davon aus, dass er Diabetes hatte. Aber damals hat man das noch nicht erkannt. Und von meiner Mutter ist auch noch der jüngste Bruder gestorben. ... Der war ein halbes Jahr alt.

Beide Familien waren Nachbarn in einem kleinen Dorf in Bayern, und so haben sich auch die Eltern kennen gelernt. Das Milieu bezeichnet sie als »katholisch und erzkonservativ«. Nach der Eheschließung sind die Eltern von dort weg in ein anderes Dorf gezogen, das inzwischen zur Kleinstadt geworden ist. Die Daten zu den beiden Familien wurden nicht vollständig erhoben, das betrifft z. B. die 10 Geschwister der Mutter und deren Geschwisterposition.

»Lieber Opa, du bist mir unheimlich« – die Aufstellung
Beim Aufbauen der Aufstellung ist ein kleines Detail interessant. Sie wählt eine Frau als Stellvertreter für den Vater. Als ich sie auffordere, einen Mann zu nehmen, wirkt sie erst einmal erstaunt: »Ach so. (x) Für die Männerrolle einen Mann?« (Lachen aus der Gruppe) Schon das Märchen Froschkönig enthielt einen Hinweis auf ihren möglichen Umgang mit Männern, der hier nochmals verstärkt wird. Ich bewahre mir dies auf für einen späteren Zeitpunkt.
Ich lasse sie zuerst nur die Eltern aufbauen, sich und ihre drei Geschwister (siehe Skizze S. 259). Ihre Stellvertreterin bekommt in der Aufstellung das Gefühl, dass sie etwas auf den Boden drückt, und fühlt sich wackelig. In einem nächsten Schritt lasse ich sie die früh verstorbene Mutter des Vaters und den früh verstorbenen Vater der Mutter hinzufügen. Sie stellt sie hinter die jeweiligen Elternteil. Ihre etwas schematische Art, wie sie die Repräsentanten aufstellt, wirft die Frage auf, inwieweit sich das Muster des Nicht-genau-hinsehen-Wollens hier fortsetzt. So achte ich darauf, wie die beiden Großelternteile und damit die durch sie repräsentierten Themen spürbarer ins Blickfeld rücken können. Nach einigen Zwischen-

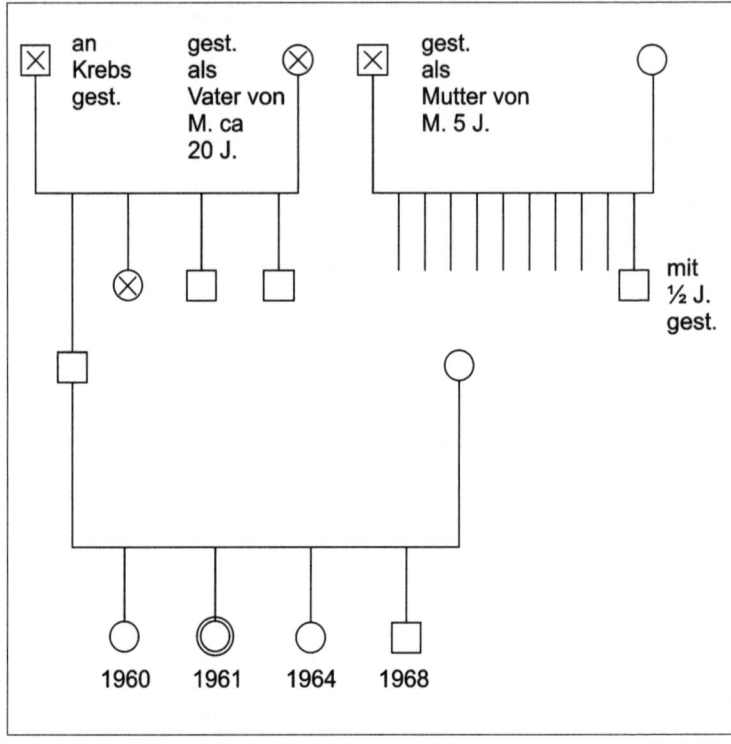

Abb. 11: *Genogramm der Familie von Marianne*

bildern haben im Schlussbild Mutter und Vater den Platz gewechselt, die vier Geschwister stehen in einem Halbkreis den Eltern gegenüber. Hinter Marianne steht in einiger Entfernung der Vater der Mutter (siehe Skizze).
Nachdem ich sie in die Aufstellung hineingenommen habe, lenke ich ihre Aufmerksamkeit auf den Großvater hinter ihr. Dann fordere ich sie auf, sich umzudrehen und den Großvater zu besuchen. Sie reagiert mit deutlichem Unbehagen, das sei ihr »unheimlich«. Also schlage ich ihr vor, den Großvater mit den Worten zu begrüßen: »Lieber Opa, du bist mir unheimlich. Ich gebe dir die Ehre.« In einem zweiten Schritt besuche ich mit ihr die Großmutter, bei der es ihr erst ebenfalls unheimlich ist, dann beginnt sie sich sicher zu fühlen. Ich gebe ihr daher den Satz: »Liebe Oma, bei dir geht's mir gut.«
Auf den ersten Blick hält sich das Schlussbild in kaum einer Weise an irgendwelche »Regeln« der Raum-Zeit-Gestaltung. Die Kinder stehen fast zwischen Eltern und Großeltern-Generation, daher gibt es auf den ersten Blick keinen klaren Zeitpfeil in der Aufstellung. Die Geschwister stehen

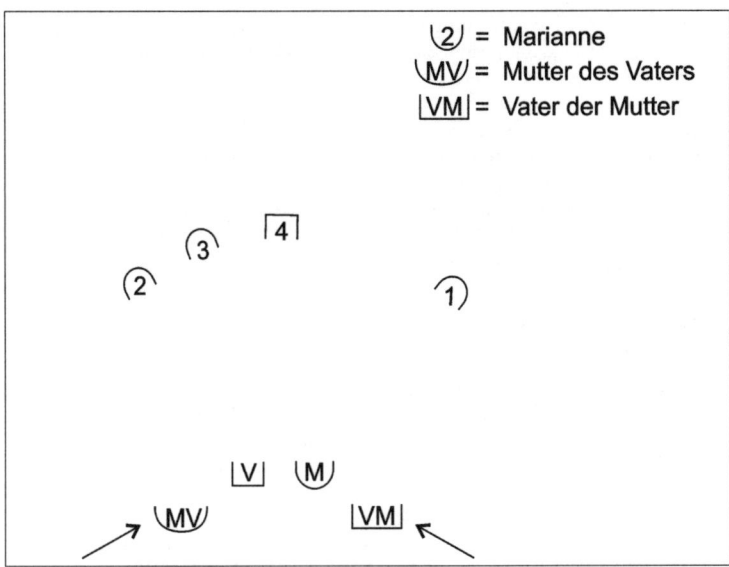

Abb. 12: *Erste Aufstellung und Hinzufügung*

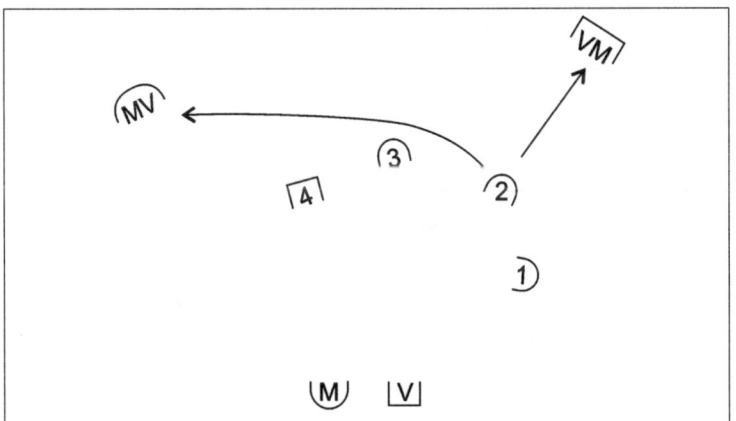

Abb. 13: *Skizze Schlussbild*

zwar in der Reihenfolge ihrer Geburt, aber gegen den Uhrzeigersinn angeordnet. Auf den zweiten Blick jedoch gibt es eine andere Form der Ausrichtung nach vorne, hin zur Großmutter und dem durch sie symbolisierten Gefühl »Bei dir geht's mir gut«. Das Evidenzerleben des Raumes hilft dabei, die Unbestimmtheit der Gefühle von »Schwere« und »Unheimlichem« zu erden und dadurch zurücktreten zu lassen.

In ihrer ersten Rückmeldung nach der Aufstellung stehen die Emotionen ganz im Vordergrund, ohne dass sie dies in Gänze verstehen kann. »Also mich, mich hat meine Vertreterin sehr berührt, also das Wackeln oder so. Ich habe immer gedacht, genau; das hat mich sehr berührt. Und das, also der Zwiespalt war für mich stimmig. Und wo ich erst, also was mir, wie mein Opa hinter mir stand, da kamen mir ja auch total die Tränen. Ich wusste aber nicht genau warum. Also da war ich emotional, da hätte ich total losheulen können, wusste aber nicht genau warum oder was da jetzt los ist. Und wie ich bei ihr (der Großmutter) stand, das war für mich echt so ein gutes Gefühl, so, so ein Gefühl, das ich schon immer vermisst habe so.«

»Ich könnte sie alle an die Wand klatschen« – nach der Aufstellung

In der weiteren Arbeit mit ihr geht es mir darum, ihre emotionale Erfahrung zu ankern, ohne dabei zu sehr auf die Ebene der Erklärung zu gehen. Meine Interventionen bleiben eher metaphorisch, »das Unheimliche« und »das Schwere« werden benannt, jedoch nicht näher untersucht. Vorrang hat, die emotionale Erfahrung der Aufstellung zu nutzen, um ihr Negativmuster zu verändern. Zugleich sorge ich dafür, dass in unserer Kommunikation ebenfalls eine andere Stimmung dominiert und der Blick allmählich von der Vergangenheit in die Zukunft gelenkt wird. In der Morgenrunde des folgenden dritten Tages entspannt sich folgender Dialog:

Marianne: Also, mir geht heute ganz viel durch den Kopf. (x) Ich weiß gar nicht, wo ich anfangen soll.

O. K.: Bei den Männern. (Lachen aus der Gruppe)

Marianne: Wieso bei den Männern? (verwundert)

O. K.: Ich dachte, das könnte passen.

Marianne: Nee, ich war mehr bei mir. Es hat schon mit Männern was zu tun, das stimmt. Also, mich hat die Aufstellung beschäftigt. Und für mich war gut einfach, ich hab's gestern gesagt, aber ich glaube, ich muss es nochmal sagen, so das Schwere, das so nach dem Boden unten Ziehen, das ist für mich, so das Schwere verdeutlicht. Jetzt hab ich eher ... gut, ich weiß nicht letztendlich, wo es herkommt, aber dass es irgendwo Berechtigung hat. Aber ich möcht's irgendwo loswerden.

O. K.: Das kam ja in der Aufstellung ganz konkret von zwei Personen her. Nämlich dem Großvater, dem einen, und von der Großmutter. (Ja) Stärker vom Großvater. Beim Großvater war noch das Unheimliche. (Ja) Und solche Kräfte wirken am ehesten dann, wenn man das, wo es herkommt, nicht in den Blick nimmt, weil man dann nicht weiß, was es ist, oder weil man sich nicht wagt hinzugucken. Eine gute Möglichkeit, und das machen wir dann in der Aufstellung, ist, sich mit dem zu konfrontieren und das ins Blickfeld zu nehmen. Dann rückt es schon von einem ab. Und damit kannst du mal experimentieren, ja? Wie das ist, wenn du es merkst, wie das Schwere wieder näher kommt, dass du die Figuren, den Großvater – du kannst auch die Großmutter angucken, das musst du schauen – vor dein inneres Auge holst. Dann kannst du gucken, wie das wirkt. (x) Das ist eine Idee, wie du selber weiter mit der Aufstellung arbeiten kannst und das nutzen kannst, genau für dieses Thema. (x) Wie ist es mit der Schwere, momentan?

Marianne: Ist nicht so da.

O. K.: Ist nicht so da? (Hm) Ist noch ein bisschen ungewohnt. Oder kannst du dich schon damit abfinden, dass es weg ist? (Lachen aus der Gruppe)

Marianne: (Sie lacht) Noch nicht so ganz.

O. K.: Noch nicht so ganz, nicht? Hm. Du kannst hier noch ein paar Tage es immer nochmal wiederkommen lassen, und ich erinnere dich daran, wie es weggehen kann, und danach musst du es alleine machen. (x) Oder du findest jemanden, der dir dabei hilft.

Marianne: Ich würd eher so sagen, also, ich kenn das, bevor ich hier war schon, dass das teilweise weg war. Aber ich schaff das dann irgendwie wieder, dass ich es mir doch herhole. Da passt schon die Geschichte, die du gestern gesagt hast. Und vielleicht könnten wir doch irgendwo was, ah Gott, ja ...

O. K.: Aber du kriegst mit, dass du es aktiv herstellst. »Ich schaff das dann doch irgendwie, dass es wieder herkommt.«

Marianne: Ja. (x) Ja, aber da weiß ich dann nicht, wie ich damit umgehen soll in der Situation dann.

Also, da dreh ich mich dann ein bisschen. (...)

O. K.: Du kannst ja hier mal mit experimentieren, wie du es machen kannst, damit das Gefühl wiederkommt.

Marianne: Also das soll ich, hm, das mach ich doch eh? Welches Gefühl?

O. K.: Das Schwere. (x)

Marianne: Aber das mache ich doch eh immer wieder. Also, weiß ich nicht. (x) Also, ich denk, das kann ich ja. (xx)

O. K.: Ja, vielleicht brauchst du es auch nicht mehr.

Marianne: Also, ich frag mich schon, ob das nicht, also, ich frag mich schon manchmal, ich merke, dass ich immer negativer denke, und ich merke, dass ich mich immer mehr zurückziehe von Menschen. Oder so misstrauisch werde. Und da frage ich mich jetzt, hängt das mit dem zusammen oder hängt das irgendwo mit meiner Mutter zusammen. Also, weil die, da entdecke ich Züge von meiner Mutter. (Hm) Oder sind das reine Anteile an mir?

O. K.: Also, es gibt da zwei Möglichkeiten, mindestens zwei. Das eine ist, es zu verstehen und dann zu verändern, ja? Der andere Weg ist, es zu verändern, und wenn es dann noch nötig ist, es auch zu verstehen. (x) Und du merkst ja, es verändert sich, du verstehst es noch gar nicht, warum es sich verändert. Es ist manchmal weg. (Ja) Aber du traust dem noch nicht ganz, weil du es noch nicht ganz verstanden hast.

Marianne: Ja, das ist manchmal wie so ein Nebel, oder wie so ...

Da hab ich dann das Gefühl, da krieg ich dann Angst, dann werd ich dann unsicher, und dann fall ich wieder so in das alte Muster.

O.K.: Ja. (x) Dafür kannst du die Aufstellung nutzen, ja? Um nicht diese letzte Bewegung wieder zu machen, die du gerade beschrieben hast. (x)

Marianne: Ja, vielleicht muss ich es wirklich einfach wirken lassen. Also, ich hab es ja vorhin schon erzählt. Bevor ich hierher gefahren bin, hab ich mir das Foto von diesem Opa und von der dazugehörigen Oma nochmal hergeholt, bevor ich eingeschlafen bin, und da kam ganz viel Liebe rüber. Und ich kenn' aber den Moment, und das letzte halbe Jahr habe ich das Foto öfter angeschaut, und da kam genauso das Unheimliche manchmal rüber. Vielleicht wirkt das jetzt einfach noch.

Im Dialog verbinde ich nochmals ihr Negativ-Muster mit dem Erlebnis in der Aufstellung. Mein Ziel ist es dabei nicht, in ihrer Familiengeschichte eine Ursache für dieses Muster freizulegen, sondern die Metaphern der Aufstellung dahingehend zu nutzen, dass sie selbst das Muster unterbrechen kann, wenn es wieder auftaucht. In der konkreten Begegnung mit den früh verstorbenen Großelternteilen wird das »Unheimliche« und »Schwere« gebannt. Dafür muss es gar nicht genau untersucht werden und verstanden sein, z. B. wie sich diese Tode auf die Grundstimmung der Eltern von Marianne ausgewirkt haben und wie dann dies wieder in die eigene Familie eingeflossen ist und an die Kinder weitergegeben wurde. Die Fallgruben, die in einer solchen Suche nach Erklärungen liegen, führt Marianne selbst vor. Sie verirrt sich in ihren Fragen, die dann ihrerseits wieder Teil ihres Musters werden. Der Weg aus dem Muster hinaus geht nach vorne in die Zukunft, nicht nach hinten in die Vergangenheit. Darauf zielt das Gespräch über die Männer, in dem implizit mehrere Themen verknüpft werden können: Das Unheimliche des Großvaters, das sich auf ihr Verhältnis zu Männlichkeit und Männern überträgt, die Geschichte vom Froschkönig, das Ganze vor dem Hintergrund der angedeuteten katholischen Enge des dörflichen Lebens.

In der Abschlussrunde des dritten Tages wird deutlich, wie Marianne implizit ihre eigenen Themen weiter bearbeitet, während sie als Repräsentantin in den Aufstellungen von anderen steht, z. B. als totes Kind oder als Geliebte in der Aufstellung von Arthur. Zwei ihrer zentralen Themen werden dabei berührt, der Tod und ihr erotisches Selbstverständnis als Frau. Es ist dies nochmals ein gutes Beispiel für die gruppalen Wirkungen der Aufstellungsarbeit.

Marianne: Also, ich verspür in mir so eine gewisse Freiheit, und mir ging's auch von der Familienaufstellung gut, wo ich der tote Zwilling war, das war für mich eine gute Erfahrung, einfach mal so keine Sorgen zu haben, einfach so frei zu sein. Wo man denkt, das muss nicht erst sein, wenn man tot ist, sondern das darf man auch schon sein, wenn man lebt. Ja und so geht ganz viel in mir herum. Ich hätte so viele Themen, da werde ich manchmal richtig ungeduldig und wo ich mir denke »ich tu da jetzt schon seit 20 Jahren rum« und möchte das einfach mal weghaben. Ja. (x) Und wenn ich mich dann wieder ein bisschen runterhole, dann denk ich mir, ja es hat sich doch schon was verändert. Aber es geht halt einfach, es geht mir manchmal einfach zu langsam. (Ja) Also, du hattest heute morgen schon Recht, ein Thema ist: Männer. Irgendwie würde ich das ganz gern schon noch angehen, weiß aber nicht genau wie. Ich weiß ja net, hat das nun mit meinem Vater zu tun oder mit mir, weil ich mich zu wenig mag oder weil ich von meinem Vater was mitbekommen habe und da eigentlich auf der Suche bin. (x)

O.K.: Also das eine kannst du auch aus dem Bild nehmen, dass die Männer auch was Unheimliches haben.

Marianne: Ja, das haben sie auch für mich, irgendwo, ja. Das verstehe ich jetzt nicht ganz. Vielleicht denke ich da zu viel dran?

O.K.: Ja, um das vielleicht deutlicher ins Bewusstsein zu heben, dass das noch was Unheimliches ist. Und dann gibt es ja noch einen anderen Teil von dir, der kommt nur manchmal zum Vorschein. Da ist so was Kokettes. (x) Oder vielleicht ein anderes Bild: eine Frau, die mit ihren Reizen spielt und es gar nicht merkt, wie sie das tut.

Marianne: Das kann gut sein. (Ja) Hm. Das kann sehr wohl sein. (xx)

O.K.: Wie ist es mit den Männern zur Zeit?

Marianne: Ich könnte sie alle an die Wand klatschen, das ist wirklich so. (Sie lacht, Lachen aus der Gruppe) Es ist wirklich so. Und, also wie du das jetzt so gesagt hast, also eigentlich stimmt's, also das würde jetzt so passen, also wirklich so mit Kraft und Wut. Da lebe ich in totaler Diskrepanz. Auf der einen Seite sehne ich mich danach und will aber um alles in der Welt nicht abhängig sein oder will mir auch nicht wehtun lassen oder, ja, denk ich mir dann, ich geb da eigentlich zu viel und merke es irgendwann hinterher, also zu spät. Ich müsste eher »nein« sagen, und das mache ich zu spät. Und dann denke ich mir »und dieses Spiel nochmal mitspielen«, das weiß ich ja schon, dass ich das mache. Das muss ich nicht nochmal haben. (xx)

O.K.: Es gibt ja Männer, die wollen gerne an die Wand geworfen werden. Da musst du schon nur mal einen finden. (Lachen in der Gruppe) Aber du gehst dabei eher leer aus?

Marianne: Bitte?

O.K.: Du gehst dabei eher leer aus.

Marianne: Wieso?

O.K.: Na, du kriegst nicht genug. So wie du das eben geschildert hast.

Marianne: In der Beziehung, ja. Aber das liegt dann ja irgendwo auch wieder an mir, weil ich nicht genug für mich sorgen kann im Grunde genommen. Also ja. Und da ist bei mir dann die Frage »Hey, wo setze ich da an?« Oder da kommt dann bei mir wieder die Frage, die ich schon mal gehabt habe, die ich mir schon öfter stelle. »Was muss ich mir geben?« oder so. (x)

O. K.: Also, das erste Bild ist immer, sich selber Vater und Mutter geben.

Marianne: Sich selber Vater und Mutter geben? So im Sinne von Familienabstammung? Oder wie meinst du das jetzt? (x) Sich selber Vater und, ich glaub, ich gebe weiter.

O. K.: Wann war die letzte Beziehung bei dir?

Marianne: Ja, das ist auch so. Ich möchte sie eigentlich gerne lösen, ziehe aber nicht den endgültigen Strich. Und der Partner möchte mich nicht loslassen. (x) Und da denk ich mir dann, warum schaffe ich es nicht, daß ich da den endgültigen Strich ziehe? Also irgendwie, ja. Aber es ist so.

In jedem neuen Thema dreht Marianne nochmals eine Schleife in ihrem Muster des Nicht-Verstehens, bevor sie dann einen nächsten Schritt macht. Ich gehe auf ihr Muster ein, karikiere es jedoch zugleich und mache es dadurch als Spiel sichtbar, das Ganze verstärkt vom Chor der Gruppe. Wir spielen dieses Spiel in den Runden auch am kommenden Morgen und Abend, was ihr zunehmend Vergnügen bereitet und gleichzeitig ein Stückchen mehr von ihrer Idee abzurücken, dass sie den Ereignissen passiv ausgeliefert sei. Hier nochmals die Schlussrunde des vierten Tages.

Marianne: Ich muss jetzt lachen. Also, mir geht's immer noch besser. (Lachen aus der Gruppe)

Mann: Das ist ja schrecklich. (Lachen)

Frau: Ich fühle mit dir. (Lachen)

Marianne: Also, ich find's jetzt gar nicht so schrecklich, aber es ist ehrlich gesagt ungewohnt, ja? Also, ich hol mir eigentlich immer wieder so die Situation daher, wie ich da so als Zwilling am Boden saß mit dir. Und mit dir hätte ich shakern (flirten) können. Und das übernehme ich jetzt so gerade ins Leben. Ich könnte jetzt irgendwas machen und shakern. Und das kenn ich eigentlich so gar net. Nein, es ist wirklich so. Und wenn andere dann so geshakert haben, da war ich einfach immer ernst als Kind, ganz ernst. Und das tut, das ist eigentlich schön. Und dann also, die Rolle als Geliebte war für mich eine interessante Erfahrung, wo ich denke, dass ich mich da von einer anderen Seite kennen gelernt habe, was ich auch so net kenne. (x) Ja, und so könnte ich shakern. (Lachen aus der Gruppe)

III. Praxis der Aufstellungsarbeit

Wie alle psychotherapeutischen Vorgehensweisen hat auch die Aufstellungsarbeit einen handwerklichen Aspekt, der in diesem letzten Abschnitt im Mittelpunkt steht. Ich verstehe die Arbeit mit Aufstellungen als Teil eines Gruppenprozesses. Anfang und Ende einer einzelnen Aufstellung bedeuten keineswegs Anfang und Ende der Arbeit mit einem Protagonisten insgesamt. Ich werde mich daher einigen Aspekten dieser gruppalen Rahmung zuwenden, vor allem dem Einfluss des Leitungsstils und seiner Bedeutung für den Gruppenprozess.
Vor diesem Hintergrund schildere ich dann chronologisch den Verlauf der Aufstellungsarbeit mit ihren einzelnen Phasen und stelle dar, was ich als Aufstellungsleiter tue, warum ich es so und nicht anders tue und mit welcher Haltung dies geschieht. Ich teile dafür die Aufstellungsarbeit in drei Phasen ein, wie sie in der ausführlichen Rekonstruktion in Kapitel 6 dargestellt sind: das Aufbauen einer Aufstellung und die Arbeit *ohne* den Protagonisten, die Prozessarbeit *mit* dem Protagonisten in der Aufstellung und die Arbeit *nach* der Aufstellung, die wieder im Gesamtrahmen der Gruppe aufgeht.
Ich werde in meiner Darstellung längst nicht alle Möglichkeiten der Aufstellungsarbeit berühren, speist sich das Vorgehen doch aus einer Vielzahl von therapeutischen Traditionen. Die Aufstellungsarbeit ist insofern ein eklektisches Verfahren, das in der Lage ist, unterschiedliche Techniken und Methoden zu integrieren. Es sind dies unter anderem Anleihen aus Psychodrama, Gruppendynamik, systemischer Therapie und Familientherapie, Hypnotherapie, NLP, Transaktions- und Skriptanalyse, Gestalt sowie den verschiedenen Traditionen der Körperarbeit. Der Schwerpunkt meiner Darstellung liegt auf der Übertragung einiger Vorgehensweisen aus der systemischen Therapie.
Der institutionelle Rahmen meines Seminars »Familienkonstellationen« ist der einer frei ausgeschriebenen Veranstaltung in einer psychotherapeutischen Gemeinschaftspraxis, angesiedelt zwischen Selbsterfahrung und Kurzzeittherapie in der Gruppe. Ich halte die Grenzen zwischen diesen beiden Formen für fließend, auch wenn

man sie beachten sollte. Hinzu treten die Bedingungen eines nicht approbierten und kassenärztlich zugelassenen Psychotherapeuten, der unter den Bedingungen des Heilpraktikergesetzes psychotherapeutisch arbeitet.

Die Teilnehmer meiner Gruppen kommen aus der gesamten Breite, die eine freiberufliche Arbeit im psychosozialen Feld bietet, mit einem Schwerpunkt bei Personen, die selbst wieder in psychosozialen Berufen arbeiten. Die Problemlagen, die sie zu mir führen, unterscheiden sich nicht von denen, die generell in einer psychotherapeutischen Praxis zu finden sind. Eingegrenzt wird dies von der Tatsache, dass ich meine Arbeit auf dem Markt anbiete, sie also von meinen Klienten selbst bezahlt werden muss und nicht über Krankenkassen abgerechnet werden kann. Dies sorgt zum einen dafür, dass ich eine basale Motivation für die Arbeit voraussetzen kann und diese nicht erst erarbeiten muss, auch wenn dieses Thema *in* der Arbeit nochmals auftauchen kann. Zum anderen finden sich in meiner Praxis keine Klienten ein, die glauben, dass ihnen nur eine langfristige Psychotherapie helfen könne, oder die in einer akuten Krise sind, z. B. mit Suizidgefahr oder psychotischen und psychosenahen Formen.

Dies heißt keineswegs, dass Teilnehmer mit schwierigen biographischen Themen ihren Weg nicht in eine meiner Gruppe finden würden. Hier macht sich ein anderer, schwerer zu definierender Faktor bemerkbar. Je länger ich in dieser Form arbeite, desto mehr habe ich den Eindruck, dass sich die Personen bei mir einfinden und die Themen in meinen Gruppen entfalten, denen ich mich gewachsen fühle, und sich gleichzeitig diese Grenzen mit der Zeit kontinuierlich erweitern. D. h., in der Aufstellungsarbeit zeigt sich keine von Rahmen und Setting unabhängige »Wahrheit«, wie das manche Vertreter des Ansatzes glauben, sondern es wird genau der Ausschnitt der »Realität« sichtbar, der in der Zusammenarbeit von Protagonist, Gruppe und Leiter möglich ist.

9. Rahmungen: Leitungsstil und Gruppenprozess

Therapeutisches Handwerk wird erst dadurch zu einem professionellen Handeln, dass es aus einer bestimmten Haltung heraus erfolgt (Hildenbrand & Welter-Enderlin 1996). In einer früheren Publikation zur Gruppendynamik habe ich mich schon einmal zu den Haltungen in der Leiterrolle geäußert, die ich für wesentlich halte: eine forschende Einstellung und Bescheidenheit, Empathie, (Selbst-)Reflexivität, Neutralität und Allparteilichkeit, Auseinandersetzung und Transparenz, Geduld (König 2002, 154 ff.). Aus meiner Sicht sind diese Grundhaltungen eines Gruppenleiters methodenübergreifend zu verstehen und daher keineswegs auf die Gruppendynamik beschränkt. Manches, wie die Fähigkeit zur Empathie, wird als so selbstverständlich angesehen, dass es gar nicht mehr besonders aufgeführt wird. Alle diese genannten Haltungen können auf die Aufstellungsarbeit übertragen werden, allerdings unter Berücksichtigung eines wichtigen Unterschiedes, der mit der Verschiedenheit von Gruppendynamik und Aufstellungsarbeit zu tun hat.

Es gehört zum Kern der gruppendynamischen Leitungsrolle, die Erwartungen der Teilnehmer an den Leiter zu enttäuschen und sie durch diese initiale Konfrontation zur Aktivierung ihrer Eigenverantwortung herauszufordern. Die dabei entstehenden bzw. sichtbar werdenden Autoritätsphänomene, Abhängigkeit und Gegenabhängigkeit, Revolte und Flucht, Gruppendruck und Außenseiterrollen sind selbst wieder Bestandteil dessen, was in der Gruppendynamik untersucht wird. D. h., die Leiterrolle selbst und das Verhältnis der Teilnehmer zu Rolle und Person des Leiters sind integraler Bestandteil der Auseinandersetzung und der Arbeit. Dies stellt eine echte Herausforderung für die Teilnehmer dar und kann zumindest in der Anfangsphase stark angstbesetzt sein, was für einen therapeutischen Kontext kontraproduktiv ist. Gruppenpsychotherapeutische Arbeitsweisen reduzieren diesen Angstpegel daher, u. a. indem sie dem Leiter eine aktivere Rolle abfordern.

Auch die Aufstellungsarbeit zielt mit ihrer aktiven Gestaltung der Leitungsrolle auf eine solche Angstreduzierung ab. Im Unterschied zu psychoanalytisch und tiefenpsychologisch orientierten

Methoden der Gruppenpsychotherapie wird die Leitungsrolle selbst aber nicht zum Gegenstand der Arbeit. Vielmehr setze ich die mir zugeschriebene Autorität ein für die Gestaltung des therapeutischen Prozesses, um so die vielfältigen Möglichkeiten der strategischen und suggestiven Vorgehensweisen aus systemischer Therapie und Hypnotherapie nutzen zu können.

Diese Art der Gestaltung von Leitungsmacht reduziert die Transparenz der Arbeitsweise und schafft dadurch einige Fallgruben, z. B. wenn der Leiter sich die Autorität, die aus dieser Rollengestaltung entsteht, selber als Person zuschreibt und die zugrunde liegenden Autoritätseffekte gar nicht mehr als solche bemerkt. Dies wiederum hat Einfluss auf den Gruppenprozess als Ganzes. Solche Autoritäts- und Machtphänomene habe ich ausführlich an anderer Stelle beschrieben (König 2002). Ich werde mich daher im Folgenden auf die Darstellung bestimmter Haltungen beschränken, die ich für geeignet halte, diese Art des Machteinsatzes in der Leitungsrolle reflexiv zu rahmen. Daran schließen sich einige Überlegungen und Beobachtungen an zur Steuerung des Gruppenprozesses in der Aufstellungsarbeit und zur Auswirkung des Leitungsstils auf diesen Prozess.

9.1 Führen und Geführtwerden

Wie dies für alle aktionsorientierten Verfahren der Fall ist, verlangt die Aufstellungsarbeit ein aktives Vorgehen des Leiters. Er muss bereit sein, dem Protagonisten eine klare Führung anzubieten und sich gleichzeitig in dieser Führung von diesem führen zu lassen. Dieses Wechselspiel von Führen und Geführtwerden entspricht in seiner Haltung dem Konzept des »Fallverstehens in der Begegnung«, wie es Bruno Hildenbrand und Rosemarie Welter-Enderlin (1996) formuliert haben, in den mehr technischen Aspekten dem, was in der Hypnotherapie als »Pacing« und »Leading« bezeichnet wird (Grinder & Bandler 1984). Es geht darum, mit dem einzelnen Klienten und Protagonisten einen Kontakt und Rapport herzustellen, der sich ganz dieser Person in ihrem So-Sein und ihrer individuellen Lebenssituation hingibt. Anders als bei den abstinenten Methoden aus der psychoanalytischen Tradition geschieht dies schnell und direkt. Eine solche Form der Beziehungsaufnahme wirkt dadurch konfrontierend, dass sie sich nicht nach den sozial erwarteten und akzeptierten Formen der Beziehungsgestaltung richtet. Die Möglichkeit, dies tun zu können, entsteht aus der Rollenmacht des Leiters.

Ich möchte mein Bild von Beziehungsaufnahme und Führung mit einem Vergleich aus einer Sportart verdeutlichen, die ich jahrelang ausgeübt habe, dem Basketball, und hier vor allem mit der Mannzu-Mann-Deckung. Im Basketball werden auf einem relativ kleinen Spielfeld schnelle und komplexe Spielzüge ausgeführt. Voraussetzung ist eine gute Körperbeherrschung, kann doch schon ein minimaler Körperkontakt zum Spielgegner zu einem Foul führen. Die Manndeckung erfordert es gleichzeitig, ganz nah an das jeweilige Gegenüber heranzugehen, und zwar von Angesicht zu Angesicht. Ich folge jeder Bewegung meines Gegenübers gleichsam wie ein Schatten, der nicht hinter ihm, sondern vor ihm ist. Dafür muss ich seine möglichen nächsten Bewegungen antizipieren und die verschiedenen, manchmal gegensätzlichen Botschaften lesen können, die seine Beinstellung und die Ausrichtung seiner Körperachse oder die Richtung seines Blickes aussenden. Und ich muss die Besonderheit *seiner Art*, sich zu bewegen, verstehen und meinerseits eine Entsprechung dazu finden. Da seine Handlungsmöglichkeiten nicht nur von ihm bestimmt sind, sondern auch vom Kontext des Spieles als Ganzes, von seiner Möglichkeit zu passen oder mich in einen Block durch einen anderen Spieler hineinlaufen zu lassen, muss ich auch ein Auge auf dieses Ganze haben.

Anders als im wettbewerbsorientierten Sport geht es jedoch in der Aufstellungsarbeit nicht ums Gewinnen. Ein guter Spielzug meines Gegenübers begeistert mich ebenso wie eine gelungene eigene Aktion. Der größte Gewinn besteht für mich darin, dass allen viele schöne »Spielzüge« und »Körbe« gelingen. Dann sind alle zufrieden. Ich als Therapeut, weil ich gut war, und das Gegenüber, weil ihm so viele neue Spielzüge gelungen sind. So ist die Bewegung für die Akteure zwar nicht frei von Kampf, aber sie ist auch ein Tanz, ein beständiges Hin- und Herwogen von Aktion und Reaktion, das sich zu einem ästhetischen Ganzen verbindet. Meine »Manndeckung« dient in dieser Choreographie dazu, mein Gegenüber zu neuen und überraschenden Erfahrungen herauszufordern. Dazu sind alle Mittel recht, solange nicht gefoult wird. Und es ist *meine* Aufgabe, darauf zu achten. Wenn viel gespielt wird, dann ist für alle der Umsatz groß. Wenn es ein gutes Spiel wird, dann können sich am Ende alle Spieler als Teil eines Ganzen erkennen. Sie haben das Spiel gemeinsam erschaffen, wie auch umgekehrt dieses Ganze des Spieles ihre Bewegungen als Spieler bestimmt hat.

Das kooperative Zusammenspiel von Leiter und Klient fängt an mit der Suche und der Formulierung des Themas, an dem der Klient arbeiten will. Es setzt sich fort in der Entscheidung, wann der richtige Zeitpunkt für eine Aufstellung gekommen ist, in der nötigen Anleitung für die Aufstellungsarbeit und in besonders verdichteter Form in der Prozessarbeit mit dem Protagonisten. In all diesen Phasen der Arbeit stellt sich der Leiter mit seinem Wissen und seiner Erfahrung zur Verfügung.

9.2 Wissen und Nicht-Wissen

Auf diesem Wissen, das sowohl theoretisch wie praktisch ist, basiert meine Handlungskompetenz als Therapeut. Aus ihm erwachsen meine Rollenmacht, meine Möglichkeit, Orientierung zu geben, sowie meine Verantwortung für das Geschehen und dessen affektiven Rahmen. Ich setze als Therapeut dieses Wissen ein, um den Klienten auf basale familiäre Strukturen und Prozesse aufmerksam zu machen und auf die Aufgaben, die damit für ihn verbunden sind. Ich mache mich damit zum symbolischen Repräsentanten dieser Strukturen und Prozesse, jedoch nicht, um dem Gegenüber diese Sichtweise aufzudrücken, sondern um ihn zu einer Stellungnahme hierzu aufzufordern. Anhand dieser Aufforderung, die immer auch eine Herausforderung ist, kann das Gegenüber seine Gedanken und Gefühle, seine Ziele und nächsten Schritte klären. Gleichzeitig leitet mich die Annahme, dass von dem, was ich anbiete, nur das wirkt und angenommen wird, was für den Klienten passt und anschlussfähig ist. Seine Klärung kann daher durchaus auch in Abgrenzung von dem erfolgen, was ich anbiete. Gleichzeitig nehme ich mir die Freiheit, nicht sofort zurückzuweichen, wenn ein Thema zurückgewiesen wird, sondern es weiter im Gespräch zu halten. Dies kann sowohl konfrontativ geschehen wie auch mit Hilfe der vielen eher impliziten Strategien, die systemische und hypnotherapeutische Verfahren zur Verfügung stellen.

Mein Wissen bringt mich zugleich immer in die Gefahr, mich in die

Haltung eines Experten zu begeben, der die Individualität seines Gegenübers diesem Wissen unterordnet. Ich muss bereit sein, mich überraschen und mein Wissen in Frage stellen zu lassen, werde ich doch sonst nichts Neues mehr entdecken. So wird mein Wissen in dem Moment normativ, wo ich anfange, meine Klienten an den Normalitätsannahmen dieses Wissens zu messen. Ich verfahre dann ähnlich wie der Arzt, der die Blutwerte seines Patienten an einem statistischen Durchschnitt bemisst, um dann »aus der Abweichung der ermittelten Werte von absoluten Normwerten (das heißt von den Normwerten eines Durchschnitts von Patienten) das Vorhandensein einer Krankheit zu erschließen« (Hildenbrand 2004, 5).
Diese Möglichkeit wird umso wahrscheinlicher, je weniger Raum ich dem Wissen der Klienten gebe, ihren biographischen Erzählungen und den Erklärungen für das, was geschehen ist, und warum die Dinge so gekommen sind. Zugleich ist es meine Aufgabe, meinem Gegenüber dabei zu helfen, in der ganzen Fülle seiner biographischen Themen den Blick auf das Wesentliche zu richten und herauszufinden, welche dieser Themen angegangen werden müssen, damit sich der Blick nach vorne öffnet. Ich schaffe damit einen Raum für dieses Wissen des Klienten und begrenze diesen Raum zugleich. Bei dieser Begrenzung leiten mich Annahmen über Vorder- und Hintergründiges, über das, was zuerst erledigt werden muss, bevor ein nächster Schritt möglich wird. Doch wie ich in den Überlegungen zum Raum als Handlungsfeld deutlich gemacht habe, stellt sich mancher Umweg rückblickend als ein guter Weg heraus. Ich begleite diesen Weg ohnehin nur eine kurze Strecke. In der Arbeit stelle ich mein Wissen als Kompass zur Verfügung, ermögliche die Erfahrung mit neuen Schrittarten und einem anderen Tempo, mit neuen Perspektiven auf den zurückgelegten und den vorausliegenden Weg.
Weder mein Wissen noch das des Klienten ist Selbstzweck. Es steht im Dienst der Bewegung. Aus (neuem) Handeln entsteht das Neue und damit etwas, was wir noch *nicht* wissen. So ist es in gewisser Weise auch nicht entscheidend, ob ich mit meinem so verstandenen und eingesetzten Wissen völlig richtig liege. Wichtiger ist der Suchprozess, den ich auslösen helfe. Er sollte nicht in die Irre führen, und er ist sicherlich auch nicht beliebig wählbar, so wie ich mein Wissen nicht für beliebig halte. Doch wird die Wahl des

Weges zugleich von dem anderen Wissen relativiert, dass der zurückgelegte Weg erst im Rückblick als solcher erkannt werden kann. Ziel und Weg sind ebenso gleichwertig wie Wissen und Handeln. In Anlehnung an eine berühmte Sentenz von Kant heißt das: »Ohne Wissen bleibt das Handeln blind, ohne Handeln bleibt das Wissen leer.«

9.3 Mut und Bescheidenheit

Diese Art der Steuerung in der Gruppenarbeit erfordert Präsenz und Aufmerksamkeit für die Prozesse des Einzelnen und der Gruppe als Ganzer. Und es braucht den Mut, dies in entschiedenes Handeln umzusetzen, *ohne* selbstgerecht und dogmatisch zu werden. Dies auszugleichen, dazu dient die Bescheidenheit, d. h. das Wissen um die Standortgebundenheit der eigenen Perspektive und der Begrenzung der eigenen persönlichen wie professionellen Möglichkeiten und Kompetenzen.

Mein ganzes Wissen und Können wird mir zudem in der konkreten Situation nur dann voll zur Verfügung stehen, wenn ich auch dann handlungsfähig bleibe, wenn ich *nicht* genau weiß, wo es in der Arbeit hin geht. Ebenso wie ich die Teilnehmer dazu auffordere, sich auf eine Erfahrung einzulassen, ohne alles verstehen zu wollen, so gilt dies auch für mich selbst. In der Arbeit mit der Aufstellung verdichtet sich dies in besonderem Maße. Ich muss bereit sein, mich auf das Unbekannte und möglicherweise auch Erschreckende einzulassen, das in einer Aufstellung zu Tage treten kann. Ich muss die Gefühle von Angst, Ratlosigkeit und Ausweglosigkeit aushalten, die in einer schwierigen Konstellation auftreten können, und dennoch die Hoffnung in mir lebendig halten, dass es auch für dieses System wenn schon vielleicht keine Lösung, so doch einen möglichen nächsten Schritt gibt.

Vor allem bei den Themen, die mit Gewalt und Inzest zu tun haben, braucht es die Bereitschaft, sich nicht in eine moralische Verurteilung zu flüchten und Mitgefühl nicht mit Parteinahme zu verwechseln. Und dies auch dann noch, wenn eine Familiengeschichte einen an die eigenen Grenzen bringt. Es würde heißen, sich in die Dynamik von Schuld und Schuldvorwürfen und -gefühlen zu verstricken anstatt sie auflösen zu helfen. Noch heute ist mir meine

Gefühlsreaktion gegenwärtig, als bei der Informationsaufnahme für eine Aufstellung die Protagonistin gegen Ende erzählte, dass der Vater die Mutter im Affekt und unter Alkoholeinfluss erschlagen hatte. Es war wie ein Schlag in die Magengrube und ich habe einen Schreckmoment gebraucht, um mich von der Wucht dieses Vorganges zu lösen und wieder handlungsfähig zu werden. Später wurde deutlich, dass es vor allem ihre Angst vor einer moralischen Verurteilung des Vaters war, die sie zurückhaltend mit dieser Information umgehen ließ. Sie war dann sehr entlastet, als dies nicht geschah.

Eine weitere Gefahr und Verführung liegt darin, dass das mutige Handeln in die Sturheit umschlägt, zu viel zu wollen. Hier ist Bescheidenheit als Korrektur gefragt und die Bereitschaft, sich von allen Ansprüchen und Zielen leer zu machen und *nichts zu wollen*, zu akzeptieren, dass möglicherweise alles so bleiben kann, wie es ist. Als Therapeut habe ich die Verantwortung für den Prozess und nicht für das Ergebnis. In der systemischen Therapie wird dies als Veränderungsneutralität beschrieben, die verhindern hilft, in eine unreflektierte Helferhaltung zu gehen. Ich biete meinem Klienten zwar etwas an auf dem Weg, den wir für eine Zeit zusammen gehen, und übernehme auch vorübergehend Hilfsfunktionen. Mein Ziel ist es jedoch, seine Eigenverantwortung zu fördern, ihn zu stärken, die Dinge selbst in die Hand zu nehmen.

9.4 Gegenübertragung und Übertragung

Das Zu-viel-Wollen führt uns zum Umgang mit der eigenen Gegenübertragung, von dem das Helfersyndrom nur eine Variante unter vielen ist. Was Heinz Steinert für die Soziologie ausgeführt hat, das gilt erst recht für die Psychotherapie, aus der das Modell von Übertragung und Gegenübertragung ja ursprünglich stammt. Er unterscheidet Methoden danach, »ob sie die Gegenübertragung zum Ausgangspunkt haben oder am anderen Extrem gegenübertragungs-blind sind« (Steinert 1998, 70). Die Aufstellungsarbeit setzt zwar das Übertragungsmodell nicht methodisch ein, aber als diagnostisches Mittel ist es unersetzlich und sollte dem Therapeuten professionell wie persönlich zur Verfügung stehen. Denn um mich überhaupt in der beschriebenen Form leer machen zu können, indem ich mich von vorgefertigten Meinungen, festem Wissen und eigenen Affektlagen löse, muss ich mir dessen gewahr sein, dass ich sie habe. Zudem stellen mir die Affekte und Bilder, die in der Arbeit mit dem Einzelnen auftauchen, wichtiges Material zur Verfügung, aus dem meine Phantasie und Intuition schöpfen kann. Auf diese Intuition muss ich mich verlassen können, um im Hier und Jetzt handlungsfähig zu sein. In eine phänomenologische Haltung zu gehen, bedeutet ja eben gerade, ständig zwischen Fremd- und Selbstwahrnehmung hin und her zu pendeln. Mit dieser Pendelbewegung wird die Intuition zugleich freigesetzt wie auch kontrolliert. Erst durch diese Kontrolle und Selbstkorrektur unterscheidet sie sich von einem Agieren und wird zu professionellem Handeln.

Das Problem der Gegenübertragung spielt sowohl in der Arbeit mit dem Einzelnen als auch gegenüber der Gruppe als Ganzer eine Rolle. Auch wenn dies weder in der Praxis noch in der Literatur explizit thematisiert wird, so wirken in der Aufstellungsarbeit doch all die Faktoren, die auch sonst Gruppenprozesse charakterisieren. So ruft z. B. jede Einzelarbeit eine Fülle von zustimmenden und ablehnenden Reaktionen bei den anderen Gruppenmitgliedern hervor. Zumal am Anfang einer Gruppe steht dabei immer auch die Autorität des Gruppenleiters auf dem Prüfstand. Wie geht er mit dem Einzelnen um? Ist er in der Lage, Halt zu geben und aufzufangen, falls nötig? Wie wird er mit mir umgehen? Kann ich ihm vertrauen und mich ihm anvertrauen? Fehlende Erfahrung in der Arbeit mit Gruppen und mangelnder Mut, kombiniert mit einer starken Angstabwehr des Leiters, führen zu einem rigiden und autoritären Leitungsstil, um die Angst zu bändigen, die Kontrolle über das Geschehen zu verlieren. Verstärkt wird dies, wenn der Leiter der Idee folgt, es würde sich in den Aufstellungen seines Seminars ohne Beeinflussung durch den Gruppenprozess ausschließlich das Da und Dort einer familiären Ordnung zeigen. Der Gruppenprozess kann dann als solcher gar nicht mehr wahrgenommen und so gesteuert werden, dass optimale Bedingungen für die Aufstellungsarbeit entstehen.

Der aktive Leitungsstil lässt schnell deutlich werden, wer von den Teilnehmern zu einer eher positiven oder eher negativen Übertragung neigt. Die Extreme sind in beiden Fällen für die Arbeit nicht förderlich, weder die Idealisierung des Leiters noch seine aggressive Abwehr. Ein kooperatives Arbeitsbündnis einzugehen ist sicherlich leichter, wenn eine milde positive Übertragung entsteht. Für andere schaffen die Auseinandersetzung und die Provokation die nötige Energie für die Arbeit. Ich lasse den Teilnehmern die Zeit, die sie brauchen, um Vertrauen zu mir aufzubauen, und spreche das Arbeitsbündnis an, wenn es mir gestört erscheint. Dabei interpretiere ich diese Störung nicht als Ausdruck einer Übertragung, sondern als eine Form der Realitätsüberprüfung. Was brauchen die Teilnehmer, um sich auf die Arbeit mit mir einzulassen? Ähnlich wie dies für die Teilnehmer untereinander gilt, deren gegenseitige Übertragungsdynamik ich unterbreche und störe, arbeite ich auch im Kontakt mit den Klienten nicht an der Übertragungsdynamik. Doch ich beachte und nutze sie.

Wenn das Aufbauen eines kooperativen Arbeitsbündnisses nicht gelingt, dann muss man jemanden auch seines Weges ziehen lassen. Davon zu unterscheiden ist, dass sich auch hinter einem scheinbar passiven Zuhören wichtige Veränderungen vollziehen können. So hatte ich vor einigen Jahren einen jungen Mann in der Gruppe, der das ganze Seminar über starke Zeichen von Angst zeigte. Ich habe ihm damals »erlaubt«, einfach nur dabei zu sein und auch den Raum zu verlassen, wenn es ihm zu viel wurde. Bei einer Begegnung Jahre später hat er sich bei mir bedankt, dass ich damals keinerlei Druck ausgeübt habe. Gerade dadurch sei ihm der Zugang zur therapeutischen Arbeit eröffnet worden.

Eine weitere Frage betrifft den Umgang mit den eigenen Gefühlen in der Arbeit. Bei aller professionellen Distanz, die eine solche Arbeit erfordert, entwickele ich meine Intuition dann am besten, wenn ich mit der Gefühlswelt des Einzelnen mitschwinge und mich auch in den Aufstellungen von meinen eigenen Gefühlen erfassen lasse. Ich trete in der Arbeit einer solchen Woche selber in eine Trance ein, die zwar durch Pausen unterbrochen ist, aber erst am Ende des Seminars wirklich verlassen wird. Meine Möglichkeit zur Teilhabe an den einzelnen Lebensgeschichten ist sicherlich unterschiedlich, doch als Ganzes berühren sie mich immer auch persönlich. Dies nimmt Einfluss auf mein Leben, rückt manches zurecht und hat im Verlauf der Jahre zu einem Gefühl der Kongruenz zwischen mir und meiner Arbeit geführt.

9.5 Gruppenprozess und Leitungsstil

Selbst wenn der Gruppenprozess in der Arbeit keine explizite Beachtung findet, so entwickelt doch jede Aufstellungsgruppe im Verlauf einer Woche eine eigene Gestalt. Ab dem zweiten Tag haben sich alle in die Arbeitsform mit ihrem speziellen Rhythmus eingefunden. Die Abfolge von Rundenarbeit, Einzelgespräch zur Informationsaufnahme, Aufstellung, Trance und Input strukturiert den Tag und ergibt einen selbst wieder leicht ritualisierten Ablauf. Bestimmte Eigenheiten von Personen treten, im Austausch mit mir, allmählich deutlicher hervor und werden von der Gruppe implizit kommentiert durch ihre Reaktionen, sei es Mitgefühl oder Lachen. Es entstehen gruppenspezifische »Running-Gags«, den anderen gegenüber und dem Geschehen als Ganzem. Beeinflusst wird die Atmosphäre auch dadurch, dass ich auf dem Boden sitzend arbeite. Mit dem Verlassen der Sitzhaltung in einem Stuhl wird die Stimmung gleichsam informeller und regressiver.

Da meine Gruppen die Größe von 15 Teilnehmern in der Regel nicht übersteigen, hat am Ende der Woche jeder mit jedem in irgendeiner Weise nicht nur eine Erfahrung gemacht, sondern auch eine Begegnung haben können. Diese Begegnungen sind doppelter Natur. Sie speisen sich einmal aus dem Miteinander und dem gegenseitigen Erleben, in der Arbeit wie im informellen Bereich. Zum anderen entstehen besondere Beziehungen zwischen dem Protagonisten und den Personen, die als Stellvertreter in seiner Aufstellung gestanden haben, vor allem zur Rolle des Alter Ego, und natürlich auch umgekehrt.

Ich unterbinde diese Begegnungen nicht, habe jedoch ein Auge darauf. Zum einen können sich in diesen Beziehungen Übertragungsprozesse entfalten, die für die Arbeit hinderlich sind. Dies ist insbesondere bei starken negativen und aggressiven Übertragungen der Fall. Doch auch positive Übertragungen, aus denen heraus jemand allzu sehr in Beschlag genommen wird, entziehen der Arbeit die Energie. Zum anderen verhält es sich mit diesen Beziehungen wie mit Beziehungen generell. Sie schaffen Austausch und Begegnung, engen jedoch dadurch gleichzeitig den Bewegungsspielraum des Einzelnen ein. Dieser Spielraum hat für mich Vorrang. Ist er bedroht, dann unterbinde ich aktiv den Kontakt und treffe mit den

Teilnehmern eine Abmachung, dass sie sich aus dem Weg gehen und gegenseitig in Ruhe lassen.
Dies geht nicht immer, selbst wenn die Teilnehmer sich daran zu halten versuchen. Dies war z. B. in einer Gruppe der Fall, in der sich zwei Frauen aus einer Supervisionsausbildung trafen, ohne dass sie von der Teilnahme der jeweils anderen gewusst hatten. In der Ausbildungsgruppe hatten sie heftige, deutlich projektiv aufgeladene Konflikte miteinander, die nun in die Aufstellungsarbeit hineinwirkten. In großen Gruppen kann ein solcher interpersoneller Konflikt vernachlässigt werden. Bei den Gruppengrößen, mit denen ich arbeite, geht das nicht. Klar war, dass sie keine gegenseitigen Stellvertreterfunktionen übernehmen würden. Um sie überhaupt arbeitsfähig zu machen und zu halten, war eine Arbeit an diesem Konflikt nötig. Ziel einer solchen Arbeit ist es jedoch nicht, den Konflikt zu klären, wie ich dies in einem gruppendynamischen Setting machen würde. Sondern es geht an erster Stelle darum, miteinander Formen der gegenseitigen Abgrenzung zu finden, sodass sie für die Arbeit an den eigenen Fragestellungen frei werden und bleiben.
Eine konzeptionell spannende Frage ist, inwiefern sich die jeweilige Fokussierung der individuellen Themen gegenseitig beeinflusst. Hier spielen Zufälligkeiten hinein, die über die Zusammensetzung der Teilnehmer entstehen, dann jedoch eine eigene Wirkung entfalten. Dies kann sein, wenn ein bestimmtes Thema mehrmals auftaucht oder bestimmte Konstellationen und Positionen besonders häufig vertreten sind. Einerseits steuere ich die damit verbundenen Phänomene, um den Freiraum des Einzelnen zu schützen und zu bewahren. Andererseits akzeptiere ich es auch als etwas, was jenseits meiner Beeinflussung liegt und zudem eine eigene Wirkebene der Gruppenarbeit ausmacht. Es sind eben *diese* Personen mit ihrer speziellen Geschichte, mit denen ein Teilnehmer seine Erfahrung dieser Woche teilt. Die Begegnung mit diesen spezifischen anderen, die dabei auftauchenden Gemeinsamkeiten und Unterschiede in Familienkonstellation und Lebensgeschichte, all dies beeinflusst sich gegenseitig und gibt die Hintergrundfolie ab für ein neues Bild von der eigenen Konstellation und Geschichte.
Die Besonderheit einer Gruppe konturiert sich auch im Umgang mit dem Leiter sowie im Umgang des Leiters mit den einzelnen Teilnehmern und der Gruppe als Ganzer. Da das dyadische Ge-

spräch mit dem Einzelnen im Mittelpunkt steht, prägt dies in starkem Maße Atmosphäre und Prozess der Gruppe. Ich trete von Anfang an schnell nah an den Einzelnen heran, so wie er mich jeweils lässt. Dadurch entstehen Bilder und Phantasien über mich als Leiter, der als sehr mächtig erlebt wird. Ich nutze diese Macht und halte sie zugleich im Zaum. Die Produktion von gläubigen Anhängern ist keine Nebenwirkung, sondern eine Unfreiheit wird nur durch eine andere Unfreiheit ersetzt.

Das Ausmaß meiner Direktheit, meine Bereitschaft zur Konfrontation variiert mit meiner Einschätzung der Stimmung, die damit in einer Gruppe insgesamt produziert wird. Harte Konfrontationen am Anfang machen Angst, und zwar weniger bei der angesprochenen Person, mit der ich dabei in Kontakt bin, als vielmehr bei anderen Gruppenmitgliedern, mit denen ich das nicht bin. Das direktive Vorgehen des Leiters lässt schnell die individuellen Reaktionstendenzen der Gruppenmitglieder hervortreten, angesiedelt zwischen Abhängigkeit und Gegenabhängigkeit. Sie haben zwar immer etwas mit der jeweiligen Geschichte des Einzelnen zu tun und sind insofern Bestandteil der Arbeit. Sie können aber auch als Artefakt eines rigiden und autoritären Leitungsstils entstehen.

Wenn diese Autoritätseffekte nicht offen zu Tage treten, dann heißt dies keineswegs, dass es sie nicht gibt. Vielmehr ist ihr Verschwinden selber ein Teil des Phänomens. Die Teilnehmer kommen ja in ein Seminar mit ihrer Bereitschaft, sich den schwierigen Teilen ihrer Geschichte auszusetzen. Ihre Bereitschaft zur Gefühlsreaktion ist hoch und sie sind entsprechend verunsichert. Durch die direktive Gesprächsführung werden sie innerhalb der Gruppe stark individualisiert, was ihre Möglichkeiten verringert, sich bei den anderen zu vergewissern, wie sie das Geschehen erleben. Die eigenen Reaktionen werden als Folge davon nicht mit dem Gruppengeschehen oder dem Verhalten des Leiters verknüpft, sondern ausschließlich sich selber zugesprochen. Dies wiederum verstärkt die Autoritätsfixierung.

Was sich unterhalb dieser Ruhe verbergen kann, wurde mir einmal schlagartig klar, als ich für eine Gruppe von Supervisoren ein zweitägiges Einführungswochenende in die Aufstellungsarbeit durchführte. Es ging dabei nicht um Familienaufstellungen, sondern um die Arbeit an beruflichen Fragestellungen. Ich führe in einer solchen Veranstaltung die Teilnehmer Schritt für Schritt an die

Arbeitsprinzipien der Aufstellungsarbeit heran, fange mit dem Aufstellen von Strukturmerkmalen und Rangfolgen an, die diese Gruppe charakterisieren, und stelle dann anhand von eingebrachten Fällen verschiedene Aufstellungsformate vor, so wie es sich jeweils anbietet. Hierbei wiederum fange ich mit den diagnostischen Möglichkeiten der Arbeitsweise an, bevor ich dann zur Prozessarbeit übergehe, die erfahrungsgemäß die heftigsten Widerstände auslöst. Am Abend des ersten Tages hatte ich mit dieser Gruppe ein Team aufgestellt, in dem die Falleinbringerin selber Mitglied war, und mit ihr eine kleine Prozessarbeit gemacht, in der ich sie auch einen Satz habe sagen lassen.

Am nächsten Morgen, als ich nach Resten vom Vortag fragte, gab es eine kleine Explosion. Die Protagonistin selber war völlig ruhig. Doch es wurde deutlich, wie gegensätzlich die Reaktionen der übrigen Teilnehmer auf diese Arbeit waren. Vor allem die Prozessarbeit hatte heftige Affekte ausgelöst. Als Supervisoren waren sie in einer nichtdirektiven Haltung professionell sozialisiert worden. Diese Haltung war durch die direktive Vorgehensweise der Prozessarbeit hart auf die Probe gestellt worden. Das Aha-Erlebnis für mich bestand nun in der Spaltung, die sich daraus ergab. Ein Teil der Gruppe war entrüstet, wie ich mir so einen Eingriff herausnehmen konnte, ein anderer Teil war voller Bewunderung für den Mut und die Macht, die sie mir zusprachen. Allgemein ausgedrückt heißt das für mich: *Die Idealisierung des Leiters ist die Kehrseite des Widerstands gegen ihn.* Vor den eher unangenehmen Gefühlen, die mit einem solchen Widerstand verbunden sind, und vor der Außenseiterphantasie, dass man vielleicht der Einzige mit solchen Gefühlen ist, flüchtet man sich an den sicheren Ort der Idealisierung.

10. Das Aufbauen einer Aufstellung

10.1 Der richtige Zeitpunkt

Die Wahl des Zeitpunktes für eine Aufstellung hat einen doppelten Aspekt, einen individuellen und einen gruppalen. Beide Aspekte lassen sich teilweise steuern, doch steuern sie sich immer auch selbst. So ist im Verlauf eines Seminars häufig zu erleben, wie sich die Konzentration und Energie allmählich aufbauen, einen Höhepunkt erreichen und dann wieder zurückgehen mit dem Näherkommen des Seminarendes. Selten rücken schwere Themen ganz an den Anfang oder ganz ans Ende. Die Dynamik der Gruppe sorgt dafür, dass sie vom Einzelnen erst dann angegangen und eingebracht werden, wenn sich Vertrauen und eine arbeitsfähige Atmosphäre gebildet haben. Ich fördere das, indem ich den Gruppenteilnehmern Zeit und Gelegenheit zu einem Warming-up gebe. Ebenso hilfreich ist eine gute und glückliche Wahl für die erste Aufstellung. Ich überlege mir daher auch, wer diese Türöffnerfunktion für die Gruppe übernehmen kann. Eine emotional berührende Arbeit, die weder den Protagonisten noch die Gruppe über- oder unterfordert, wird allen helfen, eine für sie gemäße Form des Arbeitsbündnisses mit mir und der Gruppe zu finden.
Die regelmäßige Rundenarbeit ist der Ort, an dem sich hauptsächlich entscheidet, wer wann seine Aufstellung macht. In diesen Runden erhebe ich einen Teil der relevanten Information, ohne dass sich die Aufstellung unmittelbar anschließt. Zugleich achte ich darauf, dass die Informationserhebung nicht völlig von der Aufstellungsarbeit abgekoppelt wird. Denn mit dem Erzählen der relevanten Daten fängt ein imaginativer Prozess an, über den sich die Realität der Familienkonstellation verlebendigt. Genau dies schafft die Energie, die es für eine Aufstellung braucht.
Es ist wichtig, dass die Teilnehmer die nötigen biographischen Daten aus ihrer Familie kennen und zur Verfügung haben. Dazu dient ein Bogen zum Familienstammbaum, den ich im Vorfeld des Seminars zuschicke. Ich selber bekomme diesen Fragebogen nicht zu sehen, sondern arbeite nur mit dem mündlichen Bericht des Einzelnen. Fehlt die Bereitschaft, sich um die Beschaffung dieser Daten zu kümmern und sie in ihrer Bedeutung ernst zu nehmen, so

nehme ich dies als Ausdruck einer fehlenden Bereitschaft, sich der eigenen Geschichte zu stellen. Wird darüber hinaus deutlich, dass wichtige Daten fehlen, so eruiere ich mit dem Protagonisten zuerst, wo und von wem diese Daten zu bekommen sind. Falls dies möglich ist, fordere ich ihn auf, dies noch im und während des Seminars zu tun, sei es telefonisch oder durch einen Besuch.
Innerhalb dieser Rahmensetzung vertraue ich darauf, dass sich der innere Prozess des Einzelnen und der Prozess der Gruppe als Ganzer selber steuern. Nicht ein festes Regelwerk und auch nicht eine feste Reihenfolge bestimmen dann den Zeitpunkt einer Aufstellung, sondern der Fluss der individuellen Energie im Kontext der Gruppe. Wie die Arbeit mit Arthur deutlich gemacht hat, mische ich mich auch hier eventuell nochmals ein.

10.2 Fokussierung und Ausweitung

In der Arbeit mit dem Einzelnen ist es mir wichtig, einen Fokus zu finden, ist doch in ihm die Ernsthaftigkeit des Anliegens symbolisiert, die eine Aufstellung braucht. Ein solcher Fokus muss inhaltlich nicht völlig klar formuliert sein, sondern den Willen oder den Wunsch auf eine Bewegung nach vorne signalisieren. Auf ein unverbindliches Mal-schauen-was-rauskommt lasse ich mich nicht ein. Eine solche Aufstellung bleibt beliebig, die Möglichkeit der Distanzierung ist von Anfang an mit eingebaut. Ein zu langes Warten kann wiederum dazu führen, dass sich jemand Stunde um Stunde mental mit seiner Aufstellung beschäftigt und sich darin festfährt. In einem Seminar enthüllte eine Teilnehmerin nach einer energielosen Arbeit, dass sie sich an den Tagen davor die Aufstellung immer wieder neu aufgezeichnet habe. In ihrem Bedürfnis nach Kontrolle hatte sie sich derart der Aufstellung bemächtigt, dass diese völlig schematisch wurde und dadurch ihrer therapeutischen Kraft beraubt war.
Gelingt das Arbeitsbündnis, dann führe ich den Klienten durch seine Lebenswelt. Doch anders als bei einem Fremdenführer, der seine Kunden durch ein ihnen unbekanntes Gelände führt, kennt mein Klient die Landschaften und Sehenswürdigkeiten, die Personen und Orte, die es zu besichtigen gilt, ich hingegen nicht. So dreht sich die Aufgabe um, und ich lasse ihm das scheinbar so

Wohlbekannte fremd werden, sodass in seiner inneren Landschaft, durch die ich den Klienten begleite, Neues entdeckt wird und das Alte in neuem Licht erscheint. Zwei Bewegungen wechseln sich dabei ab und ergänzen sich: das Fokussieren und genaue Hinschauen auf ein Detail, das Ausweiten des Blickes auf das gesamte Panorama.

Manche Teilnehmer kommen mit einem klar formulierten Thema in die Arbeit, das sich zwar im Verlauf verändern mag, aber doch einen Fokus setzt, an dem entlang der therapeutische Prozess sich entwickelt. Dann fühle ich mich beauftragt, diesem Fokus zu folgen so lange, bis er durch einen anderen ersetzt wird. Andere treten hingegen in die Arbeit ein aus eher diffusen Stimmungslagen heraus. Konflikte und Probleme, Ängste und Symptome sind zwar benennbar, aber es ist gerade die Orientierungslosigkeit in der eigenen Lebenssituation, die sie eine therapeutische Unterstützung suchen lässt. Diese Diffusität der Wahrnehmung basiert buchstäblich auf einem Nichthinschauen-Wollen oder -Können. Das Fokussieren besteht dann in der Suche nach diesem Punkt, sei es eine Person und die Beziehung zu ihr oder ein Ereignis. Bei wieder anderen ist die Wahrnehmung gebannt auf einen Punkt, von dem sie sich nicht lösen kann und der die Wahrnehmung von allem anderen in der Umgebung besetzt hält. Das Ausweiten ermöglicht es, sich aus der Bannung von diesem Ereignis zu lösen und es in seinem Kontext und seiner Geschichtlichkeit zu begreifen.

Der therapeutische Prozess geht nicht in diesem Fokus auf, wenn er erreicht ist. Denn wenn man den richtigen Faden erwischt, dann zieht er ein Netz von weiteren Themen und Fragen mit sich. Dieser Fokus ist z. B. in der Arbeit mit Angelika die Kriegsgefangenschaft des Vaters. In dem Maße, wie ihre Wahrnehmung sich ganz diesem Fokus zuwendet und sie die Bedeutung dieses Ereignisses anerkennt, löst sich ihr Blick aus seinem Bann und wird frei für das, was nun in ihre Wahrnehmung rückt. Aus dem Entstehungshintergrund der emotionalen Entwicklungsblockade wird ein Katalysator der Veränderung. Es kommt ein nächster Fokus ins Blickfeld, und Schritt für Schritt weitet sich der Blick, bis er schließlich das ganze Feld erfasst. Die therapeutische Hilfe zieht sich zurück, wenn die nächsten Schritte allein gegangen werden können.

10.3 Umgang mit Informationen und Gefühlen

Im Umgang mit Informationen gilt es zu unterscheiden zwischen der Art von Fakten, wie sie in einer Genogrammarbeit (Hildenbrand 2004, McGoldrick & Gerson 1990) erhoben werden und die Voraussetzung für die Aufstellungsarbeit sind, und den Interpretationen der beteiligten Personen, vor allem des Protagonisten.

In der Phase der Informationserhebung und vor allem unmittelbar vor einer Aufstellung ist es wichtig, den Interpretationen des Protagonisten über seine familiäre Dynamik keinen breiten Raum einzuräumen, sie gegebenenfalls ganz zu unterbinden. Sie wirken wie Problemsuggestionen für den Protagonisten und wie ein emotionales Briefing für die Stellvertreter. In der Aufstellung erfordert es dann für alle eine zusätzliche Anstrengung, sich von der Suggestivkraft dieser Interpretationen zu befreien, um sich ganz dem Wahrnehmungsfeld im Hier und Jetzt überlassen zu können. Je mehr ich aber die Informationsaufnahme reguliere, indem ich unterbreche und eingreife, umso eher verhindere ich einen spontanen Erzählfluss, und zwar nicht nur beim Protagonisten selbst, sondern in der Folge davon eventuell auch bei den anderen Gruppenmitgliedern. Es kann eine angstbesetzte oder normativ geprägte Atmosphäre entstehen. Die Teilnehmer fangen an, ihre Erzählungen an den Erwartungen auszurichten, die sie aus dem direktiven Vorgehen des Leiters schlussfolgern oder dort hineinphantasieren. Es gehen dann wesentliche Informationen verloren, die in einer freien Erzählung zum Vorschein kommen würden.

Die Arbeit mit Marianne wiederum zeigt, dass es sinnvoll sein kann, bewusst diesen Erzählfluss und die dabei sichtbar werdenden Muster von Anfang an zu stören. Die Informationserhebung ist nicht Selbstzweck, sondern steht im Dienst eines therapeutischen Prozesses. Mein Vorgehen beachtet bestimmte Regeln, die für die Informationserhebung sinnvoll sind, richtet sich zugleich nach der Situation und dem spezifischen Gegenüber und ist daher immer wieder neu von Entscheidungen geprägt.

Das Gleiche gilt für den Umgang mit Gefühlen. Während der Informationserhebung und im gesamten weiteren Verlauf ist es Aufgabe meiner Führung, die Protagonisten mit ihrer primären Gefühlsebene in Kontakt zu bringen und sie damit für eine emotionale Erfahrung in und mit der Aufstellung zu öffnen. Die Klage

und der Vorwurf, die Entrüstung und der Trotz, all dies kann einem auf diesem Weg begegnen. Als Ausdruck von und Hinweis auf etwas anderes sind sie wichtig. Schenke ich ihnen zu viel Beachtung, so erschwert dies den weiteren Weg.
So macht sich z. B. Angelikas Ablehnung des Vaters an dessen strengem Erziehungsstil fest, den es so wahrscheinlich auch gegeben hat. Als wesentlicher zeigt sich im Verlauf der Arbeit, dass sie in einem Spannungsfeld steht, hin- und hergerissen zwischen der Liebe zu ihrem Vater und der Angst vor dem Schrecklichen, das er erlebt hat. Gebe ich ihren Ablehnungsgefühlen breiten Raum, so wird es für sie schwieriger, zu dieser primärprozesshaften Ebene vorzudringen.

10.4 Auswahl der aufzustellenden Personen

Für die Anfangsaufstellung halte ich mich an die Regel, auf jeden Fall diejenigen Personen aufzustellen, die in einem gemeinsamen Haus oder Haushalt leben oder in der Vergangenheit gelebt haben, unabhängig davon, ob diese Personen heute noch leben oder nicht. Es sind dies im Wesentlichen die Personen, die im eigentlichen Sinn zur Familie gehören. Wird die Wichtigkeit einer Person außerhalb dieses Kreises schon in der biographischen Erzählung deutlich, weil sie Einfluss auf das familiäre Geschehen genommen hat, so lasse ich sie von Anfang an mit stellen. Der Vorteil von späteren Hinzufügungen liegt darin, dass durch die getrennten Rückmeldungen vorher und nachher der Einfluss der hinzugefügten Person auf das Familiensystem besonders hervortritt. Es gilt, im Spannungsfeld von Fokussierung und Ausweitung der Perspektive den Kreis der aufgestellten Personen so klein wie möglich und so groß wie nötig zu halten.
Nach »unten« wird die Aufstellung durch den Personenkreis der Kernfamilie begrenzt sowie durch eventuelle frühere Familiensysteme der Eltern. Immer stelle ich die Eltern und Geschwister und zumeist auch frühere oder spätere Partner der Eltern und die Kinder aus diesen Beziehungen. Nach »oben« hin ist diese Grenze offen, wird aber in der Regel aufgrund des Charakters unseres genealogischen Gedächtnisses zwei bis maximal drei Generationen nicht überschreiten und auch nur Verwandtschaft ersten Grades

berücksichtigen, also Onkel und Tanten, Neffen und Nichten, Cousinen und Cousins, jedoch nur selten Großonkeln und -tanten usw.

Manchmal bietet es sich an, Eigenschaften von Personen oder Systemen mit aufzustellen. Ich gehe damit zurückhaltend um, da sich dadurch die Darstellungsebenen vermischen. Es handelt sich bei solchen Eigenschaftszuschreibungen um Interpretationen aus einer bestimmten Perspektive heraus und nicht um Fakten. Einen anderen Stellenwert haben für mich herausgehobene oder traumatisierende familiäre Ereignisse, wie dies in der Arbeit mit Angelika im Hinblick auf das Kriegsschicksal des Vaters der Fall ist. Die Hinzustellung des Lagers symbolisiert sowohl das Ereignis wie den damit verbundenen Persönlichkeitsanteil des Vaters und fokussiert damit ein zentrales Familienthema.

Man sollte sich auch nicht abhalten lassen, in der Kooperation mit dem Protagonisten frei mit der Form zu experimentieren. Aus solchen Experimenten sind in den letzten Jahren neue Aufstellungsformate entstanden, die hier gar nicht berücksichtigt werden können, z. B. die Problemaufstellung und das Tetralemma (vgl. Varga von Kibet 2002, Sparrer 2002). So berichtete in einem meiner Seminare eine Frau über ihre 19-jährige Adoptivtochter. Sie hatte vor einiger Zeit schon einmal eine Aufstellung zu diesem Thema gemacht. Dabei war deutlich geworden, wie wichtig die Beziehung der Adoptivtochter zu ihrer leiblichen Mutter war. Ich wollte die Kraft dieser Aufstellung, die aus ihrer Erzählung deutlich wurde, nicht durch ein neues Bild des gleichen Personenkreises überdecken. Daher haben wir gemeinsam nach einer Alternative gesucht. Im Zentrum dieser Suche stand, dass sie besorgt über die Aggressivität ihrer Adoptivtochter war sowie über ihren problematischen Umgang mit Drogen und ihre destruktiven Beziehungen zu Männern. Dem ebenfalls adoptierten Sohn ging es hingegen gut. Wir einigten uns darauf, folgende Situation aufzustellen: die Mutter, die Tochter, die Adoptivmutter und die Droge. Die Droge wurde damit wie ein Familienmitglied behandelt, und in der Arbeit entstand das Bild, dass die Adoptivtochter zwischen Droge und Adoptivmutter hindurchgehen musste, um einen eigenen Weg zu finden. Die Adoptivmutter konnte sie dabei unterstützen, aber nur bedingt beschützen, weil sie sonst in die Gefahr geriet, den Weg zur leiblichen Mutter zu verstellen. Dies führte zu einer Verantwortungsentlastung der Adoptivmutter, ohne dass sie sich dabei von ihrer Adoptivtochter zurückzog.

10.5 Auswahl der Stellvertreter und das Stellen

Nach der Informationserhebung und der Verhandlung über Fokus und Form der Aufstellung erfolgt die Auswahl der Stellvertreter durch die Protagonistin. Hier spielt eine Fülle von Faktoren eine Rolle, äußerliche Ähnlichkeit, das Alter, Sympathie und Antipathie und sicherlich auch Übertragungen. Als Leiter halte ich ein Auge darauf, um diesen Prozess gegebenenfalls mitzusteuern. Ich stoße allerdings *nicht* einen expliziten Entscheidungsprozess der Protagonistin an. Ein langes Suchen und Zögern spricht eher für ihre Unentschiedenheit und dafür, dass sie allzu feste Vorstellungen davon hat, wer wohl wie in welcher Rolle reagieren könnte. Durch eine Explizierung der Entscheidung wird dies weiter verstärkt. Die Auswahl sollte daher zügig erfolgen.
Generell werden Männer durch Männer und Frauen durch Frauen repräsentiert. Dies geht natürlich nur, wenn die Geschlechterverteilung in einer Gruppe dies zulässt und genügend Personen zur Auswahl stehen, was eine Mindestgröße der Gruppe voraussetzt. Ich habe zwar schon Aufstellungsgruppen mit 8 Personen gemacht, sinnvoll sind aber Gruppen zwischen 12 und ca. 20 Personen. Ich arbeite derzeit am liebsten mit Gruppen von etwa 15 Personen. Nicht nur in meinen Seminaren, sondern auch bei vielen Kollegen entsteht nun immer wieder die Situation, dass nicht genügend Männer teilnehmen. Vom umgekehrten Fall habe ich noch nie gehört. Bei größeren Familien müssen daher Männerrollen von Frauen übernommen werden, was diesen in der Einfühlung gut gelingt. Sowohl in der verstärkten Nutzung des therapeutischen Raums durch Frauen wie auch in ihrer Einfühlungsfähigkeit spiegeln sich die gängigen Geschlechterrollen, die natürlich auch an der familiären Dynamik entscheidenden Anteil haben. So ist es zumeist nach wie vor stärker Aufgabe der Frauen in der Familie, sich um das Wohlergehen der anderen zu sorgen, was sich als eine Art Einfühlungstraining verstehen lässt. Auch mag sich ein Effekt auswirken, der in der Geschlechterforschung belegt ist: Es ist leichter, sich in eine gesellschaftlich höher bewertete Rolle einzufühlen als umge-

kehrt. Geht man von einer weiterhin wirksamen Ungleichheit der Geschlechter aus, dann hat dies den Effekt, dass sich Frauen besser in Männerrollen als Männer in Frauenrollen einfühlen können. Allerdings ist auch eine Stellvertretung von Männern durch Frauen nicht ideal, weil damit das Thema der Überrepräsentanz der Frauen in der Familie verstärkt wird.

Sie ist jedoch nicht problematisch, wenn bestimmte Punkte beachtet werden. Solange aus der Gruppe Männer zur Verfügung stehen, frage ich beim Protagonisten nach, falls er diese nicht wählt. Auf jeden Fall ist der Vater von einem Mann zu repräsentieren. Ob man eher bei den Geschwistern oder den Großeltern auf die Entsprechung des Geschlechts verzichtet, hängt von den Informationen ab, die über einzelne Personen in der Familie gegeben werden, und vom Fokus, den man setzen will.

Falls befreundete Personen zusammen an einem Seminar teilnehmen, so sollten sie sich nicht als Stellvertreter für ihre jeweiligen Aufstellungen aussuchen. Noch mehr gilt dies für Personen, die verwandt sind, z. B. Geschwister, und auch für Paare. Der Unterschied zwischen dargestelltem System und der stellvertretenden Darstellung dieses Systems, der für die Aufstellungsarbeit zentral ist, wird sonst verwischt.

Das Aufstellen selber erfolgt ohne Worte und Anweisungen der Protagonistin. Vielmehr führt sie die Stellvertreter an ihre Stelle, am besten indem sie sich hinter sie stellt und sie aus der dadurch entstehenden Parallelität der Perspektive an ihren Platz geleitet. Es wird also gezielt die verbale Ebene verlassen, um sich und den Stellvertretern die präverbale Welt des Raumes zu eröffnen. Ich selber wechsele zu diesem Zeitpunkt meinen Tonfall und gehe über in die langsame Sprechweise der Hypnotherapie. Auch ohne diese Unterstützung dauert es meistens nur Sekunden, bis die Protagonistin in einen tranceähnlichen Zustand eintritt. Da sich das Gesamtbild erst allmählich aufbaut, fordere ich sie am Ende nochmals auf, das Bild zu überprüfen und gegebenenfalls Korrekturen vorzunehmen.

Dies ist auch nötig, wenn der Eindruck entsteht, dass der Protagonist ein lange vorher überlegtes und schematisch wirkendes Bild aufstellt oder Desinteresse und Gleichgültigkeit zeigt. Dann ist schon bei der Wahl des Zeitpunktes ein Fehler unterlaufen. Ist eine Korrektur nicht möglich, dann sollte die Arbeit nicht fortgesetzt, sondern besser abgebrochen und später nochmals aufgenommen werden.

Als Leiter sorge ich in der Phase des Aufstellens für die Einhaltung dieser Regeln und halte mich ansonsten aus dem Geschehen heraus. Zugleich tauchen beim Aufstellen schon eine Fülle von Bildern und daran anschließende Hypothesen auf. In welcher Reihenfolge werden die Familienmitglieder aufgestellt? Wie reagieren die Stellvertreter beim Aufgestellt-Werden oder bei der Hinzufügung von weiteren Personen? Für wen findet sie direkt einen Platz, für wen ist dies schwierig? Wie verändert sie eventuell einzelne Plätze im Verlauf des Aufstellens?

Ist das Aufstellen beendet, so tritt die Protagonistin aus dem Bild heraus, und ich fordere sie auf, sich einen Platz zu suchen, von dem aus sie das Geschehen gut verfolgen kann. Dieser Platz kann im weiteren Verlauf der Arbeit zwar verändert werden, um eine andere Perspektive einzunehmen, sollte aber immer klar vom Energiefeld der Aufstellung abgegrenzt sein. Wichtig ist es auch, darauf zu achten, dass die Protagonistin die Umstellungsarbeit aufmerksam verfolgt. Manche versuchen sich zu entziehen, sie schauen weg, auf den Boden oder geben sich einen Ausdruck des Desinteresses.

Ich fordere sie zudem auf, sich zu setzen, da manche im Stehen immer sprungbereit bleiben. Es fällt ihnen schwer, das System sich selbst zu überlassen und damit auch ihre Kontrolle und Verantwortung abzugeben. Dies kann sich durch die gesamte Arbeitsphase mit den Stellvertretern hindurchziehen. Eindringlich in Erinnerung geblieben ist mir eine Aufstellung während meiner Lernzeit bei Heinrich Breuer, als er die Stellvertreterin der Protagonistin von der Seite ihres Vaters, der sie missbraucht hatte, wegstellte und die Protagonistin daraufhin buchstäblich in die Aufstellung hineinstürzte, weil sie es selbst in der stellvertretenden Darstellung nicht ertragen konnte, vom Vater abgerückt zu werden.

10.6 Die Befragung der Stellvertreter

Die Befragung der Stellvertreter konzentriert sich auf deren Gefühle und Wahrnehmungen. Am Anfang einer Aufstellungsarbeit, wie auch generell in den ersten Aufstellungen eines Seminars, ist es sinnvoll, den Stellvertretern Hilfestellungen dabei zu geben, sich auf die Wahrnehmung im Hier und Jetzt einzulassen. Wie in der Arbeit mit Arthur deutlich wurde, sind die Rückmeldungen der Stellvertreter immer mit Interpretationen versetzt. Die Wahrnehmung der Welt ist immer schon interpretierte Welt. Übersteigt dies ein bestimmtes Ausmaß, so greife ich explizit ein und fordere den Einzelnen auf, sich von diesen Interpretationen zu lösen und auf sich und seine Körpersignale zu achten. Zumeist steuere ich diese Rückmelderunden jedoch eher implizit, um nicht zu stark auf eine kognitiv-reflektierende Ebene zu gehen. Ich ignoriere die Interpretationen und frage stattdessen beharrlich nach.

Wie ebenfalls in der Arbeit mit Arthur schon erläutert, macht es Sinn, in der Reihenfolge der Befragung die strukturellen Annahmen über Familie zu verlebendigen. Ich frage also die Eltern vor den Kindern, die Kernfamilie vor den Großeltern, die Familienmitglieder vor familienfremden Personen, das Gegenwartssystem vor einem früheren oder späteren System usw. Die jeweilige Wahl der Reihenfolge impliziert Vorstellungen über Hierarchie und Vorrang. Dies setzt sich auch darin fort, dass sich die Rückmeldungen der Stellvertreter unweigerlich gegenseitig beeinflussen werden, was wiederum eine Rolle spielt, wenn ich einen bestimmten Fokus setzen oder verfolgen will.

Um einen Eindruck der Perspektivenvielfalt in einer Aufstellung zu bekommen und die Rückmeldungen der Stellvertreter besser nachzuvollziehen, gehe ich jeweils zu ihnen hin. Ich gehe dabei nicht durch die Aufstellung hindurch, sondern umschreite das Feld. Die Bewegung und die Zeit helfen mir zudem bei meinen eigenen Suchprozessen.

Aus der ersten Aufstellung sowie den Rückmeldungen der Stellvertreter entstehen sofort weitere Hypothesen über zentrale Prozesse des dargestellten Familiensystems. Zusammen mit den Bildern, die schon beim Aufstellen entstanden sind, ergibt dies eine Fülle, die gar nicht gänzlich beachtet und bearbeitet werden kann. Dem nächsten Schritt gehen also notwendigerweise Entscheidungen des Leiters voraus, was er fokussieren will und was eher in den Hintergrund rückt. Dieser Entscheidungsprozess wird zwar von meinem Wissen und meiner Erfahrung gespeist, aber um nicht meinerseits in eine zu kognitiv gesteuerte und steuernde Haltung zu gehen, muss ich mich auch den Impulsen und Intuitionen überlassen, die ich im Augenblick ihres Auftauchens *nicht* verstehe.

Zudem erfordert dies auch der praktische Handlungsdruck in der Arbeit.

In der Begleitung einer Aufstellung stellt sich die Frage, inwieweit ich meinen inneren Dialog und meine Hypothesenbildung dem Protagonisten zur Verfügung stelle oder nicht. Ich kann dies ungerichtet tun, mich an die Stellvertreter oder auch an die Gruppe als Ganze wenden oder den Protagonisten direkt ansprechen. Auf jeden Fall bedeutet dies, zwischen der Ebene der Aufstellung und dem Dialog mit dem Protagonisten hin und her zu wechseln. Dieser Ebenenwechsel sollte sparsam dosiert sein, da er sonst die suggestive Kraft der Aufstellung übermäßig stört. Ich stelle dem Protagonisten zwar neue Perspektiven und Sichtweisen zur Verfügung und fördere damit die Transparenz der Arbeit. Auch nutze und stärke ich hierbei bestimmte Suggestionen, um weitere Suchbewegungen auszulösen. Es besteht aber die Gefahr, der Aufstellung zu viele Themen aufzubürden und die Unbestimmtheit der Raummetaphern zu früh zu schließen. Die von mir geäußerten Ideen fließen zudem in die Wahrnehmungen der Stellvertreter ein, wodurch die Aufstellung an Eigenständigkeit verliert und damit einen Teil ihrer Fähigkeit, Neues und Überraschendes zu Tage zu fördern.

10.7 Hinzufügungen und Umstellungen

Spätestens mit dem nächsten Schritt mischt sich der Leiter deutlich in das Geschehen ein, indem er entweder Hinzustellungen vorschlägt oder Umstellungen vornimmt. Eine Hinzustellung kann man von Anfang an einplanen, wenn man dadurch den Unterschied von Vorher und Nachher betonen will. In der Arbeit mit Angelika war mir von Anfang an klar, dass die Kriegsereignisse eine Rolle spielen würden, jedoch noch nicht, in welcher Form. So habe ich erst einmal die Rückmeldungen aus der ersten Aufstellung abgewartet. Häufiger ergeben sich die Ideen zu einer Hinzustellung aus dem ersten Aufstellungsbild, wie dies bei der Arbeit mit Arthur der Fall ist, indem fast alle Stellvertreter in der Befragung ihre Gefühle der Kontaktlosigkeit beschreiben. Erst in einer erneuten kurzen Informationserhebung spricht Arthur das erste Mal über die Freundin des Vaters, die sich als partiell wichtiges Mitglied des Familiensystems entpuppt. Es spricht ebenfalls dafür, dass jemand oder etwas im Bild fehlt, wenn der Familienkreis offen bleibt und alle in eine Richtung aus der Aufstellung hinausschauen. Das erste Bild gibt auch Aufschluss darüber, ob und wie bestimmte Themen und Ereignisse aus der Vergangenheit wirksam sind. So schaute in einem Anfangsbild der Vater des Protagonisten als Einziger aus der Aufstellung hinaus in die Vergangenheit, was mich veranlasste, den Vater des Vaters hinzuzustellen, der im 2. Weltkrieg gefallen war. All diese Entscheidungen speisen sich aus der Intuition und dem Erfahrungswissen des Leiters und folgen keinen festen Regeln.

Hinzustellungen können natürlich auch zu einem späteren Zeitpunkt vorgenommen werden, selbst noch in der Prozessarbeit, wie ein späteres Beispiel zeigen wird. Doch versuche ich, die Aufstellung personell so weit wie möglich und nötig zu vervollständigen, bevor ich weiter mit ihr arbeite, damit alle relevanten Einflussgrößen ihre Wirkung entfalten. Als Erstes werden dann in einer erneuten Befragung die Auswirkungen der Hinzustellungen überprüft. Erweisen sie sich als bedeutungslos, kann man sie durchaus wieder rückgängig machen, um das Bild nicht zu überfrachten. Dann fängt die Phase der Umstellungen an.

Ziel dieser Umstellungen ist es letztendlich, für alle Stellvertreter eine Position zu finden, die jeweils als stimmig wahrgenommen wird. Dies heißt nicht notwendigerweise, dass sich alle dort restlos wohl fühlen müssen. Eine gewisse Spannung kann durchaus in einem System verbleiben, wie in der Aufstellung von Arthur, oder gleichmäßiger auf alle Schultern verteilt werden, wie in der Aufstellung von Angelika. Vor allem stellt der Weg dorthin einen eigenen und gleichwertigen Teil des therapeutischen Prozesses dar.

Auf einem solchen Weg kann es sinnvoll sein, in das Problem hineinzugehen, es zu verstärken und zuzuspitzen, um die Konsequenzen von bestimmten Ereignissen, Handlungen und Haltungen zu verdeutlichen. Mit und in den Umstellungen spiele ich die Möglichkeiten des dargestellten Systems durch, inklusive der Wege, die die Beteiligten *nicht* gegangen sind. In der doppelten Wirklichkeit von Sein und Werden entfalte ich mit den Stellvertretern zusammen vor den Augen der Protagonistin ihr Familiendrama, so wie es war, wie es gewesen sein und wie es in der Zukunft sein könnte. Mit Hilfe von räumlichen Bildern und Metaphern, unterstützt und kommentiert durch die Rückmeldungen der Stellvertreter, erzählt die Aufstellung der Protagonistin Geschichten zu ihrer Familie und ermöglicht ihr neue Perspektiven, die sie so bislang nicht zu sehen in der Lage war.

Unterscheiden lässt sich eine direktive und eine nondirektive Form des Umstellens. Im ersten Fall nehme ausschließlich ich als Leiter Umstellungen vor. In der nondirektiven Form baue ich situationsabhängig freie Phasen ein, um stärker die Ideen und Impulse der Stellvertreter zu nutzen, und fordere sie jeweils auf, sich selber einen besseren Platz zu suchen.

Die Phase des Umstellens dauert bis zu einer halben Stunde, darüber hinaus beginnen zumeist die Energie und Konzentration aller Beteiligten nachzulassen. Sie fehlen dann für die wichtige Phase der Prozessarbeit. Die Suche nach einer guten Lösung kann dabei für alle Beteiligten zu einer echten Kraftanstrengung werden. Nicht immer gelingt eine solche gute Lösung. Auch habe ich schon einmal die Erfahrung gemacht, dass sich die Stellvertreter in ihrem Bemühen, in ihren Rückmeldungen besonders detailliert und exakt zu sein, es sich zunehmend erschwert haben, ein Schlussbild zu entwickeln. Dann konzentriere ich mich darauf, für den Stellvertreter der Protagonistin eine gute Position zu finden, denn auch eine noch in Maßen spannungsgeladene Aufstellung verdeutlicht, welche Schritte die Protagonistin für eine gute Lösung unternehmen kann. Daran arbeite ich dann mit ihr in der Phase der Prozessarbeit weiter. Gleichzeitig wirkt dies möglichen Erwartungen der Protagonistin entgegen, die Aufstellung würde ganz ohne ihr Zutun ihre Probleme einfach zum Verschwinden bringen.

11. Prozessarbeit in der Aufstellung

11.1 Der Übergang zur Prozessarbeit und das Einnehmen des Platzes

Mit dem Übergang zur Prozessarbeit verwandelt die Protagonistin ihre bisherige Außenperspektive in eine Innenperspektive. Sie tritt an die Stelle ihres Stellvertreters in ein verändertes Bild hinein und wird wieder handelndes Mitglied des Systems. Mit dem Zeitpunkt dieses Übergangs reguliere ich daher auch, wann ich sie wieder in ihre Handlungsverantwortung hineinnehme. Und während manche Protagonisten schon in der Außenperspektive stark von emotionalen Prozessen erfasst werden, so verstärkt sich dies mit dem Hineintreten in die Aufstellung nochmals. Bei Angelika z. B. wird die Emotion so stark, dass sie den Impuls bekommt, den Raum zu verlassen.

In der Prozessarbeit begleite ich die Protagonistin in direkter körperlicher Nähe, sodass ich auch minimale Reaktionen wie Augenbewegungen wahrnehmen und sie gegebenenfalls berühren kann. Ich stehe dafür in einer Position seitlich, leicht schräg hinter ihr. Von hier aus folge ich in einem Wechselspiel von Pacing und Leading ihrer Orientierung im Aufstellungsfeld, benenne die Familienmitglieder und Positionen, so wie ihr Blick auf sie fällt. Dies gibt ihr die Zeit, in das suggestive Feld der Aufstellung emotional hineinzutreten, und mir die Gelegenheit, in der Sprache der Raummetaphern Wirkungen und Bedeutungen der veränderten Position anzusprechen, z. B. die Nähe und Ferne zu anderen Positionen und den relevanten Subsystemen. Spontan aufkommende Impulse der Protagonistin geben Hinweise für das weitere Vorgehen und verbinden sich mit meinen Ideen, die ich in der vorherigen Phase der Arbeit entwickelt habe.

Nur selten belasse ich es bei solchem Hineinfinden und Hineinspüren in die Position. Zumeist folgt eine Phase der Aktion. Mit dem Wechsel in die handelnde Position und der damit verbundenen emotionalen Fundierung beginnt dann für die Protagonisten, und häufig nicht nur für sie allein, der am stärksten bewegende Teil einer Aufstellung.

11.2 Begegnungen

Die Protagonistin besucht nun in meiner Begleitung einzelne Personen in der Aufstellung, um dort in verdichteter Form zentrale Aspekte der jeweiligen Beziehung zu verlebendigen, stecken gebliebene emotionale Prozesse anzustoßen und anstehende Veränderungen in einer Art von Probehandeln zu ermöglichen. Es geht im wahrsten Sinne des Wortes darum, die Augen zu öffnen für das, was sich in der Aufstellung zeigt und welche Handlungsaufforderungen damit verbunden sind. Schon in der Orientierungsphase, beim Herumschauen der Protagonistin, wird deutlich, wo dieses Schauen geht und wo es schwierig ist.

In diesen Begegnungen eröffnet sich eine Fülle von therapeutischen Möglichkeiten, die ich gar nicht alle systematisch aufzählen kann und will. Ich nutze hierbei den in der Aufstellungsarbeit entwickelten Fundus an Ideen sowie die Vorgehensweisen von systemischer Therapie und Hypnotherapie, um in Kooperation mit der Protagonistin eine zu ihr passende Form zu finden und zu entwickeln. Bieten sich mehrere solcher Begegnungen an, so gehe ich zuerst mit der Protagonistin dorthin, wo sie sich Stärkung und Bestätigung holen kann. Nach einer solchen Verankerung an einem guten Ort können schwierige Begegnungen besser angegangen werden. So schafft z. B. vor einer schwierigen Begegnung mit den Eltern der Besuch bei deren Eltern eine gute Basis. Die Protagonistin sieht so auf einmal ihre Eltern auch als Kinder von Eltern. Dies hilft ihr, sich von der egozentrischen Welt des Kindes und den damit verbundenen Ansprüchen zu lösen. Sie begreift ihre Eltern als von ihr unabhängige Personen, die ihre eigene Geschichte hatten, *bevor* es sie gab.

Mit der Wahl der Reihenfolge von Begegnungen transportiere ich auch Vorstellungen von Aufgaben, die zuerst angegangen werden müssen, und dem, was danach kommt. Oder es wird symbolisch die Richtung eines Prozesses ausgedrückt, in der Arbeit mit Arthur der Wechsel von der Seite der Mutter zur Seite des Vaters.

Basal ist die Begrüßung der jeweiligen Person. Als Tochter oder als Sohn die Mutter oder den Vater zu begrüßen, nutzt die Faktizität der Verwandtschaftsbezeichnung zur Anerkennung des damit festgelegten Beziehungsrahmens. Ich wähle dafür die Form, wie sie als Kind die Eltern angesprochen haben, als Mama oder Papa, Mutter oder Vater usw. Diese Bezeichnungen sind zwar kulturell nicht sehr variabel, dennoch transportieren sie relevante familieninterne Unterschiede, deren Nichtbeachtung die suggestive Wirkung der Arbeit stört. In der Arbeit mit einem deutschstämmigen Teilnehmer aus Südamerika z. B., der vorzüglich deutsch sprach, ging dieser spontan an dieser Stelle dazu über, in der Aufstellung spanisch zu sprechen. Es war dies eben die Sprache seiner Kindheit.

11.3 Arbeit mit Sätzen

Im Zentrum der Begegnungen steht die Arbeit mit Sätzen. Diese Sätze sind als symbolische Handlungen zu begreifen, die in verdichteter Form auf den Kern der Beziehung zielen und bestimmte innere Bewegungen ausdrücken. Es geht darum, relevante Personen und Ereignisse anzuerkennen und zu ehren, sich aus schwierigen Konstellationen und übernommenen Aufträgen zurückzuziehen, dem Ausgleich von Geben und Nehmen Ausdruck zu verleihen. Solche Sätze sollten kurz und knapp sein, damit sie auf die zugrunde liegende Dynamik konzentriert bleiben. Von dieser Ausgangsbasis aus entwickele ich situationsangemessen zusammen mit der Protagonistin weitere Sätze bis hin zu einem Dialog mit dem Gegenüber und kleinen psychodramatischen Szenen. Geht allerdings zu viel Energie in die Inszenierung des Ausdrucks, so spricht dies eher für ein Nachlassen der Konzentration. Das Wesentliche braucht nicht viele Worte. Die Aufstellungsarbeit ist in ihrem Grundmodus eher asketisch. Am Schluss einer solchen Sequenz komme ich daher gegebenenfalls nochmals auf die Ausgangsaussage zurück.
Die Sätze brauchen also eine sprachlich konzentrierte Form, die auf den Kern der Sache abzielt, und sie müssen zur Sprachwelt der Protagonistin passen. Ich gebe eine Form vor und überprüfe sie mit der Protagonistin. Sprachliche Veränderungen akzeptiere ich, sofern sie die Aussage nicht verwässern. So verändert Arthur den ersten Satz, den ich ihm in der Begegnung mit der Mutter gebe. Aus »Das mit dir und dem Papa, da halte ich mich raus« wird »Das geht mich nichts an«. Sein Satz ist in der Formulierung zwar weniger aktiv, aber die Nachdrücklichkeit wiederum, mit der er die Umformulierung vornimmt, zeugt von seiner aktiven Haltung. Und inhaltlich bleibt der Kern der Aussage, sich aus dem Paarsystem

der Eltern hinauszubewegen, genügend erhalten. In der Arbeit mit Angelika hingegen bleibe ich bei meiner Formulierung und lasse mich nicht auf ihre Relativierung ein, »vielleicht« danke sie dem Vater, dass er überlebt hat.

Für die Formulierung solcher Sätze ist die Arbeit von Bert Hellinger eine reichhaltige Quelle, ist er doch hierin ein wirklicher Meister, der mit großer Sparsamkeit das Zentrum trifft. Zugleich hat sich gerade in der öffentlichkeitswirksamen Phase seiner Arbeit seit Mitte der 90er-Jahre gezeigt, wie solche Sätze ihren prozessualen Charakter verlieren und zu moralischen Urteilen und Zuschreibungen werden. Ich übernehme daher zwar einiges aus diesem Repertoire, doch in dem Bewusstsein, dass ich als Aufstellungsleiter, der mit solchen Sätzen arbeitet, eine mir gemäße Form finden muss. Die Sätze müssen nicht nur präzise auf die Sache abzielen, sondern auch aus einer bestimmten Haltung heraus verlebendigt und persönlich getragen und gefüllt werden, damit sie nicht zu autoritären Ritualen erstarren. Für mich ist dies ein andauernder Suchprozess, in dem ich Formen ausprobiere und variiere, manche fallen lasse, andere nach langer Zeit wieder neu probiere. Wenn es gut gelingt, dann ergibt sich am Ende eine Kongruenz des Ausdrucks im Dreieck von Thema, Protagonistin und mir.

Als Leiter habe ich ein Repertoire von solchen Sätzen zur Verfügung. Wichtig dabei ist, dass ich sie nicht mechanisch einsetze, sondern ein Verständnis von der Logik ihrer Konstruktion und Wirkkraft entwickle. Dann schöpfe ich auf dieser Grundlage situationsadäquate neue Varianten. Problematisch wird es dann, wenn diese Arbeitsweise sich zu einem manualisierten Vorgehen verfestigt, das subsumptionslogisch vorgeht und den Einzelfall dieser Logik unterwirft. Die Arbeit mit Sätzen erfordert die Überprüfung ihrer Passung und Wirksamkeit und damit die Bereitschaft, sie zu korrigieren. Was im einen Fall geholfen und gewirkt hat, wird dies nicht automatisch in einem anderen Fall leisten. Allerdings geht die Aufstellungsarbeit davon aus, dass die grundlegenden familiären Prozesse nicht unendlich variabel sind, sondern sich in einem überschaubaren Rahmen halten. Die Arbeit mit Sätzen steht in diesem Spannungsfeld von Besonderem und Allgemeinem.

Bei der Formulierung von Sätzen ist ein bedeutsamer Unterschied zu beachten. Manche sind deskriptiv und bezeichnen das, was ist. Andere sind vorrangig »injunktiv und operativ, also auffordernd und bewirkend« (Sparrer 1997, 122). Sie wollen keine Wahrheiten festschreiben, sondern etwas Augenblickliches benennen und dies nutzen, um festgefahrene Prozesse in Bewegung zu bringen. Sie sind Konfrontationen in dem Sinne, dass sie die Protagonistin zur Stellungnahme gegenüber den notwendigen Aufgaben auffordern, die sich aus ihrer spezifischen Geschichte und der ihrer Familie ergeben. Oder wie es bei Hellinger heißt: »Der Wahrnehmung geht es um den Vollzug und nicht um die Wahrheit« (in Weber 1993, 175). Die Arbeit mit Sätzen ist daher eingebettet in die doppelte Wirklichkeit von Sein und Werden. Auf der Ebene des Seins sprechen sie das aus, was offensichtlich ist. In der Arbeit mit Angelika wird dies deutlich. Hätte ihr Vater das Kriegsgefangenenlager nicht überlebt, dann wäre sie nie geboren worden. Um dieses Faktum anzuerkennen, fordere ich sie auf, sich dafür beim Vater zu bedanken. Er hat einen Preis für sein Überleben gezahlt, und sie in der Folge auch. Es war dies ein notwendiger Preis, sowohl seine Existenz wie in der Folge auch ihre sind daran gebunden. Der Preis wird damit zu einem Teil ihrer Bindung an den Vater und dessen Bindung an sie. Mit seiner Anerkennung spricht sie zugleich ihrer eigenen Existenz die Anerkennung aus. In dem Moment, in dem sie diese Verbindung benennt, weist das Sein schon über sich hinaus. Die Anerkennung für das, was war und ist, öffnet den Weg für das, was sein kann. *Aus der Anerkennung der Bindung tritt die Lösung hervor.*

Dieses existenzielle Grundmuster der Arbeit kann in vielen Formen realisiert werden. Sie setzt die Protagonistin in Verbindung mit der Kontinuität ihrer Familie, aus der sie nicht heraustreten kann, ohne einen Teil von sich selbst zu negieren und damit ihre Entwicklungskräfte zu schwächen. Den Eltern, Großeltern oder anderen wichtigen Personen der Familie, die hierbei eine Rolle gespielt haben, zu danken und sie zu ehren, gibt dieser (Selbst-)Anerkennung einen Ausdruck. Dies geschieht in Sätzen wie »Ich gebe dir die Ehre«, »Ich danke dir für das, was von dir kommt«, »Ich verneige mich vor deinem Schicksal«.

Bei der Formulierung der Sätze spielt die konzeptionelle Annahme über Familie eine wesentliche Rolle, dass jedes Handeln, auch wenn es noch so merkwürdig und sinnlos erscheint und daraus eventuell schlimme Konsequenzen erwachsen sind, als Ausdruck einer verborgenen Verbindung, von Liebe und Zuneigung aufgefasst werden kann. Aus dieser Einsicht heraus fordert man dann die Protagonistin auf, hiervon Abstand zu nehmen. Umgekehrt kann man die Protagonistin auch in das destruktive oder selbstdestruktive Verhalten hineinführen, z. B. mit der Verschreibung: »Das erledige ich für dich, egal, was es mich kostet.« Im Kontext der relevanten Personen oder der gesamten Familienkonstellation wird auf einmal das scheinbar Sinnlose sinnvoll. Für die Protagonistin hat diese Einsicht und Sinngebung nicht nur einen unmittelbar entlastenden Effekt. Es entsteht zugleich die Möglichkeit, von solchen (selbst)destruktiven Handlungsmustern zurückzutreten.

Es macht auch manchmal Sinn, von der einen auf die andere Ebene zu wechseln. In der Arbeit mit einer Frau, deren Eltern sich getrennt hatten, habe ich sie zu ihren Eltern sagen lassen: »Was euch auseinander getrieben hat, da halte ich mich raus, aber du bleibst der Vater (bzw. die Mutter).« Sie hat heute selber vier Kinder und sich gleichfalls von dem Vater der Kinder getrennt. Einige Zeit nach der Aufstellung kam sie nochmals zu einigen Einzelstunden, zuerst allein und dann mit ihrem derzeitigen Freund. In dieser Beziehung war es nach kurzer Zeit ebenfalls schwierig geworden. Der Satz, den ich ihr im Seminar gegeben hatte, hatte sie zwar nicht verlassen, aber er war ihr auch fremd geblieben, vor allem was die Beziehung zum Vater anging, der sich von seiner zweiten Frau ebenfalls wieder getrennt hatte. So bot ich ihr in der Beziehung zum Vater den Satz an: »Ich mache es so wie du, was immer es mich kosten sollte.« Sie war sofort einverstanden und wurde ruhig.

Formulierungen dieser Art sind Umsetzungen von aus der systemischen Therapie bekannten strategischen Vorgehensweisen – z. B. Umdeutungen, Verschreibungen und paradoxen Interventionen – in eine sprachlich verdichtete Form. Ob und wie solche Sätze angeboten werden, sollte man als Leiter jedoch sorgfältig überprüfen. Ich achte gerade bei schwierigen biographischen Konstellationen darauf, mich mit angemessenem Respekt dem Thema zu nähern und in Kooperation mit der Protagonistin eine passende Form zu finden. Es kann nicht darum gehen, bei bestimmten Problemlagen immer den gleichen Satz zu verwenden, sondern aus dem Verständnis der zugrunde liegenden Beziehungslogik heraus, auf die der Satz abzielt, eine individuell passende Formulierung zu finden.

Dies gilt z. B. auch für Sätze wie »Lieber gehe ich als du« oder »Ich folge dir nach«, die in ihrer Logik auf den systemischen Sinn von

Erkrankungen abzielen. Durch die Benennung der unbewussten Dynamik erwächst der Protagonistin die Möglichkeit, sich davon zu distanzieren. Wieder ein anderer Satz zielt auf die Kontaktaufnahme zu Vater und Mutter bei einer sehr konfliktbesetzten und distanzierten Beziehung mit der paradoxen Formulierung: »Ich mache es so wie du, ganz auf meine Weise.«
Entsprechend der anderen Struktur der Beziehung lassen sich auch für die Dynamik in der Paarbeziehung solche Sätze finden. Kränkungen und Verletzungen des Partners können auf diese Weise anerkannt werden, z. B. durch den schlichten Satz: »Es tut mir Leid.« Umgekehrt wird eine verdeckte Dynamik von Rache und Vergeltung dadurch gestört, dass sie expliziert wird, z. B. durch den Satz: »Ich werde mich rächen, egal, was es mich kostet.«

11.4 Arbeit mit Ritualen

Rituale sind zwar häufig mit dem Einsatz von Sätzen verknüpft, haben diese doch durchaus selbst rituellen Charakter. Sie stellen aber eine eigenständige Vorgehensweise dar und zeichnen sich im hier verstandenen Sinne durch ihren Körpereinsatz aus. Dieser kann sprachlich begleitet sein, muss dies aber nicht. D. h., sprachliche Handlungen können durch Rituale ergänzt, aber auch ersetzt werden. Im Zentrum steht eine körperlich umgesetzte Handlung. Rituale schließen durch diese Vermittlung über den Körper an die vorsprachlichen Metaphern des Raumes an. Schon das Hingehen zu einer Person in der Aufstellung, die Wahl eines Weges dorthin, die Suche nach dem passenden Abstand, das Anschauen der Person, all dies hat rituellen Charakter bzw. kann zu einem Ritual gemacht werden. Denn rituell sind diese Handlungen nicht aus sich heraus, sondern dadurch, dass ihnen ein bestimmter Sinn zugesprochen wird, der sich im körperlichen Vollzug realisiert.
Diese Sinnschöpfung des Rituals ist dabei nie ausschließlich individuell geprägt. Zum Ritual wird Handeln vielmehr erst, indem es sich an *kollektiv geteilte Sinnstrukturen* anlehnt. Dies unterscheidet rituelles Handeln von unseren habituellen Gewohnheiten, die einen großen Teil unseres Alltages strukturieren. So gesehen ist die Aufstellungsarbeit insgesamt ein Ritual, das auf dem impliziten Wissen über basale familiäre Strukturen und Prozesse und den kol-

lektiv geteilten Metaphern des Raumes aufbaut. Ein Ritual kann daher nur in Maßen individualisiert werden, weil es dadurch seinen Charakter und seine Wirksamkeit verlieren würde. Es kann höchstens individuell interpretiert werden. Psychotherapeutische Arbeit wiederum schaut auf ein Individuum in der Einzigartigkeit seines Lebensvollzuges. Daraus ergibt sich das spezifische Spannungsfeld von Besonderem und Allgemeinem, von Individuum und Transzendenz, in dem sich therapeutische Rituale bewegen (vgl. Welter-Enderlin & Hildenbrand 2002, Vandermeersch 2003).

In der Aufstellungsarbeit werden Rituale vor allem für die Bearbeitung und Bewältigung existenzieller Lebenssituationen und -ereignisse eingesetzt. Sie helfen dem Protagonisten in solchen Situationen, in denen sich eine bisherige Ordnung in Chaos aufzulösen droht, indem sie das traumatische und angstbesetzte Geschehen im Ritual bannen. In der Arbeit selber erfüllen sie diese Funktion der Angstbewältigung natürlich auch für den Leiter. Dessen sollte er sich bewusst sein, damit er nicht in eine dogmatische Kanonisierung des Rituals abrutscht.

In der Aufstellungsarbeit zum Einsatz kommen Trauer-, Abschieds- und Trennungsrituale, Übergangs- und Schwellenrituale (van Gennep 1986, Turner 1989), Rituale des Ausgleichs von Geben und Nehmen, der Anerkennung und des Dankes. Jede Kultur hält hierfür einen Kanon von Formen bereit. Manche von ihnen sind durchaus lebendig und alltäglich, andere wiederum abgesunken. Sie müssen ausgegraben und neu entdeckt werden. Die Aufstellungsarbeit greift auf diesen Kanon zurück und formt ihn für ihre Zwecke um.

Prozesse des Anerkennens und Dankens finden einen metaphorischen Ausdruck über die körperliche Geste der Verbeugung, die im Moment des Vollzuges eine Unterordnung signalisiert. Diese ist zwar hierarchisch fundiert, so wie dies in der Familie für die Beziehung zwischen den Generationen der Fall ist, vor allem zwischen Eltern und Kindern. Eingebettet ist dies aber in den größeren Zusammenhang der Asymmetrie von Geben und Nehmen. Etwas zu nehmen und es nicht anzuerkennen und sich nicht zu bedanken, hält die Asymmetrie aufrecht. Der Dank hingegen, und damit die Anerkennung der Beziehung, gibt etwas zurück und entlässt den Dankenden dadurch aus der Verpflichtung. Er wird frei zu gehen. Diese Dynamik in einer Handlung anzuerkennen und damit zu realisieren, dem dient die Verbeugung.

Dies verknüpft den Ausgleich von Geben und Nehmen mit dem Prozess des Ankommens und Weggehens. Um aus der Beziehung zu den Eltern gut in neue eigene Beziehungen gehen zu können, muss man einmal ganz dort angekommen sein, sonst bleibt dieser Prozess unabgeschlossen. Ist daher die Verbindung zwischen einem Kind und seinen Eltern, vor allem zur Mutter, früh unterbrochen worden, so braucht es Schritte davor, bevor ein solches Nehmen möglich wird. Dieser innere Vorgang wird körperlich und räumlich vollzogen, indem in einer Altersregression und mit den Mitteln der Körperarbeit die »unterbrochene Hinbewegung« dort wieder aufgenommen wird, wo sie abgebrochen wurde (Hellinger in Weber 1993, 58 ff., Ingwersen 2004). Ist der Zugang zum kindlichen Wunsch nach Geborgenheit und Nähe geöffnet, wird er geerdet in einer Umarmung und dem Gehaltenwerden durch die Stellvertreterin der Mutter. Dieser Prozess kann auch außerhalb einer Aufstellung weiter unterstützt und ergänzt werden, z. B. indem die Protagonistin sich auf eine Decke legt und durch die Gruppe leicht gewiegt wird. Solche und ähnliche Übungen aus Gestalt, Encounter und Körperarbeit stellen eine fruchtbare Ergänzung dar.

Die Arbeitsformen des Rituals dienen dazu, die Bindung nochmals zu verlebendigen, um dem Nehmen Ausdruck zu verleihen. Sein Ziel ist es jedoch, den Abschied zu ermöglichen und vorzubereiten. Dies ist nicht immer alles zugleich möglich. Die emotionale Erfahrung des Ankommens muss sich erst entfalten. Es gilt daher abzuwägen, ob der Fokus auf dem Ankommen oder dem Abschied liegt oder ob beides möglich ist. Der rituelle Vollzug des Abschieds lässt sich symbolisieren, indem die Protagonistin im Schlussbild der Aufstellung, zumeist an der Seite ihrer Geschwister stehend, sich zusammen mit diesen umdreht und mit den Eltern im Rücken nach vorne in die Zukunft schaut.

Dieses Bild der Abfolge wird noch weiter symbolisch aufgeladen, indem hinter die Eltern die Großeltern gestellt werden und sich damit die Reihe der Generationen nach hinten verlängert, bis sie im Nebel der Vergangenheit versinkt. Eine besondere Rolle spielen bei diesem Bild die Reihe der Geschlechter, d. h. wenn die Tochter vor ihrer Mutter steht, diese wiederum vor ihrer Mutter und der Sohn vor dem Vater, dieser vor seinem Vater usw. Als Beobachter eines Seminars von Albrecht Mahr konnte ich die Aufstellung einer Bauernfamilie mitverfolgen, deren Hof seit acht Generationen in der Familie bewirtschaftet wurde. Der Letzte in der Reihe, der Protagonist der Aufstellung, hatte den Hof verlassen. Als er in der Aufstellung am vorderen Platz in der Reihe von acht Männern stand, wurde die Bedeutung dieser Tradition unmittelbar sinnlich erfahrbar und die Schwierigkeit, aus einer solchen Reihe auszuscheren und damit die Tradition zu beenden.

Eine wichtige Rolle spielen Rituale im Umgang mit den Toten und den möglicherweise traumatisch belastenden Umständen eines Todes. Schon Marcel Mauss (1975) hat darauf aufmerksam gemacht, dass wir nicht nur in Gemeinschaft mit den Lebenden leben, sondern auch mit den Toten. Viele unserer Gedanken beschäftigen sich implizit damit, die Ahnen zu besänftigen, vor allem diejenigen Personen, die vor ihrer Zeit gegangen sind. Es ist ein wichtiger Teil der Aufstellungsarbeit, solche unbewussten Verbindungen zu Tage zu fördern und anzuerkennen. Wir bitten die Verstorbenen im Ritual gleichsam um Aufschub bis zu dem Tag, an dem auch wir gehen werden. Dies geschieht z. B. durch die Verbeugung vor früh verstorbenen Großeltern. Mit der Anerkennung dieses Geschehens treten wir zugleich in ein anderes Verhältnis zu den Eltern, die eventuell den Mangel, den dieser frühe Verlust bei ihnen erzeugt hat, an ihre Kinder weitergegeben haben.

Ein solches Anerkennungsritual ist auch hilfreich gegenüber früheren Partnern von Mutter und Vater, z. B. gegenüber der ersten Liebe der Mutter, die im Krieg gefallen ist; oder gegenüber der ersten Liebe des Vaters, die dieser verlassen hat. Über Prozesse unbewusster Identifizierung fühlt sich eventuell später ein Kind vom Schicksal eines Toten gezogen. Die Anerkennung dieses Schicksals im Ritual hilft, sich von dieser Dynamik zu lösen.

Hilfreich ist dies auch im Umgang mit früh verstorbenen Geschwistern. In der Aufstellung einer Teilnehmerin bekam ihr früh gestorbener jüngerer Bruder einen Platz zu Füßen der Eltern, in ihrer Obhut. Dort, im Reich der Toten, besuchte sie dann diesen Bruder und versicherte ihm, dass er in ihrem Herzen weiterlebt.

Bei nachgeborenen Geschwistern kann ein solcher Tod die Idee hervorrufen, das eigene Leben auf Kosten des anderen bekommen zu haben. Suizidale Phantasien und Handlungen können ebenso daraus entstehen wie die depressiv gefärbte Unmöglichkeit, das Leben anzunehmen. Auch hier wird die rituelle Bannung des Soges aus dem Reich der Toten durch einen Besuch vollzogen, unterstützt z. B. durch den Satz: »Ich lebe noch ein Weilchen, dann sterbe ich auch.«

11.5 Umgang mit Widerstand

Die Arbeit mit Sätzen und Ritualen zielt in einer emotional verdichteten Form auf zentrale familiäre Themen, Ereignisse und Konflikte. In dem Maße, wie sie schnell und unmittelbar wirksam sind, rufen sie auch Widerstand hervor. Diesen Widerstand nicht zu achten, hieße einen Teil der Person nicht zu achten. Es wäre jedoch ebenso eine Missachtung, würde ich dem Widerstand sofort nachgeben und ihn damit ignorieren. So mache ich ein doppeltes Angebot: Ich sage dem Widerstand guten Tag, begrüße ihn als einen Teil des Protagonisten und biete gleichzeitig die Auseinandersetzung mit ihm an. Die Beziehungsformen und Handlungsstrategien, die sich daraus ergeben, sind durchaus unterschiedlich.
Meine Haltung hierzu und einige dieser Möglichkeiten zeigen sich beispielhaft in der folgenden kurzen Sequenz.

Susanne, heute 40 Jahre alt, hatte mit 19 Jahren einen Sohn bekommen und sich kurz nach der Geburt von ihrem Mann getrennt. Sie selbst hatte einen zwei Jahre älteren Bruder, und ihre Mutter hatte sich getrennt, als Susanne anderthalb Jahre alt war. Danach hatte die Mutter nochmals drei Kinder mit einem anderen Mann, ihrem Stiefvater. Auch diese Beziehung wurde wieder aufgelöst. Die Mutter war in den letzten Kriegsjahren unehelich geboren worden, nachdem der erste Mann der Großmutter im Krieg als vermisst gemeldet war. Auch diese Beziehung der Großmutter sowie eine dritte wurden aufgelöst. So gab es also, aus einer jeweils eigenen Dynamik heraus, eine Kontinuität in der frühen Auflösung von Beziehungen, angefangen mit dem Kriegsschicksal der Oma, fortgesetzt durch Susannes Mutter und schließlich durch Susanne selbst.
In der Arbeit der Woche blieb Susanne immer etwas auf Distanz, auch ganz bildlich gesprochen saß sie durchgehend in Abstand zu mir. Ich habe sie frühzeitig darauf angesprochen und ihr vorgeschlagen, mit unterschiedlichen Positionen und Distanzen zu experimentieren. In den weiteren Gesprächssequenzen habe ich sie in der Auseinandersetzung mit ihrem Kontrollbedürfnis und ihrer Tendenz zur Distanzierung begleitet und ihren Widerstand damit als einen Teil von ihr akzeptiert. Am vierten Tag berichtete sie schließlich über ihre Kieferschmerzen und ihr Zähne zusammenbeißen. Diese nahmen zu, je mehr ihr im Verlauf der Woche,

vermittelt durch die Erzählungen der anderen, klar wurde, wie sehr sie in der Kontinuität ihrer Familie stand, obwohl sie bislang immer geglaubt hatte, sie habe »das Gegenmodell gewählt«.

In der Anfangsaufstellung arbeite ich nur mit den beiden Teilfamilien der Mutter, Susannes Vater und den beiden Kindern aus dieser Beziehung sowie dem Stiefvater und den drei Halbgeschwistern aus dieser Beziehung. Erst im Schlussbild, nachdem Susanne ihren Platz eingenommen hat, stelle ich die Großmutter hinter die Mutter.

O. K.: (x) Das ist die Großmutter, die mehrere Männer gehabt hat. (xx) Wir gehen die Mutter mal besuchen jetzt, ja? (x) Wie hast du sie angesprochen?

Susanne: Mami hab ich gesagt.

O. K.: Mami. (x) Liebe Mami.

Susanne: Kann ich irgendwie nicht.

O. K.: Wird schwer. Hm. (x) Vielleicht hilft es dir, wenn du dahinter die Großmutter siehst. (x) Kannst es nochmal versuchen. Liebe Mami. (x) (Sie hält die Arme vor sich verschränkt) Lass die Hände mal ein bisschen hängen. Na, so einfach an der Seite hängen lassen. Genau so. Dann schau sie an. (Sie schaut weg, auf den Boden und zur Seite) Schau hin. (Sie schluchzt heftig und schlägt die Hände vors Gesicht) (x) Komm, guck weiter dahin, schau hin dabei. (Sie wird ruhiger) Ich gebe dir mal einen Satz, ja? (Hm) (x) Ich mache es so wie du. (xx) Guck mal, ob das auch stimmt, ob das so geht.

Susanne: Ich mache es so wie du.

O. K.: Kannst mal gucken, ob du sagen kannst: »Liebe Mami, ich mache es so wie du.« (x) Ja, da geht der Unterkiefer nach vorne, das ist die Beißerei. Du hast jetzt die Wahl zwischen dem Beißen und das mal zu versuchen.

Susanne: Ja ich hab ... liebe Mami.

O. K.: Ich mache es so wie du.

Susanne: Ich mache es so wie du. (Sie hat inzwischen wieder die Arme nach oben genommen)

O. K.: Jetzt lass mal die Arme dabei hängen. (x) Guck noch mal rüber. Und sag es ihr nochmal.

Susanne: Liebe Mami, ich mache es so wie du.

O. K.: Hm. (x) Kommt da noch was? Für den Moment ist das okay so, nicht? (Hm) (x) Dreh dich nochmal ein Stück so, dass du die Mutter dahinter sehen kannst. (x) Du kannst es einfach so still lassen, aber wenn du was sagen möchtest, dann sag es. (x) Und die leichteste Möglichkeit ist einfach, sie zu begrüßen.

Susanne: Hallo Oma. (xx)

In dem Moment, in dem sie in die Aufstellung wechselt und ich sie auffordere, die Mutter zu begrüßen, wird ihr Widerstand sichtbar. Ich gehe nun nicht gegen ihn an, sondern wähle einen Umweg, und zwar über die Oma, deren Kriegsschicksal sie sehr berührt. Mit Hilfe kleiner Korrekturen in der Körperhaltung und der Kontaktaufnahme im Blick zur Großmutter wird schnell die im Widerstand eingeschlossene Emotion frei, sowohl zur Großmutter wie auch zur Mutter. Der gleiche Blickkontakt hilft ihr auch dabei, wieder zur Ruhe zu kommen. In dieser aufkommenden Ruhe gebe ich ihr den Satz »Ich mache es so wie du«. Ihr Widerstand taucht erst wieder auf, als ich den Satz wieder um die Wendung »Liebe Mami« erweitere.

Nun aber mache ich keinen weiteren Umweg, sondern gebe es in ihre Verantwortung. Sie hat jetzt beides erlebt, die »Beißerei« und die Emotion. Auf diesem Hintergrund ist es an ihr, sich zu entscheiden. Wäre sie diesen Schritt jetzt nicht gegangen, hätte ich hier wahrscheinlich nicht weitergemacht. So aber begleite ich sie und helfe ihr, ihre Entscheidung in der Kongruenz von Körperhaltung, Blickkontakt und Stimmlage auch umzusetzen. Die abschließende Begegnung mit der Oma dient sowohl dazu, diese Frau und ihr Schicksal anzuerkennen als auch eine Absicherung für den eben gemachten Schritt. In der weiteren Arbeit reden wir über ihren Trotz und Zorn, über ihre Tendenz, die gemachte Erfahrung wieder zu verschließen. Doch die emotionale Tür zur Mutter bleibt, durch alle Widersprüchlichkeit ihrer Gefühle hindurch, weiter geöffnet.

Nicht immer gelingt ein solcher kooperativer Umgang mit Widerstand so gut wie in der Arbeit mit Susanne. In seltenen Fällen kommt es vor, dass Klienten einen Kurs abbrechen. Zumeist geschieht dies am Anfang eines Seminars und entzieht mir damit die Möglichkeit, überhaupt eine Beziehung und ein Angebot aufzubauen. Schwieriger ist ein Widerstand, der sich als Ausgeglichenheit und Freundlichkeit ausgibt. Manchmal hilft hier die Provokation, und mein Gegenüber wird sauer genug auf mich, um die freundliche Fassade fallen zu lassen.

In einem Seminar kamen beide Muster zusammen. Eine Frau ging auf keines meiner Angebote ein, stellte von Anfang an die Arbeit in Frage und versuchte, mich in konzeptionelle Kontroversen zu verwickeln. Als ich nicht darauf einging, brach sie am zweiten Tag die Arbeit ab. Eine andere Frau, die sich selber als brav bezeichnete und auch so auftrat, teilte nach dem Weggang der anderen Teilnehmerin mit, sie habe diese sehr in ihrer Entscheidung zu gehen unterstützt. Sie hatte ihre eigenen Kampf- und Fluchtimpulse damit delegiert. Darauf angesprochen, reagierte sie mit Aussagen wie »Ja, aber ich denke, dass ich auf einem guten Weg bin«. So blieb sie bis zum Ende ausweichend und teilte mir nach der Schlussrunde mit, das Seminar sei recht gut gewesen, halt nur ein bisschen zu lang. Gegen diese Gummiwand war kein Ankommen.

Ein mir nahe liegender Umgang mit Widerstand ist Humor, so

wie es in der Arbeit mit Elisabeth sichtbar wird. Manchmal sanft, manchmal auch scharf, aber immer liebevoll und mit Respekt nehme ich mein Gegenüber »auf den Arm«. Ein gutes Lachen hat noch am ehesten eine Chance, durch Trotz hindurchzudringen. Und wenn nichts hilft, dann gebe ich mich halt geschlagen.

11.6 Umgang mit Gefühlen

Die Aufstellungsarbeit führt schnell und direkt an die Ebene der primären Gefühle heran und verknüpft diese mit den wichtigen Personen und Ereignissen in der Familie. Gefühle sind nach diesem Verständnis ebenso wie Denken und Handeln als Versuche anzusehen, reales Geschehen zu verarbeiten. Nur durch eine solche Realitätsorientierung gewinnen sie ihre handlungsregulierende Funktion bei der Bewältigung von existenziellen Lebenssituationen. Diese Orientierungsfunktion verlieren sie allerdings in dem Ausmaß, wie sie durch sekundäre Reaktionen und scheinbar irrationale Handlungsmuster überformt werden. Trotz und Anklage, Selbstmitleid und Resignation sind solche Überformungen. Sie schwächen die Protagonistin, indem sie sie von der ursprünglichen Quelle des Gefühls wegführen und vom Handeln abhalten. Ich folge mit dieser Unterscheidung einer Sichtweise Hellingers. Primäre Gefühle sind für ihn daran zu erkennen, dass sie einen zum Handeln bringen, während sekundäre Gefühle vom Handeln ablenken (in Weber 1993, 252 ff.). Das Ziel der Aufstellungsarbeit ist es, der primären Reaktion ein Gegenüber zu verschaffen und dann aktiv zum Ausdruck zu verhelfen.

In der kurzen Sequenz aus der Aufstellungsarbeit mit Susanne wird deutlich, was dies konkret in der Arbeit bedeutet. Die ganze Woche über ist ihr Verhalten auf Gefühlskontrolle ausgerichtet, was sie selber auch so erlebt und berichtet. Dies fordert ihr eine starke Anstrengung ab, die sich in ihrer Verspannung und ihrem Zähnezusammenbeißen zeigt. Zugleich ist dies Ausdruck ihres trotzigen Verhältnisses zu ihrer Mutter. In der Aufstellung wird im Blickkontakt mit der Großmutter die aufgestaute Emotionalität in ihrer ganzen Ambivalenz sichtbar, die Liebe zu Großmutter und Mutter, der Zorn darüber, trotz ihrer Suche nach einem Gegenmodell – oder gerade wegen dieses Gegenmodells – so viel von

deren Geschichte wiederholt zu haben, und die Angst davor, in diesem Muster gefangen zu bleiben.
In einer ersten Reaktion versucht sie, ihre Gefühle zurückzudrängen. Sie weint, schaut auf den Boden, nimmt die Hände vor das Gesicht und wendet den Blick ab vom Geschehen in der Aufstellung. Alle diese Reaktionen führen jedoch nicht in den Kontakt. Der Fokus ihrer Aufmerksamkeit richtet sich nach innen, nur so glaubt sie ihre Gefühlskontrolle aufrechterhalten zu können. Sie koppelt sich dadurch ab von der Realität um sie herum und wird handlungsunfähig. Als Therapeut gehe ich auf solche Reaktionen nicht weiter ein. Ich nehme sie zur Kenntnis und arbeite weiter. In dem Maße, wie ich Susanne auffordere, mit offen Augen hinzuschauen, wird sie ruhiger, ohne dass ihre Gefühle verschwinden. Wenn das Gefühl ganz bei sich angekommen ist, dann tritt Stille ein, ein Schauen und lautlose Tränen aus offenen Augen. Sie kann sich ihren Gefühlen in einer konzentrierten Haltung aussetzen, und es tritt nicht der befürchtete Kontrollverlust ein, sondern vielmehr gewinnt sie ihre Handlungsfähigkeit wieder.
Um in der Arbeit die Realitätsorientierung der Protagonistin zu stärken, ist es wichtig, sie in ihrem Gefühl nicht allein zu lassen. Dafür sorgt meine Ansprache in der Situation. Ich bleibe in einem kontinuierlichen, nur durch kurze Pausen unterbrochenen Dialog mit der Protagonistin. Zur Unterstützung kann ich sie leicht berühren. All dies signalisiert ihr: »ich begleite dich, ich bin da, falls du mich brauchst«. Wird dann der Gefühlsausdruck ruhig, ziehe ich mich zurück, so wie in der Sequenz mit Susanne.
Dieses Verständnis von Gefühlsarbeit bedeutet nicht, die Abwehr- und Schutzfunktion solcher Reaktionen zu missachten. Sie helfen eben auch, die Überschwemmung mit primären Gefühlen aufgrund von traumatischen Erfahrungen zu verhindern. Die Hypnotherapie hat für solche Situationen Vorgehensweisen erfunden, die der Protagonistin Kontrollmöglichkeiten aufzeigen, um diese Schutzfunktion zu gewährleisten. Dann werden z. B. die verschiedenen Wahrnehmungskanäle getrennt, sodass die Protagonistin jeweils nur einem dieser Kanäle zugleich ausgesetzt ist, zuerst nur dem Hören, dann nur dem Sehen usw. Sie kann dabei die Intensität der Wahrnehmung regulieren, indem sie eine imaginative Lautstärkeregelung oder ein verstellbares Okular benutzt, mit dem

Nähe und Ferne beeinflusst werden können. Diese Strategien können in die Aufstellungsarbeit übersetzt werden.
So kann die Protagonistin z. B. die Intensität ihrer Gefühle regulieren, indem sie mit der Nähe und Ferne zu einer bedrohlichen Person in einer Aufstellung experimentiert. Sie holt sich die symbolische Unterstützung von anderen wichtigen Personen, die ihr als Helfer zur Seite stehen. Ich begleite sie und untersuche mit ihr die Bedeutung der verschiedenen Positionen im Raum, wo sie am besten das Gefühl entwickeln kann, wieder Kontrolle über sich und ihre Handlungskompetenzen zurückzugewinnen. Unterstützt wird dies durch alle Formen von Ritualen, denn diese leben ja gerade aus dem Unterschied zwischen sich und der rituell gebannten Situation. Sie schaffen für die Protagonistin die nötige Distanz und damit eine Kontrollfunktion gegenüber der Überschwemmungsgefahr, um sich der Konfrontation mit einer traumatisch besetzten Situation aussetzen zu können.

In der Prozessarbeit ist es nicht nur die Protagonistin, die mit intensiven Gefühlen konfrontiert wird, sondern auch die Stellvertreter. Diese Gefühle können in Verbindung stehen mit der von ihnen repräsentierten Position oder eine Reaktion sein auf die Gefühle des Protagonisten. Sie sind so lange gut zu regulieren, wie sie als Fremdgefühle erfahren werden. Ist diese Trennung nicht mehr möglich, ist es erforderlich, sich in der Arbeit kurz diesem Stellvertreter zuzuwenden, um seine Realitätsanbindung und seine Fähigkeit zu stärken, eigene von fremden Gefühlen zu unterscheiden und zu trennen.

Häufiger ist jedoch hier, wie schon in der Rundenarbeit, eine andere Steuerungsfunktion des Leiters erforderlich. Es gilt dann, das schnelle Eingreifen der anderen Teilnehmer oder der Stellvertreter zu verhindern, sobald jemand eine starke Emotion zeigt. Eine verbreitete konventionelle Reaktion ist der Griff zum Tempotaschentuch, sobald die ersten Tränen kommen. In der Prozessarbeit neigen zudem manche Stellvertreter dazu, als Gegenüber der Protagonistin vorschnell einzulenken. Wenn sie aus dieser Haltung heraus reagieren, dann haben ihre Mitteilungen etwas Beschwichtigendes, und ihre Impulse, das Gegenüber zu umarmen, öffnen nicht, sondern decken zu. Ihre Hilfe schwächt dann das Gegenüber, weil es ihm das Handeln abnimmt.

Anders hingegen ist es, wenn sich die Stille des emotionalen Ausdrucks auch auf sie überträgt. In der Spontaneität einer Reaktion, die frei ist von Impulsen, helfen zu wollen, und nicht im Dienste der eigenen Gefühlsabwehr steht, können sie sich absichtslos der Protagonistin zuwenden und ihr das Gegenüber anbieten, das sie braucht, damit ihre Gefühle an ihr Ziel kommen. Sie bleiben dabei Stellvertreter von einem anderen. Doch dies mindert nicht die Wahrhaftigkeit des emotionalen Erlebens. Denn in dem Moment, in dem ein primäres Gefühl zu seinem Ausdruck findet, verändert es den Weltzugang insgesamt. In seiner existenziellen Bedeutung weist es über sich hinaus und fließt ein in alle anderen Beziehungen. Ein solcher Moment erfasst dann alle Beteiligten, auch mich als Leiter.

11.7 »Mutti bitte!« – ein Beispiel

Prozessorientierung in der Arbeit heißt, sich der Dynamik im Hier und Jetzt zu überlassen und daraus den nächsten Schritt zu entwickeln. Die folgende Sequenz ist dafür ein gutes Beispiel, in dem viele der angesprochenen Ebenen eine Rolle spielen, die Arbeit mit Sätzen und Ritualen, der Umgang mit Gefühlen und Widerstand. Sie verdeutlicht zudem, dass die Aufstellungsarbeit selbst nur Teil eines Prozesses ist.

Hanna, eine Frau Anfang 40, ist das 5. von 8 Kindern einer großen Bauernfamilie. Es gibt, in ihren Worten, einen ersten »Wurf« und einen zweiten »Wurf«, getrennt durch einen Wohnortwechsel der Familie. Sie ist die Älteste der zweiten Gruppe, nach ihr kommen noch ein Bruder und ein Zwillingspaar. Der Junge in diesem Zwillingspaar wurde zu der Zeit, als sie in die Pubertät kam, krank, und die Mutter zog eine Weile zu ihm ins Krankenhaus. Alle Geschwister seien zornig darüber gewesen, dass dieses jüngste Geschwister so viel bekommen habe. Die älteste Schwester hat zu dieser Zeit die Rolle der Mutter übernommen. Die bäuerliche Lebensführung mit ihrer engen Verknüpfung von Arbeit und Familie sowie die Größe dieser Familie machten es plausibel, dass ein Gefühl des Mangels bei den Kindern entstanden ist, das sich in der Haltung gegenüber der besonderen Rolle des kranken Bruders verdichtet.
Hanna ist ledig und zur Zeit ohne Partner. Sie erzählt, dass sie sich kraftlos fühle, was sie in ihrem Auftreten, in Stimmlage und Körperausdruck vorführt. Sie hat häufig Kopfschmerzen und Migräne und ist im letzten Jahr umfangreich neurologisch untersucht worden aufgrund des ärztlichen Verdachtes, sie könne Multiple Sklerose haben. Es konnte aber nichts festgestellt werden. Sie selbst hat die Idee entwickelt, dass die Mi-

gräne ein Ausdruck von Trauer sei. Ihre Eltern waren im vergangenen Jahr beide im Abstand von 7 Monaten gestorben, der Vater mit 79 Jahren, die Mutter mit 76. Der Tod der Eltern und die Trauer über den Abschied geben den Fokus für ihre Aufstellung ab.

Am zweiten Tag bauen wir ihre Familie auf. Im Schlussbild stehen ihre beiden Eltern nebeneinander, der Vater links und die Mutter rechts, und jeweils neben dem Vater die Gruppe der Älteren und neben der Mutter die Gruppe der Jüngeren. Die Prozessarbeit bleibt jedoch ohne Kraft, man spürt förmlich, wie der Abschied stecken bleibt. Mehr ist aber zu diesem Zeitpunkt nicht möglich. Im weiteren Verlauf der Woche arbeite ich mit ihr an der Frage, wie sie zu mehr Energie kommt. Zunehmend wird das Thema Abschied ersetzt durch das Thema Ankommen, um von den Eltern zu nehmen. Sie ist voller Trotz und Zorn darüber, dass sie nicht genug bekommen hat. Allmählich sammelt sie Energie, und ich biete ihr einen »Nachschlag« an.

Am fünften und letzten Tag des Seminars bekommt sie diesen Nachschlag. Wir bauen nochmals das Schlussbild ihrer Aufstellung auf. Ich besuche mit ihr die Eltern und danach die älteste Schwester, die sich viel um sie als Kind gekümmert hat. Die folgende Sequenz dokumentiert die Begegnung mit der Mutter. Eine Bewegung bringt die nächste Bewegung, ein Satz den nächsten Satz hervor.

O.K.: Als die Mutter dann ins Krankenhaus ist, als der krank war, hast du erzählt. (Hm) Und die Geschwister so zornig waren. (x)

Hanna: Eher verlassen.

O.K.: Verlassen. Hm. Wie alt warst du da?

Hanna: Dreizehn.

O.K.: Dreizehn? (Hm) Hm. (x) Ja. Gegenüber, Vater und Mutter. Links die Mutter und rechts der Vater. (xx) Die gehen wir jetzt nochmal besuchen. (x) Wir gehen erst mal zur Mutter. Geh mal ein Stückchen näher ran, wenn das für dich passt. (Sie macht einen Schritt auf die Mutter zu) Ja, genau. Wie hast du sie noch angesprochen?

Hanna: Mutti.

O.K.: Mutti. Hm.

Hanna: Als Kind, oder?

O.K.: Ja, als Kind.

Hanna: Mutti. (x)

O.K.: Du kannst ihr sagen, liebe Mutti. (x)

Hanna: Liebe Mutti.

O.K.: Ich bin deine Tochter Hanna.

Hanna: Ich bin deine Tochter Hanna. (x)

O.K.: Manchmal habe ich mich so verlassen gefühlt. (x)

Hanna: Manchmal habe ich mich verlassen gefühlt.

O.K.: Hm. Lass die Arme ruhig mal hängen.

Hanna: Eigentlich habe ich mich immer verlassen gefühlt.

O.K.: Hm. Dann sag ihr mal: »Mutti, bitte.« Kannst es energisch zu ihr sagen. (x)

Hanna: Mutti, bitte.

O. K.: Komm. Versuch, ein bisschen mehr Kraft reinzulegen. (Hm) (x) Hm. So wie das war, wenn das Kind sich so verlassen gefühlt hat. »Mutti, bitte.«

Hanna: Mutti, bitte.

O. K.: Ja. Sag es nochmal mit ein bisschen mehr Kraft. (x) Guck sie an dabei. Sag es ihr ruhig mit richtig Kraft und Energie.

Hanna: (vorwurfsvoll) Hättest doch mal für mich da sein können.

O. K.: Hm. Mutti, bitte.

Hanna: Mutti, bitte. Wird nicht kräftiger, hm?

O. K.: Ja. Aber wenn du's nicht willst, wird's nicht kräftiger. (Lachen in der Gruppe) Lass die Arme ruhig mal hängen, das ist sozusagen der Trotz, wo das Kind sagt: »Nä.« So, wie dein Kinn hier, »Nä«, sagt das Kinn.

Hanna: »Ja« sagt's.

O. K.: »Ja« sagt's. Hm. (x) Sie wird es aushalten.

Hanna: Bestimmt.

O. K.: Ich glaub schon. (x) Gut durchatmen, und dann so richtig mit Kraft. (x)

Hanna: (lauter) Mutti, bitte!

O. K.: Jawohl, genau. Bleib mal dabei, bei dem Gefühl. Lass das Kinn mal locker dabei. Ja? Ist Arbeit, ne? (Hm) Hm.

Hanna: Ich wusste es. (Lachen in der Gruppe)

O. K.: Ich glaube, wir bleiben da noch ein Momentchen bei. Das reicht noch nicht so ganz. (Hm) Das spürst du selber, nicht? (Hm) Hm. Setz dich mal vor ihr auf den Boden, vor der Mutter. (Sie setzt sich hin) Vielleicht geht es da noch besser. Und schau zu ihr hoch. (x) Und sag es ihr nochmal von hier unten. Mutti, bitte. (xx) Da merkst du, ist ein Teil von dir, der sagt: »Nä, ich will es nicht sagen.« Und ein anderer Teil, der sehnt sich danach, es sagen zu können. So wie das kleine Mädchen damals, dem die Mutter gefehlt hat.

Hanna: Ja, damals hatte ich gar nicht die Idee. (Hm) (xx) (lauter) Mutti, bitte!

O. K.: Hm. Genau. (x) Wiederhol es einfach noch ein paar Mal. (x) Bis es leichter geht. (x) Ja.

Hanna: Mutti, bitte!

Mutter: Du hast Recht. (x)

O. K.: Was ist jetzt? (xx) Komm, schau mal hin. Was ist denn jetzt?

Hanna: Das ist jetzt schon mal anders, weil sie mir Recht gibt, bestätigt so.

O. K.: Hm. (x) Der Trotz ist noch nicht so ganz weg, nicht? (Hm) Hm. (xx) Ja, sag es ihr noch einmal.

Hanna: Mutti, bitte!

Mutter: Ja.

O. K.: Nun steh noch mal wieder auf. (xx) Gibt's noch was, was du noch sagen möchtest?

Hanna: Ja, ich hätte gern mehr Zeit mit ihr verbracht oder mehr so die Zeit genossen. (Hm) Mehr Leben hätte ich gern gespürt, so. Das war so leblos, wie ich dich erlebt hab, so.

O. K.: Hm. (x) Und ein bisschen hast du das übernommen, nicht? Das kannst du ihr sagen: »Ich bin ein bisschen so wie du.«

Hanna: Na ja, ich glaub, nicht nur ein bisschen. Ich glaub, ich bin ...

O. K.: Na, dann sag ihr: »Ich bin so wie du.«

Hanna: Ich bin so, so, wie du (die Mutter lacht freundlich, auch in der Gruppe wird gelacht).

O. K.: Ja. Ich bin so wie du.

Hanna: Ich bin so wie du. (Hm) (x) Ich hoffe aber trotzdem, dass ich nicht deine Krankheit kriege.

O. K.: Hm. (xx) Du kannst ihr sagen: »Gib mir deinen Segen.«

Hanna: Darf ich mich erst mal in den Arm nehmen lassen?

O. K.: Ja, gerne.

Mutter: Gut, dass du kommst. (Die Stellvertreterin der Mutter nimmt sie lange in den Arm) (xx)

Hanna: Und jetzt brauche ich den Segen.

O. K.: Hm. (x) Sag es ihr. »Gib mir deinen Segen.«

Hanna: Gib mir deinen Segen.

Mutter: Du sollst meinen Segen haben, Hanna. Gut, dass du gekommen bist.

Hanna: Danke. (x)

O. K.: Wie ist das jetzt?

Hanna: Leichter, wenn ich erst mal im Kontakt so mehr bin.

O. K.: Okay. Die Bewegung kannst du auch für dich selber nochmal für dich nachholen, wenn du nochmal spürst, dass es hilfreich wäre, dass es bei dir ein bisschen leichter wird.

Hanna: Welche Bewegung?

O. K.: Die du gerade gemacht hast. Du kannst so für dich sagen: »Liebe Mutti, ich bin so wie du.« (x)

Hanna: Ich bin so wie du. (xx) (leise) Und du bist 'ne Liebe.

O. K.: Bitte?

Hanna: (lauter) Und du bist 'n

11.8 Beendigung

In jeder Aufstellung entsteht ein Energiebogen, der einen Anfang und ein Ende hat. Es gilt, diesen Bogen nicht zu früh zu beenden, ihn aber auch nicht zu überspannen. Der Zeitaspekt spielt eine wichtige Rolle. Wie schon angesprochen, sollte die Arbeit ohne den Protagonisten eine halbe Stunde nicht überschreiten. Dies gilt auch für die Prozessarbeit. Eine Stagnation in der Arbeit sollte aber nicht sofort dazu veranlassen, die Aufstellung zu beenden. Die bei der Protagonistin und möglicherweise auch bei mir auftauchenden Gefühle der Resignation lassen sich selber als Ausdruck der Systemdynamik verstehen. Dem versuche ich mit flexibler Hartnäckigkeit zu begegnen. Lässt man sich von seiner eigenen Ratlosigkeit nicht beirren, dann taucht auch eine nächste Idee und ein damit

verbundener nächster Schritt auf. Das Handeln selber bringt neues Handeln hervor, sowohl bei mir wie bei der Protagonistin.
Versucht man aber zu viel in einer Aufstellungsarbeit anzugehen, dann nehmen sich die verschiedenen Schritte gegenseitig die Kraft. Dies spielt z. B. eine wichtige Rolle in *der Dialektik von Ankommen, um zu nehmen, und dem Nehmen, um gehen zu können*. Das Ankommen braucht seine Eigenzeit und wird durch ein schnelles Gehen halbherzig. So war die erste Aufstellungsarbeit mit Hanna insgesamt zu früh und ich habe zudem mit ihr den zweiten Schritt vor dem ersten gemacht. Also sind wir nochmals aus dem Bild herausgetreten und haben uns neu Zeit gelassen. Als der Nachschlag dann reif war, hat mich diese erste Erfahrung dazu veranlasst, sie *nicht* die Drehung als symbolischen Ausdruck des Gehens vollziehen zu lassen. Die Aufforderung, sich von der Mutter den Segen geben zu lassen, bereitet diese Bewegung schon genügend vor.
Hier ist weniger mehr im Vertrauen darauf, dass die Protagonistin ihren Weg allein weitergeht, wenn ein erstes Hindernis weggeräumt und eine Richtung gegeben ist. Was immer in einer Aufstellung möglich ist und was noch nicht, der Ausblick geht in die Zukunft, denn auch eine weitere Arbeit an der Vergangenheit kann nur in einer zukünftigen Gegenwart geschehen. Es ist daher durchaus sinnvoll, *nicht* alle möglichen Schritte zu gehen, sondern bewusst etwas als Handlungsaufforderung an die Protagonistin offen zu lassen. Die Aufstellung bleibt letztendlich ein Probehandeln. Was die Protagonistin davon mitnimmt und umsetzen kann, das entscheidet sich nicht jetzt und nicht hier. Die Aufstellungsarbeit öffnet nur den Weg, und dafür ist es hilfreich, wenn die Protagonistin eine Vorstellung vom nächsten Schritt hat und Vertrauen darauf, dass sie auf einem guten Weg ist.
Bevor ich die Protagonistin die Aufstellung beenden und auflösen lasse, gebe ich ihr nochmals die Gelegenheit, das Schlussbild in sich aufzunehmen. Habe ich mit ihr die Drehung in die Zukunft vollzogen, dann lasse ich sie sich nochmals zurückdrehen und gehe alle Personen mit ihr durch, um das neue Bild zu ankern. Danach trete ich zurück, gebe ihr einen kurzen Augenblick und fordere sie auf, die Aufstellung aufzulösen. Um diesen Schritt zu unterstützen, ist es sowohl für sie wie für die Stellvertreter hilfreich, wenn sie einzeln zu ihnen hingeht, sie berührt und mit einem Satz aus ihrer jeweiligen Rolle entlässt.

12. Nach der Aufstellung

12.1 Der Protagonist

Unmittelbar nach einer Aufstellungsarbeit braucht es keine großen Worte, weder von der Protagonistin noch von mir. Häufig bietet es sich ohnehin an, eine kurze Pause einzulegen. Zumal nach einer schwierigen und emotional belastenden Arbeit helfen profane Alltagshandlungen wie das Öffnen der Fenster und Toilettengänge allen, Abstand zu gewinnen und wieder in der eigenen Welt voll anzukommen. Falls es mir nötig erscheint, fordere ich die Gruppenmitglieder auf, es der Protagonistin zu überlassen, ob und wann sie Kontakt aufnehmen will. Dies soll ein mögliches »Nach-therapieren« verhindern. Nach der Pause spreche ich den Protagonisten nochmals an und frage, ob er zu der Arbeit etwas sagen möchte.
Zumeist schon in den ersten Sätzen wird deutlich, ob ein solches Gespräch hilft, die gemachte Erfahrung zu erden, oder ob sie durch Intellektualisierung zerredet wird. Dann unterbreche ich das Gespräch, um die Bilder der Aufstellung zu schützen, damit sie sich jenseits des Sprechens weiter entfalten können. Häufiger jedoch ist die Protagonistin eher still und nachdenklich, und es entsteht ein kurzes, von Pausen unterbrochenes Gespräch. Ich achte dabei darauf, welche Ideen, Suggestionen und Handlungsaufforderungen die Protagonistin aus der Aufstellung mitgenommen hat. Ich ergänze dies durch Ideen zur Dynamik des Systems, die zu einem früheren Zeitpunkt von der Emotionalität der Prozessarbeit und ihrer Innenperspektive abgelenkt hätten. Im Kontakt wird so das Erleben verankert, und gleichzeitig wird deutlich, welche nächsten Schritte sich anschließen.
Für die weiteren Möglichkeiten in der Arbeit macht es einen Unterschied, ob die Aufstellung am Anfang oder am Ende des Seminars platziert ist. Steht sie am Anfang, dann ist genügend Zeit, dass neue Themen auftauchen und angegangen werden können. Es gibt aber auch die Möglichkeit, dass der Zeitpunkt zu früh ist, so wie es bei Hanna der Fall war. Andererseits war es gerade dieser frühe Zeitpunkt, der einen späteren »Nachschlag« ermöglicht hat. Ein anderer Teilnehmer wartet vielleicht mit der Aufstellung bis

zum Ende, gerade weil dann wenig Nacharbeit möglich ist. Für manche wiederum stellt die Aufstellung nur die Abrundung dessen dar, was in den Tagen zuvor geschehen ist. Sie bündelt die Themen, die für sie im Verlauf der Woche eine Rolle gespielt haben, in einem sinnlich erfahrenen Bild. Im besten Fall ergeben die räumlichen Metaphern der Aufstellung und die Gespräche im Verlauf der Woche ein Ganzes, aus dem ein Gefühl für den eigenen Platz und die anstehenden nächsten Schritte erwächst.

12.2 Die Stellvertreter und die Beobachter

Nach dem kurzen Gespräch mit dem Protagonisten gebe ich auch den Stellvertretern die Möglichkeit, etwas zu der Aufstellung zu sagen. Dies kann eine Mitteilung an den Protagonisten sein oder ihre eigene Erfahrung in der Aufstellung berühren. Bei Mitteilungen an den Protagonisten achte ich darauf, dass dieser nicht mit Eindrücken und Ideen überladen wird. Der Fokus der Aufstellung, wie er sich in der Arbeit ergeben hat, soll nicht verwischt werden. In diesen Impressionen teilen die Stellvertreter häufig nochmals wichtige Aspekte zu der von ihnen dargestellten Person mit. Sie eröffnen damit neue Sichtweisen und stärken die Fähigkeit des Protagonisten zum Perspektivwechsel, um so das familiäre Geschehen durch die Augen der anderen Familienmitglieder zu sehen.
Die Stellvertreter kommen durch die Aufstellung auch mit eigenen Themen in Berührung. Es spielt dabei keine wesentliche Rolle, ob dies aus einer Ähnlichkeit der dargestellten Familie und ihrer eingenommenen Rolle oder aus einer Kontrasterfahrung zur eigenen Geschichte entsteht. Ich achte darauf, dass der Eindruck von Ähnlichkeit nicht die relevanten Unterschiede verwischt, sonst kommt es zu einer Art Kolonialisierung der fremden Geschichte. Die fremde Geschichte wird dann nicht in ihrer Einzigartigkeit geachtet, sondern als Stichwortgeber für die eigene Erzählung missbraucht. Es entsteht eine stille Konkurrenz darum, wer es schwerer gehabt hat. Dann stoppe ich die Stellvertreter, um die gerade gemachte Erfahrung der Protagonistin vor einem solchen Übergriff zu schützen.
Umgekehrt brauchen auch die Stellvertreter Schutz vor der gemachten Erfahrung. Zumal Personen mit durchlässigen und

schwachen Ichgrenzen sind durch die Rollenübernahme gefährdet, das Gefühl für die eigene Wirklichkeit zu verlieren und damit für das, was für sie relevant und wichtig ist. In ihrer Orientierungslosigkeit erkennen sie sich in jeder Erzählung und in jeder Aufstellung wieder. Meine Aufforderung, sich mitzuteilen, ermöglicht ihnen die nötige Realitätskontrolle. Um solchen Überlastungen vorzubeugen, weise ich direkt am Anfang des Seminars darauf hin, dass es sinnvoller ist, eine Rollenübernahme abzulehnen, wenn jemand das Gefühl von Überforderung hat oder zu sehr mit den eigenen Prozessen beschäftigt ist. Diese Aufforderung zur eigenen Verantwortungsübernahme fördert im Gegenzug die Freiheit der anderen, für ihre Aufstellungen unbefangen jeden anzufragen, und schafft so ein entspanntes Arbeitsklima.

Nochmals anders als die Positionen der Stellvertreter sind die der Beobachter im Kreis. Sie waren während der Arbeit frei, ohne irgendeine Handlungsaufforderung ihren Impulsen und Phantasien zu folgen. In dieser Absichtslosigkeit entstehen relevante Ideen, die sie gegebenenfalls dem Protagonisten zur Verfügung stellen können. In der gemeinsamen Arbeit und mit Hilfe meiner Steuerung entwickelt eine Gruppe schnell ein Gefühl dafür, was davon sich mitzuteilen lohnt und was eher zu einer Überlastung des Protagonisten beiträgt und ablenkt. Zugleich bleibt jedem in der Gruppe die Möglichkeit offen, nach einer Aufstellungsarbeit angestoßene eigene Prozesse mitzuteilen.

Der Austausch mit den Stellvertretern und den übrigen Gruppenmitgliedern nach einer Aufstellung nutzt die katalysatorischen Wirkungen der Arbeit und hält mich in Kontakt mit jedem Einzelnen. So reichert sich das Netz von Bildern und Ideen mit jeder Aufstellung ein wenig an. Hier wird ein Faden aufgegriffen, dort ein Stein eingefügt. Und nicht zuletzt dienen diese kurzen Sequenzen der Erholung und Verdauung.

12.3 Wirkungen und Nachwirkungen

Am Ende eines Seminars biete ich an, dass die Teilnehmer für eine Einzelstunde nochmals in meine Praxis kommen können, um eventuell offen gebliebene Fragen, neu auftauchende Informationen und insgesamt Wirkungen und Nachwirkungen zu besprechen. Nur wenige nehmen dies in Anspruch, vor allem diejenigen, die in der Nähe wohnen. Beispiele hierfür finden sich in den Fallgeschichten in Kapitel 3.1 und 3.2 sowie in Kapitel 6. Allein die Möglichkeit zu haben hilft vielen dabei, die am Ende der Arbeit aufkommende Unruhe zu bändigen, ob sie die Erfahrungen des Seminars wirklich in ihr Leben und ihren Alltag mitnehmen und dort umsetzen können.

Ich fordere die Teilnehmer auch auf, mir aus einem genügend großen Abstand von einem halben Jahr oder einem Jahr Rückmeldungen zu geben, falls sie dies wollen. Manche tun das, sicherlich eher diejenigen, die die gemachten Erfahrungen als positiv bewerten. Ich selber bin mir durchaus im Klaren, dass ich nicht allen Teilnehmern in gleicher Weise gerecht werde. In vereinzelten Fällen kommt jemand nach einiger Zeit ein zweites Mal. So arbeitete eine Frau beim ersten Mal an ihrer Verstrickung mit dem Vater, beim zweiten Mal, vier Jahre später, an der Beziehung zur Mutter. Solche Kontinuität, die eine Einschätzung erlaubt, ergibt sich auch, wenn Klienten von mir aus Supervision und Fortbildung in dieses Seminar kommen oder umgekehrt sich nach diesem Seminar dafür an mich wenden. In einem solchen Rahmen, nach und außerhalb des Seminars, werden dann auch manchmal kritische Rückmeldungen gegeben, während dies in der Situation aufgrund der beschriebenen Prozessdynamik zumeist nur schwer möglich ist.

In der Situation selbst oder am Ende eines Seminars gibt es für mich einige Signale, an denen ich bemesse, ob die Arbeit gut gelaufen ist oder nicht. Eher kritisch sehe ich es, wenn Teilnehmer zu euphorisch aufgeladen sind und in einer stark schwärmerischen Stimmung nach Hause gehen. Dies gilt auch für allzu viel »heiligen Ernst« und Pathos. Positiver bewerte ich es, wenn sie die Erfahrungen der Woche wertschätzen – und zugleich froh sind, jetzt nach Hause zu kommen. Dies signalisiert mir, dass sich die Relation zwischen Seminarerfahrung und Alltag nicht zuungunsten des Alltags verschoben hat. Die Arbeit soll nicht Lust auf mehr machen, ich will keine Aufstellungs-Junkies produzieren, sondern sie soll, wie Psychotherapie überhaupt, sich möglichst schnell wieder überflüssig machen.

Da die Aufstellungsarbeit nur zum Teil auf der Ebene des Verstehens funktioniert, halte ich es nicht nur für kontraindiziert, sondern auch für unmöglich, in der Arbeitssituation selbst möglichst

große Transparenz herzustellen. Als ich dies am Anfang meiner Erfahrungen mit Aufstellungen, noch ganz in der Tradition der Gruppendynamik stehend, versucht habe, haben mich die Teilnehmer bald davon abgebracht. Selbst am Ende eines Seminars wollten sie keine konzeptionellen Überlegungen hören. Es war ihnen einfach zu viel und bedeutete einen Bruch mit dem tranceähnlichen Zustand, der sich im Laufe der Woche eingestellt hatte. Das Gleiche gilt entsprechend für die Aufforderung zur Selbstevaluation. Sie zwingt die Teilnehmer in eine kognitiv dominierte Haltung hinein gegenüber den gerade gemachten emotionalen Prozessen. Das, was gerade zum Schwingen gebracht wurde, soll beurteilt werden und wird dadurch vorschnell wieder festgelegt.
Dennoch kann sich auch die Aufstellungsarbeit nicht der Frage nach ihrer Wirksamkeit entziehen. Solange sie allerdings nicht in die Zwänge einer kassenärztlichen Psychotherapie eingebunden ist, muss sie eine solche Evaluation nicht legitimatorisch verengen (Amann & König 2003), sondern kann sich davon unabhängige Formen suchen, z.B. mit einer detaillierten Dokumentation und den Mitteln der qualitativen und rekonstruktiven Sozialforschung (Hildenbrand 1999). Ich will hier nun nicht in die komplexen Probleme der Evaluationsforschung einsteigen, z.B. woran man bemessen kann, ob und inwieweit Veränderungen im Leben eines Klienten der Psychotherapie zugeschrieben werden können. Wichtiger ist mir, dass mir die Rückmeldungen von Klienten helfen, einen Eindruck von den Wirkungen der Arbeit zu entwickeln, die manchmal ganz anders sind, als ich erwartet hätte.
Als ich bei den Teilnehmern, deren Arbeit in diesem Buch dokumentiert ist, nochmals um die Erlaubnis zur Verwendung des Materials nachfragte, bekam ich z.B. von Angelika (Kap. 8.1) mitgeteilt, es gehe ihr zur Zeit sehr gut. »Das liegt sicherlich auch daran, dass ich glücklich verliebt bin – in einen deutschen Mann. Ich scheine gelernt zu haben!« Es ist sicherlich nicht vermessen, dies in Verbindung mit der Arbeit der Woche zu sehen. Interessant an dieser Rückmeldung ist zudem, dass sie damit nochmals ihre Partnerwahl mit dem Fokus der Aufstellung auf das Schicksal des Vaters in Verbindung setzt. Auch die Auswirkungen der Arbeit mit Arthur (Kap. 6) auf seine Beziehung sind unmittelbar plausibel.
Überraschend hingegen war eine Rückmeldung, die mir Marianne (Kap. 8.2) gab und die auf die Vielgestalt der möglichen Wege und

Umwege verweist, durch die im psychischen Haushalt die verschiedenen Themen und Bereiche verknüpft sind: »Ich hatte ja damals meinen verstorbenen Opa und Oma besucht. Bis dahin hatte ich immer wieder Unfälle. Ich habe das manchmal richtig gespürt und Angst bekommen. Meiner Schwester habe ich mich anvertraut. In mir hat sich richtig ein Druck aufgebaut, und ich fühlte, dass ich bald wieder einen Unfall haben werde. Ich wusste damals nicht so recht, wie ich damit umgehen sollte. Ich glaubte auch nicht, dass ich einen Unfall verhindere, indem ich nicht mehr Auto fahre. Dann wäre irgendetwas anderes passiert. Tatsächlich hatte ich dann auch immer einen Unfall. Mein Glück war, dass außer Sachschaden nie ein größerer Personenschaden damit verbunden war.

Dieses Gefühl, Druck, Angst ist nun weg. Das ist für mich eine unbeschreibliche Erleichterung. Wenn ich in das Auto steige, habe ich ein sicheres Grundgefühl. Früher begleitete mich da immer Angst. Mir ist natürlich klar, dass das keine Garantie für Unfallfreiheit ist. Aber ich finde, das ist jetzt normal. Früher war da noch etwas anderes. Es lässt sich schwer beschreiben, da es sich um ein Gefühl handelt.«

Mariannes Rückmeldung beschreibt zwei Wirkebenen der Aufstellungsarbeit, die ich für zentral halte, ihre Auswirkung auf das basale Lebensgefühl einerseits und auf ganz konkrete Phänomene andererseits. Aus dem neuen Platz im eigenen Familienverbund, der in der Aufstellung erfahren werden konnte, und aus dem Vollzug symbolischer Handlungen in der Begegnung sind neue Sicherheiten erwachsen, die auf andere Lebensbereiche ausstrahlen und dort konkret bestimmbare Phänomene zum Verschwinden bringen.

Auf diese Konkretheit lege ich insgesamt in der Arbeit großen Wert. Wenn ich also mit jemandem erarbeite, dass eine Problemlage ein konkretes Handeln erfordert, dann reicht der gute Gedanke nicht aus, sondern nur die Tat, und sei sie symbolisch. Umgekehrt mache ich darauf aufmerksam, dass sich eventuell konkret und faktisch gar nichts verändert – außer der Haltung zu den Dingen. Dann berichtet ein Klient, er sei nach dem Seminar zu Besuch bei den Eltern gewesen und es sei irgendwie wie immer gewesen, aber dennoch völlig anders.

Ein letztes Beispiel für eine Veränderung des Grundgefühls und der Eröffnung neuer Handlungsoptionen, für die imaginative Kraft der Aufstellung und die Wirkebene der Gruppe ist diese Rückmeldung

einer Teilnehmerin vier Monate nach dem Seminar: »*Vieles* geht mir seitdem leicht von der Hand. Ich traue mir Sachen, Interventionen, Vorgehensweisen, bewusstes Nichtstun, Gelassenheit zu, die ich vorher nur im Kopf bewegt, aber nicht umgesetzt habe.
Ich bin mir sicher, dass ganz wesentlich die Erkenntnisse, die ich bei den Familienaufstellungen, unter anderem bei meiner, aber nicht nur, gewonnen habe, mich befähigen, meine Beziehungen, privat und dienstlich, anders zu gestalten: Die Sicht ist frei! Ich habe niemanden mehr vor der Nase und im Rücken. Das ewige Gefühl, das mich, seit ich denken und wahrscheinlich fühlen kann, begleitete bzw. bemächtigte, nämlich getrieben zu werden und gleichzeitig blockiert zu sein, ist weg. Ich kann – willentlich – es noch hochholen, dann wird es mir ganz anders …
Manchmal blitzt in den unmöglichsten Situationen das Endbild der Aufstellung auf und ich handle, interveniere … oder auch nicht und schmunzle …«

Abschließend möchte ich den geneigten Lesern eine kleine Rückmeldung nicht vorenthalten, die mir die Teilnehmer einer meiner Seminare gegeben haben. Ich lasse dafür eine kurze Sequenz vom Ende, nach der Schlussrunde, für sich selber sprechen. Die Gruppe baute sich vor mir auf, um mir ein kleines Geschenk zu überreichen.

Kerstin: Jetzt gibt's noch was von uns.
Birgit: Also, ich glaub du fühlst dich wohler, wenn du dich hinstellst.
Kerstin: Ich glaub, du kommst ruhig ein bisschen näher.
Eric: Ist das der richtige Abstand?
Kerstin: Schau einmal, welcher Abstand dir gut tut. Wir haben uns überlegt, wir gehen jetzt ein bisschen in die Regression und überlegen, wie haben wir dich damals angesprochen.
Alle zusammen: Lieber Olli,
   du bist der Große
   Wir sind die Kleinen
   Wir nehmen von dir
   Die Reste lassen wir hier
   Gib uns deinen Segen
   In tiefer Verneigung
   Die Familienkonstellationen April/Mai 2003.

Schlussbemerkung

Das Schreiben über ein eigenes Praxisfeld erfordert eine Distanzierung von dieser Praxis, um einen Standpunkt einnehmen zu können, von dem aus das eigene Handeln überhaupt in den Blick genommen werden kann. Diese Distanzierung führt zu einer Art selbst induzierten Krise, erfordert sie doch, bisherige Selbstverständlichkeiten einer kritischen Bewertung auszusetzen. Was mache ich eigentlich? Warum mache ich es so und nicht anders? Welche Annahmen liegen dem zugrunde? Sind meine bisherigen Annahmen bei genauerem Hinsehen noch aufrechtzuerhalten? Wenn dies nicht der Fall ist, welche neuen Annahmen können an deren Stelle treten?
Alle diese Fragen haben mich beim Schreiben dieses Buches begleitet und sich vorübergehend verunsichernd auf die praktische Arbeit ausgewirkt. Verstärkt wurde dies durch die Entwicklungen im »Mainstream« der Aufstellungsarbeit. Lohnte es sich überhaupt, eine derartige konzeptionelle Anstrengung in einen Ansatz zu investieren, der gerade dabei war, sich entweder in Esoterik oder in die abstrakten Spitzfindigkeiten systemischer Theorie aufzulösen? Will ich mit einer Methode identifiziert werden, die sich von allem entfernte, was ich an ihr ursprünglich geschätzt hatte?
Meine Versuche, mich aktiv an diesem Diskurs zu beteiligen, z. B. durch die Teilnahme an zwei Tagungen aus dem Umfeld der Hellinger-Szene, waren für eine Klärung dieser Fragen wenig hilfreich. Die Art der theoretischen Auseinandersetzung mit dem eigenen Handeln und der Habitus, der mir in manchen Workshops begegnete, hat mich mehr befremdet als inspiriert und viele der Vorurteile bedient, die einem in der einschlägigen Medienberichterstattung begegnen. Der Unterschied zu meiner Herangehensweise und zu meiner Art, sie zu beschreiben und zu begründen, wurde mir dadurch noch bewusster.
Ich begegnete bei meinen Erkundungen im Feld der Aufsteller Therapeuten, deren praktisches Handeln von großer Erfahrung zeugte, bei denen ich einiges lernen konnte und in deren Haltungen, mit denen sie an die Arbeit herangingen, ich mich wiederfinden konnte. Wenn sie dann allerdings das, was sie taten, beschrie-

ben und begründeten, fand ich das, was ich sah, in diesen Beschreibungen nur ansatzweise wieder. Was wissen wir z. B. mehr, wenn wir die Wirkweise von Aufstellungen auf ein »wissendes Feld« zurückführen, wie dies zur Zeit im Diskurs der Aufsteller populär ist? Denn wo Wissen ist, da muss auch Irrtum möglich sein. Kann sich also dieses »wissende Feld« auch irren? Und wer kann das dann beurteilen? Oder haben wir es hier mit einer unfehlbaren Instanz zu tun? Bei anderen wiederum begegnete ich einem detaillierten konzeptionellen Diskurs, der rational nachvollziehbar war, und sah mich dann mit einer praktischen Umsetzung konfrontiert, in der das ganze Brimborium eines übertrieben direktiven oder pathetischen Leitungsstils vorgeführt wurde.

Es ist mir aufgrund dieser Erfahrungen schwer gefallen, nicht in eine selbstgerechte Haltung zu verfallen und die Arbeit anderer vorschnell zu beurteilen. Es scheinen allerdings auch viele vor den Verlockungen und Verführungen, die diese Methode bereithält, nicht gefeit zu sein. Dies konnte ich auch an mir selbst feststellen. Die Dokumentation zweier Seminare, die einen wesentlichen Teil des Materials für dieses Buch lieferten, konfrontierte mich nachdrücklich mit der eigenen Arbeitsweise, mit ihren Stärken und eben auch ihren Schwächen, z. B. eine gelegentlich auftauchende Tendenz, in der Arbeit mit einem Einzelnen mit generalisierenden Aussagen die Balance zwischen überindividuellen Strukturen und individuellen Stellungnahmen aus dem Lot zu bringen. Der direktive Leitungsstil bringt einen unweigerlich in die Gefahr, dem eigenen Narzissmus aufzusitzen.

Inzwischen habe ich das erste Seminar nach Abschluss des Manuskriptes geleitet, und ich stelle zu meiner Freude fest, dass ich nun besser weiß, was ich mache und warum. Die Krise hat zu einer Konsolidierung meiner Arbeit geführt. Auch weiß ich seitdem, ganz im Sinne der doppelten Wirklichkeit der Aufstellungsarbeit, in welche Richtungen ich meine Arbeit weiterentwickeln will, hin zu mehr Flexibilität und Spezifität in der Arbeit mit dem Einzelnen bei gleichzeitiger Weiterentwicklung der Grundannahmen über Familie.

Eine solche Weiterentwicklung der eigenen Arbeit folgt einer doppelten Logik. Ich will zum einen meine Arbeitsbasis verbreitern und meinen Handlungsspielraum vergrößern. Das idealtypische Ziel ist es, innerhalb eines Rahmens für jeden Klienten eine auf ihn zugeschnittene Vorgehensweise (er)finden zu können. Dafür muss ich meinen Fundus konstant mit neuen Ideen versorgen, um auf neue, individuelle Problemlagen reagieren zu können. Zum anderen entsteht eine Entwicklungsdynamik aus der Notwendigkeit heraus, in der Arbeit die Balance zwischen Routine und Herausforderung nicht einseitig aufzulösen. Ich brauche das Neue, um auch das Alte gut weitermachen zu können.

Letzteres spiegelt im Kleinen, was für Psychotherapie insgesamt gilt. Trotz aller Schulenstreitigkeiten gibt es eine solide Basis, auf der in der Praxis mehr oder weniger explizit alle Verfahren aufsetzen. Dennoch muss diese Basis immer wieder neu formuliert und angereichert werden, um sie lebendig zu halten. Geschieht dies nicht, kommt es unweigerlich zur Esoterik im Sinne einer Abschottung und Einschwörung auf bestimmte Glaubensweisheiten, wie dies Peter Fürstenau (2002) für die Psychoanalyse beschrieben hat. In der Aufstellungsarbeit ist diese Entwicklung gerade voll im Gange. Es bleibt zu hoffen, dass die Methode dadurch nicht insgesamt diskreditiert wird und sich parallel dazu ein anderer Diskurs über die Praxis entwickelt und auch Gehör findet. Dazu soll dieses Buch beitragen. Auch sollten die Aufsteller die Kritik an dieser Entwicklung nicht den Medien überlassen, über deren Uninformiertheit sie sich dann aufregen können, sondern sie selber formulieren.

Unvermeidbar ist es ebenfalls, dass eine derart erfolgreiche Methode, die zugleich so reflexionsabstinent und -resistent ist, von den Kräften des Marktes aufgesogen wird. Die Entwicklungen der Psychotherapie unterliegen dabei, wie andere gesellschaftliche Bereiche auch, den Gesetzen der Mode, für die das Moment der Selbstzerstörung konstitutiv ist (vgl. R. König 1985, 8). Eine Mode folgt der nächsten, in ihrem jeweiligen Erfolg liegt schon der Keim für ihre Überwindung verborgen – durch eine neue Mode. Bei der Arbeit mit Familienaufstellungen kommt hinzu, dass sie in ihren Ordnungsvorstellungen erstarren wird, wenn nicht der dynamische Charakter der Methode deutlicher herausgearbeitet wird.

Was kommt also nach der Familienaufstellung? Hellinger selbst hat sich in gewisser Weise auch hier an die Spitze gesetzt: Erst erfand er das »neue« Familienaufstellen, dann die »Bewegungen der Seele«, inzwischen ist er bei »angewandter Philosophie« angelangt. Ähnlich wie bei Madonna wartet man schon – mehr oder weniger gespannt – auf das nächste Kostüm, in dem er auftreten wird. Zur Zeit ist es auf jeden Fall noch nicht einschätzbar, ob die Mode Familienaufstellungen ihren Zenit schon überschritten hat. Dies wird sich erst im Rückblick beurteilen lassen. Noch ziehen die großen Kongresse mehrere Tausend Teilnehmer an. Vor zehn Jahren waren es die Systemiker, die in der Lage waren, Veranstaltungen in ähnlicher Größenordnung durchzuführen. In weiteren zehn Jahren wird die Karawane weitergezogen sein, und es wird sich zeigen, was Bestand hat.

Derweil liefern die Status- und Differenzierungskämpfe innerhalb des Verbandes, die Kapriolen von Bert Hellinger und die Absetzbewegungen mancher seiner Schüler immer neues Material für den aufmerksamen Beobachter. Standardisierungen und Institutionalisierungen von Ausbildungen produzieren ebenfalls ihre eigene Dynamik. Interessant wird es ebenfalls sein, wie bei der im Mainstream vorherrschenden Anbindung des Ansatzes an eine Person die Nachfolge geregelt werden wird und ob es eine Aufspaltung gibt in die Bewahrer der reinen Lehre einerseits, der Häretiker andererseits. Die Psychoanalyse hat diese Dynamik vorgelebt, viele weitere Erfindungen in der Psychotherapie sind ihr gefolgt.

Nun hat all dies sicherlich einigen Unterhaltungswert und ist auch für den soziologisch geschulten Beobachter ein interessantes Zeitphänomen. Doch drohen dahinter die relevanten Fragestellungen verloren zu gehen. Nimmt man den systemischen Gedanken ernst, dass individuelles Handeln nur vor dem Hintergrund des jeweiligen Lebensumfeldes verstanden werden kann, dann braucht eine derart verstandene Psychotherapie den Brückenschlag zu den Sozialwissenschaften. Einer der für die Aufstellungsarbeit wichtigsten Therapeuten, Ivan Boszormenyi-Nagy, hat mit seinem inzwischen zum Klassiker gewordenen Buch »Unsichtbare Bindungen« (1981) ein gutes Beispiel hierfür geliefert. Die Sozialwissenschaften bieten in dieser Kooperation der Psychotherapie nicht nur ihr Wissen an, z. B. über Familie und Geschlechterbeziehungen, sondern darüber hinaus auch das theoretische und praktische Rüstzeug, um über die Grundlagen der eigenen Arbeit und deren kulturelle Funktion zu reflektieren.

Psychotherapie ist immer ein Kind ihrer Zeit. Sie allein aus sich selbst heraus verstehen, verändern und begründen zu wollen, muss daher notwendigerweise zu kurz greifen. Dies gilt für all die kontroversen Fragen, die derzeit den Diskurs der Profession bestimmen: Orientierung an der Beziehung oder an der Technik bzw. am Verfahren, Primat des Verstehens oder des Handelns, Primat der Aufklärung oder der Suggestion, eingegrenzte Symptom- und Problembehandlung oder umfassende Sinnsuche, normative Vorstellungen z. B. über »Ordnung« und entsprechende Diagnostik über »gesund« und »krank« oder Neutralität und Diskursorientierung, direktive oder nondirektive Leitung, Kurz- oder Langzeittherapie, naturwissenschaftliche und medizinische oder sozial- und humanwissenschaftliche Fundierung, quantitative oder qualitative Evaluation. Alle diese Fragen tauchen in irgendeiner Weise in der Aufstellungsarbeit auf und werden auch beantwortet; manche ziemlich eindeutig, andere in der ganzen Uneinheitlichkeit, die insgesamt die psychotherapeutische Profession kennzeichnet.

Diese Fragen haben Entsprechungen in unserer Lebenswelt, auf die sie ja letztendlich abzielen. Wir sind eingespannt in die Gleichzeitigkeit gegensätzlicher Wünsche: nach Bindung und nach Autonomie, nach Wurzeln und nach Veränderung, nach Engagement und Distanzierung, nach Aktivität und Kontemplation, nach Normalität und nach Besonderheit. Eine einseitige Auflösung dieser Spannungsfelder zu einer Seite hin, z. B. durch eine Rückbesinnung auf »Ordnung«, halte ich nicht nur für unsinnig, sondern schlicht für unmöglich. Sie ist allenfalls als ein Fundamentalismus denkbar, der seine Rechtfertigung aus eben jenen Entwicklungen ableitet, gegen die er sich wendet. Gerade dies aber lehrt die Aufstellungsarbeit. Die Auflehnung und die Verweigerung, den Platz einzunehmen, auf den wir geworfen sind, schmälert unsere Möglichkeiten, ihn zu verändern oder zu verlassen. Die Anerkennung unserer Bindung an die Vergangenheit eröffnet die Möglichkeit, uns von ihr zu lösen – für eine neue Bindung.

Literatur

Albrecht, Günter; Groenemeyer, Axel; Stallberg, Friedrich W. (1999), Handbuch soziale Probleme, Opladen.
Allert, Tilman (1996), Zwei zu Drei: soziologische Anmerkungen zur Liebe des Paares. Teil 1, in: System Familie, Jg. 9, S. 50–59.
Allert, Tilman (1997), Zwei zu Drei: soziologische Anmerkungen zur Liebe des Paares. Teil 2, in: System Familie, Jg. 10, S. 31–43.
Allert, Tilman (1998), Die Familie. Fallstudien zur Unverwüstlichkeit einer Lebensform, Berlin, New York.
Amann, Andreas (2003), Vergemeinschaftungsmuster – Zugehörigkeit und Individualisierung im gruppendynamischen Raum, in: GP/GD, Jg. 39, H. 3, S. 201–219.
Amann, Andreas; König, Oliver (2003), Qualitative Methoden und Gruppenforschung – Ein schwieriges Verhältnis, in: GP/GD, Jg. 39, H. 3, S. 239–260.
Antons, Klaus; Amann, Andreas; Clausen, Gisela; König, Oliver; Schattenhofer, Karl (2001), Gruppenprozesse verstehen. Gruppendynamische Forschung und Praxis, Opladen.
Ariès, Phillipe (1975), Geschichte der Kindheit, München.
Ariès, Phillipe (1980), Geschichte des Todes, München.
Arnold, Stephan; Joraschky, Peter; Cierpka, Astrid (1996), Die Skulpturverfahren, in: Manfred Cierpka (Hg.), Handbuch der Familiendiagnostik, Berlin, S. 339–365.
Ash, Mitchell G.; Genter, Ulfried (1985) (Hg.), Geschichte der deutschen Psychologie im 20. Jahrhundert, Opladen.
Badinter, Elisabeth (1982), Die Mutterliebe. Zur Geschichte eines Gefühls vom 17. Jahrhundert bis heute, München.
Bateson, Gregory (1981), Ökologie des Geistes, Frankfurt.
Bauman, Zygmund (1992), Moderne und Ambivalenz. Das Ende der Eindeutigkeit, Hamburg.
Beck, Ulrich; Beck-Gernsheim, Elisabeth (1990), Das ganz normale Chaos der Liebe, Frankfurt.
Beck-Gernsheim, Elisabeth (1980), Das halbierte Leben. Männerwelt Beruf – Frauenwelt Familie, Frankfurt.
Beck-Gernsheim, Elisabeth (1996), Nur der Wandel ist stabil, in: Familiendynamik, H. 3, S. 284–304.
Beck-Gernsheim, Elisabeth (2001), Ferne Nähe, nahe Ferne. Überraschungseffekte in binationalen Familien, in: Familiendynamik, H. 1, S. 4–21.
Belliger, Andréa; Krieger, David J. (2003), Ritualtheorien. Ein einführendes Handbuch, Opladen.
Berger, Peter; Luckmann, Thomas (1980), Die gesellschaftliche Konstruktion der Wirklichkeit, Frankfurt, New York 1966.
Berne, Eric (1972), Spiele der Erwachsenen. Psychologie der menschlichen Beziehungen, Reinbek (New York 1964).
Berne, Eric (1992), Was sagen Sie, nachdem Sie ›Guten Tag‹ gesagt haben? Psychologie des menschlichen Verhaltens, Frankfurt (New York 1972).
Bernstein, Anne C. (1990), Die Patchwork-Familie. Wenn Väter oder Mütter in neuen Ehen weitere Kinder bekommen, Zürich.
Bertram, Hans (1991) (Hg.), Die Familie in Westdeutschland. Stabilität und Wandel familialer Lebensformen, Opladen.

Beuys, Barbara (1980), Familienleben in Deutschland. Neue Bilder aus der deutschen Vergangenheit, Reinbek.
Bien, Walter (1994), Eigeninteresse oder Solidarität. Beziehungen in modernen Mehrgenerationenfamilien, Opladen.
Bischof, Norbert (1989), Das Rätsel Ödipus. Die biologischen Wurzeln des Urkonflikts von Intimität und Autonomie, München.
Bollnow, Otto Friedrich (1971), Mensch und Raum, Stuttgart.
Boscolo, Luigi u. a. (1990), Familientherapie-Systemtherapie. Das Mailänder Modell, Dortmund.
Boszormenyi-Nagy, Ivan (1977), Mann und Frau. Verdienstkonten in den Geschlechtsrollen, in: Familiendynamik, S. 1–10.
Boszormenyi-Nagy (1981), Kontextuelle Therapie. Therapeutische Strategien zur Schaffung von Vertrauen, in: Familiendynamik, S. 176–195.
Boszormenyi-Nagy (1987), Foundations of Contextual Therapy. Collected Papers, New York.
Boszormenyi-Nagy, Ivan; Framo, J. (1975) (Hg.), Familientherapie. Theorie und Praxis, Reinbek.
Boszormenyi-Nagy, Ivan; Spark, Geraldine M. (1981), Unsichtbare Bindungen. Die Dynamik familiärer Systeme, Stuttgart (New York 1973).
Boszormenyi-Nagy, Ivan; Krasner, Barbara R. (1986), Between Give and Take. A Clinical Guide to Contextual Therapy, New York.
Bourdieu, Pierre (1975), Die politische Ontologie Martin Heideggers, Frankfurt.
Bourdieu, Pierre (1989), Satz und Gegensatz. Über die Verantwortung des Intellektuellen, Berlin.
Bourdieu, Pierre (1993 a), Praktische Logikformen, in: Sozialer Sinn. Kritik der theoretischen Vernunft, Frankfurt (Paris 1980), S. 259–467.
Bourdieu, Pierre u.a. (1997), Das Elend der Welt. Zeugnisse und Diagnosen alltäglichen Leidens an der Gesellschaft, Konstanz.
Bowlby, John (1975), Bindung, Frankfurt.
Bowlby, John (1976), Trennung, Frankfurt.
Bowlby, John (1983), Verlust, Trauer, Depression, Frankfurt.
Breuer, Heinz (1993), Metaphern in der systemorientierten Skriptarbeit, in: Burkhard Peter; Gunter Schmidt (Hg.), Erickson in Europa. Europäische Ansätze der Ericksonschen Hypnose und Psychotherapie, Heidelberg, S. 211–222.
Buchholz, Michael B. (1995), Die unbewusste Familie. Lehrbuch der psychoanalytischen Familientherapie, Stuttgart.
Buchholz, Michael B. (1999), Psychotherapie als Profession, Gießen.
Buchholz, Michael B. (2003), Metaphern der »Kur«. Eine qualitative Studie zum psychotherapeutischen Prozess, Gießen (zuerst Opladen 1996).
Buer, Ferdinand (1999a), Lehrbuch der Supervision, Münster.
Buer, Ferdinand (1999b), Morenos therapeutische Philosophie. Zu den Grundideen von Psychodrama und Soziometrie, Opladen.
Burkart, Günter (1997), Lebensphasen. Liebesphasen. Vom Paar zur Ehe zum Single und zurück? Opladen.
Cassirer, Ernst (1954), Philosophie der symbolischen Formen, 3 Bde., Oxford (zuerst 1923).
Castaneda, Carlos (1973), Die Lehren des Don Juan. Ein Yaqui Weg des Wissens, Frankfurt.
Cierpka, Manfred (1996), (Hg.), Handbuch der Familiendiagnostik, Berlin.

Claessens, Dieter (1972), Familie und Wertsystem. Eine Studie zur »zweiten, sozio-kulturellen Geburt« des Menschen und der Belastbarkeit der »Kernfamilie«, Berlin.
Claessens, Dieter (1980), Das Konkrete und das Abstrakte. Soziologische Skizzen zur Anthropologie, Frankfurt.
Condreau, Gion (1992), Sigmund Freud und Martin Heidegger: daseinsanalytische Neurosenlehre und Psychotherapie, Freiburg.
Conze, Werner (1976) (Hg.), Sozialgeschichte der Familie in der Neuzeit Europas, Stuttgart.
Danieli, Yael (1998) (Hg.), International Handbook of Multigenerational Legacies of Trauma, New York.
Derks, Lucas (2000), Das Spiel sozialer Beziehungen. NLP und die Struktur zwischenmenschlicher Beziehungen, Stuttgart.
Dinnerstein, Dorothy (1979), Das Arrangement der Geschlechter, Stuttgart.
Dornes, Martin (1993), Der kompetente Säugling. Die präverbale Entwicklung des Menschen, Frankfurt.
Dornes, Martin (1997), Die frühe Kindheit. Entwicklungspsychologie der ersten Lebensjahre, Frankfurt.
Dornes, Martin (2000), Die emotionale Welt des Kindes, Frankfurt.
Dux, Günter (1994), Geschlecht und Gesellschaft. Warum wir lieben. Die romantische Liebe nach dem Verlust der Welt, Frankfurt.
Eckert, Roland (1989), Die ersten Jahre junger Ehen. Verständigung durch Illusionen, Frankfurt.
Elias, Norbert (1970), Was ist Soziologie? München.
Elias, Norbert (1987), Wandlungen der Wir-Ich-Balance, in: Ders., Die Gesellschaft der Individuen, Frankfurt, S. 207–315.
Fivaz-Depeursinge, Elisabeth; Corboz-Warnery, Antoinette (2001), Das primäre Dreieck. Vater, Mutter und Kind aus entwicklungstheoretisch-systemischer Sicht, Heidelberg.
Foulkes, Siegmund H. (1992), Gruppenanalytische Psychotherapie, München.
Franke, Ursula (1996), Systemische Familienaufstellung, München.
Franz, Marie-Louise von (1987), Der ewige Jüngling. Der Puer Aeternus und der kreative Genius im Erwachsenen, München.
Fürstenau, Peter (2002), Psychoanalytisch verstehen – Systemisch denken – Suggestiv intervenieren, Stuttgart.
Furstenberg, Frank u. a. (1993), Geteilte Familien, Stuttgart.
Gay, Peter (1997), Die Macht des Herzens. Das 19. Jahrhundert und die Erforschung des Ich, München.
Gerhard, Ute (1990), Unerhört. Die Geschichte der deutschen Frauenbewegung, Reinbek.
Gerhardt, Uta; Hradil, Stefan; Lucke, Doris; Nauck, Bernhard (1995) (Hg.), Familie der Zukunft, Opladen.
Giesecke, Hermann (1987), Die Zweitfamilie. Leben mit Stiefkindern und Stiefvätern, Stuttgart.
Gilmore, David (1990), Mythos Mann. Rollen, Rituale, Leitbilder, München.
Goffman, Erving (1971), Interaktionsrituale. Über das Verhalten in direkter Kommunikation, Frankfurt.
Goffman, Erving (1991), Wir alle spielen Theater. Die Selbstdarstellung im Alltag, München (New York 1959).
Gouldner, Alvin W. (1984), Reziprozität und Autonomie, Frankfurt.

Gross, Peter; Honer, Anne (1990), Multiple Elternschaften. Neue Reproduktionstechnologien, Individualisierungsprozesse und die Veränderung von Familienkonstellationen, in: Soziale Welt, Jg. 41, H. 1, S. 97–116.
Halbwachs, Maurice (1985), Das Gedächtnis und seine sozialen Bedingungen, Frankfurt (Paris 1925).
Halbwachs, Maurice (1985), Das kollektive Gedächtnis, Frankfurt.
Hausen, Karin (1976), Die Polarisierung der »Geschlechtscharaktere« – eine Spiegelung der Dissoziation von Erwerbs- und Familienleben, in: Werner Conze (Hg.), Sozialgeschichte der Familie in der Neuzeit Europas, Stuttgart, S. 363–393.
Heekerens, Hans-Peter (1987), Das erhöhte Risiko der Ehescheidung. Zur intergenerationalen Scheidungs-Tradierung, in: Zeitschrift für Soziologie, 16. Jg., H. 3, S. 190–203.
Heigl-Evers, Annelise; Heigl, Franz (1973), Gruppentherapie: interaktionell – tiefenpsychologisch fundiert (analytisch orientiert) – psychoanalytisch, in: Gruppenpsychotherapie und Gruppendynamik, Jg. 7, S. 132–157.
Hellinger, Suitbert (1972), Non-Verbale Übungen im Sensitivity-Training, in: Gruppenpsychotherapie und Gruppendynamik, H. 1, S. 59–68.
Hellinger, Anton S. (1978), Die Transaktionsanalyse. Ein neues Modell der Struktur der menschlichen Person und der Dynamik ihres Verhaltens, in: Gruppenpsychotherapie und Gruppendynamik, H. 2/3, S. 209–216.
Hellinger, Bert (1994), Ordnungen der Liebe, Heidelberg.
Hellinger, Bert (2001), Die Mitte fühlt sich leicht an, München, zuerst 1996.
Henkel, Joachim; Schnapka, Markus; Schrapper, Christian (2002) (Hg.), Was tun mit schwierigen Kindern. Sozialpädagogisches Verstehen und Handeln in der Jugendhilfe, Münster.
Herlth, A.; Brenner, E. J.; Tyrell, Hartmann; Kriz, J. H. (1994) (Hg.), Abschied von der Normalfamilie. Partnerschaft contra Elternschaft, Berlin.
Hildenbrand, Bruno (1983), Alltag und Krankheit. Ethnographie einer Familie, Stuttgart.
Hildenbrand, Bruno (1999), Fallrekonstruktive Familienforschung, Opladen.
Hildenbrand, Bruno (2002), Familienaufstellungen und die Struktur sozialisatorischer Interaktion, in: Praxis der Systemaufstellungen. Beiträge zu Lösungen in Familien und Organisationen, Jg. 3, H. 1, S. 24–28.
Hildenbrand, Bruno (2004), Fallrekonstruktive Familienforschung und Familientherapie: Die Sequenzanalyse in der Genogrammarbeit, in: Familiendynamik, Jg. 29, H. 3, S. 257–287.
Hildenbrand, Bruno; Welter-Enderlin, Rosmarie (1996), Systemische Therapie als Begegnung, Stuttgart.
Hirsch, Matthias (1994), Realer Inzest. Psychodynamik des sexuellen Missbrauchs in der Familie, 3. Auflage, Berlin, zuerst 1987.
Hochschild, Arlie Russell (1989), The Second Shift. Working Parents and the Revolution at Home, New York.
Hochschild, Arlie Russell (2002), Die Zeitfalle. Wenn die Arbeit zum Zuhause wird und die Familie zum Arbeitsplatz, Opladen.
Hochschild, Arlie Russell (2003), The Commercialisation of Intimate Life. Notes from Home and Work, Berkley.
Hoffmann, Lynn (1984), Grundlagen der Familientherapie, Hamburg.
Hoffmann-Riem, Christa (1989), Das adoptierte Kind. Familienleben mit doppelter Elternschaft, München.

Homans, George Caspar (1961), Social Behavior: Its elementary forms, New York.
Hondrich, Karl Otto (2001), Der neue Mensch, Frankfurt.
Honig, Michael-Sebastian (1992), Verhäuslichte Gewalt. Eine Explorativstudie über Gewalthandeln von Familien, Frankfurt.
Honegger, Claudia (1991), Die Ordnung der Geschlechter. Die Wissenschaften vom Menschen und das Weib 1750–1850, Frankfurt.
Horkheimer, Max (1936) (Hg.), Autorität und Familie. Forschungsberichte aus dem Institut für Sozialforschung, Paris.
Huinink, Johannes (1989), Das zweite Kind. Sind wir auf dem Weg zur Ein-Kind-Familie, in: Zeitschrift für Soziologie, 18. Jg., H. 3, S. 192–207.
Huninin, Johannes (1995), Warum noch Familie? Zur Attraktivität von Partnerschaft und Elternschaft in unserer Gesellschaft, Frankfurt.
Husserl, Edmund (1998), Die phänomenologische Methode. Ausgewählte Texte I, Stuttgart, mit einer Einleitung herausgegeben von Klaus Held.
Husserl, Edmund (2002), Phänomenologie der Lebenswelt. Ausgewählte Texte II, Stuttgart, mit einer Einleitung herausgegeben von Klaus Held.
Ingwersen, Friedrich (2004), Von der »Geburt« und »Hinbewegung« zur Systemaufstellung, in: Baxa, Guni Leila; Essen, Christine; Kreszmeieer, Astrid Habiba (Hg.), Verkörperungen. Systemische Aufstellung, Ritual und Körperarbeit, Heidelberg, S. 84–107.
Janov, Arthur (1991), Der Urschrei. Ein neuer Weg der Psychotherapie, Frankfurt.
Jeggle, Utz (1986), Der Kopf des Körpers. Eine volkskundliche Anatomie, Weinheim.
Jellouschek, Hans (1997), Die Kunst als Paar zu leben, Stuttgart.
Jung, Carl Gustav (1988), Der Mensch und seine Symbole, Olten.
Kast, Verena (1983), Mann und Frau im Märchen. Eine tiefenpsychologische Deutung, Olten.
Kaufmann, Franz-Xaver (1995), Zukunft der Familie im vereinten Deutschland, München.
Kaufmann, Jean-Claude (1994), Schmutzige Wäsche. Zur ehelichen Konstruktion von Alltag, Konstanz.
Kaufmann, Jean-Claude (1999), Mit Leib und Seele. Theorie der Haushaltstätigkeit, Konstanz.
Kaufmann, Jean-Claude (2002), Singelfrau und Märchenprinz. Über die Einsamkeit moderner Frauen, Konstanz.
Kaufmann, Rudolf A. (1990), Die Familienrekonstruktion. Erfahrungen – Materialien – Modelle. Heidelberg.
Klippstein, Hildegard (1994) (Hg.), Das Vergessen vergessen. Hypnotherapeutische Gruppeninduktion nach Milton H. Erickson, Heidelberg.
König, Oliver (1990), Nacktheit. Soziale Normierung und Moral, Opladen.
König, Oliver (1996), Die Rolle der Familie in der Soziologie, in: Familiendynamik, H. 3, S. 239–267.
König, Oliver (1997), Science? Fiction? Oder Was? Ein gruppendynamisch inspirierter Kommentar zum IGST-Kongress »ScienceFiction – Fundamentalismus und Beliebigkeit in Wissenschaft und Therapie« vom 1.–5. Mai 1996 in Heidelberg, in: Familiendynamik, H. 1, S. 119–124.
König, Oliver (1997), Geben und Nehmen. Soziologische Anmerkungen zu einem therapeutischen Konzept, in: Familiendynamik, H. 2, S. 200–223.
König, Oliver (2000a), Die Zwänge der Gruppe und die Grenzen professio-

nellen Handelns, in: Gruppendynamik und Organisationsberatung. Zeitschrift für angewandte Sozialpsychologie, H. 1, S. 13–30.
König, Oliver (2000b), »Die zwei Welten«. Psychotherapie zwischen Wissen und Glauben, Reflexion und Aktion, in: Familiendynamik, H. 4, S. 504–531.
König, Oliver (2001), Individualität und Zugehörigkeit. Gruppendynamik als Forschungsfeld der angewandten Sozialwissenschaft, in: Gruppenpsychotherapie und Gruppendynamik, H. 1, S. 29–44.
König, Oliver (2002), Macht in Gruppen. Gruppendynamische Prozesse und Interventionen, 3. Auflage, Stuttgart.
König, Oliver (2002a), Macht und Angst in Gruppen, in: Gruppenanalyse, Jg. 12, H. 2, S. 127–141.
König, René (1972), Marcel Mauss, in: Kölner Zeitschrift für Soziologie und Sozialpsychologie, H. 4, S. 633–657.
König, René (1974a), Die Familie der Gegenwart. Ein interkultureller Vergleich, München.
König, René (1974b), Materialien zur Soziologie der Familie, 2. erweiterte Auflage, Köln.
König, René (1976), Soziologie der Familie, in: Handbuch der empirischen Sozialforschung, Bd. 7, Stuttgart, S. 1–217.
König, René (1982), Themenwandel in der gegenwärtigen Soziologie der Familie, in: Bernhard Schnyder (Hg.), Familie – Herausforderung der Zukunft, Freiburg, Schweiz, S. 5–21.
König, René (1985), Menschheit auf dem Laufsteg. Die Mode im Zivilisationsprozess, München.
König, René (2002), Familiensoziologie. Band 14 der René-König-Schriften, Hg. von Rosemarie Nave-Herz, Opladen.
Kohli, Martin (1982), Die Institutionalisierung des Lebenslaufs. Historische Befunde und theoretische Argumente, in: Kölner Zeitschrift für Soziologie und Sozialpsychologie, Jg. 37, S. 1–29.
Krüll, Marianne (1995), »Unreflektiertes patriarchales Denken«, in: Psychologie heute, H. 6, S. 27.
Langenmayr, Arnold (1978), Familienkonstellation, Persönlichkeitsentwicklung, Neurosenentstehung, Göttingen.
Laplanche, J.; Pontalis, J.-B. (1973), Das Vokabular der Psychoanalyse, 2 Bde., Frankfurt.
Lasch, Christopher (1977), Haven in a heartless world, New York.
Lazarus, Arnold (1988), Fallstricke der Liebe, Stuttgart.
Lévi-Strauss, Claude (1993), Die elementaren Strukturen der Verwandtschaft, Frankfurt, zuerst 1949.
Lévi-Strauss, Claude (1974), Einleitung in das Werk von Marcel Mauss, in: Marcel Mauss, Soziologie und Anthropologie I, München, S. 7–41.
Lewin, Kurt (1934), Der Richtungsbegriff in der Psychologie. Der spezielle und allgemeine hodologische Raum, in: Psychologische Forschung, Bd. 19, S. 249–299.
Lewin, Kurt (1963), Feldtheorie in den Sozialwissenschaften, Bern.
Ley, Katharina; Barer, Christine (1992), Und sie paaren sich wieder. Über Fortsetzungsfamilien, Tübingen.
Locknowandt, Oskar (1990), Erkenntnisquellen und Methoden der Humanistischen Psychologie, in: Hilarion Petzold (Hg.), Wege zum Menschen. Methoden und Persönlichkeiten moderner Psychotherapie. Ein Handbuch, Bd. 1, Paderborn.

Ludewig, Kurt (1992), Systemische Therapie, Stuttgart.
Lüscher, Kurt; Wehrspann, W.; Lange, A. (1989), Begriff und Rhetorik von Familie, in: Zeitschrift für Familienforschung, Jg. 1, H. 2, S. 61–75.
Lüscher, Kurt; Schultheis, Franz (1993) (Hg.), Generationenbeziehungen in »postmodernen« Gesellschaften, Konstanz.
Lüscher, Kurt (1993), Generationenbeziehungen. Neue Zugänge zu einem alten Thema, in: Ders., Franz Schultheis, S. 17–50.
Lüscher, Kurt; Pillemer, Karl (1996), Die Ambivalenz familialer Generationenbeziehungen, Arbeitspapier Nr. 22 des Forschungsschwerpunktes »Gesellschaft und Familie« an der Sozialwissenschaftlichen Fakultät der Universität Konstanz.
Lüscher, Kurt; Pajung-Bilger, Brigitte (1998), Forcierte Ambivalenzen. Ehescheidung als Herausforderung an die Generationenbeziehungen unter Erwachsenen, Konstanz.
Luhmann, Niklas (1982), Liebe als Passion. Zur Codierung von Intimität, Frankfurt
Luhmann, Niklas (1987), Soziale Systeme. Grundriss einer allgemeinen Theorie, Frankfurt.
Luhmann, Niklas (1988), Sozialsystem Familie, in: System Familie, H. 1, S. 75–91.
Mannheim, Karl (1964), Das Problem der Generationen, in: Ders., Wissenssoziologie, Berlin, S. 509–565 (zuerst 1928).
Massing, Almuth; Reich, Günter; Sperling, Eckhard (1992), Die Mehrgenerationen-Familientherapie, Göttingen.
Mauss, Marcel (1975), Die Gabe. Form und Funktion des Austauschs in archaischen Gesellschaften, in: Ders., Soziologie und Anthropologie II, München, S. 11–144 (zuerst 1925).
McGoldrick, Monica; Gerson, Randy (1990), Genogramme in der Familienberatung, Bern (New York 1985).
Mead, George Herbert (1968), Geist, Identität und Gesellschaft aus der Sicht des Sozialbehaviorismus, Frankfurt.
Meistermann-Seeger, Edeltrud (1976), Gestörte Familien. Familiendiagnose und Familientherapie, München.
Mentzos, Stavros (1992), Neurotische Konfliktverarbeitung. Einführung in die psychoanalytische Neurosenlehre, Frankfurt.
Metzger, Wolfgang (1966), Wahrnehmung, Handbuch der Psychologie, Halbband 1.1., Göttingen.
Meyer, Sibylle; Schulze, Eva (1985), Von Liebe sprach damals keiner. Familienalltag in der Nachkriegszeit, München.
Meyer, Sibylle; Schulze, Eva (1989), Balancen des Glücks. Paare ohne Trauschein, Alleinerziehende und Singles, München.
Minuchin, Salvador (1984), Familien und Familientherapie. Theorie und Praxis struktureller Familientherapie, Freiburg.
Minuchin, Salvador; Fishman, H. Charles (1988), Praxis der strukturellen Familientherapie, Freiburg (amerik. 1981).
Mitscherlich, Alexander (1955), Der unsichtbare Vater, in: Kölner Zeitschrift für Soziologie und Sozialpsychologie, Jg. 7, S. 188–201
Mitscherlich, Alexander (1963), Auf dem Weg zur vaterlosen Gesellschaft, München.
Mitterauer, Michael; Sieder, Reinhard (1977), Vom Patriarchat zur Partnerschaft. Zum Strukturwandel der Familie, München.

Montada, Leo (1987), Entwicklung der Moral, in: Oerter, Rolf; Montada, Leo, Entwicklungspsychologie, Weinheim.
Moreno, Jakob L. (1923), Der Königsroman, Potsdam.
Moreno, Jakob L. (1953), Who shall survive? Foundations of Sociometry, Group Psychotherapy and Sociodrama, Beacon.
Moreno, Jakob L. (1954), Die Grundlagen der Soziometrie. Wege zur Neuordnung der Gesellschaft, Köln und Opladen, gekürzte Fassung von »Who shall survive«, Neuauflage 1996.
Moreno, Jakob L. (1989), Psychodrama und Soziometrie. Essentielle Schriften, Hg. von Jonathan Fox, Köln (New York 1987).
Napp-Peters, Anneke (1985), Ein-Elternteil-Familien. Soziale Randgruppe oder neues familiales Selbstverständnis? Weinheim, München.
Nave-Herz, Rosemarie (1988) (Hg.), Wandel und Kontinuität der Familie in der Bundesrepublik Deutschland, Stuttgart.
Nave-Herz, Rosemarie; Markefka, Manfred (1989) (Hg.), Handbuch der Familien- und Jugendforschung, Bd. 1, Familienforschung, Neuwied.
Needham, R. (1973) (Hg.), Right and Left: Essays on Dual Symbolic Classification, Chicago.
Neidhardt, Friedhelm (1975a), Die Familie in Deutschland. Gesellschaftliche Stellung, Struktur und Funktion, Opladen (zuerst 1966).
Neidhardt, Friedhelm (1975b), Systemtheoretische Analysen zur Sozialisationsfähigkeit der Familie, in: Ders. (Hg.), Frühkindliche Sozialisation, Theorien und Analysen, Stuttgart, S. 162–187.
Neidhardt, Friedhelm (1976), Systemeigenschaften der Familie, Materialien zum zweiten Familienbericht der Bundesregierung, Hg. Deutsches Jugendinstitut, München.
Nerin, William F. (1989), Familienrekonstruktion in Aktion. Virginia Satirs Methode in der Praxis, Paderborn (New York 1986).
Olson, David H.; McCubbin, Hamilton I. (1983), Families. What makes them work, Beverly Hills.
Olson, David H.; Russell, Candyce S.; Sprenkle, Douglas H. (1989) (Hg.), Circumplex Model. Systemic Assessment and Treatment of Families, New York.
Papp, Peggy (1989), Die Veränderung des Familiensystems, Stuttgart (New York 1983).
Parsons, Talcott; Bales, Robert F. (1955), Family. Socialisation and Interaction Process, London.
Peukert, Rüdiger (1991), Familienformen im sozialen Wandel, Opladen.
Petzold, Hilarion (1990) (Hg.), Wege zum Menschen. Methoden und Persönlichkeiten moderner Psychotherapie. Ein Handbuch, 2 Bde., Paderborn.
Revensdorf, Dirk (1993), Psychotherapeutische Verfahren – Band IV, Gruppen-, Paar- und Familientherapie, Stuttgart.
Richter, Horst Eberhard (1967), Eltern, Kind, Neurose, Reinbek.
Richter, Horst Eberhard (1970), Patient Familie. Entstehung, Struktur und Therapie von Konflikten in Ehe und Familie.
Rosenbaum, Heide (1982), Formen der Familie. Untersuchungen zum Zusammenhang von Familienverhältnissen, Sozialstruktur und sozialem Wandel in der deutschen Gesellschaft des 19. Jahrhunderts, Frankfurt.
Roth, Gerhard (2003), Fühlen, Denken, Handeln. Wie das Gehirn unser Verhalten steuert, Frankfurt.
Rücker-Emden-Jonash, Ingeborg; Ebbecke-Nohlen, Andrea (1992), Balanceakte. Familientherapie und Geschlechtsrollen, Heidelberg.

Rutschky, Katharina; Wolff, Reinhard (1999) (Hg.), Handbuch sexueller Missbrauch, Reinbek.
Sartre, Jean-Paul (1991), Das Sein und das Nichts. Versuch einer phänomenologischen Ontologie, Reinbek, Paris 1943.
Satir, Virginia (1991), Familienbehandlung. Kommunikation und Beziehung in Theorie, Erleben und Therapie, Freiburg (Palo Alto 1964).
Satir, Virginia (1975), Selbstwert und Kommunikation. Familientherapie für Berater und zur Selbsthilfe, Stuttgart, zit. n. der Ausgabe von 1993.
Satir, Virginia; Baldwin, Michele (1988), Familientherapie in Aktion. Die Konzepte von Virginia Satir in Theorie und Praxis, Paderborn (Palo Alto 1983).
Satir, Virginia; Banmen, John; Gerber, Jane; Gomori, Maria (1995), Das Satir-Modell. Familientherapie und ihre Erweiterung, Paderborn (Palo Alto 1991).
Schenk, Herrad (1987), Freie Liebe – wilde Ehe. Über die allmähliche Auflösung der Ehe durch die Liebe, München.
Schiffauer, Werner (1983), Die Gewalt der Ehre. Erklärungen zu einem türkisch-deutschen Sexualkonflikt, Frankfurt.
Schlippe, Arist v. (1993), Familientherapie im Überblick. Basiskonzepte, Formen und Anwendungsmöglichkeiten, Paderborn, zuerst 1984.
Schlippe, Arist v.; Schweitzer, Jochen (2002), Lehrbuch der systemischen Therapie und Beratung, Göttingen.
Schmidt, Gunter (1988), Das Große Der Die Das. Über das Sexuelle, Reinbek.
Schmidt, Gunter (1993), Jugendsexualität. Sozialer Wandel, Gruppenunterschiede, Konfliktfelder, Stuttgart.
Schmidt, Gunter (1996), Das Verschwinden der Sexualmoral. Über sexuelle Verhältnisse, Heidelberg.
Schmidt, Silke; Strauß, Bernhard (1996), Die Bindungstheorie und ihre Relevanz für die Psychotherapie. Teil 1: Grundlagen und Methoden der Bindungsforschung, in: Psychotherapeut, Jg. 41, S. 139–150.
Schneider, Kristine (1983), Familientherapie in der Sicht psychotherapeutischer Schulen, Paderborn.
Schneider, Werner (1994), Streitende Liebe. Zur Soziologie familialer Konflikte, Opladen, bes. S. 118–156.
Schülein, Johann August (1990), Die Geburt der Eltern. Über die Entstehung der modernen Elternposition und den Prozess ihrer Aneignung und Vermittlung, Opladen.
Schütz, Alfred (1932), Der sinnhafte Aufbau der sozialen Welt, Wien.
Schütz, Alfred; Luckmann, Thomas (1979), Strukturen der Lebenswelt, Bd. 1, Frankfurt.
Schultheis, Franz (1993), Genealogie und Moral: Familie und Staat als Faktoren der Generationenbeziehungen, in: Kurt Lüscher, Franz Schultheis, S. 415–434.
Schweitzer, Jochen; Weber, Gunthard (1982), Beziehung als Metapher: Die Familienskulptur als diagnostische, therapeutische und Ausbildungstechnik, in: Familiendynamik, H. 7, S. 113–128.
Schweitzer, Jochen; Retzer, Arnold; Fischer, Hans Rudi (1992), Systemische Praxis und Postmoderne, Frankfurt.
Selvini, Matteo (1992) (Hg.), Mara Selvini's Revolutionen. Die Entstehung des Mailänder Modells, München.
Selvini Palazzoli, Mara (1977), Paradoxon und Gegenparadoxon. Ein neues Therapiemodell für die Familie mit schizophrener Störung, Stuttgart.

Shazer, Steve de (1992), Der Dreh. Überraschende Wendungen und Lösungen in der Kurzzeittherapie, Heidelberg.
Sheldrake, Rupert (1996), Das schöpferische Universum, Frankfurt.
Sieder, Reinhard (1987), Sozialgeschichte der Familie, Frankfurt.
Simmel, Georg (1992), Soziologie. Untersuchungen über die Formen der Vergesellschaftung, Gesamtausgabe Band 11, Frankfurt, zuerst 1908.
Simon, Fritz; Retzer, Arnold (1995), Das Hellinger-Phänomen, in: Psychologie Heute, H. 6, S. 28–31.
Simon, Fritz B.; Retzer, Arnold (1998), Zwei Welten. Bert Hellinger und die systemische Psychotherapie, in: Psychologie Heute, H. 7, S. 64–69.
Simon, Fritz B.; Stierlin, Helm (1984), Die Sprache der Familientherapie. Ein Vokabular, Stuttgart.
Singly, Francoise de (1993), Die egalitäre oder nichtegalitäre Konzeption der elterlichen Zuneigung, in: Kurt Lüscher, Franz Schultheis, S. 171–184.
Sparrer, Insa (1997), Modifikationen der Grundprinzipien der systemischen Familienaufstellungen beim Übergang zu systemischen Strukturaufstellungen, in: Hypnose und Kognition, Jg. 14, H. 1–2, S. 121–137
Sparrer, Insa (2002), Wunder, Lösung und System. Lösungsfokussierte Systemische Strukturaufstellungen für Therapie und Organisationsberatung, Heidelberg.
Sparrer, Insa; Varga von Kibét, Matthias (2002), Ganz im Gegenteil. Tetralemmaarbeit und andere Grundformen Systemischer Strukturaufstellungen, Heidelberg.
Steiner, Claude (1982), Wie man Lebenspläne verändert. Die Arbeit mit Skripts in der Transaktionsanalyse, Paderborn (New York 1974).
Steinert, Heinz (1998), Genau hinsehen, geduldig nachdenken und sich nicht dumm machen lassen, in: Ders. (Hg.), Zur Kritik der empirischen Sozialforschung. Ein Methodenkurs, Studientexte zur Sozialwissenschaft Bd. 14, Frankfurt, S. 67–79.
Stierlin, Helm (1969), Conflict and Reconciliation. A Study in Human Relations and Schizophrenia, New York.
Stierlin, Helm (1975), Von der Psychoanalyse zur Familientherapie, Stuttgart
Stierlin, Helm (1976), Das Tun des Einen ist das Tun des Anderen, Frankfurt.
Stierlin, Helm (1978), Delegation und Familie, Frankfurt.
Stierlin, Helm (1980), Eltern und Kinder. Das Drama von Trennung und Versöhnung im Jugendalter, Frankfurt.
Stierlin, Helm (1989), Individuation und Familie, Frankfurt.
Stierlin, Helm (1997), Verrechnungsnotstände: Über Gerechtigkeit in sich wandelnden Beziehungen, in: Familiendynamik, Jg. 22, H. 2, S. 136–155.
Stierlin, Helm; Rücker-Embden, Ingeborg; Wirschning, Michael (1977), Das erste Familiengespräch, Stuttgart.
Strauß, Bernhard; Schmidt, Silke (1996), Die Bindungstheorie und ihre Relevanz für die Psychotherapie. Teil 2: Mögliche Implikationen der Bindungstheorie für die Psychotherapie und Psychosomatik, in: Psychotherapeut, Jg. 42, S. 1–16.
Toman, Walter (1987), Familienkonstellationen. Ihr Einfluss auf den Menschen, München (zuerst 1961).
Treibel, Annette (1999), Migration in modernen Gesellschaften. Soziale Folgen von Einwanderung, Gastarbeit und Flucht, Weinheim.
Trenkle, Bernhard (1998), Die Löwengeschichte. Hypnotisch-metaphorische Kommunikation und Selbsthypnose, Heidelberg.

Trotha, Trutz v. (1990), Zum Wandel der Familie, in: Kölner Zeitschrift für Soziologie und Sozialpsychologie, 42. Jg., H. 3, S. 452–473.
Tschuschke, Volker (1993), Wirkfaktoren stationärer Gruppenpsychotherapie, Göttingen.
Tschuschke, Volker (2001), Gruppenpsychotherapie – Entwicklungslinien, Diversifikation, Praxis und Möglichkeiten, in: Psychotherapie im Dialog, Themenheft Gruppentherapie, Jg. 2, H. 1, S. 3–15.
Turner, Victor (1989), Das Ritual. Struktur und Antistruktur, Frankfurt.
Tyrell, Hartmann (1978), Die Familie als »Urinstitution«. Neuerlich spekulative Überlegungen zu einer alten Frage, in: Kölner Zeitschrift für Soziologie und Sozialpsychologie, Jg. 30, H. 4, S. 611–651.
Tyrell, Hartmann (1983), Zwischen Interaktion und Organisation II: Die Familie als Gruppe, in: Sonderheft der KZFSS, Gruppensoziologie. Perspektiven und Materialien, Opladen, S. 362–390.
Tyrell, Hartmann (1988), Systemtheorie und Soziologie der Familie – Ein Überblick, Teil I, in: System Familie, H. 1, S. 207–219.
Tyrell, Hartmann (1989), Systemtheorie und Soziologie der Familie – Ein Überblick, Teil II, in: System Familie, H. 2, S. 110–126.
Vandermeersch, Patrick (2003), Psychotherapeutische Rituale, in: Andréa Bellinger, David J. Krieger, S. 435–447.
Vesper, Bernhard (2000), Die Reise, Reinbek.
Weber, Gunthard (1993), Zweierlei Glück. Die systemische Psychotherapie Bert Hellingers, Heidelberg.
Weber, Gunthard (1997) (Hg.), Praxis des Familienstellens. Beiträge zu systemischen Lösungen nach Bert Hellinger, Heidelberg.
Weber, Gunthard (2000) (Hg.), Praxis der Organisationsaufstellungen. Grundlage, Prinzipien, Anwendungsbereiche, Heidelberg.
Weber-Kellermann, Ingeborg (1974), Die deutsche Familie. Versuch einer Sozialgeschichte, Frankfurt.
Weiss, Thomas; Haertel-Weiss, Gabriele (1991), Familientherapie ohne Familie. Kurztherapie mit Einzelpatienten, München.
Wellershoff, Dieter (2001), Der verstörte Eros. Zur Literatur des Begehrens, Köln.
Welter-Enderlin, Rosemarie (1995), Paare – Leidenschaft und lange Weile. Frauen und Männer in Zeiten des Übergangs, München.
Welter-Enderlin, Rosemarie; Hildenbrand, Bruno (2002) (Hg.), Rituale – Vielfalt in Alltag und Therapie, Heidelberg.
Willi, Jürg (1975), Die Zweierbeziehung, Reinbek.
Willi, Jürg (1978), Therapie der Zweierbeziehung, Reinbek.
Willi, Jürg (1985), Ko-Evolution. Die Kunst gemeinsamen Wachsens, Reinbek.
Yalom, Irvin D. (1989), Existentielle Psychotherapie, Köln.
Yalom, Irvin D. (1992), Theorie und Praxis der Gruppenpsychotherapie, Stuttgart.
Zurhorst, Günter (1979), Jean-Paul Sartre, in: Josef Rattner (Hg.), Pioniere der Tiefenpsychologie, Wien, S. 297–333.